中医状态辨治学

基于『道术结合』思路与多元融合方法的名老中医经验传承创新研究
（2018YFC1704100）项目

姜良铎 ◎ 编著

○ 北京中医药『薪火传承 3+3 工程』姜良铎名医传承工作站

○ 云南省姜良铎专家工作站

○ 国医名师姜良铎工作站（米脂）

全国百佳图书出版单位

中国中医药出版社

·北京·

图书在版编目（CIP）数据

中医状态辨治学 / 姜良铎编著 . —北京：中国中医药出版社，2023.10（2023.12重印）

ISBN 978-7-5132-8301-4

Ⅰ . ①中…　Ⅱ . ①姜…　Ⅲ . ①辨证论治—研究

Ⅳ . ① R241

中国国家版本馆 CIP 数据核字（2023）第 130440 号

中国中医药出版社出版

北京经济技术开发区科创十三街 31 号院二区 8 号楼

邮政编码　100176

传真　010-64405721

保定市西城胶印有限公司印刷

各地新华书店经销

开本 787×1092　1/16　印张 25.5　彩插 0.75　字数 539 千字

2023 年 10 月第 1 版　2023 年 12 月第 2 次印刷

书号　ISBN 978-7-5132-8301-4

定价　128.00 元

网址　www.cptcm.com

服 务 热 线　010-64405510

购 书 热 线　010-89535836

维 权 打 假　010-64405753

微信服务号　zgzyycbs

微商城网址　https://kdt.im/LIdUGr

官 方 微 博　http://e.weibo.com/cptcm

天猫旗舰店网址　https://zgzyycbs.tmall.com

如有印装质量问题请与本社出版部联系（010-64405510）

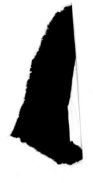

《中医状态辨治学》
编委会

编　著　姜良铎

协　编（按姓氏笔画排序）

从状态论治

姜良铎

序言

古之医家，著书立说，总在行医经年后，做经验总结而予传续。今之医者，多撰文论著于中青年，此既为研究临床机理之需要，亦为晋升职称所必须也。余为专职医师，濒临证五十余年，所诊病患，约计廿万人次之众，而对疑难复杂病证每有未尽探穷之叹。深感为医之人，为医之道，为诊治之术，难矣。

感英、罗笑！尝思"诸病源候论"，以四诊所得为候，内得证，盖候也者，消息也，信息也，今之试验，仪器之检查，亦即四诊能力之延展深化，故现代候源多西信息丰，收集诸多信息，皆然可以更清晰认识病证，此即从息论志。"发皇古义，融会新知"乃现代名医章次公先生之名论。余幼从家训，长从张学文国医大师，董建华院士诸位前辈，信承

于先生而继教于后生，为求峻其理论与临

床实践相结合而得确切疗效。从病人所现

之表象、药费所有信息，分析病因、病机而

论其状态。所谓状态者，为其当下之情形

与态势。是多阴阳多建经而形成的

综合态势与状况。道德经谓道生一，一生

二，二生三，三生万物。故每一状态必有三个

以上病因病机。甚至病机、当前病机，

演变病机为必备的条件，由此制定治疗

策略，标本缓急，是为从态论治。

天人合一，形神兼备，整体观念，辨证

论治为中国医学之特色。故既治病既防

病既维护中华民族健康繁衍长寿，

已有三千年以上的辉煌历史。绝对不是

只有文史意义而更有现实价值。当然要

与时俱进，永葆青春而面对未来。此序

谓传承中有创新，创新中又具传承。虽然临床需要更精准更全面的辨证，需要更好地融合天人合一、形神俱备于每一病人的辨证中，此即本书以状态论流之初衷。金乃集诸位我师指导的硕士博士徒弟门人将余授课内容临床体会撰写成书，我可对中国医学学术临床投给有所裨益。其中谬误之处必然存在，尚请同道先进予以指教。如能这此，则我心甚感焉。

姜良铎于病房

序 言

　　跟随姜良铎老师二十余年，看惯了姜老师诊治疑难疾病取得的良效，总是在内心深深地佩服。姜老师诊治疾病的范围很广，大都能取效，甚至妇科、儿科、外科疾病也能有良效。不但如此，姜老师的学生、徒弟诊治疾病也有较好疗效，在专家门诊，曾有门诊医生说：你们师门的患者最多。听到这话，姜老师总是微微一笑。

　　这种现象的出现，当然是姜老师及其学生长期悉心研究疾病的结果，但同时不要忽略姜老师独特的临床思维方式。姜老师诊治疑难病证，擅长开大方，有的方剂药物多达 30 味，姜老师常说：疑难病证病机复杂，一方或小方难以针对所有病机，复方大法的处方常能兼顾。这就是姜老师的临床思路。但这临床思路的形成是基于姜老师对病证的整体认识，也就是姜老师常说的人体状态。

　　姜老师认为，要认识人体的状态，必须将人放在时空（春冬秋夏不同）、地域（东西南北不同）、五运六气中考察，通过中医四诊、西医检查的资料辨别疾病、病证，分析疾病的基本病机、当前病机和转化病机，才能大辨证（辨证资料的全面性）、辨大证（所辨证候的全面性），才能全面认识人体所处的状态及其发展趋势，从而有针对性地用药。

　　姜老师善用"角药"，就是三药组成的药组。这种"角药"相对于对药，作用更加丰富。通过三药药量的增减，可以契合不同状态的病情，真正做到方（药）证对应。

　　本书即是姜老师从状态辨证的经验集成。书稿不一定完善，但是提供的思路足可借鉴。

　　书稿即将付梓，先睹为快，是为序。

学生　肖培新

癸卯初春

目 录

总 论

各　论

总论

第一节　辨证论治发展历程

中医学是根植于中国的传统医学。几千年来，中医学始终在不断发展与完善，历代先贤都为之做出了杰出的贡献。

辨证论治是1955年北京中医药大学任应秋教授提出的，以前没有这个提法。当年解释的辨证论治的证，单指症。辨证论治是运用中医学理论辨析有关疾病的信息以确立证候，确定治则、治法、方药，并付诸实施的思维和实践过程。辨证是在认识疾病的过程中确立证候的思维和实践过程。

辨证论治最早的思路就是辨《诸病源候论》的"候"。中医的证候即候，是疾病状态表现出来的所有信息，是客观存在的。医生诊病，就是通过对候的认识，按照中医固有的临床思路，辨清证候。

《伤寒论》提出"六经辨证"，《金匮要略》提出"脏腑经络"辨证，为辨证论治奠定了基础。此后，辨证方法不断深化和发展，演化出了八纲辨证、气血津液辨证、脏腑辨证、经络辨证、三焦辨证及卫气营血辨证等多种辨证方法。

1955年任应秋教授首次提出辨证论治的概念，秦伯未、吴德钊、方药中等中医大家亦全面系统论述了辨证论治体系，并在1960年写入第一版高等中医药院校试用教材《中医内科学讲义》，奠定了辨证论治在中医学中的地位。辨证论治是中医学的重要特色，可指导中医理、法、方、药在临床上的具体应用。

辨证即将四诊（望、闻、问、切）所收集的有关疾病的临床表现，包括症状、舌脉、气味等资料，运用中医学理论进行分析、综合，辨清疾病的原因、性质、部位及发展趋向，然后概括、判断为某种性质的证的过程。

由于证是疾病过程中某一阶段或某一类型的病理概括，只能反映某一阶段和某一类型的病变本质，故中医学在辨识证时，要求同时辨明疾病的病因、病位、病性及其发展变化趋向。

辨证论治是当今中医学诊治疾病的核心内容，它重视从整体上认识疾病，采取针对性治疗。辨证论治方法包含八纲辨证、脏腑辨证、经络辨证、六经辨证、卫气营血辨证及三焦辨证等，其综合运用形成了今天辨证论治的内容。

辨证论治的本质在于因人、因时、因地制宜，个性化应对每一位患者。

一、辨证论治的分类

1. 八纲辨证

八纲辨证是中医运用阴阳、表里、寒热、虚实八纲对病证进行分析归纳，从而为论治提供依据的辨证方法。其中表里辨部位，寒热辨性质，虚实辨邪正盛衰，阴阳为八纲之总纲，统摄六纲。

八纲辨证起源于《黄帝内经》。《黄帝内经》的阴阳理论为八纲的创立奠定了基础。《黄帝内经》时期，中医学的理论体系尚处于初期基本架构的阶段，阴阳五行学说对医学的影响非常显著，故在《黄帝内经》中有关阴、阳、表、里、寒、热、虚、实的论述内容十分丰富。如《素问·阴阳应象大论》指出："察色按脉，先别阴阳。"治疗的根本就是协调阴阳，达到"阴平阳秘"。《伤寒杂病论》有大量八纲辨证的内容，如六经病的病性中三阳病多属于热证、实证，概括为阳证；三阴病多属于寒证、虚证，概括为阴证；表里是分析病位的纲领，邪在经络则出现表证，邪入脏腑，则出现里证。后经过明清的发展和充实，由近代医家祝味菊首次在《伤寒质难》中提出"八纲"这一辨证方法名称："夫病变万端，大致不出八纲范围，明八纲，则施治有所遵循，此亦执简御繁之道也。""所谓八纲者，阴阳表里寒热虚实是也。"

八纲辨证在诊断过程中，有执简驭繁、提纲挈领的作用，对其他辨证方法起规范与指导作用，适用于临床各科的辨证。实际上，八纲辨证是以阴阳为纲，辨疾病的表里、寒热、虚实，将辨阴阳与其他"六辨"并列，抹杀了阴阳重要的总纲作用，降低了阴阳的层次与级别。此外，八纲辨证还存在一些其他问题：包容范畴不够广，以至于一些疾病无证可辨；辨证抽象，对一些有明显症状的疾病，存在辨而不准的情况；证的判断及对疾病的认识缺乏统一的标准等。因此有学者提出可在八纲的基础上增设新的纲领，拓宽纲领的广度和深度，把现代医学研究成果纳入，如增加散集二纲、亏盈二纲等。

2. 脏腑辨证

脏腑辨证是指分析归纳脏腑的生理功能和病理变化反映于外的不同证候，并将其作为辨证依据的辨证方法。脏腑辨证起源于《黄帝内经》，重五脏，轻六腑，注重脏腑整体观念，脏腑病机尤重气，但《黄帝内经》记载的五脏证名有气虚、气热、气盛，六腑基本没有现今意义上的证，参与辨证的因素极为简要，且零散不成系统。脏腑辨证在《金匮要略》中有所发展，但此时仍处于萌芽状态。《中藏经》对脏腑辨证的理论体系进行了第一次系统整理，标志着脏腑辨证体系形成，奠定了以虚实寒热为基本纲要的辨证体系，具有承上启下的作用。《备急千金要方》对脏腑辨证向脏腑证治转变、形成起到了重大推动作用，为脏腑辨证的第二次系统总结。《小儿药证直诀》在脏腑辨证理论上侧重儿科五脏辨证，并立五脏补泻方，完善了脏腑辨证体系。《医学启源》形成了理法方药完备的脏腑辨证体系，并提出药物归经与引经报使理论，为脏腑辨证第三次系统总结，同时成为宋金之后脏腑病机论的先导。至此，脏腑辨证体系基本完善，对当时乃至后世医家都产生了较为深刻的影响。

脏腑辨证不是简单的脏腑定位，它是以中医学全方位的整体思维方式分析、判断病变所在部位的脏腑由何种病因引起其津液气血盛衰的，表现为脏腑经络形体组织官窍的病理功能状态。脏腑辨证是证候研究的具体化，证候的诊断涉及病变部位、病邪性质、邪正双方力量对比等，均与脏腑相关联，是各种辨证方法研究的基础；脏腑辨证研究取得成果，有助于推动其他辨证方法的研究；脏腑辨证是中医理论研究的关键环节，为疾病防治提供依据。但随着科学技术的发展，脏腑辨证的研究也面临着新的机遇与挑战。脏腑辨证的常见证型是"基础证"，不多阐述每个疾病的具体特征，比较笼统，针对性较差，不便于临床运用，因而有专家根据病机发展的趋势、方向、部位、主症的不同，提出了脏腑细化分型的崭新设想，同时应进一步采纳多学科的研究手段和方法，充分借鉴循证医学的信息采集、处理方法和分析手段，尽量减少人为主观因素的干扰，以大量临床资料为依据建立严谨、科学的证候评价体系。

3. 经络辨证

经络辨证是以经络理论为指导，根据经络的循行分布、功能特性、病理变化及其与脏腑的相互联系，对病情资料进行辨别、分析，以识别其病机和证候的一种辨证方法。脏腑经脉络属、经络辨证对针灸临证有重要指导意义，针灸疗效依赖于理、法、方、穴、术五个方面的准确性，其中理与法归属于经络病机的范畴，而对经络病机的正确认识，首先基于经络辨证。经络辨证对于各科辨证、处方、用药都有十分重要的意义，应用经络辨证诊治疑难病，疗效满意。经络辨证是中医学重要的辨证方法，但目前普遍对其重视不够，能熟练运用经络辨证指导处方用药者寥若晨星。

奇经八脉生理功能强大，纵横、贯穿于十二经脉之间，维系全身经脉，因此大多腧穴均能直接或间接影响到五脏六腑、四肢百骸、五官九窍、皮肉筋骨，从而达到祛除病邪、康复机体的作用。如清代叶天士在《临证指南医案》中留有大量治脏不应转从奇经施治的医案。冲任二脉损伤、带脉不和皆是妇产科疾病中重要的发病机制，故奇经八脉辨证在妇科治疗中具有重要作用。但关于奇经八脉的理论仍有较多争议，如八脉的循行路线、腧穴数量及位置、八脉的作用及其与十二正经、五脏六腑之间如何发生关系等都有待研究。

4. 六经辨证

六经辨证是按六经辨别证候的辨证方法，它将伤寒类疾病在发生、发展过程中所表现的各种不同证候按不同层次、性质分为三阳病证（太阳病、阳明病、少阳病）和三阴病证（太阴病、少阴病、厥阴病）六个证型，实际上是以阴阳为纲。六经辨证为《伤寒论》的辨证方法，三阳证以六腑病变为基础，三阴证以五脏病变为基础，六经之间相互联系，可以合病、并病、两感及互相传变，不能截然分开。"六经辨证"的概念实际上是对《伤寒论》中"三阴三阳辨证"的误解,《伤寒论》中并无"六经"或"六经辨证"的说法。《伤寒论》中的"三阴三阳辨证"被"六经辨证"所指代首见于宋代朱肱的《类证活人书》,其把伤寒病证对应于足六经的经络病变,称作"六经辨证",并进行了详细的论证及阐发。

5. 卫气营血与三焦辨证

叶天士汲取了历代医家运用卫气营血理论阐发外感病机的理论成果,创造性地总结出卫气营血辨证。卫气营血辨证按照外感病发生发展过程,分为四个阶段,即卫分证、气分证、营分证、血分证,用以解释病位的深浅、病情的轻重和疾病的传变规律。叶天士在《外感温热篇》中对温病的病因病机、深浅轻重、病程不同阶段、传变规律、辨证治疗均进行了系统论述。他指出:"大凡看法,卫之后方言气,营之后方言血。"反映了温病卫气营血四个病理阶段顺序传变的一般规律。他还指出了"温邪上受,首先犯肺,逆传心包"的特殊情况,认为"肺主气属卫,心主血属营",把温病卫气营血四种不同的病理阶段的病理变化与具体脏腑联系起来。其书中"在卫汗之可也,到气方可清气,入营犹可透热转气","入血就恐耗血动血,直须凉血散血"的论述,指出了卫气营血不同阶段的治疗大法。叶氏的卫气营血辨证为温病学理论的发展打开了全新的局面,完善并丰富了中医对外感热病的辨证方法和内容,弥补了六经辨证的不足,对临床治疗起着重要的指导作用。

三焦辨证为清代温病学家吴鞠通所确立,他提出辨治湿热病必以三焦为纲,以三焦概五脏作为证治体系来辨析湿热病的病位、病性、病势,确立治则治法及方药。吴鞠通以三焦辨病变部位及脏腑,即在上焦属心肺,在中焦属脾胃,在下焦属肝肾。他提出:"治上焦如羽,非轻不举;治中焦如衡,非平不安;治下焦如权,非重不沉。"三焦辨证是以三焦的气化、行水等功能为基础,以湿邪停积三焦为依据形成的一种辨证方法,是中医辨证理论的重要组成部分,在中医临床有重要的实践价值。三焦辨证的现代研究多集中于温病湿热病三焦辨证方面在内伤杂病领域的应用。

总之,辨证论治是中医学理论和临床治疗的主要特色和精华,但随着中医学的发展及各种现代辅助检查的应用,疾病谱不断扩大,尤其是无症状疾病日渐增多,辨证论治的弊端也日益凸显。辨证论治在无症状疾病面前出现无症可辨的局面,且现代中医对辨证论治存在教条、僵化的理解,使之不能很好地指导临床实践。

二、现代病证结合的发展

现代医家在传统辨证方法的基础上对中医辨证体系进行了更加深入的探索研究,创新发展了很多新的辨证方法,如病证结合辨证等。

西医诊断清楚的常见疾病,有关疾病指南多将一病分设若干证型进行施治,如感冒分为"风寒证""风热证""暑湿证",其缺陷是:所设立的若干证型之间的关联、兼夹与转化关系未能得到充分体现，如感冒常见的外寒内热证难以体现，这客观上使得以病分证型论治为特色的"病证结合"模式中的"证"陷入孤立、静止状态，将一病分为若干孤立的证型，导致对疾病"基本病机"这一疾病全过程中的基本矛盾难以进行有效的针对性治疗。

1. 病证关系

病证结合是指中医辨病论治和辨证论治相结合以及西医诊断和中医辨证相结合。传统的病证结合是古代医家创建的一种诊疗模式，是在辨中医之病的基础上进行辨证论治，如在《伤寒杂病论》中很多章节以"辨某某病脉证并治"为篇名，以病为纲，以证为目，病脉证并重，创立了"病下系证，证下列方，方随证出，随证治之"的诊疗思想，体现了先辨病后辨证。随着西方医学传入中国，西医疾病诊断方法日益丰富，一种新的临床诊治模式即西医辨病与中医辨证相结合的病证结合模式逐渐应用于临床。

病具有特定的病因、病理变化以及病程演变特点，反映了疾病的普遍规律。而证是疾病演变过程中所处一定阶段的病因、病位、病性及其发展趋势的综合反映，同一种病证，在不同的地域、时间、性别、年龄、体质等情况下均有特殊表现，辨证即是辨别疾病的特殊性。辨病，是对疾病发展全过程的纵向认识，具有提纲挈领的意义；辨证，则是对疾病发展到某一阶段横断面的认识。若只辨病而忽视疾病的特殊性，则治疗缺乏个体化的方案；若只懂得辨证而不顾及疾病的规律性、普遍性，则常会耽误治疗时机。可以看到无论是单纯的西医辨病还是单纯的中医辨证均有局限，所以应将西医辨病与中医辨证结合起来，发挥各自优势，"中医辨证为体，西医辨病为用"。

2. 病证结合在临床诊断治疗中的作用

病证结合可以更好地诊断和治疗疾病。

（1）病证结合，双重诊断

西医辨病和中医辨证相结合，可以弥补中医辨证直观化、表面化和宽泛化的缺陷，既能从微观方面深刻认识局部组织器官的病理改变，又能从宏观上整体把握病情，从而较为准确地判断预后，为制定最佳治疗方案提供依据。

（2）辨病为主，辨证为辅

辨病为主，辨证为辅，即抓住疾病这一主要矛盾，并针对疾病的关键病理环节处方用药，以此为基础，辅以辨证加减用药。

（3）辨证为主，辨病为辅

在辨证的基础上考虑疾病的特点，从而加用针对疾病的药物，是一种病机结合病理、药性结合药理的研究诊疗模式。

（4）理化检查无异常，根据症状辨别

该类患者临床症状表现明显，但无明确诊断之疾病，根据患者的四诊信息，明确患者的证候诊断，处以对应方药。

（5）舍病从证，舍证从病

基于辨病论治或辨证论治的原则，在治疗效果欠佳的情况下，可转换角度，以证或病为主要矛盾调整治疗方案，可以考虑"舍病从证"或"舍证从病"的治疗原则。

（6）中西药合用，双重治疗

某些现代医学诊断明确的疾病，如高血压、冠心病、糖尿病等，在服用西药治疗时，配合中医辨证治疗，疗效比单用西药或单用中药效果更佳，可增效减毒，优势互补，尤其是在疑难疾病的治疗中，能发挥独特优势。

3. 病证结合是中医临床疗效评价的重要途径

传统的中医临床疗效评价方法主要是根据望、闻、问、切四诊所获得的病证信息，依据经验判断临床疗效，这种方法主要以患者某些症状或体征的改善、消失作为临床疗效的评价依据，这是传统对"证"的疗效评价。但这种评价方法存在着主观性，不同的医生可能有不同的评价标准，在有效性和安全性方面缺乏有效的证据，以个案报道、专家经验、临床病例总结研究为主，不利于多中心、大样本的临床研究，限制了中医的推广应用。而西医疾病评价以相关理化指标为主，具有一定的客观性，但忽视了中医辨证论治的特色，不能说明中医药的真实疗效。

病证结合诊疗模式的疗效评价体系具有针对西医疾病和突出中医特点的疗效评价指标和方法。临床评价应尽量选用客观化的指标，建立包括西医疾病评价指标、证候评价指标、生活质量评价指标或患者报告结局指标以及卫生经济学指标等多维评价要素的评价指标体系。在临床疗效评价中既应当重视疾病相关指标的评价，也应重视辨证诊疗模式效果的评价，故病证结合是中医临床疗效评价的重要途径。

三、从状态论治是病证结合的关键

病证结合已经成为中医疾病的主要诊疗模式，在病证结合诊疗疾病时，如何把西医的检查结果即对人体的微观认识纳入中医四诊体系，加深对人体状态的综合认知，从状态论治，是病证结合、提高中医临床疗效的关键。

辨证论治是在时代社会背景下区别于其他医学学科体现中医特色的产物，无论何种辨证论治，其起点均是症状及体征，在医学检查手段落后的年代，从症状或体征论治简便易行。但随着科学技术的迅速发展及中医理论的不断完善，传统辨证论治模式在临床应用中的不足之处日益凸显。首先，过于强调辨证论治，忽视疾病的存在，容易造成失治误治；其次，随着现代理化检查水平不断提高，很多患者处于有病无症的状态，如高脂血症、糖尿病、肺部结节、胃肠息肉等，西医已明确诊断但无临床表现，辨证论治在这种有病无症的情况面前具有一定的局限性；此外，疾病具有发生、发展及转归的变化过程，辨证论治只是对疾病某一阶段的认识，缺少对疾病发展趋势的把握。

　　辨证论治，整体清楚，细节粗略模糊，没有量化，这是整个辨证论治最大的缺陷。比如诊脉只能根据脉象判断出患者的寒热虚实、气滞血瘀大体的情况，女性患者脉弦，只能说明其有可能患子宫肌瘤、乳腺增生类疾病，不可能通过诊脉就能判断出患者得肿瘤。中医诊断是两个动作，一是诊查，二是根据中医思维判断，其判断的是证，不是病。真正"断"病者极少，可能典型的中风可以，但至于中风是脑出血还是脑缺血，还是诊断不清。所以，笔者提倡从息论态，从态论治。

　　耳穴是人体经络气血状态的反映，探查耳穴感觉异常，不能诊断患者患有某种疾病，只能判断经络是否通畅，也就是经络状况与具体疾病之间是有距离的，只能粗略判断，不能具体诊断。我们中医诊断的是证候，如肝开窍于目，但一看眼睛就知道得了肝病是错误的，如果这样讲，肝癌的患者岂非都有眼部疾病？这种思想很荒唐。其原本的意义是眼上的病有的可以用清肝的方法来治疗，有的病与肝有关系，至于是如何联系的，不清楚。也就是说不能把信息当作实体来研究。舌象也能反映身体的状态，但是有的人无病状态时就是裂纹舌，没有其他的症状，这时不应妄下气阴双亏的诊断。

　　目前临床诊治疾病的模式是疾病诊断后辨证分型论治，这是僵化的思维模式，是对辨证论治的误解。"方证相应"是对的，但将辨证论治变为辨证分型论治，几个证型对应几张代表方剂，就显得僵化了，就将灵活的辨证论治经念歪了，一旦疾病诊断不明或多种疾病重叠出现，更是茫然无从，无法深入解决复杂疑难疾病。因此要在病证结合模式中首重基本病机分析，采用病机辨证新思路。

　　中医之所以难学，是因为中医的生理我们掌握不住，病理变化更是千奇百怪。每个个体的正常生理状况是不同的，如平人脉滑是正常的，而肥胖之人脉沉是正常的，瘦人脉细是正常的，所以看到人就应该知道其正常脉象是什么样的。同样的脉象、同样的舌象，在此人身上是病态，但在彼人的身上则常态。脉象的可变部分是疾病的某个过程影响的那个部分。年龄段脉象也有一定特点，老年人脉象相对年轻人表现为弦细沉无力。通过脉象判断一个家族是否长寿，正是基于这一原理。假如一个80岁老人正常情况下脉象滑而有力，可以判定其会长寿。我们在临床实践中通过无数的脉象可以体会到30、40、50、60、70岁等年龄的脉象基线（各年龄段脉象常态），通过其基线与实际年龄的对比，若脉象表现比实际年龄年轻，则是长寿家族。脉象反映了人的整体状态。

　　我们所说的状态强调人体是一个有机整体的综合状态，人体各组成部分之间，在结构上密切相关，在功能上协调制约，状态既包含宏观的外在表象，又有微观的生理病理变化。此外，还要注重人与自然、社会环境的统一性。人类正是在适应自然环境和改造自然环境的过程中，维持着机体的正常生命活动。人生活在社会之中，社会环境对人体生理病理有重要的影响。许多疾病的发生，均有其社会根源、自然根源。工作生活节奏加快，生活水平提高，以及空气污染、噪声超标、气候变暖、水质下降等，亦已成为不少疾病的常见因素。

从状态论治，即把握疾病的基本特性，结合中医四诊和各种现代化检查了解疾病的微观变化，弄清某一疾病的基本病机状态。此外，还要了解自然因素、社会因素对人的影响，结合人体固有的体质特点，弄清患者就诊时的病机状态。对每一种疾病状态都应做全面而细致的观察、分析、总结，才能做出符合疾病本质的诊断，在此基础上多方面考虑分析才能制定出符合状态的治疗策略，针对病机状态才能做到最有效的治疗，这是新时代中医发展的要求。

四、从状态论治是中医学的发展

中医学本质就是抓状态，是治病求本。经临床验证，从状态辨治疾病确实有较好的临床疗效，临床应着眼把握患者疾病的病机状态。把握状态的技巧可以从整体观、系统观、动态观、宏观与微观等方面入手。从状态论治是解决疑难杂病的有效手段。

1. 中医学本质就是抓状态

状态是指人体随时间、环境变化所处的情况，包括人类生命过程以及同疾病作斗争的状态。状态是综合的、动态的，是大系统和子系统的统一、宏观与微观的协调。临床抓状态首先要分清生理反应和病理状态。生理反应就是人体为了适应气候和环境变化的而做出的正常生理反应。如夏季气候炎热，机体腠理疏松，汗液增多以散热；冬季严寒，则腠理固密，汗液减少以防风寒入侵。反之，即为病理状态，如夏季外感风寒，寒束卫表，汗液不易排出，故见恶寒发热，头痛头晕，周身酸痛，苔薄白，脉浮紧；冬季外感温邪，卫表失固，热迫汗出，故见发热，微恶风寒，鼻塞咳嗽，苔薄白或薄黄，脉浮数。以上属于表病状态的风寒束表证和风热袭表证。对于人体状态的客观探究，必须置人于所处的整体环境下考察才符合实际，内环境包括心与身，外环境包括自然和社会。中医学治疗的本质就是调节状态，消除失调的病理状态，恢复协调的生理状态。

2. 从状态施治首先要把握病机状态

人体处于不断的运动变化中，从环境中摄取营养物质，并在体内经过物理和化学变化，不断地向外界排出自身和外来物质的分解产物，同时与物质代谢相伴随的是能量的摄取、转换和释放。这种新陈代谢在有序的动态变化中进行，是处于动态变化中的稳定状态、稳定状态中的变化状态。机体根据外部环境情况调整体内各部分活动和关系，使机体组织细胞对刺激发生不同反应，以保持机体内部的协调性，维持正常的生理功能。如某一环节或部分发生功能状态改变而不能自我调整至正常生理状态，就会产生疾病。

疾病状态可分为两大类，一为宏观状态，二为微观状态。宏观状态是指中医学四诊所采集的临床表现和体征，是目前临床辨证的主要依据。微观状态是指采用现代科技手段所获取的临床检查检验指标。宏观状态和微观状态各自反映的状态不同，它们都从不同角度反映了整体的状态，所反映状态的权重也不同，两者不能等量齐观，事物的宏观状态并不完全等于它的微观状态之和，微观状态也不都是宏观状态的分解。中医诊断注重望神，神在病轻，神衰病重，失神病危。宏观整体层次是人体最高层次，微观则属于较低层次。高层次规律具有低层次规律不具备的特点，低层次规律也不能取代高层次规律，否则就会犯"只见树木不见森林"的错误。随着现代科技的飞速发展，中医学的发展也迫切需要有一个由宏观辨证向微观辨证的补充。中医学宏观辨证与微观辨证的有机结合是把握人体状态的关键。

人体状态可分生理与病理两个方面表述，即健康状态和疾病状态，二者没有严格界限，其中间状态目前称为亚健康状态或前疾病状态。体质是描述健康状态的，但不同体质具有患不同疾病的倾向。证候表述的是病理状态。临床确实存在无症可辨的状态，如某些病毒携带者、疾病早期的无症状患者等。疾病动态发展的某一时段，难以用单一证候加以概括和描述，所以很难恰当地辨证。临床针对疾病现象的复杂性，必须从多层面、全方位的角度来进行归纳和总结，因此，我们提出状态的概念。证候不能包括状态，而状态却能包括证候。从病机状态施治将为临床医生提供更好的思维方法。

3. 疑难杂病应从状态施治

中医治疗疑难杂病采用状态施治的临床思维方式是对辨证论治新的突破，这一思维方式在目前治疗疑难杂病中发挥着重要的作用。中医从状态论治强化宏观辨证与微观辨证，强调整体调治，全面分析把握疾病动态。从人体状态施治，可以对临证中复杂、疑难的疾病状态进行抽丝剥茧地分析，并对分析所得的多层次状态进行归纳，分清其轻重缓急，有针对性地遣方用药。如治疗进行性肌肉骨化症，患者肌肉骨化，进行性加重，其状态病机为先天禀赋不足，肾精亏损，营分郁热，络脉瘀滞不通，经补肾清营通络为法处方治疗，病情改善。

疑难复杂疾病从状态论治多有较好效果。例如笔者曾治疗一80岁的老年患者，其有冠心病史30年、慢阻肺病史20年、糖尿病史10年，外感1周，诊时低热，咳嗽气喘，咳黄黏痰，纳差便稀，腿肿尿少，舌暗淡胖，苔黄腻，脉细沉弦。该病是内伤基础上的外感病，内伤病机在于心血瘀阻、肺虚痰阻、肾阴不足，新感风邪束表，肺失宣降。此老人就诊时的状态包含多个病机，既有多个内伤基础病机，又有外感病机，当前病机是主要矛盾，非一个证型所能涵盖。中医治疗疑难杂病采用状态分析病机，能将复杂的病机状态认清，便于准确施治。

4. 调整状态用角药组方

治疗疾病时，应从改善患者的状态入手，抓住病机状态，针对病机用药组方。如咳嗽咳痰，治疗不仅仅用止咳化痰药物；治疗胃痛，也不仅仅用止痛药。应先分析某一疾病的基本病机状态，再考虑患者就诊时的综合状态，即患者当前最主要的病机状态。如对慢阻肺患者，不仅仅用止咳化痰、清热平喘药物，更要增加其他针对病机的药物，或温其阳，或补其阴，或益其气，或养其血，综合施治，才能展现从状态辨治的灵活性和有效性。

合理把握病机状态，可针对不同层次的状态选用角药进行组方。所谓角药配伍，一般为三味药的组合。角药配伍是综合考虑患者状态以及药物特性而确定的独特配伍方法，运用时强调医生对患者病机状态、药物性味归经及配伍特点的准确把握。用药如用兵，要有稳坐中军帐，运筹帷幄，决胜千里的把握，就必须清晰地理解和准确把握药物特性。如哮喘病虚实夹杂状态，若外感风寒，内有气阴不足，且有化热者，用党参、紫苏、知母；心肾阳虚，心脉不通而喘者，用附子、赤芍、桂枝；气道反应性稍高之患者，从肝从风论治，常选柴胡、乌梅、防风；痰热郁结阴伤，咳痰不畅者，用牛蒡子、沙参、芦根；三焦不畅者，用柴胡、黄芩、桂枝；心肺气阴不足，兼有郁热血瘀者，用丹参、黄芪、百合；热病损伤气阴致咳喘者，用生石膏、竹叶、党参。

角药配伍实际上是小型方剂，其组药组方遵循《素问·至真要大论》"君一臣二，制之小也"和"君一臣二，奇制之也"的制方精神。角药配伍也讲究君臣佐使，其组方原则依然遵循中医传统组方原则，只是方简药少而已。角药配伍一般为三味药，也可用多味药。角药的配伍可有君一臣二，亦可有君一臣二佐三。角药组方奥妙无穷，变化多端，对复杂的疑难杂病有良好治疗效果。譬如，喘病之内伏寒饮，气阴不足，痰气化火，木火刑金，三焦不畅之状态，用麻黄、姜半夏、川椒温化痰饮，宣肺平喘；柴胡、生艾叶、乌梅祛风通络，止咳平喘；黄芩、赤芍、枳壳清气血分之热，理气化痰；百部、杏仁、五味子润肺化痰，加强止咳平喘之力；党参、白芍、甘草补脾益气，扶正祛邪。补脾意在消除生痰之源，宣肺意在祛痰平喘。痰郁久化毒，毒易损脏伤腑，气虚之人可用黄芪、银花、连翘益气解毒，阴虚之体可用虎杖、败酱草、薏苡仁清热解毒。诸药相伍，则久伏之邪消散，而内郁之痰热得清，肝胆火息风止，三焦气道通畅，邪祛正复，喘止息平病去。

第二节　人体状态

人体是一个时时变化的系统。状态是表达系统性质的概念，可由整体经验定性的描述配合局部定量精细的指标来构成，是某一时相内特定物质系统的状况、特征、态势的概括，是对处在特定系统内的结构和功能的整体描述。所以说只有正确区分和描述特定系统的状态，才能对此系统进行充分认识和把握。

提出状态医学的目的是为了解决人体生理病理系统的复杂问题，因此状态医学诊疗信息的采集，特别是临床中的复杂病例，更需要从多个维度、多个层级，采用多种方法来采集和描述人体的信息，为认识人体状态做好充分的准备，这个采集信息、描述系统状态的过程，称我们之为从息论态。

当今的中医与过去不同了，科学技术的进步给现代中医提供了认识人体的新技术和新手段。现代医学科学研究结果应该为中医所采用，其解剖、生理、病理认识，各种诊断技术等，可为中医提供了良好的发展基础。例如传统中医对九种心（胃）痛无法明确地鉴别，现代的心电图技术、胃镜等检查完全可以利用。低钾性肌肉瘫痪，中医称为痿证，其直接原因是血钾低，补充钾盐后就恢复了，其诊断较易，治疗较易，不必用补气健脾补肾等方法。还有肺结核,20 世纪六七十年代之前，抗生素还没普及，其治疗对中医和西医都是难事，目前抗结核治疗就是捷径。所以当今的中医能够有机会利用现代的技术，将现代医学的诊疗技术引入到状态医学中，可以充分搜集各种症状、体征、检查检验指标等信息，从而准确判定人体的状态，为更加经济、有效地治疗打下良好基础。

一、状态的概念

状态本来是物理学名词，世界非世界，是名世界。状态不是单因素的存在，而是多因素的组合，是刹那间的情形。实验医学，多用单因素分析问题，考察单因素对事物的影响，将复杂的影响因素简单化，这是研究必需的，也是正确的，这是线性科学的起点。状态是多因素的组合，多因素的思维涵盖了单因素思维，多因素思维较单因素思维复杂得多，是 1+1 > 2 问题。何为多？"道生一,一生二,二生三,三生万物"，"三"即多，三点决定状态，所以人体的状态至少应该从三方面去认识。例如太极图，其实分为阴、阳、阴阳。所以三点论是人体的普遍法则，是某一时空内特定物质系统的状况、特征、态势的概括，是对某个处在特定系统事物结构和功能的整体描述。只有正确区分和描述特定系统的状态，才能对此系统充分认识和把握。

状态是同一时段内多种因素相互影响的过程与结果，此种过程与结果随时间变化而变化，但也可以在一定时间维持动态平衡，即相对稳定。例如一台电视机，可以处在完好的工作状态，或断电后的静止状态，可以只有图像没有声音，也可以只有声音没有图像，可以观看效果差，也可以观看效果好，它目前呈现的状态是由多种因素所决定的。电视机不能正常工作，有时是零件坏了，有时并不是零件坏了，很多时候零件是好的，但是没有可看的影像与可听的声音，只是它状态不好，有待于调整。人体也是如此，不仅要考虑各器官各系统形态有无异常，亦应重视其功能正常与否。

生命是不断运动变化的系统状态，人生活在天地之间，处在生长变化之中，与其他生命一样，随着时间的变化，而有生长化收藏的运动规律。人的有机生命体具备以下特点。

（1）系统性

一切有机体都是一个整体系统，在系统整体中发挥作用的部分与从整体中分离出来的部分是截然不同的，生物体各部分离开整体是不能存在的。

（2）动态性

生命有机体处于积极的活动状态，与周围环境相互作用，发生物质、能量、信息等交换，保持动态平衡，并且开放的系统可以产生异因同果。

（3）等级性

生命有机体系统是分层次的，如分子层次、细胞层次、组织层次、器官层次，各个等级或层次间既有区别又有密切联系。级别越高，对整体影响越大，级别越低，影响越局限。当然，低级别与高级比之间还有一些特殊联系，互相间也可以发生显著的影响。

人体从环境中摄取营养物质，在体内经过物理或化学变化，获得机体需要的物质和能量，并将代谢产物不断地向外界排出。这种新陈代谢有时间、有秩序、有速度、有阶段，处在一种动态变化的稳定状态。机体根据外部环境情况而调整体内各部分活动和关系，使机体内部对外界刺激产生不同反应，以适应机体内部的协调性，维持正常的生理功能。如某一环节发生功能动态改变，就会出现疾病状态。整体、动态是状态医学理论的核心。人体是一个复杂的共生系统，处于内外环境有机融合的大状态之中，小至人体的微生态环境，大至自然、社会、宇宙的宏观环境，均可影响人体的状态。人体的状态是在内外环境的不断运动、变化中存在的，并且随着内外环境的变化而变化。

二、状态的分类

人的状态从健康与疾病角度分为健康平衡状态、健康波动状态、疾病前驱状态及疾病状态。其中健康平衡状态是社会适应性强，气血津液通畅，精神焕发的状态；健康波动状态是健康平衡状态发生了波动，处在健康与疾病状态之间，刚偏离于健康平衡状态，具有可逆性；疾病前驱状态是向疾病状态发展的前奏。我们把健康波动状态、疾病前驱状态放在一起，称为亚健康状态。亚健康状态可能走向健康平衡状态，也有可能走向疾病状态。

现代医学认识这四个状态是靠现代诊断技术，中医是靠望闻问切四诊合参，这里所说的状态包含了体质的因素。医生就是要通过各种技术（包括现代诊断技术和望闻问切四诊）进行评估，判断人体所处的状态。医者一定要掌握好前两个状态，即健康平衡状态和健康波动状态，它们都属于健康状态即人体正常状态。知常达变，不知正常状态就没办法知道异常状态，医者应该练出这样的本领，即摸到这次的脉，看到这次的舌象，就能想起上次的脉象和舌象。

三、人体是宏观与微观相结合的状态系统

疾病状态包含整体宏观状态和局部微观状态。宏观状态是指中医学四诊所采集的临床症状和体征，是临床辨证的主要依据；微观状态是指采用现代科技手段所获取的临床指标。宏观与微观的有机结合是中医学走向成熟和完美的重要标志。

中医学注重整体状态，重视宏观状态，但随着现代科技的飞速发展，中医学的发展也迫切需要微观状态的补充。现代科学技术能使我们直接观察体内生理病理情况，如胃肠道的蠕动，心脏的搏动，体内肿瘤的部位、形态、密度、供血情况及周围组织的侵犯转移等。同时，器官功能检查结果可作为中医的辨证依据，用来判断虚实，避免了中医辨证以主观分析为主、缺乏客观指标的不足。如对咳嗽患者，如看到肺部影像学检查见肺内渗出或实变，符合中医的实证；如果没有渗出或实变，看到肺纹理稀疏、肺气肿、肺大泡，肺的活动度减低，常是肺功能不全的表现，符合中医的虚证。

治疗疾病状态是医学工作的重点内容，而维护健康状态、调治亚健康状态也是医学不可忽视的内容，是状态医学大有可为并展现特色与优势的地方。任何孤立地、静止地研究人体的行为都是片面的，状态医学的重要观点就是要求以立体、综合、动态的视角来审视人类健康。

总之，状态是对物质系统性质的整体描述，既包括整体、经验、定性的描述，也包括局部、定量、精细的描述。它是在特定时空内，对特定物质系统的状况、特征、态势的概括，是对系统结构和功能的整体描述。因此，只有对状态进行全面的认识，才能充分把握系统。

第三节　信息与状态

一、状态由信息组成

人体状态由信息组成，人体疾病状态描述包括两部分内容，即整体宏观经验信息定性的描述和局部定量信息精细的指标描述。

1. 状态是对某一时相内人体信息的综合

状态是对某一时相内特定人体信息系统的状况、特征、态势的综合概括。例如我们描述一位处于"高热"状态的患者，一方面，我们可以通过手的触摸感受到患者皮肤发热，眼睛看到患者面目红赤、口唇干燥等，可以根据经验判断患者处于高热状态。另一方面我们可以通过温度计测量，测知患者体温39.5℃，得知患者处于高热状态。如果进一步观察，患者还伴有严重口干、口渴多饮、出汗多、脉洪大等，我们可

以通过经验判断这个患者处于"阳明气分"的白虎汤证状态。我们还可以进一步检查患者的血液、C反应蛋白、胸部CT等，判断患者处于全身炎症状态。作为现代的中医大夫，面对这样的患者，我们既要有经验的认知，还需要用现有医疗水平下的定量精细指标信息来客观描述。当然，我们处理的方案可以用"白虎汤"退热，在退热的同时还可以发现，血象、C反应蛋白及肺部炎症征象也随着发热减退恢复了正常。这就是系统治疗，其关键在于我们有整体经验的把握，还有定量精细的信息描述，疾病的诊断和治疗充分体现了我们对疾病更全面的认知。

再用处于"阳明气分"白虎汤证高热患者的例子来说明。我们看到患者体温39.5℃，血常规、C反应蛋白升高，胸部CT有渗出实变等炎症表现，患者伴有大热、大汗、大渴、脉洪大等状况，我们对患者的状态就有了比较全面的把握，即患者处于肺炎疾病状态和阳明气分发热状态。了解到患者疾病的状态，我们采用"白虎汤"来治疗，还可以推断患者可能是由于外伤于寒，身体素热，邪气内传阳明气分，如果不及时救治，津液消耗，可以转为阳明腑实证，疾病进展还可以耗气伤津，出现气脱阴虚证，治疗时还要关注患者的热象和津液动态变化，治疗手段也会更多，应用抗菌药物，补液，维持水与电解质平衡等，患者退热快，炎性渗出吸收快，预后良好。同样的发热患者，如果同时伴有咳嗽、咳痰、胸痛、憋气，患者肺部CT检查可见明确团块状阴影，再有局部穿刺病理学检验信息，提示患者最终可能患有肺癌。当我们了解了患者的疾病状态，治疗就不能简单地进行退热处理，在控制体温的基础上，我们还需要从患者特殊的状态来综合调治，可能需要配合消肿散结、化痰散瘀的治疗方法。就患者疾病的病势而言，我们可以判断患者预后不佳，处于比较凶险的状态，需要提高警觉程度，采取相对更为高级别的综合救治措施，这就是中医临床的实际。这样的诊断与治疗，增加了对疾病的准确认识，把握了疾病的发展趋势，提高了治疗的有效率，同时减少了患者的经济负担，从而提高了人们的生活质量。

2. 状态是对特定信息系统的综合描述

要描述某个事物状态，就要考察所描述的事物所处的系统背景，即这个事物所处的层级以及它和上下层级之间的关系。根据要干预的目标，确定所研究的系统范围。医学围绕着人的健康与疾病展开研究，所有关于人的健康和疾病相关的外界环境信息、内部因素信息、心理状态信息，都属医学的研究范围。

例如，要描述一个患者心脏的状态，就要在人体这个大系统背景下，描述心脏自身的结构信息和功能状态信息，同时考虑心脏与人体其他大系统的关系，包括心脏与肺脏的关系、心脏与脑的关系、心脏与血液的关系，最后给出对患者心脏状态的评价，心脏结构是否异常，心脏功能是处于正常、衰竭还是亢奋状态。

要评估某个人的整体状态，除要了解其基本生理状态信息外，还要需要考察其心理状态信息、社会生活状态信息，只有这样才能对这个人有比较全面的认识，才可以评价其生理状态是否正常，是处于健康状态，还是处于病理状态，心理是否健康，是积极的，还是有缺陷的，社会适应性如何，是适应状态，还是社会适应性有缺陷，或者是对社会有危害。

考察的系统还可以逐步加大，观察研究的系统可以是一个社区人群，一个企业人群，一个城市人群，甚至一个国家人群，考察特定人群的特殊指标例如生活习惯等信息，评价人群的特定状态，可以为调整这个人群状态提供足够的信息。考察的系统还可以逐步缩小，例如观察研究心脏，可以从心脏器官到心脏的组织，再到心脏细胞，乃至基因片段。

3. 状态是系统功能与结构信息的整体概括

状态是对事物所处系统的结构信息和功能信息的整体概括。在系统内对状态信息的描述，既需要功能信息的描述，还需要结构信息的描述。以脑出血患者为例，不但要通过患者的功能状态，判断疾病的深浅，即病邪是在表浅的经络，还是已经深入脏腑，"邪在于络，肌肤不仁；邪在于经，即重不胜；邪入于腑，即不识人；邪入于脏，舌即难言，口吐涎"，还要通过 CT 或 MRI 检查来判断患者系统内部所发生的结构性改变，如出血量的多少，出血的位置，压迫邻近脑部结构的情况。只有收集足够的信息，才能对这类患者进行整体的评估，才好采取更为有效的救治措施。单纯的面瘫可能仅仅需要 2 周左右的针灸治疗就能恢复，而脑干部的出血，患者可能有生命危险，及时的外科手术很是必要。所以，全面认识系统功能和结构，才能真正了解乃至把握系统状态。

临床要根据所采集的信息所处的系统层级以及对干预措施能达到系统某个层级的预判，来决定干预手段。比如对脑卒中疾病的认识，汉唐以前的中医认为此病多由环境的"风"邪所致，由此采取的干预措施就是以续命汤为代表的祛风散邪类中药。然而随着现代脑部解剖结构的明确、CT 或 MRI 等影像技术的进步、脑外科技术装备的完善，对于脑出血患者的救治除去出血块已经成为常规技术，并广泛应用于临床，增加了治疗的针对性，大大减低了治疗的盲目性。这说明采集到某个系统层级的信息，认识到某个层次，并采取针对这个层次的干预手段，就能在这一系统的层面调整系统的状态。

二、从息论态

从息论态指综合各种人体信息，分析健康或者疾病状态。古代医生从患者身上获得的信息十分有限，只有四诊资料，即症状、体征及舌象、脉象。古代医生十分渴求得到人体疾病更多的信息，《史记·扁鹊仓公列传》记载扁鹊跟长桑君学习，"视见垣一方人，尽见五脏症结，特以诊脉为名耳"，就是说扁鹊能看到墙后的人，可以看到人的五脏六腑，诊病时诊脉只不过为掩人耳目。实际上，古人诊病，就是希望看到五脏六腑，看到体内症结，但限于科技条件，只能靠四诊手段。现代医学飞速发展，检查手段提供了许多古人难以想象的人体微观信息，综合各种微观信息认识人体状态，即是从息论态。

症状、体征、舌象、脉象是疾病信息，这都是直观的，或通过粗浅的技术获得的。现代检测检验手段，如血液、尿液、痰液、粪便等实验室检查，胸部 X 片、CT、超声、造影等影像检查，内镜检查，提供了人体疾病丰富的信息，甚至很多无任何症状的疾病都能早期发现。中医诊治疾病需要借助这些现代检测检验手段，将这些检测检验结果用中医思维分析，把人体疾病的各种信息汇集形成某人就诊时刻特定的状态，探讨疾病或病证的实质，充分认识疾病或病证，即从息论态。

1. 现代医学提供了认识人体的丰富信息

医学与其他任何学科一样，都是不断向前发展的。中医也是如此，时代不同，认识问题的水平也不同。科学的进步推动了现代中医的发展，给中医发展与进步带来了新的机遇，现代中医要认识到中医的短板，充分利用现代医学成果，取现代医学之长补中医认识之短，将中医发展得更加完善。如对于中医的九种心痛，古代无法明确鉴别是心脏病还是胃病，现代医学的检测检验手段，就能帮助鉴别：心电图检测技术就可以鉴别心绞痛，胃镜检查可以直观看到胃内病变。再如痿证，如果是血钾低引起的肌肉麻痹无力，补充钾盐后就可以快速恢复，若用补中益气汤，而不补钾盐，恢复得就没有补充钾盐快。

再如结核病，过去没有抗结核药，死亡率极高。20 世纪 50 年代，陕北榆林有个名老中医，在榆林城中医疗技术第一，他儿子得了肺结核，他坚决不用抗结核西药，结果儿子病死了。这一事件的发生，使得老先生痛苦不堪。抗结核药针对结核菌，其目标性极强，抗结核疗效好。但不是说用了抗结核药，中医就没有用武之地了，治疗肺结核，中医扶持正气，兼顾整体，减少副作用，也是强项。

现代医学对疾病的自然演变史认识得非常明确，其对疾病的病理、生理、生化等认识很深刻，这些都能为中医所用。中医没有高血糖、高血压、高血脂这些病名，当代社会发展要求中医对这些知识要了解、要懂得，所以也要纳入中医的辨治体系。如果中医不懂、不了解西医，基本的病房问题处理不了，也值不了夜班，就无法做合格的医生，何谈当中医。现在中国中医设有本科、硕士、博士学位教育，这个中医教育体系是中国社会文明与科技进步的体现，是我们党的政策的伟大，相比旧中国师带徒小作坊式教育是巨大进步。干得了急症、传染病、危重症，这才是现代培养的真正中医医生。如果干不了这些急危重症，只会调养，就不是真正高级的中医医生，不会看病，也就不会调养。

现代医学描述常比较客观，作为研究需要这样，客观事物也需要人主观地认识。人的认识通过采取的手段作用于事物，对事物的发展起着一定的作用。医生在看病的过程中要发挥主观能动性，通过对患者症状、体征及检验检测（诊的过程）进行归纳，根据医学原理进行思维分析（断的过程），形成一定的认识（疾病或病证），并在认识的基础上采取干预措施，影响疾病或病证的进程，使疾病治愈或进展缓慢，这就是诊治疾病的过程。医生在诊治疾病时要充分注意患者的感觉，患者的感觉常是第一位的，这种感觉常是整体功能失调的第一表现，尤其是在急性病时，有时检测检验结果滞后于感觉。有些慢性病，临床表现不突出，但检测检验结果异常，如高尿酸血症、高脂血症等，不表现为痛，不表现为麻，患者基本无感觉。医生要感觉患者的病情，要感同身受，进一步理解患者的病痛，精心诊治，采取医疗措施，最后解决患者的问题。

检测检验指标是疾病的信息，可能是重要信息，但是不是全部信息，所以要重视患者的感觉，但要分辨患者感觉的真伪，如焦虑抑郁的患者，其感觉混乱，感觉到的未必是真的。作为医生，要气定神闲，不能让固有的知识绑架，要用自己的主观能动性分析患者。

临床上通过搜集信息，包括症状、体征及检验检测结果，并将这些信息整合，用医疗思维分析，形成诊断结果。现代医学手段干预也对中医诊治产生了一些影响。比如禽流感患者，在治疗中应用大量的激素，患者的舌象就会产生变化，这会影响中医辨证结果；有的脑血管病患者输了大量的液体，改变了患者的状态，变成了蓄水证，此时用五苓散等来治疗，患者会很快好转。因此，在采集信息时，应该在中医辨证思维基础上，吸取现代检查检验检测结果，为我所用。此外现代医学手段干预对中医的影响有些是有利的，有些是不利的，因此一定要客观看待，兴利避害，从临床实际出发，正确处理中医与现代医学的关系。如中医用"下"法，"下"法会伤阴，但现代患者常输液，不存在伤阴问题，所以可以大胆用"下"法。

根据疾病的复杂程度和具体治疗方案需要，临床中需要采集的疾病信息内容也有不同侧重，而这些信息采集的维度和层级，取决于观察方法和观察手段，同时也决定了治疗方法和干预手段。例如脑出血患者，古人通过自己独特的观察方式认识到"风邪"是本病的重要信息，而由此产生了一系列祛除风邪的治疗方法和药物。中医针灸医师也会根据观察到的人体疾病或病证信息，采用独特的干预手段，用耳针、体针、头皮针等针灸方法来进行治疗。现代医学通过 CT 或者 MRI 技术发现患者有脑部出血的病灶，在此信息指导下，外科手术清除出血病灶就会成为主流的技术。尽管治疗手段多样化，但是疾病的复杂性告诉我们，许多疾病需要尝试多种治疗方法，采取多种治疗手段，以最易获取、最快速度、最大限度地治疗手段修复或者挽救丧失的功能。特别是疑难复杂病例，因为简单而局部的信息指导临床治疗常常收效不佳，所以需要采集更多的信息，从更多的角度和层面了解病情，更为有效地从态论治，最大限度快速解决临床问题。

现代中医能够充分有效地利用现代技术，比如胃镜检查，能看到胃内状况，肺部 CT 检查能看到肺部的结节等，血液检查可以检测到血脂、血糖等的变化，这些现代医学检查提供的信息也可以认为是望诊的延伸。这使得现代中医有更多的获取人体信息的机会和手段。所以我们要把这个信息加进来，用中医学的思维模式进行分析，从中医的角度把这些思考进去，将这些信息整合，从而形成判断。这种检查检验检测结果就是一种信息，也是临床表现。

现代医学也仅仅是认识问题的一个层次。从某种意义上说，现代医学与中医学并不冲突，只是认识方法不同，都是对人体现象的观察，都是对疾病规律的研究。中医的认识方法是经过几千年实践验证过的，是华夏民族智慧的结晶，但毕竟是在生产力水平较低的基础上产生的，要历史地看待中医。从息论态、从态辨治，就是汲取现代医学研究成果，丰富中医认知，将疾病或病证认识得更彻底、更真切，从而更有效地采取干预措施。

2. 综合中西各种人体信息分析状态

现代医学是建立在现代科学基础上的医学，它充分借助现代技术，对人体的认识更加深入。尽管如此，现代医学对疾病的认识也只是认识到一个层面，其解释不了的现象也很多，干预的手段也极有限，不是万能的，从现在看，它替代不了中医，更替代不了从态论治。

现代医学与中医学对人体的研究方法不同，从微观到宏观是科学，从宏观到微观也是科学，认识未知就是科学。从态论治不是中西医结合，是中医的发展，它将现代科学技术研究成果融入中医，依然是用的中医思维。

三、信息采集

正确采集和处理各种信息，这是识别状态的根本方法。对信息的采集和处理要掌握以下基本原则。

1. 信息采集要全面完整

人体的状态是复杂的，受体质、年龄、性别、环境、季节、心理、社会等诸多方面的影响，任何单一的信息均难以准确反映人体的状态，临床治疗要认识疾病，达到完全了解疾病的程度，必须尽可能获取疾病的全面信息。

在信息的采集上，要注意以下几点：①根据时令气候信息来认识状态。②根据所处环境信息来认识状态。③根据患者的体质信息来认识状态。④根据生活起居、饮食习惯信息来判定状态。⑤根据情志信息来判定状态。⑥根据经络及耳穴的测定信息来判定状态。⑦根据患者服药信息来判定状态。

要重视采集由经验积累所形成的定性整体信息。对整体信息的收集是中医学最擅长的，因为这个学科积累了两千多年的临床经验，擅长运用中国特有的气一元论、阴阳五行和中医的四诊手段采集信息，并通过八纲、脏腑、经络、气血津液、卫气营血、三焦等辨证方法对疾病进行概括和描述。当然，定性信息的采集不是中医学专有，这是有多年丰富经验临床医生（无论是中医还是西医）的擅长。因为有着丰富临床经验的高年资临床医生，常常具备敏锐的洞察能力，有时仅仅看上一眼，就对疾病有了整体的结论和判断。具体的检查检验检测结果，能为其经验定性的判断提供更为可靠的数据支撑。

要重视采集局部、定量、精细的细节信息。随着现代科技的进步，越来越多的技术方法和设备有助于了解复杂人体的某个部位、某一时刻的功能状态，其所采集的信息和数据能对疾病状态进行客观的、定量的、精确的描述，尽管这些信息和数据是整体状态下特定时相、特定角度、特定层面的局部、即时、片段状态的反映，但也要充分借助这些技术手段采集疾病相关的信息，结合现代医学解剖、生理、病理、生化学知识，从细节上精准地把握患者的整体状态。

信息收集要突出重点。临床资料的丰富性和临床检查手段的多样性，就更需要围绕疾病的特点来治疗。抓住有辨证意义的信息是关键的一步，否则海量信息等于没有信息。例如睑结膜发红，西医认为是结膜发炎，中医认为是肝火旺盛。采集的信息需要围绕患者当前的状态，即肝火旺盛的状态，继续完善包括口苦的有无、舌苔的黄白、情绪是否焦躁、大便是否干结等信息，从而完成诊疗过程。再例如临床中女性四肢发凉，伴呼出的气息感觉很热，中医认为是典型的外凉内热，这就需要收集相关信息来佐证中医"外凉内热"的病机判断，也需要收集信息来除外其病机不是由"脾肾阳虚"导致的四肢不温。总之，采集信息要围绕疾病有针对性地重点采集，才可以提高效率。

2. 信息采集要重视患者的主观感觉和中医细节

信息采集要重视患者的主观感觉。患者的主观感觉即患者的主诉及相关内容，是状态医学重要的信息来源，是患者感受到的自己躯体的不适症状，是其自身对不平衡状态的主观陈述，是其最迫切需要解决的临床问题。

病例信息的采集和记录是临床重要工作的一部分，这些资料对诊断与治疗有着非常重要的意义，特别是从状态医学出发，患者的主观感觉是对疾病状态最直接的陈述，治疗要高度重视患者的主观感觉。临床中应用笔者总结的六字诀，即感觉、理解、解决，来处理患者的主观感觉。通过患者的描述，医者要体会到患者的痛苦，进而理解患者，最后用专业的理论和方法解决患者的痛苦。有的医生对患者的感觉重视不够，尤其是当各种检查检测检验结果正常时，对患者诉说的痛苦感觉非常冷漠，认为患者存在心理问题，患者的痛苦是凭空想象出来的，甚至是伪装的，不予理睬。事实上，患者的主观感觉就是疾病的客观表现，不要认为客观检查结果正常就不是疾病。要知道患者感觉到的症状后面往往隐藏着重要的疾病信息，要把患者感觉到的症状上升到信息的高度来认识。患者诉说的感觉可能有临床价值，也可能没有临床价值，需要医生用专业理论和经验去分析判断，从专业的角度去理解疾病的表现，所以这部分信息采集必须重视。

信息采集要重视中医信息的细节。中医搜集信息普遍重视舌象、脉象、症状及体征，但是，这还不够，还要重视耳穴诊、结膜诊、咽喉诊及经络诊等，要将耳穴诊、结膜诊、咽喉诊及经络诊作为判断患者状态的重要信息，这些也是辨证不可缺少的客观依据。

咽喉诊即是咽喉望诊，是信息收集的重要手段。咽喉为肺、胃之门户，是呼吸、进食之要冲，为诸经脉所络，故许多脏腑的病变可从咽喉的异常变化反映出来，尤其是对肺、胃、肾的病变，诊断价值更大。《素问·太阴阳明论》云："喉主天气，咽主地气。"《灵枢·忧恚无言》云："咽喉者，水谷之道也；喉咙者，气之所以上下者也。"咽喉诊包括咽喉黏膜透明度、充血度、瘀血度、水肿度等方面。正常的咽喉，色泽淡红润滑，不肿不痛，呼吸、发声、吞咽皆通畅无阻。如患者感受表邪，症见咳嗽，伴恶寒、身痛等不适，无喉干、喉痒、喉痛，望咽部多充血不明显，则可判断患者为风寒束表；若喉痒咳嗽，咳出黄痰，咽部充血，色鲜红，则可判断病在气分，为郁热；若咽部充血，色暗红，咳嗽时间较长，咽干，则提示病邪已深入营分；若咽部紫暗，脉络郁滞，则说明病程较长，病入血分。

结膜诊即结膜望诊。结膜发红，西医认为是发炎，中医则认为是火盛，或为心肝火旺，或为肺经风热。

同样，根据经络循行部位出现的异常变化，可以判定与经络相关脏腑的病变等。

3. 信息分析要动态、综合汇总

临床中常常会出现一因多果、多因一果和多因多果的情况。因此对获得的信息要进行综合分析、动态分析，并注意信息的因果交错等复杂性。临床治疗要认识疾病，需要综合分析患者的多种信息，如患者症状、体征、检查检验检测结果等，结合患者的体质、外界环境、心理状况以及患者目前应用的各种干预措施等，应用中西医生理、病理学知识，分析其状态的形成过程，而且，不但要知道患者当前状态的形成过程，还要预判其状态进一步演变的趋势，从整体上把握患者的状态，最终能够理解和体会患者的痛苦，也就是不仅知其然，还要知其所以然。

常规经验一定要与具体的患者相结合，不要仅凭常规经验来处理信息。如笔者曾治一例舌苔黄腻患者，单纯按湿热证治疗，用清化湿热方药无效，后来通过详细分析患者四诊信息，发现患者舌苔虽然黄腻，但舌质淡，而且患者尚有畏寒的表现，遂判断其为阳虚湿阻病机，按照温阳化湿方法治疗，取得了很好的效果。再比如看到咯大量白痰的患者，其病机不一定就是肺寒，若患者舌暗红而脉弦，调整治法，按平肝潜阳、息风祛痰治疗，可取得满意疗效。

要注意，对任何疾病，都要从三方面考虑：①人的体质：其人有无内伤，有无外感，有无基础疾病。②疾病自身的演变发展规律。③临床表现：症状、体征及检查检验检测结果的变化。一定要重视自觉症状的情况，所有的医学书都对患者的感觉嗤之以鼻，认为患者的感觉太主观，但是主观感觉依然很重要，临床不要忽视，同时要分辨患者感觉的真伪。

总之，状态医学的信息采集，包括两个方面，一方面是疾病症状信息的采集，另一方面是疾病体征及检查检验检测结果信息的采集。从息论态需要通过现代医学检查检验检测结果和传统中医四诊资料的搜集，综合分析，以求对人体状态的全面、综合把握。

第四节　从状态论治

从状态论治是根据某种疾病不同阶段的临床表现和检查检测检验结果，归纳总结出疾病的基本病机、处于某一阶段的主要当前病机，而确定治法、处方、用药的临床思维过程。

传统中医辨证论治方法包括八纲辨证、脏腑辨证、气血津液辨证、六经辨证、卫气营血辨证、三焦辨证、经络辨证等，各有其适应范围，分别从不同视角认识疾病。目前临床广泛采用的是病证结合模式，将西医对疾病病因、病理变化以及病程演变的认识，应用到中医病机和证候辨证当中，其突出特点为某种西医疾病分为几个证型，根据证型处方施治。这种病证结合模式为临床掌握疾病基本证治提供了良好思路，但是这种思维方式忽视了疾病深浅和层次的问题。比如肺炎有痰热蕴肺证，肺癌也有痰热蕴肺证，但是其治法清热化痰是同中有异的，不能等同。

随着医学发展及各种现代检查检测检验手段的应用，人们对疾病的认识不断深入，新病种不断出现，出现了很多无证可辨的情况。许多患者没有任何临床症状，感觉不到任何痛苦，舌象、脉象有时也无异常，仅仅表现为检查检测检验结果异常，如高脂血症、高尿酸、肺结节、胃肠息肉等，此时就无证可辨，辨证论治的局限性就凸显了。

当治疗无症状疾病，或者证候表现不典型，用传统的辨证论治方法无证可辨或者难以取得满意疗效时，必须用整体状态分析法，因此我们提出了从状态论治的辨证体系。从状态论治是整体观念与辨证论治相结合的产物，其较证候更为宽泛及灵活，更具有临床指导意义。如状态可以持续存在，而证候并非持续存在，临床上可见很多无证可辨的疾病状态。状态辨证是立体、动态、综合的辨证，它结合现代医学检查检测检验结果，把握患者的综合状态，认清疾病的核心病机（基本病机及当前病机），指导处方用药。用这种辨证方法治疗很多疾病疗效卓著。

简单地说，状态辨证就是辨大证（对证的认识深刻而全面），大辨证（搜集信息多）。

一、状态中医学

1. 状态中医学的概念

应用系统论的研究方法，研究人体健康状态与疾病状态之间转化与调控规律的学问，称为状态医学。状态中医学包含两方面的重要内容：一方面是源于传统中医学智慧积累，包括整体、经验、定性的描述，另一方面源于现代医学研究成果，包括局部、定量、精细的描述。状态中医学，通过系统论的思维，将传统中医学与现代科技相结合，对人体的认识达到了新的高度。

2. 状态中医学产生背景

状态中医学产生在科学技术飞速发展的今天，人们对客观事物的认识日益深入，现代科学各门学科之间日益渗透，中医、西医在同一个时代、同一领域开展同一性质的社会实践，不可避免会出现学术间的交叉、融合，同时借鉴对方的思维方式与技能，不断丰富自身领域的理论与实践。这促进了中西医各自的发展，状态中医学就是在此基础上形成的。

中医学是从宏观、整体角度认识人体的，它与西医学对人体的认识方法有别。严格地说，中医没有真正意义上的生理学。中医对生理的描述不是没有，是不明晰，是单独不出来，因为中医是从表现、信息论述的。中医也有对细节的认识，但是对其描述模糊，这是中医的长处，同时也是中医的短板。

中医学关于人体生理病理的认识是"系统"理论，人体是一个有机的整体，是以五脏为中心，配以六腑，通过经络系统"内属于腑脏，外络于肢节"的作用而实现。如五脏之脾、六腑之胃、五志之思、五窍之口、五体之肉、五液之涎、五华之唇以及足太阴脾经、足阳明胃经，构成"脾系统"。"心系统""肺系统""肝系统""肾系统"皆可根据相同理论而类推。每个系统都以脏为中心，五大系统之中，又以心为主宰，且各系统之间亦可产生相互影响。在病理上，无论人体的哪一局部或哪一脏腑有病变都会对全身产生一定影响，甚至会导致整体功能失调，呈现疾病状态。只有熟练掌握五大系统和各子系统的生理功能和病理变化，才能更好地指导临床诊疗及养生防病等。

人体状态是指机体某一时段的心身机能及人体与社会、自然适应的状况，包括生理、心理适应性的综合状态。状态医学注重人与自然、社会环境的统一性，人类正是在能动地适应自然环境和社会环境过程中，维持着机体的正常生命活动，《灵枢·岁露论》即有"人与天地相参也，与日月相应也"等语句来表述这一认识。人生活在社会之中，社会环境对人体生理病理的影响更是毋庸置疑的，许多疾病的发生，均有其社会根源，或因工作生活节奏加快，或因人际关系紧张等，这些已成为不少疾病的常见致病因素。

人是一个有机的整体，人体各组成部分在结构上密切相关，在功能上协调制约，在病理上相互影响。在临床上对每一种状态都应做全面而细致的观察分析，才能做出符合疾病本质的诊断，进行正确而有效的治疗。《素问·疏五过论》指出："圣人之治病也，必知天地阴阳，四时经纪，五脏六腑，雌雄表里，刺灸砭石，毒药所主。"如咳嗽一病，"五脏六腑皆令人咳，非独肺也"，五脏六腑的功能失调都会影响到肺，这就要求医生必须从多方面考虑，进行系统分析，才能确定其所处的状态，从而采取符合状态实际的治疗措施。

3. 状态中医学的时代意义

状态中医学概念的提出，有利于打破中医、西医之间的界限，有利于中医与西医之间的交流，有利于人们摆脱传统方法的束缚，有利于现代治疗方法的丰富，为研究活的、动态的、受内外复杂因素影响的人的医学提供新的认识工具，从而创造新的医学理论。

状态医学，要求医生充分掌握人体症状信息、体征信息、检查检验检测信息，综合分析，推断患者病机，根据病机进行处方用药。从状态论治，不是中西医结合，中西医结合是两种思维模式并存，而状态中医学，力求把症状信息、体征信息、检查检验检测信息等融汇在一起，用中医学思维方法判定分析，得出目前状态下主要病机，进行处方用药治疗。

从状态论治，就是运用对立统一思想，一分为二或一分为三地认识事物。状态持续存在，可表现出生理与病理两个方面，而证候并非持续存在，且仅能表述病理状态，临床可见无证可辨状态。如运用中医学四诊方法搜集信息，患者无明显症状、体征可循，如某些病毒携带状态、疾病早期等，即处于无证可辨的疾病状态。这种情况，单靠辨证论治，不能很好地认识、把握人体证候，但用状态医学的理念可以解决。此外，证候在心理、社会适应方面的描述也略显不足。疾病动态发展的某一时段，往往表现为两个以上证候的交错、融合、转化，其发展变化受内外环境诸多因素影响，难以用单一证候加以概括和描述，所以很难恰当地辨证。临床针对疾病的复杂性，必须从立体、多层面、全方位的角度来进行分析归纳。证候不能包含状态，而状态却能包含证候，所以，从状态辨证为临床医生提供了更加便捷的方法和思路。比如血脂异常患者没有任何症状，肺部结节患者没有任何症状，此时进行状态辨证就具有了重要意义。

过去中医治疗上存在许多问题，例如近视眼、远视眼的治疗问题。中医认为，能远不能近，此为阴气不足，治应滋阴潜阳，能近不能远，此为阳气不足，治应温阳益气。这是理论，有了理论就有了治疗方法，但是临床上概无一效，这是因为中医有理论无实践，思路可以指导实践，但不能代替实践。又如飞蚊症，中医认为病机属肝风动、肾气虚等，按照这种病机论治，治疗效果也很了了，实际上这是晶状体的问题。所以当医生要看疾病治疗的空间有多大，有的疾病中医没有治疗空间。医生不能停留在知识阶段，要把理论知识转化为实用技术，提高自己的技术水平，将理论转化为技术的过程就是临床水平提高的过程。

二、从状态论治把握人体整体系统

人体是一个不断变化的系统，是天地人的人，是随时间变化生长化收藏的人，是处在生灭状态的人。人体是整体的、动态的，处于大系统与子系统相互统一的、宏观和微观互相协调的状态之中，因此认识疾病要从整体信息研究系统状态，把握患者的整体状态，全方位系统搜集患者疾病信息。从状态辨识病机，分析生理状态及病理状态，使其有效地指导疾病的治疗。

《素问·灵兰秘典论》云："至道在微，变化无穷，孰知其原。窘乎哉，消者瞿瞿，孰知其要。闵闵之当，孰者为良。恍惚之数，生于毫毛，毫毛之数，起于度量，千之万之，可以益大，推之大之，其形乃制。"人之形神无时无刻不在变化之中，变化的形式在"微"。这里的"微"，有变化微妙无穷和形质细微无尽两层意思。毫无疑问，这种变化包括结构与功能、时间和空间等多重变化。从微到形，变化是始终存在的，体内小到细胞、分子的更新，或者所思所想的变化，使此刻的你早已不再是一秒钟之前的你，此为"至道在微"。

1. 人体状态是整体信息综合状态

人体状态是指机体某一时段的心身机能及人体与社会、自然适应性的状况，它包括生理、心理适应性的综合状态。从状态论治即是从人体这一复杂的物质系统乃至精神系统随时间、环境变化所处状况的角度，以立体、综合、动态的视角来审视人类健康，确定人体状态，从而治疗多种疾病。

整体、动态是状态论治的核心。人体的状态是复杂的，受体质、性别、年龄、环境、心理等诸多因素影响，因此应尽量获取全面的状态信息，同时捕获重点信息，并对各种信息进行综合分析。从状态论治，实际上就是基于对人体状态的综合判断，包括但不限于对体质、环境、心理、气血阴阳情况乃至检查检测检验等整体状态的把握，再结合舌脉，运用中医思维进行分析判断，从而采取针对性治疗措施。在状态论治的过程中，医者整合各种疾病或病证信息，包括症状、体征及检查检测检验等各种信息，综合分析某疾病或病证的核心病机，再结合患者自身体质状况即患者固有的病机状态，判断出患者当前状态，并推断出状态的动态演变趋势，进而处方施治。

从状态论治是以综合、动态的观点来分析人类状态，它是综合考虑患者，并兼顾患者整体、局部、环境的一种诊疗思维模式，这要求医生要全面客观地了解整个疾病发生发展的全过程，其治疗也应与患者、环境呈现最大限度的吻合。

另外要注意，医患双方状态在医疗实践中同样重要，除患者状态外，医者状态对把握患者状态亦十分重要。

2. 状态包含疾病证候

从状态论治重视人体的整体性、动态性，强调宏观与微观相协调，从状态辨证是整体观念与辨证论治的结合与发展。

中医学整体观、辨证观本质上抓的是状态，状态医学要求以立体、综合、动态的视角来审视人类状态，整体、动态是系统理论的核心，这与中医学不谋而合。动态过程中某一时段的相对稳态，即时相，是描述人体状态的介入点。在医学实践中，必须将其置于整体的动态的过程中，才能真切地了解这个相对稳态的由来与发展趋势。状态医学着眼于人体不同的生理反应状态与病理反应状态，治疗上调整阴阳，扶正祛邪，综合运用调理的方法，消除异常、失调的病理状态，使人体恢复正常平衡状态。显然人体状态包含疾病证候，状态是在更高层次上对人体的描述。

三、从病因病机判定状态

状态中医学充分掌握人体症状信息、舌象脉象等传统中医四诊信息以及疾病诊断、检查检测检验等各种信息，用中医学思维方式综合分析，推断病机，根据病机进行中药处方治疗。

病机即疾病发生、发展与变化的机理，中医称为"病之机要""病之机括"，是疾病诊治之关键。《素问·至真要大论》言，"谨候气宜，无失病机""谨守病机，各司其属"，强调了病机的重要性。因为疾病过程牵涉多个部位及层次，相应的对病机的研究也要从不同的层面和角度进行，从而形成多层次、多角度的病机认识。人体疾病的病机由三个方面组成，即基本病机、当前病机和潜在病机，它们分别反映人体疾病的不同状态。

1. 基本病机

基本病机又称为第一病机、核心病机，它决定了疾病发生发展固有的病变特性，主导疾病发生、发展、变化的基本规律。例如糖尿病，最基本的病机是阴虚燥热。再如，临床中诊治外感高热患者，邪正相争是患者当前高热状态的基本病机。疾病发生在患者身上，出现高热，我们要思考这种发热是外感所致，还是内伤所致，是内伤兼夹外感，还是外感兼夹内伤，并判断外感与内伤二者在高热病机中的比重，以此来确定当前治疗的重点是以解表为主还是调里为主，或是二者兼顾。至于患者当前的体质，当前身体的基础病，在高热的当前状态，都作为次要矛盾来处理。因为高热为疾病目前最主要的矛盾，影响并决定疾病的转归，患者的基础疾病和体质，此刻仅作为疾病治疗的背景和参考。

2. 当前病机

当前病机又称为第二病机，是指导致疾病目前状态的直接病机。当前病机具有鲜明的个体色彩，是从患者身上体现出来的特殊病机。《医宗金鉴·订正伤寒论注》云："六气之邪，感人虽同，人受之而生病各异者，何也？盖以人之形有厚薄，气有盛衰，脏有寒热，所受之邪，每从其人之脏气而化，故生病各异也。是以或从虚化，或从实化，或从寒化，或从热化。"例如外感发热的患者，虽然患者感受外邪，但是由于患者存在内伤基础，有气虚、阴虚、阳虚、痰湿、瘀血等不同状态，这使得外感发热有着鲜明的个体特色。在治疗时，则在考虑邪正相争的前提下，权衡患者的体质状态或内伤基础，因势利导，因人制宜，辅助益气、滋阴、温阳、化痰、活血等法治疗。再如糖尿病，虽然其核心病机是阴虚燥热，但是由于患者体质不同，内伤有异，其病机常在阴虚燥热基础上有所偏颇，这个偏颇就是当前病机。在治疗时，一定注意患者的整体状态，兼顾脏腑间的阴阳寒热，注意气血阴阳的虚实，虑及病理产物痰湿瘀血，将这些作为背景治疗，显得更为重要。

3. 潜在病机

潜在病机又称为第三病机，它描述的是疾病潜在的病机演变趋势，代表疾病动态发展的方向和疾病演化传变规律。所有的疾病都有一个过程，即发生、发展、转化、消除，有其自身的规律。我们在治疗疾病的过程中，不但要能快速判断患者的当前病机，也要了解患者的发病基础及基本病机，更需要从整体出发，了解疾病的演变趋势和发展方向。只有这样，我们才能对疾病的来龙去脉了解清楚，从整体上把握治疗策略，确定治疗方案并随时调整，做到心有定数，更好地做到未病先防，既病防变。"见肝之病，知肝传脾，当先实脾"，就是这种思路的体现。

认识疾病三个不同层次的病机，可以把握疾病整体状态，有利于解决疾病的当前矛盾、基本矛盾和潜在矛盾。

以上说的是三个病机，复杂疾病可能还有第四个、第五个病机。

把疾病归纳出三个状态，用三个病机表示，这就引出了应用角药的想法。角药组合，可以理解为应用三种措施纠正不同的病机。

中医学和现代医学，为了能做到很好地推演病势，宏观把控病情，通过大量的临床实践和观察，已经积累了丰富的经验。《素问·缪刺论》云："夫邪之客于形也，必先舍于皮毛，留而不去，入舍于孙脉，留而不去，入舍于络脉，留而不去，入舍于经脉，内连五脏，散于肠胃，阴阳俱感，五脏乃伤。此邪之从皮毛而入，极于五脏之次也。"明确地阐明了邪气由外向内传变的路径。

东汉张仲景著《伤寒杂病论》，在《黄帝内经》所论外感热病传变规律的基础上，阐述了"六经传变"理论，对伤寒病六个不同发展阶段演变规律进行了概括，详细论述了疾病的潜在变化过程和发展机理。明清时期，温病学家经过长期临床实践，摸索出温病的主要传变形式，即三焦传变和卫气营血传变。这说明对疾病潜在病机的认识有多种模式。

在医学实践中，医生还可对具体疾病的变化进行推演。如《素问·咳论》云："五脏之久咳，乃移于六腑。脾咳不已，则胃受之……肺咳不已，则大肠受之。"现代临床中，也有将慢性肝炎、肝硬化、肝癌称为肝病三部曲的观点。

作为临床医生，一定要熟练掌握和认识这些规律，了解疾病动态演变趋势，才能在防治疾病中做到整体规划，综合治疗，把握重点，未病先防，既病防变。

四、从状态论治是治疗无症状疾病的有效方法

中医理论的两大核心思想是整体观念和辨证施治。从状态论治是在整体观、辨证观的基础上提出的，是解决无症状疾病的有效方法。从状态论治着眼于人体不同的生理及病理状态，以扶正祛邪、调整阴阳为指导思想，运用综合调理的方法，消除病理状态，恢复生理状态。任何无症状疾病，或者症状不典型者，不论病情如何复杂，只要从状态理论体系进行临床思维分析，都有内在的规律可循。

从状态论治非常重视因果联系的多样性及运动性，把一切疾病的因果联系，归纳为状态的因果联系，不仅从外因的作用去探求现象发生发展的原因，更强调从脏腑功能盛衰及基本物质的盈虚通滞去探求疾病发生发展的更深层次的原因。

在现代临床中，我们可以借助各种检查检测检验手段对人体状态进行评估，将其作为中医四诊的补充及延伸，以中医辨证思维方式对其结果进行分析和处理。与传统望、闻、问、切四诊所获得的信息相比，这种检查检测检验结果定位与定性更为精准，获得的信息更为全面，并能准确地反映疾病状态，从而为正确、有效治疗疾病提供可靠依据。

临床上可见应用检查检测检验手段明确患者确有某种疾病但无任何症状的情况，对这种有病无症状态，需要综合分析患者所有信息，除重视舌象、脉象外，还应注意患者检查检测检验结果、年龄、体质、心理、环境等各种信息，而不是局限于症状，认为无证可辨就不予以处理或者模糊处理。

例如肺结节为临床常见的无症状性疾病，CT扫描发现肺结节的发生率为31%，而在高危患者中可达50%。西医学对本病目前缺乏有效的治疗手段，针对不能定性的肺结节随访评估其生长特性是常用策略，对于体积较大、恶性程度较高的则以手术切除为主。西医在肺结节的随访过程中有很长时间的治疗空窗期，可能会有部分恶性结节在随访期进展。肺结节患者虽然无症状，但的确处于疾病状态，中医若以辨证论治的思路去看待此类患者，常常面临"无证可辨"的情况，使治疗无从下手，但若从状态论治，将肺结节患者看作处于一种结节状态，全面提取各种状态信息，包括舌象、脉象，肺结节大小、形态及检查检测检验结果，充分发挥中医治疗特色及优势，避免无证可辨的尴尬情况，一方面可以促进良性结节的吸收，另一方面也可在一定程度上抑制恶性结节的进展。

明确病位，确定病机，面对无症状疾病，需要综合评估患者的状态。患者的病理状态可能包含若干病机，治疗时应对病机进行排序，列出当前病机、基本病机和潜在病机，明确病机之间的相互关系，以当前病机作为治疗的主要切入点。有的状态没有当前病机，此时应兼顾多个病机，但不是随意堆砌针对多种病机的药物，而是根据病机在患者状态中所占的权重确定各类药物的用药比例。

此外，从状态论治无症状疾病，要重视病位的确定。在疾病动态的演变中既要认清原发病，也要辨清继发的相关脏腑病变，理清疾病的内联外涉关系及进退顺逆发展变化趋势。治疗上既应重视中医舌象、脉象，同时也要借助西医现代检查检测检验手段，明确病变部位。

采用状态论治的思想治疗无症状疾病是对辨证论治思想的一种突破，因其不局限于症状，而是着眼于状态与整体，同时融入现代检查检测检验信息，对临床上无症状疾病状态进行抽丝剥茧样分析，归纳其层次状态及各自权重，分清轻重缓急，进而有的放矢地遣方用药，以改善患者的整体状态。

例如胃息肉也是常见的无症状疾病，且已被认为是胃癌前疾病，本病若行消化内镜下手术治疗，具有较高的复发率，中医药治疗可有效缩小甚至清除已存在的胃息肉，也可有效预防术后复发。胃息肉并非一朝一夕形成的，而是脾胃虚弱，气滞痰瘀阻滞日久所致。正如《治法机要》所言："壮人无积，虚人则有之，脾胃虚弱，气血两衰，四时有感，皆能成积。"故其基本病机为脾胃虚弱，当前病机依据患者舌脉及整体状态而定，或以气滞为主，或以痰瘀为要，或兼夹湿热、寒湿等，治疗上明确病机层次，以当前病机为目标，兼顾基本病机及潜在病机，分清主次，常能达到目标疗效。此外，本病病位虽在胃，但与肝密切相关，正如叶天士所言："肝为起病之源，胃为发病之所。"胃息肉的发生还与患者体质状态及生活状态密切相关，阴阳平和体质和有良好生活习惯者，较少出现胃息肉，故临床上亦应重视体质调节及良好生活习惯的养成。

五、从状态论治可解决人体系统复杂的问题

从状态论治是在中医学整体观、辨证观基础上提出的，是辨证论治方法的深化，更是临床治疗复杂疑难疾病的法宝。

从状态论治着眼于状态与整体，可强化宏观与微观、大系统与子系统信息搜集，注重信息的综合，从而有效地把握疾病的病理状态。

从状态论治是多学科融合的产物，因此，状态理论可以更完整地描述生命个体现象，其包容性更强，发展空间也更为广阔。状态理论从信息的角度描述人体，通过对信息全面地、动态地搜集与分析，使对人体疾病的特性、发生、发展变化认识得更加全面、更加准确。从状态角度出发，可以对临证中复杂疑难的疾病状态抽丝剥茧，并对分析所得的层次状态进行归纳，分清其轻重缓急，有针对性地遣方用药。

从状态论治，以人体系统为研究对象，着眼于状态与整体，可改善患者的体质，或温其阳，或补其阴，或益其气，或养其血。如在疾病治疗方面，治咳嗽不用止咳药物，治咳痰不用止咳化痰药，治胃痛也可不一味理气止痛等，临床看似药不对证，不着边际，但却能收到满意的疗效，这就是从状态辨治的神奇。从状态论治灵活而有

效，如治咳嗽吐痰，不用止咳药，而重用健脾化痰药，却能收到痰化咳止的效果。

抓状态首先要分清生理状态和病理状态。生理状态就是人体为了适应气候和环境变化的正常生理表现，如夏季气候炎热，机体腠理疏松，排汗增多以散热；冬季严寒，则腠理固密，排汗减少，以防风寒入侵。反之即为病理状态，夏季外感风寒，寒束卫表，汗液不易排出，故见恶寒发热，头痛头晕，周身酸痛，苔薄白，脉浮紧；冬季外感温邪，卫表失固，热逼汗出，故见发热，微恶风寒，鼻塞咳嗽，苔薄白或薄黄，脉浮数。两者属于表病状态的风寒束表证和风热袭表证。

对于人体状态的研究，必须将人置于其所处的整体环境下（内环境包括心与身，外环境包括自然和社会）才有意义，才符合实际。而中医学的整体观、辨证观本质上抓的是状态，它以调整阴阳、扶正祛邪等为指导思想，运用综合调理的方法，消除异常、失调的病理状态，旨在恢复正常协调的生理状态。

从状态论治是在辨证论治的基础上，对辨证论治理论的发展，是整体、动态、综合的辨证，所以，从状态论治要紧抓病机，紧紧把握患者综合状态的当前病机及基本病机，可有效地治疗多种状态疾病。

从状态论治除了可有效地治疗无症状疾病外，对于不少患者无病可辨（指不能明确西医诊断）或多病杂陈状态（多种诊断明确的疾病），更能从整体观念出发，紧抓病机，精准和有效地治疗多种疾病。若只见疾病不明病机，则会陷入一病一方或分型论治的僵化境地；若无视同一疾病不同患者、不同阶段、不同兼夹等复杂情况的个性特征，疗效同样不会太好。

叶天士曾说："自古医书已备，学者神而明之，临机应变，治病有余。"辨的内容是"证"，证的表征是"证候"，而其实质却是"病机"。辨证的目的是"论治"，辨证之后要着眼于"论"，也即通过病机分析，确立病机要素之间的标本、主次、轻重、缓急，为"治"（包括治法、选方、用药）等环节服务。

治病求本除了要求特别关注病因外，更多的还要关注人体自身的正气强弱及其对病因的各种反应，尤其是在此过程中正邪双方斗争所呈现出来的虚实主次及其演变过程中的种种状态。对于这种状态的把握称作"审证求机"，此即《素问·至真要大论》所谓"谨守病机，各司其属，有者求之，无者求之，盛者责之，虚者责之，必先五胜，疏其血气，令其调达，而致和平，此之谓也"。

《素问·至真要大论》有"病机十九条"，"审察病机"是辨证论治的前提，"谨守病机"则是论治必须遵守的原则。不同辨证方法的共性在于把握病机，辨证应首重病机分析，抓住了病机就抓住了病变实质，治疗也有了更强的针对性。从病机层次解析中医辨证过程，符合中医临床辨证思维认识过程。国医大师周仲瑛《中医病机辨证学》一书，以病理因素为纲，以症状、体征、临床理化检查及舌脉为依据，以病性病位为核心，以脏腑理论为基础，以多元辨证为内涵，真正体现了整体状态与局部状态结合的辨状态施治方法。

从状态论治的角度，药物与状态吻合是基本要求，用药不宜拘泥成方，方证对应是基本原则。针对当前主要病机，用药不拘泥成法，可寒热并用，燥润共施，刚柔相济，通补结合，散敛相因，但应谨守病机，审因求机，权衡用药，知常达变，做到原则性与灵活性的统一，追求最佳疗效。此最佳疗效不仅仅是症状改善，更包含疾病的病理及患者的全身状态。同时中药处方中单味药物的剂量及药物间剂量配比也应审慎把握，精细思考，达到相须相使配伍最佳状况。这种从状态论治可以用中医药更好地解决有病无症疾病，对中医药创新发展有重要意义。

从状态论治与辨证论治并不矛盾，从状态论治结合现代医学提供的辅助检查信息，把握患者的综合状态病机及核心病机，结合患者舌脉状态指导处方用药，是在继承辨证论治的基础上对辨证论治理论的新发展，是立体、动态、综合的辨证，可有效治疗有病无症疾病。因此，从状态论治为中医药治疗有病无症疾病提供了新的思路及方法，是整体观念和辨证论治的有机结合。

第五节　外感病状态与内伤基础

外感病状态与内伤基础密切相关，外感病是感受外邪引起的一类疾病的总称，其病因主要有六种，即风邪、寒邪、暑邪、湿邪、燥邪、火邪。外感病状态包括感冒、新冠病毒感染、肺炎、脓毒症等外感发热疾病，也包括外感咳嗽等。内伤基础即身体既往已有疾病造成了阴阳脏腑气血的虚实偏颇，外感病发生的程度、速度、预后等都与患者固有的内伤基础密切相关。认识外感病的内伤基础，辨识内伤基础与外感病的相互影响产生的状态，对外感病的辨治有重要的意义。外感病在发生发展转化过程中，除具有一般规律外，更具有一些个体化表现，内伤基础的存在常常导致外感病的非典型性与复杂性，呈现显著的个体差异性与复杂的临床特点，这就要求医生重视内伤基础，从状态论治探查病机，综合施治，可执简驭繁，获得良好疗效。

一、无内伤基础的外感病特点

"正气存内，邪不可干"指的是"正气存内"者不易感邪，并不是说"正气存内"者就不会发病，即使是"正气存内"者也可能由于正气一时不能胜邪而发病。所以素体健壮，自我感觉良好，查体和各项器械检查未发现脏器损伤者也会患外感病。这部分患者，虽以青壮年为主，但也有少年及老年患者。一般说来，无内伤基础时的外感病有两个显著的特点，即临床经过的典型性、临床表现与体质类型的密切相关性。

1. 典型的临床经过

外感病特点：①有明确的外感病史。②急性发病。③因其感寒邪或温邪之不同而按六经、卫气营血或按表里三焦传变，传变快，层次清。④反应虽较剧烈，但预后良好，一般病程短。⑤具有明显的季节性、地域性。⑥在同一种六淫之气或疫疠之气的大环境中，外感患者群的症状具相似性，病邪毒力较强者，可具传染性，常可用统一方药防治。

2. 临床表现和体质类型密切相关

正常体质者的易感性表现在病邪毒力较强或正气虚于一时，其倾向性多反映出病邪自身的特点。"正虚于一时，邪盛而突发"，根据匡调元教授的研究，"体质是人群中的个体在其生长、发育和衰老过程中形成的代谢、机能与结构上的特殊性，这种特殊性往往决定着他对某种致病因子的易感性，及其所产生的病变类型的倾向性"。这种易感性和倾向性在无内伤患者身上表现得十分突出，正如匡氏所述，阴阳易亏者，气血易阻者，气血易虚者，痰湿易盛者，在生理情况下的体质类型并未进入病理状态，"易"表示这种体质在发病前是一种潜在的倾向性，一旦患外感病，这种体质因素即显示出它的特征，这是审证求因时必须高度重视的，只有认识到这一点才能提高疗效。如笔者经历1993年元旦到春节期间感冒患者颇多，大多表现为风寒，其中兼见湿热中阻者不少，前者多属正常体质，后者多属痰湿易盛者，为此设计了两种方药，治疗1000余名患者，取得了良好的效果。再如笔者还治疗过一家三代人相继外感，均表现为阴虚外感，而同时发病的周围人群则无此特点，这提示体质类型可能与遗传有关。

二、有内伤基础的外感病特点

内伤基础的存在常常导致外感病的非典型性与复杂性，呈现显著的个体差异性与复杂的临床证候，表现在病因、发病、三期（表证期、表里证期、里证期）演变、转归、预后诸方面。

1. 病因

作为外感病，其原始病因是外邪，在同一季节、同一地域环境中，气候的太过与不及和疫疠之气等外邪对人群的侵犯机会是均等的，却因人体内伤的存在产生而不同的临床表现，审证求因的结果则呈现出明显的个体差异，所求出的病因，可能与原始病因相同，也可能不相同。例如同为春感风热之邪，素有肝阳上亢者，热势较高，面色潮红，头胀痛显著，舌质迅即转红，脉象由弦转弦数；素有中焦寒湿者，发热微恶风寒，流清涕，咳嗽，脘腹痞痛，舌苔由白腻转黄腻，脉濡或滑。二者原始病因虽相同，却因内伤不同产生出具有个体性的表现，这正是审证求因的价值所在。在确定治法时，必须从这个个体性突出的病因出发，才能获得疗效。

流感、新冠病毒感染等疫病，外感"疠气"是病因，疫毒疠气是具有强烈传染性的外感病邪，即吴又可《温疫论·原序》所说："夫温疫之为病，非风非寒非暑非湿，乃天地间别有一种异气所感。"流感的病原体为流感病毒，新冠病毒感染的病原体为新型冠状病毒，经呼吸道、接触等方式传播感染。《温疫论》言疫病"一病自有一气"，新冠病毒感染疫毒疠气之邪伤人具有湿浊之性，大多患者舌苔腻浊，湿浊之证即是审证求因的结果。其致病具有强烈传染性，无论老幼皆相染易，素禀不足或有内伤基础性疾病者更易感邪发病，发病则病势重，易出现危急变证。脓毒症为外感热病之危重症，死亡率高，易出现在细菌感染严重兼有内伤基础的患者，表现为原有各个脏腑、器官或系统功能不全的临床表现和检验指标的改变，其外因为邪毒细菌侵入，内因则是正气不足。

2. 发病

"正气存内，邪不可干""邪之所凑，其气必虚"，指出了正气虚对发病的决定性影响。导致正气虚的原因是多方面的，内伤是其中重要和普遍的因素，不同的内伤常招引不同的病邪而发病，其发病呈现出内伤外感并存的局面。所以盛夏多暑邪，表现有中寒，隆冬多寒邪，表现有内热。对于前者，笔者多用附子理中汤加香薷、藿香、佩兰；对于后者，多用李东垣清暑益气汤加荆芥、白芷。

在发病方式上，内伤基础也有较大的影响。通常外感病发病急骤，先标实表现突出而后现本虚，有内伤时发病则可缓可急，急则更急，缓则更缓，首发时即可以有"本虚"出现。心火上炎者感外邪，发病更为急骤；肺脾气虚者感外邪，多缓慢起病；肺胃肾阴虚者，甚至可因冬天居室内暖气热而感"燥邪"发病，呈现内、外燥并存的局面。

邪气从化是指外邪侵袭机体后，其性质可随人体内伤基础不同而发生转化。如内热素盛者，虽感受寒邪，但寒邪从机体阳热之性可迅速化热，表现出来与感受风热之邪无异；而阳虚寒湿之人，虽感热邪，但热邪从其内伤而化，可表现为寒湿之象。正如《医宗金鉴·订正伤寒论注》所述："六气之邪，感人虽同，人受之而生病各异者，何也？盖以人之形有厚薄，气有盛衰，脏有寒热，所受之邪，每从其人之脏气而化，故生病各异也。是以或从虚化，或从实化，或从寒化，或从热化。"新冠病毒感染发病，湿热和寒湿者均可见，同为一种病毒感染人体，表现的症状有高热、口干渴、舌红、苔黄腻等湿热显著者，还有低热、恶寒重、身热不扬、舌淡、苔白腻等寒湿显著者，这与内伤基础显著相关，素体内热或阴亏内热者感受新冠病毒疫疠之气，则发为湿热之态，素体阳虚或寒湿盛者，则发为寒湿之态。周学海在《读医随笔》中亦说："如素有胃寒者，一伤于寒，即口淡，即便滑；素阴虚者，一伤于寒，热气内菀，即喘喝，即口渴。"这说明同是感受寒邪，由于其素体差异，可从热化或寒化，体现了外邪与内伤的从化问题。

发病特点，气有定舍，同气相求。气有定舍是外邪侵袭机体时，不同性质的外邪易与特定禀质虚实的脏腑相合，这也体现"同气相求"的发病特点。气有定舍是在《灵枢·百病始生》中首先提出的。而《素问·咳论》中即用这种观点阐释了五脏咳的产生，"五脏各以其时受病，非其时各传以与之。人与天地相参，故五脏各以治时，感于寒则受病，微则为咳，甚者为泄为痛。乘秋则肺先受邪，乘春则肝先受之，乘夏则心先受之，乘至阴则脾先受之，乘冬则肾先受之"。气有定舍反映了脏腑与外界相通，外邪与脏腑的禀质有相合相从的关系，体现了"天人相应"的思想。如素体肝经郁热或肝阳偏亢之人，外来风热之邪与风木之脏的禀质相合而发生肝肺相关的内伤基础上的外感咳嗽；素体心气、心阴不足之人，暑热之邪易通于心而发暑热咳嗽；素体脾虚湿盛之人，外湿易从其性而相合而发生湿邪咳嗽；素体肾阳不足之人，易后背着凉而发生寒邪咳嗽；素体肺燥之人，外燥易与之相合而发生燥咳。气有定舍在叶天士咳嗽医案中也有相关记载，如《临证指南医案·咳嗽》记载的毛案："上年夏秋病伤，冬季不得复原，是春令地气阳升，寒热咳嗽。乃阴弱体质，不耐升泄所致。"说明了阴液不足，乘春肝先受邪，而致咳嗽。总之，气有定舍是形成内伤基础上外感病的一个重要因素。

3. 三期演变

内伤基础对外感病的三期演变有很大的影响，这种影响表现在三期界限不清与各期持续时间的长短上，并不一定按典型的由表证期到表里证期到里证期传变的规律，可以先是表里证再表证，也可以先里证而无表证，也可以长期逗留于三期之一。在表证期，典型者持续时间为 1 ~ 3 天甚或 5 天，而有内伤时，表证期时间或因正气不支而迅即传里，或因病种内伤的不同而长期缠绵，有时可长达 1 个月。前者如火盛阴亏者而感风热，后者如气虚感冒。临床上把既有表证又有里证及表证里证表现均不突出者皆归属于表里证期。内伤对本期的影响主要是病程长，可表现出内伤病与外感病各自的特点。在里证期，内伤影响使病情加重、复杂，多有并发症。因外感病种与内伤的不同则有不同并发症，如风温病，因其原有胸痹而易并发真心痛。

肺炎、脓毒症内伤基础较重以里证期为主，始于肺脏，传变迅速，多脏累及。温邪上受，首先犯肺，温毒邪气往往具有暴戾性、猛烈性、火热性、广泛性、善变性等特点，其来势凶猛，发病急骤，所以毒邪侵入肺脏后迅速传变，立即呈现多脏腑的急性内伤表现："毒入心则昏迷，入于肝则痉厥，入于肠则腹胀，入于肺则喘嗽，入于肾则目黯手足冷，入于六腑亦皆各变端，七恶叠见。"脓毒症早期即有急性虚损，温毒之邪，壮火食气，致急性脏腑损伤、气血虚损等，邪愈炽则正愈虚，邪气迅速内陷，病情迅速恶化，病程越长则正气越亏，最终脏腑气机逆乱，阴阳不相顺接，元气颓败，精气亡灭。

4. 转归预后

内伤基础的存在明显地影响着外感病的转归预后，这种影响主要是改变了外感病的一般规律，预后较差。以感冒为例，对肺胀患者来说可能并发呼吸衰竭、神昏、水肿而导致死亡；对肾功能不全者，内伤病基础上的风温肺热病预后更差；肺炎脓毒症等重症感染常使有内伤疾病者出现死亡。

不同的内伤对外感病状态可产生不同的影响。

（1）肺系内伤

素患喘证、哮病、肺胀、痰饮等肺系病者，即使是在正常六气的环境中也可能"着凉"而表现出外感病的特征。此时恶寒发热，原有咳喘加重，痰色转黄，痰量增多。体弱者可不发热，痰黏不畅，而胸闷憋气转剧。通常肺系患者在夏季不易犯病，这可能是夏天阳气对人体阳气有所加强的缘故。虚人外感咳嗽以肺脾气虚和肺肾阴虚尤为多见，外感后咳嗽迁延不愈也与肺气偏虚有明显的关系。素有慢阻肺、肺间质纤维化、肺心病者，外感疾病常导致原有肺系疾病的进展加重，甚至出现慢性呼吸衰竭。

（2）心系内伤

心悸、怔忡、胸痹、心瘅等患者，在感受外邪方面更为敏感。轻症发热常不显著而虚弱感觉突出，心慌、胸痹发作次数增加。素有冠心病、房颤等疾病的心脏功能差患者，重症感染可诱发加重心脏功能的衰竭。

（3）脾胃内伤

胃脘痛、嘈杂、泄泻等患者，对风、寒、暑、湿、火邪易感，对燥邪不太敏感。感受外邪可不以恶寒发热起病，而呈现原有脾胃症状的突然加重表现，苔厚腻者居多。对于平素便秘的患者，多有腑气不通的病机存在，由于肺与大肠相表里，在发生外感时则易出现肺肠同病，加重便秘。重症感染可加重胃肠黏膜的损伤，素有胃肠疾病者容易出现出现胃痛、呕吐、腹泻、便血、呕血等。

（4）肝胆内伤

胁痛、鼓胀、头痛、中风、眩晕、郁证等患者，在外感病中易出现少阳证加重气机郁滞及肝阳亢盛，病情呈突发及加重趋势。素来肝火内旺者极易感风热或风燥之邪，表现为舌边尖红甚，脉弦数，口干、口渴显著，而常伴腹胀。笔者在临证中对首发病即为少阳证者必追寻其平素情况，常可询及其原有的肝胆病内伤基础。素有慢性肝炎、脂肪肝、胆囊炎等肝胆疾病者，外感病之重症感染可加重肝胆功能的衰竭。

（5）肾与膀胱内伤

水肿、淋证、遗精、阳痿、腰痛诸证均可与外感病诸表现重叠，易出现小便异常的症状。素日肾虚者易出现少阴寒化证或热化证，症见精神差，脉沉细，就笔者所见，以太少两感之麻黄附子细辛汤证为多。素有慢性肾炎、肾病、糖尿病肾病等肾功能差患者，外感重症感染可诱发加重肾脏功能的衰竭，内伤发热患者外感时多由低热转高热，此类患者在外感病中常可暴露隐蔽的病机。笔者曾治疗一例内伤发热者，长期难愈，突发外感转高热，外感病治愈后内伤发热竟然痊愈。

此外，消渴患者患外感病时伤津更为突出，有时易出现中焦湿热与肺肾阴亏并存的情况。痹证患者则极易外感，而外感不已，内传脏腑，可形成脏腑痹。痹证患者易感风热之邪，咽喉疼痛显著，常需及时疏风清热解毒，否则可加重痹证。

三、外感病对内伤病的影响

外感病对患者内伤病有无影响，决定于病种和患者当时的状态。外感病时，可暴露出内伤病中隐蔽的病机。临床上有以下 4 种情况：

①外感病加重了内伤病变。通过整体分析，在脏腑功能和经络联系上获得较为明确的病机。②外感病诱发或遗留了内伤病。"风为百病之长"即包含着这个道理，病机上的联系较明确。③原有内伤病再加外感病，内伤基础虽可对外感病产生一定的影响，而外感病并未对内伤病产生多大的影响，保持了内伤病的规律，或多或少地影响了外感病的典型性，而两者在病机上的联系不十分紧密，这种情况比较少见。④发生外感病时，内伤病有所减轻，常常是暂时的，可暴露出内伤病中隐蔽的病机。这种情况虽然少见，但是确实存在。笔者曾诊治一耳鸣患者，每逢感冒则耳鸣减轻。笔者考虑此因外感病邪侵犯清窍，清窍不利，故耳鸣亦减。

不同的病邪可对内伤基础产生不同的影响。根据同气相求的原理，六淫之气与所主脏腑内伤密切相关。如风热之邪易侵犯肝阳上亢者，风寒之邪易侵犯痰饮患者，久不患外感病者，患外感病时症状常更重。笔者体会到，风热病邪等外邪，对人体产生危害作用的同时也可激发培养机体的抵抗力；疫疠之气则不同，由于其发病急、传变快，对患者原有内伤病变影响不明显而特别显示出疫疠之气自身的特点。

四、内伤基础的辨识

1. 病史

认真询问病史，阅读既往的诊疗记录，了解本次外感病前的感觉和过去的检查、诊疗情况。阅读既往的诊疗记录，是确定内伤存在与否的重要依据。

2. 症状

症状出现的先后顺序具有极大意义，内伤症状常在外感之先且持续存在（要注意具体辨证意义的症状与体征），外感症状常突然发生，诸症状之间同时出现或间隔时间较短。若患者咳嗽频剧，是由素日少而轻转来，喘息由动则喘转为静亦喘，素日有痰不多，突然由少增多，当疑及肺系内伤存在。如患者外感发热咳嗽伴有水肿尿少加重，当考虑肾系疾病、心系疾病是否存在等。如患外感病发热伴有恶心、呕吐、胃痛、腹痛等要考虑是否有胃肠肝胆疾病。总之要依据患者现有症状，从病机上推求，即《素问·至真要大论》所谓"有者求之，无者求之"。要特别注意外感病中的非典型症状，常由内伤基础而影响。例如，卫分证未罢而迅即出现腑实证候，估计其人素来火旺于内，津液不足。

3. 舌象

舌质多反映平素状况而舌苔多反映外感病情况。舌体胖大为脾虚气虚，舌边齿痕舌质淡多为阳虚，舌干少津液多为阴伤，舌质淡、暗、瘀斑、瘀点，舌下脉络迂曲、瘀点瘀丝，多反映素日有瘀血内阻。除疫疠之气可一开始即现深红舌象（如流行性出血热）外，舌质红发生在卫表阶段即要疑及内火较盛。症状已显示为里证而无舌质红等热毒较盛的表现，当疑及阳气之虚。

外感病患者舌苔腻是湿浊内生的征象；苔薄转厚是病变向里、湿浊愈盛的征象；舌质转红或舌苔白腻夹黄是湿浊化热的征象；舌质绛红是逆传心包、营血受邪的征象；舌苔干燥或剥脱是阴液耗伤的征象；舌质紫暗是心肺气伤、宗气不行的征象；舌卷不伸是心肺化源欲绝、心神内闭的征象。若舌质淡红，苔腻渐退，荣润灵活，则是病退向愈之征。

4. 脉象

脉象可反映有无内伤基础。笔者体会到外感病初期的脉象以数、浮、滑、濡、紧为常见；若有内伤基础，脉象以弦、细、沉、涩为常见。其中除浮沉、滑涩、濡沉不可重叠外，其余脉象均可重叠而反映内伤的存在。脉弦数多有肝阳上亢基础；脉细涩多有瘀血内阻；外感初起脉细数者可能素日气阴不足；脉迟者应疑及素日心肾阳衰。

5. 理化检查

从状态辨治，可将现代辅助检查结果作为中医四诊的延伸，拓展临床资料的收集渠道，突破中医传统诊法只根据症状辨证的方法。更全面地掌握患者信息，有助于在基本病机的基础上，从细节把握外感病主要病机特点，以指导诊疗处方用药。目前，血尿便常规、肝肾功能、血气分析、胸部 X 线或 CT、心电图等检查已经广泛应用于病历资料的收集，不仅能用于疾病的诊断，更能指导中医的辨证论治，是了解内伤基础和外感后人体疾病状态的重要手段。

肝肾功能、心肌酶、血糖、血凝等检验值能反映感染对肝脏功能、肾脏功能、心脏功能等影响，这些检查在感染重症、脓毒症中尤其重要。有五脏内伤者会率先出现某脏的损伤指标异常。心电图心率快慢、是否有异常早搏、心肌缺血的情况可反映外感病邪对心脏的冲击，素有心脏内伤者心电图极其容易出现问题。心动过速、超声心动图射血分数异常下降、BNP 异常升高提示心功能衰竭，常提示心气虚弱，心阳衰败，水血停滞，凌射心肺，甚至出现脱证。转氨酶升高、白蛋白降低、凝血机制障碍常提示肝功能衰竭，出现黄疸、肝性脑病及腹腔积液等，乃湿毒化热，毒热损脏，水血瘀滞，毒瘀胶着状态，若肝阴肝血速耗则可致死亡。肾功能检查，尿素氮、肌酐升高提示肾脏功能衰竭，症见水肿、少尿、腰痛等，提示肾阳衰败，肾主水，司膀胱开合，水气不得肾阳气化，遂停于内，水液不出，邪毒浊气无路而出，停滞泛溢，并致肾脏精气衰败。

外周血中白细胞、淋巴细胞及动脉血气氧合指数，反映患者当前肺卫之气功能的强弱,其数值升高或正常表示肺卫之气强盛,抵抗外邪有力。外周血白细胞、淋巴细胞数值下降,表示肺卫、宗气功能减弱,抵抗外邪无力,是肺炎、新冠病毒感染、脓毒症等病情危重的表现。在流感、新冠病毒感染等病毒性感染疾病中,外周淋巴细胞是抵抗病毒感染的主要力量,在病毒侵犯呼吸道后形成的免疫炎性反应过程中,被大量动员并消耗。正如《素问·痹论》所言,卫气乃"水谷之悍气也",其性"剽疾滑利","循皮肤之中,分肉之间",是行于脉外以护卫肌表、抵御外邪的正气,卫气的损耗是新冠病毒感染疫毒损伤人体正气的一个侧面。

血气分析中血氧分压下降低于 60mmHg、动脉血气氧合指数 ≤ 300mmHg 是重症肺炎的一个重要标准,血氧分压和氧合指数体现了肺通气功能、弥散功能等对全身各脏器组织供氧的综合能力。中医认为,肺主气,司呼吸,清气吸入肺,浊气呼出肺,自然界清气与水谷之气结合,积聚胸中,是为宗气。宗气上出息道,又贯注心脉,并沿三焦下行布散,充养一身之气。血氧分压和氧合指数反映了宗气的盛衰,宗气不得贯注心肺,心肺气绝,则易致脱证,故血氧分压和氧合指数有助于判断全身正气盛衰和疾病预后。呼吸衰竭见动脉血氧分压、氧合指数下降,或伴有血二氧化碳分压升高,症见呼吸急促,口唇指甲发绀,是肺之呼吸衰败,清气不入,浊气不出,肺脏宗气化源欲绝甚则致脱的表现。

肺 CT 作为中医望诊的延伸,可反映肺部炎症损伤的程度及疾病的轻重等。肺炎初期,肺 CT 磨玻璃样渗出影范围局限,肺外带较为明显。磨玻璃样密度影是渗出影,是气不摄津、湿浊内生的表现,但渗出范围不大,湿浊停滞局限。肺炎重者,肺部磨玻璃影弥漫增多,范围扩大,甚至实变,此时湿热浊邪泛溢凝滞,化痰生瘀,严重阻滞气机升降出入,症见呼吸喘促,患者缺氧表现明显。危重患者,双肺渗出实变大为增加,甚至变为"白肺",两肺实质基本被湿毒痰瘀之邪占据,肺之气机陷闭,呼吸无权,肺中气血输布无以为继,胸中大气脱绝,病情至危。

五、处理原则

外感病中有内伤基础存在,应先处理外感还是先处理内伤,抑或外感内伤同时兼顾,如何在临床实践中具体体现"急则治其标,缓则治其本",可参考以下内容。

出现危及生命的症状时,不论其属于内伤还是属于外感,均为先治急治的范围。有的虽无危及生命之症状,但其痛苦令患者有"苦不欲生"之状,亦为先治急治的范围。外感与内伤均不紧急,则先外感后内伤;内伤与外感紧密联系,则同时兼顾;内伤为主,微有外感,先治内伤,佐以治外感;内伤外感并存,处理内伤有助于处理外感,亦可先治内伤后治外感,或先治内伤佐以治外感。

从状态辨治,既要把握外感疾病的基本特点,又要结合内伤基础了解当前的主要病机,并警惕病机演变,综合论治。具体分三种情况:如果外感重和急,内伤对外感影响不大，则先治外感，后治内伤；内伤急和重，不治内伤则外感不愈，则先治内伤，后治外感；多数情况应内外兼顾。治疗时应根据外感阶段不同而有所区别：外感早期，邪气多偏盛，治疗的重点为祛除内外相合之邪；中期，多是外邪和内伤缠绵，治当内外兼治，标本并重，兼顾其正气的不足；后期，多是正虚邪恋，治当以扶正达邪为主。另外，治疗时还要注意，本虚突出者，早期即当顾护正气，治疗时不仅应扶正达邪，还要防止祛邪更伤已虚之体；而邪实明显者，虽是后期，也要防止"蛮补"而致敛邪的后果。

肺炎要参考胸部 CT 表现，分清湿痰多少、瘀闭轻重。轻者宣肺祛湿，解毒开痹，若存在湿浊凝滞成痰实变、肺络瘀痹加重等病机转化，则要加强祛瘀通络、化浊开痹、化痰祛痰止咳的治疗。若患者外周淋巴细胞数目下降，则提示卫气耗损，应毫不迟疑地配合益气固卫治法。若患者当前动脉血氧、氧合指数进行性下降，宗气、元气将脱，除全程氧疗、呼吸支持的必要治疗外，还应注重配合大补元气甚至救逆固脱的治法。

重症肺炎、脓毒症往往呈现虚实错杂、互相影响的复杂状态，一方面邪实未去而正气已虚，另一方面正气不足又导致痰、瘀等实邪的产生，扶正祛邪是主要治疗措施。脓毒症首先要积极抗感染、清热解毒、活血化瘀等，预防逆传心包、直陷营血、邪陷心肝等变证、坏证的产生。脓毒症邪毒炽盛，高热不退，甚至逆传心包，营血受邪，应注重配合清肺泻热、清营凉血、解毒等治法；对于神志昏蒙、舌卷不伸等心神内闭者，应配合涤痰、醒神、开窍等治法。此外还要时刻注意固护正气，配合益气、温阳、补血、滋阴等措施。治疗上强调早期扶正、全程扶正。脓毒症早期应以祛邪为主，兼而补之，先安未受邪之地；清热时兼顾益气养阴，勿发汗太过而加重气阴耗伤。中期邪气壅盛，正气已虚，此时扶正祛邪不可偏废，应根据气血阴阳亏虚的主次，在攻邪的同时，或补气，或养阴，或养血，或温阳，或气血双补，兼顾脾胃。

第六节　疏利三焦是调理状态的必要手段

三焦理论是中医学理论的重要部分，如《黄帝内经》属于六腑之一的三焦论述、吴鞠通的三焦辨证等，因其不像其他脏腑一样有一个具体的解剖器官，几千年来对三焦的争论颇多，从有形和无形的争论，如张志聪、唐容川、张锡纯等医家提出的"脂膜""油膜""网膜"等论述，到温病学三焦辨证，尤其是现代对三焦的探讨有更多。姚荷生先生认为三焦是一个有形的脏器，是人体内遍布胸腔、腹腔的膜系，所有脏腑都分居在它上、中、下三个部位，受着它的包裹与保卫，并提出三焦腑证。陈潮祖先生提出了包括胸膜、腹膜、脑膜等空隙之处"膜腠三焦"学说；孔光一教授的少阳三焦膜系理论认为，人体上下内外膜层以五脏为中心紧密相连，膜系病变以肺胃为始、少阳为枢、肾脏为本；笔者认为，三焦为人体脏腑的膜系、淋巴系统等联系的管状通道，像个四通管。由于现代医学对人体肠系膜、胸腹膜间质组织等认识的不断深入，中医学对人体三焦认识超越现代医学的部分逐渐体现出来。

一、三焦郁滞状态概念

三焦郁滞状态是指三焦不畅、气机郁滞的一种全身状态。在这种状态下，病位广泛，涉及全身多个脏腑，证候表现多样，病性寒热虚实错杂，病机复杂多变，常规的脏腑辨证往往因不得要领而疗效欠佳。因此笔者提出从三焦整体状态辨治的理论和方法。

三焦整体状态辨治是将三焦作为一个整体，研究其功能状态，从三焦调控全身气机的角度入手，以"通则不病，病则不通"为指导思想的一种辨治方法。

三焦郁滞状态是一种影响全身气机水液的复杂状态。三焦"通则不病"，气化施行，气津流布，营卫畅达。三焦"病则不通"，无论湿阻三焦还是气滞三焦，都会存在三焦不畅，都有三焦气化异常和气机异常，都可导致三焦郁滞状态，且互为因果，无法截然分开。解决这种复杂状态的要点即在于调畅三焦气机，恢复三焦气化。从这个角度讲，三焦整体状态辨治可以贯穿外感病、内伤病的诊疗全程。当然与所有现有的中医辨治法一样，调畅三焦法也有其局限，并非万能，其价值在于面对复杂的临床状态时，此理论提供了一种执简驭繁且有实效的思路和方法。正如《素问·至真要大论》所言："知其要者，一言而终；不知其要，流散无穷。"

三焦不畅病机对应三焦郁滞状态，三焦不畅的病机意义即通则不病，病则不通。在郁滞点之前，气奔聚而来，郁而可化热、可成实证；郁滞点之后，气断续难至，气少而可成寒证、可成虚证。通观整体状态，寒热虚实可同时存在，原因在于不通。所以三焦不畅导致的全身气机流布异常是某些疾病过程呈现寒热虚实错综复杂状态的一大根源。

三焦内连脏腑，外达肌表，为连接脏与脏、脏与腑、腑与腑之间的通路，内行元气，流动津液，主持气机升降，并具气化功能，脏腑病变通过三焦传变，是多脏同病、脏腑同病的病机所在。

三焦是气机升降出入的枢纽，总领五脏、六腑、经络、营卫之气，三焦通，则内外左右上下皆通，它可以调和内外、荣养左右、宣通上下。气化功能失常、脏腑功能失调以及病理产物（如湿热、气郁、湿滞、饮停、痰阻、血瘀等）都可以导致三焦郁滞不通。三焦联系脏腑，脏腑出现问题会影响到三焦，而三焦出现问题时也会影响到相应的脏腑，三焦郁滞不通又可以加重脏腑病变。三焦郁滞轻者表现在气机郁滞，重者表现出气机、水液、营卫甚至血运等的多脏同病、脏腑同病的郁滞不通。

二、三焦郁滞状态表现

三焦郁滞不通症状复杂，在上则见口干、口苦、口腔溃疡、欲冷饮、鼻热、汗出、心慌、胸闷、气喘等，在下则见四肢不温、皮肤发凉、关节疼痛肿胀、畏寒、怕风怕冷、便秘、水肿等。其病机关键在于气机不畅，使阳气郁于内，不能外达体表。若热邪侵犯，由表入里，三焦水液郁蒸，化为湿热，湿热闭肺，波及中焦，甚至湿热弥漫三焦，则可见发热、咳嗽、咯痰、气喘、胸闷、心悸、烦躁、呕恶、腹胀、尿少、水肿等。若三焦气化不利，三焦之气不能升降出入，气机壅滞，水道不利，水液运行受阻，阻滞三焦，水饮积结，水湿停蓄于体内，则形成胸腔积液、腹腔积液、盆腔积液、水肿。若三焦气机气化均不利，水道不通，气不流津，津失输布，津聚为痰，血行受阻，瘀血内生，痰凝气滞，瘀阻脉络，痰瘀互结，可成肿瘤。

从三焦论治较其他治法整体性强，不是仅仅局限于某个脏腑，而是着眼于全身状态。三焦郁滞状态的基本治疗法则是疏利三焦，重在通、化、调。通即通畅三焦，就是要理气流通气血，交通表里，通达上下，解除导致三焦郁滞的直接原因，恢复三焦通畅；化即气化，温化鼓舞阳气，恢复三焦气化功能，使五脏六腑各自发挥其正常生理功能，使气血津液生化有源，转化有序；调即调理脏腑气血，就是要恢复脏腑之间正常的生克制化关系以及气血津液之间相互依存、相互转化的关系。治疗应寒热并用，多脏兼顾，分析病机主次，以疏利三焦，通调气血津液为主。

三、三焦郁滞状态的病机、治法特点

三焦不畅，三焦气机运动异常，水液代谢和气化功能障碍会同时出现，而在外感病和内伤病中的表现则各有偏重。

1. 外感病三焦郁滞状态

外感病易出现三焦郁滞状态者总不离湿邪，或主要为湿邪所伤，或兼有湿邪，或邪入之后与湿相合，以三焦气化异常为主，表现为湿阻三焦。三焦是水道，三焦气化正常，水精四布，五经并行，通调水道，下输膀胱，水液流动不居，湿邪不会停滞；气化异常，气津失布，水液停滞，化而为湿，故三焦病多湿阻，这与脾胃、肺、肾、膀胱关系密切。

基本病机：湿阻三焦，阳气郁遏，影响三焦气化功能，导致表里上下气津输布障碍。

病机演变：气郁化热，湿热互结，湿伤气，热伤阴，湿热郁毒可入血。

基本治法：化湿行气，调畅三焦。可酌情配合清热、利湿、解毒、凉血等治法。

基本方药：甘露消毒丹、三仁汤合方。

2. 内伤病三焦郁滞状态

内伤病易出现三焦郁滞状态者总不离气滞，或气机郁结而气滞，或饮食、瘀血、痰浊停积而气滞，或元气因虚而滞，总以三焦气机异常为主，表现为气滞三焦。三焦是气道，通行营气、卫气和宗气，宗气积于胸中，抟而不行，营气、卫气上行外散，出表入里，流布周身，三焦不畅则营卫不散，气机停滞，故三焦病多气滞，气火郁结。气滞与脾胃、肝、心关系密切。

基本病机：气滞三焦，脏气失衡。

病机演变：三焦不畅，气滞而实，气郁化热；气不达而虚，气虚而寒；寒热虚实错杂，营卫不和，经络不通，脏腑失和。

三焦不畅是内伤病各种偏盛偏虚、虚实夹杂、寒热错杂等复杂病机变化的基础。

基本治法：调畅三焦，调和营卫，调平脏气。

治本以调畅三焦法去除郁滞，流通气血，交通表里，通达上下，调和脏腑经络，使通则不病。治标可针对不同的病机演变，常配合理气疏肝、清肝泻火、平肝通络、行气活血、宣降肺胃、通腑泻热、补虚培元等具体治法。

基本方药：柴胡桂枝汤、四逆散合方。

3. 内伤基础上的外感病三焦郁滞状态

内伤基础上的外感病，因其外感影响内伤病的固有进程，内伤影响外感病的典型表现，三焦气机郁滞和气化异常都比单纯的外感病和内伤病明显，三焦郁滞状态更加明显，整体状态病机也更加复杂。其病机和治法特点是外感内伤两方面的综合，通过运用疏利三焦和解少阳方法调治人体表里、全身气血、内外状态的平衡，使气机条达，水液通利，血脉通畅。以三焦为切入点治疗复杂疑难疾病常有效验。

通调三焦是从状态论治的重要技术路径。三焦为营卫之气通道，主持人体诸气，总司人体气化功能，因此在治疗上重点通过调节三焦气机的通畅功能和三焦水液气化功能以治疗全身诸多疾病，特别是针对疑难疾病，有着特殊的意义。《中藏经》言："三焦者，人之三元之气也，号曰中清之府，总领五脏、六腑、营卫、经络、内外、左右、上下之气也。"治疗注意把握周身元气的通畅，也就更容易使人体恢复健康，因此，治疗诸多疾病捷径在于畅通三焦。

临床治疗时不能单一处理局部病灶，要着眼患者整体的元气流通，治宜拨动少阳三焦枢机，运转体内气机。宣上焦者，若雾露之溉，则脾气升腾，肺气宣发，心阳输布，气化水行，胃浊自行下降，糟粕传导而出，湿热痰浊病邪，随气化而去；开中焦者，则脾升胃降，脾升湿化，胃降浊除；通下焦者，痰饮、食积、瘀血诸邪从二便而去。

多数复杂疾病，其病机为元气郁滞，使局部病变和整体功能状态矛盾。这类疾病临床常常辨证为三焦郁滞状态。治疗这类疾病，需要以调三焦元气通畅为基础，调整脏腑、经络、气血的功能状态，才可以更好地解决患者诸多问题。

临床用药思路宜灵活。若湿阻三焦，常以甘露消毒丹、三仁汤为主方，随兼夹脏腑证候化裁，使三焦湿化气行；若气郁三焦，以柴胡桂枝汤与四逆散合方加减，随兼夹脏腑证候化裁，使三焦元真通畅。通畅三焦的治疗方法，是实现复杂疾病从状态论治的重要技术路径。

第七节　排毒解毒调补以调节状态

一、毒的含义

毒的本义是指毒草，《说文解字》释："毒，厚也，害人之草。"医学上对毒的认识非常广泛，涉及病因、病机、诊断、治疗、处方用药等多方面：①毒为药物。如《素问·五常政大论》："大毒治病十去其六，常毒治病十去其七。"《素问·至真要大论》："有毒无毒，所治为主。"《素问·异法方异论》："其病在于内，其治宜毒药。"《素问·脏气法时论》："毒药攻邪，五谷为养，五果为助，五畜为益，五菜为充。"《周礼·天官·医师》："聚毒药，以共医事。"②毒为病邪。如《素问·生气通天论》："虽有大风苛毒，弗之能害。"《素问·五常政大论》："少阳在泉，寒毒不在……阳明在泉，湿毒不生……太阳在泉，热毒不生……厥阴在泉，清毒不生……少阴在泉，寒毒不生……太阴在泉，燥毒不生。"

凡是对机体有不利影响的因素，无论这种因素来源于外界还是体内，都称为毒。从病因角度来看，现代毒物学认为，凡有少量物质进入机体，能与机体组织发生作用，破坏其正常生理功能，引起机体暂时或永久的病理状态，就称该物质为毒物。中医学中亦有"邪盛谓之毒"的观点，如"邪气者，毒也"（《古书医言》）。这种观点从病因的角度赋予"毒"另外一种内涵，和以往对"毒"的认识有所不同。

1. 病因之毒

中医学对病因的认识多是从病因本身的属性来考察的，如"六淫之邪""内伤七情"等。这些因素作用于人体后，导致机体产生一系列变化，引起阴阳失衡，出现疾病状态。疾病状态与病因属性有直接相关性。从致病因素作用于机体使机体出现阴阳失衡这个过程来看，任何致病因素都有对机体产生不利影响的特性，将这种致病因素以"毒"来概括，如热毒、寒毒、湿毒，不仅说明了致病因素的特性，还蕴含了致病因素作用于机体后所产生严重后果。

2. 外来之毒

以人体为界，凡是来源于身体之外的有害于身体健康的物质，均归于外来之毒范畴。中医学中的外感六淫如风、寒、暑、湿等，还有现代医学中的病原微生物如细菌、病毒等，大气污染、农药化肥、核污染等对环境、食品的破坏，化学药品的毒副作用，噪声、电磁波、超声波等超高频率对人体的干扰等，均是外来之毒。

3. 内生之毒

凡是来源于体内、人体不需要乃至有害健康的物质统归于内生之毒的范畴。其来源主要有四方面：一是指机体在代谢过程中产生的各种代谢废物，由于其在生命过程中无时无刻不在产生，因此，它是内生之毒的主要来源，也是机体排毒系统功能紊乱时存留体内危害人体健康的主要因素。二是指那些本为人体正常所需的生理物质，由于代谢障碍超出其生理需要量，也可转化为致病物质而成毒，如血糖过高为糖毒、血脂过高为脂毒、瘀阻内停为瘀毒。三是指本为生理性物质，由于其存在部位的改变也成了一种毒，如胃液是人体正常的消化液，当进入腹腔引起腹膜炎时，也就成了内生之毒。四是各种因素刺激脏腑癌变恶变之癌毒。

二、毒损人体，不通则病

对整个机体的生理和病理而言，通是生理上健康的稳定状态，不通是病理意义上的，不仅包括经络和血脉，还包括人体所有生物管道的"通"与"不通"。《金匮要略》："若五脏元真通畅，人即安和。"指出了"通"所具有的生理意义。编者提出"通则不病，病则不通"的学术观点，认为"通则寿，畅则康，通畅寿而康"。

1. 通则不病——毒与生理

人体在正常生理情况下有一套动态的、立体的、完善的排毒系统。这套排毒系统主要由脏腑、排毒管道和气血组成。其中脏腑器官本身的功能完善和彼此之间的功能协调，是产生内生之毒和排出内存之毒的基础之一，即脏腑的功能之一是排出毒素。如脾胃系统既是人体气血生化之源，又通过脾升胃降的功能推动肠腑，将糟粕之毒通过大便排出体外，其他如小便、呼吸、皮肤出汗也是排毒。排毒管道包括五官九窍、腠理毛孔、经络血脉等体内所有的管道系统。在管道通畅时，内生之毒可以通过自身的排毒系统将体内之毒排出体外，不致毒存体内而损害脏腑器官。而当毒过强过盛或排毒系统功能发生紊乱时，管道欠通畅或不通畅，毒才会留而不去，导致疾病的发生。

2. 病则不通——毒与病理

人体生理病理可划分为四大类：一是健康状态；二是亚健康状态；三是疾病的前驱状态；四是疾病状态。世界卫生组织提出，健康状态是指身体上、精神上和社会上完全安宁的状态，不仅仅指没有疾病或体质的衰弱。亚健康状态和疾病的前驱状态是两种介于健康与疾病之间的状态。亚健康状态是指身体刚偏离健康，处在健康与疾病状态之间，没有达到身心与社会上完全安宁的状态，具有可逆性；疾病前驱状态是向疾病状态发展的前奏。疾病的发生发展与毒在体内存在与否有直接关系。毒存体内对人体的危害，就是打破人体的健康状态，使之向着疾病状态转变。存于体内之毒的性质、数量以及机体的功能状态决定了疾病的轻重缓急。因此，探讨疾病不能不首先分析毒存体内的情况。从生理角度分析，正常情况毒不会存于体内，其原因并不仅仅是外来之毒不接触人体或不产生内生之毒，而更在于排毒系统的功能正常，尤其是排毒管道的通畅。因为排毒管道是排毒系统的重要组成部分，排毒管道通畅，人体每天产生的代谢废物及各种存于体内有损于健康的物质都可以通过排毒管道排出体外，不会出现毒存体内的情况而损害脏腑器官。从这一角度看，"不通则病"是所有不同性质疾病产生的共同病机。

3. 从毒损人体、管道不通辨识状态

将毒损人体、管道不通作为辨状态的思路，外来之毒在体外时只具有致病的潜在性和危险性，外来之毒进入体内，毒则成为致病因素。任何致病因素都要经过毒存体内的过程，都是在管道不通或管道欠通的状态下实现的，即毒存体内的前提是管道不通或欠通。所以将管道不通补充为辨状态的另一种思路。因为不同的排毒管道具有不同的排毒能力和排毒特性，不同排毒管道的阻塞会影响不同性质毒的排出，不同性质的毒存于体内会影响不同的脏腑器官，出现不同的临床表现，所以需要进一步探讨具体哪种管道不通畅导致了某种病理状态的出现，其中排毒管道阻塞程度的轻重和范围是影响病情轻重的主要因素。

通过对临床资料的分析，可以推断管道不通的状况，并据此指导临床治疗，这不仅是审证求因，还是审证求理。常见毒损管道情况如便秘导致的腹胀腹痛、小便不利导致的腹水水肿、喘憋呼吸不利导致的二氧化碳潴留、瘀阻心脉导致的胸痛胸闷等。

三、排毒、解毒、调、补以调节状态

从状态施治即是在辨明疾病病机状态后，运用各种手段如通畅脏腑、通畅经络、通畅气血等排毒解毒，调节五脏功能失衡，改善或纠正病理状态，使人体达到平衡健康状态的过程。人体平衡状态是全身各器官组织功能（包括心身两方面）之间及与外环境之间和谐、平衡的综合表现。中医整体观、辨证观从本质上抓的就是状态，中医所讲求的阴平阳秘即是机体动态发展过程中内外环境和谐、平衡的完好状态，换言之，中医学所最终探求的，是针对人体异常状态进行综合调治，使之趋于平衡、和谐的状态（阴平阳秘）。

"排毒"就是打通管道，排出毒素，截断毒对人体的损害，恢复排毒系统的功能状态。这种"毒"是人体所不需要的物质，故而以排出为主，如通便、利尿等。

"解毒"是化解转化毒素。这种毒本为人体有用的物质，由于不为人体所用而成为致病因素。解毒以转化其毒性为主，使之继续为人体所用，如降血糖、降血脂、消除癌毒等。

"调"是调畅、协调、调和，即指调理人体阴阳、气血、脏腑等，恢复排毒系统

的功能。调与和法有异曲同工之妙，通过调整阴阳、表里、心身从而达到机体内外环境的和谐与平衡，保持整体的健康平衡稳态。

"补"是补益，因为毒存体内必然损伤正气，排毒解毒过程中必然耗伤正气，所以适当进补，既有利于排毒又有利于排毒系统功能恢复，临床上可根据管道不通、毒存体内的不同情况，制定不同的具体治疗方法，选择相应的药物。

此外，由于体质因素和基础疾病的影响，使疾病呈现较复杂的状态。如有内伤基础的外感病，但此时只重外感，过于祛邪，则易克伐正气；只知内伤，一味扶正，又使邪气留恋。如何调和缓急标本的关系，成为医者把握临床思维能力的考验。

第八节　情绪管理与状态调治

临床医生要融入"生物－心理－社会"医学模式，应用从状态论治的思想，针对疾病进行多因素调控。核心理念就是对疾病开展综合治疗，既要给予疾病生理层面的治疗帮助，还要给予患者心理疏导和心理调摄，并引导患者开展健康的行为管理，包括生活起居、饮食养护、运动康复、综合养护、预防复发，从而对疾病的有效控制和治疗。

健康状态容易受社会心理因素的影响，特别是当发生过度的情志刺激时，会导致脏腑气机紊乱，产生疾病。有关情绪管理内容，《黄帝内经》有着丰富的论述。《素问·举痛论》："百病生于气也，怒则气上，喜则气缓。"所以在疾病治疗期间，医生要引导、疏解患者的不良情绪，患者要主动规避不良情绪刺激，保持情绪乐观豁达、平和安详，才有利于疾病康复。情绪管理对疾病的整体治疗、康复养生有着重要意义。

一、通调三焦是实施临床情绪管理的有效工具

从态论治，调气机，保持三焦气道通畅，是实施情绪管理有效的临床工具。中医认为百病生于气，气机是人体功能状态的整体描述，把握住事物的气机变化，也就把握住了事物的整体状态。而三焦气机又是人整体气机的概括，人体三焦为营卫运行的通道，主持人体诸气，总司人体气化功能，情绪可以扰乱人体气机，进而影响人体三焦气道通畅。如《素问·举痛论》："余知百病生于气也，怒则气上，喜则气缓，悲则气消，恐则气下，寒则气收，炅则气泄，惊则气乱，劳则气耗，思则气结。"因此在情绪管理中，通过治疗调节三焦经络气机通畅，保持三焦疏通水道、运行水液的功能正常，在辨证时注意分析气机，立法时重视调畅气机，用药时谨防阻遏气机，重点关注三焦气机调畅，就可以更好地管理好人的气机，维持好人体脏腑和情绪的功能状

态。《中藏经》言："三焦者，人之三元之气也，号曰中清之府，总领五脏六腑、营卫、经络、内外、左右、上下之气也。"因为三焦能影响周身元气的通畅程度，因此，通过治疗上的通调三焦，就能使脏腑经络气血运行通畅，官窍通达，使情绪舒畅，最终又有利于疾病康复。

"通则不病，病则不通"是我们对疾病生理和病理的基本认识。疾病的基本病机为"三焦郁滞"，而健康的基础是情志调和，气血通畅，经络运行通达，人体阴阳平衡，表现为整体的三焦功能调畅。因此诸多疾病治疗捷径在于畅通三焦，临床中时刻着眼于"通调三焦"，通过在治疗上疏其壅塞，消其郁滞，泄其食浊、化其痰饮、活其瘀血等具体方法，维护三焦气机通畅的状态，保证经络气血运行通畅，官窍通达，进而维护脏腑的正常生理功能，同时患者的血管、淋巴管、气管、各脏腑间联络通道、腺体、经络、汗腺、尿道、消化道等各种排毒管道才会维持通畅，患者的情志才能够保持调和状态，身体才能保持健康状态。因此笔者进一步提出："通则寿，畅则康，通畅寿而康，欠通欠畅欠健康。"

二、顺势疏导患者的情绪是实施临床情绪管理的操作技巧

在临床治疗工作中，无论面对患者的病痛还是不良情绪，我们都要遵循《黄帝内经》的思想，要整体把握疾病的发展趋势，顺势而为，因势利导，顺应患者的病理趋势，顺应患者的心理，根据疾病的自身规律，合理施治，其在表者，当以汗解，在里当下，在中当和，在上当吐。心理上也要顺应患者诉求，最终同患者期望康复的心理达成一致，恰当地引导患者情绪，使治疗纳入正轨。《灵枢·师传》："夫治民与自治，治彼与治此，治小与治大，治国与治家，未有逆而能治之也，夫惟顺而已矣。顺者，非独阴阳脉论气之逆顺也，百姓人民，皆欲顺其志也。"《素问·阴阳应象大论》："病之始起也，可刺而已；其盛，可待衰而已。故因其轻而扬之，因其重而减之，因其衰而彰之。形不足者，温之以气；精不足者，补之以味。其高者，因而越之；其下者，引而竭之；中满者，泻之于内；其有邪者，渍形以为汗；其在皮者，汗而发之；其剽悍者，按而收之；其实者，散而泻之。审其阴阳，以别柔刚，阳病治阴，阴病治阳。定其血气，各守其乡，血实宜决之，气虚宜引之。"

总之，从状态论治，要重视情绪管理。在临床中把握患者的情绪状态，就使中医的整体观和中医的天人合一思想同现代医学的"生物-心理-社会"医学模式在临床实践中统一，从诊断、治疗、康复养生等多个角度，实施从态论治，提高临床疗效。

第九节　健康动力促进状态平衡

健康与疾病是对立的概念，健康并不等于没有疾病，两者之间存在中间状态，即不健康也无疾病的状态，也称为亚健康。在人体所处于的健康平衡稳态与疾病状态之间，尚存在着健康波动态、疾病前驱态，上述四个状态是可以互相转化的，关键取决于人体健康动力和疾病动力的力量对比。各种外因、内因、不内外因等致病因素作用于人体之后，导致人的健康状态失衡、衰老、疾病、死亡，可以称为疾病动力；保持人体正常生长发育、维护人体健康状态平衡、抵抗疾病、自我康复的能力，可以称为健康动力。

健康平衡状态即稳态，稳态包括人体内环境的稳定和人体与自然、社会环境关系的稳定，这种稳态是通过神经、内分泌、免疫系统等调节机制，使身体各系统、器官、组织、细胞之间的活动相互协调来维持的。中医学早已提出"阴阳平衡，天人相应"为健康平衡状态，"阴阳失调，五行生克过度"为疾病的观点，健康的人体处于相对稳定的平衡状态。人体是处于健康状态还是疾病状态，决定于损伤强度和人体抗损伤的能力，也就是健康动力与疾病动力的消长变化。人的健康平衡稳态、健康波动态、疾病前驱态与疾病状态之间，随着人体健康动力的强弱变化而相互转化。

一、健康的影响因素

健康不仅指一个人身体没有疾患，其还要具有稳定的、心理状态及良好的社会适应能力，即人体处于平衡状态。人体健康平衡状态是和生物、心理、社会等众多内外因素紧密联系着的。通过对病因、发病机制的研究进行更深入而广泛的探索，就能发现外界和机体内部的很多因素，无论是在对健康平衡状态的影响上，还是在疾病的发生、发展、变化以及对治疗所起的作用方面，都是不容忽视的，其中诸多不利的因素直接或间接损害了人体健康动力，导致人体不能保持健康状态。

健康动力不足主要分为先天不足以及后天失养、失调、损耗过度两大类原因。先天不足是指先天父母遗传或母体胎盘滋养不足。后天因素包括因饮食不规律导致的厌食、偏食、挑食、暴饮暴食；各种疾病导致消化吸收功能紊乱，影响饮食物中营养物质的消化吸收；过度劳累或缺少活动、精神紧张、心理压力大、用脑过度、睡眠不规律、嗜烟酗酒等不良生活方式过度耗损健康动力；因患病、手术、放疗、化疗或妇女生产，导致身体虚损。因年龄增长，器官衰老、功能退化，使健康动力逐步减弱。

其他健康动力不足的常见原因如下。

1. 行为因素对健康平衡状态的影响

不良的生活习惯和生活方式时刻威胁着人类的健康，是心血管疾病及其他多种疾病的重要流行因素。吸烟、饮酒过量等与全身各器官的损害密切相关，器官所遭受的毒害时间愈长，诱发的疾病就愈多，对健康和寿命的影响也愈大。不良的饮食习惯、膳食结构会导致各种营养素的失衡，影响人体生长发育，引起各种慢性病的发生。缺乏体育锻炼、睡眠不规律会使人产生焦虑和抑郁情绪，对生活缺乏兴趣，工作效率低，应激状态差。需要指出的是，慢性疾病的发生不是由单一因素引起的，虽然年龄或基因倾向起到了一定作用，但已知许多不良的生活方式，过度损耗了人体内在的健康动力，可以明显增加人们患病的可能。

2. 环境因素对健康平衡状态的影响

人类与自然界的各个组成因素——生物、空气、水、土壤、食物等，总是处在对立统一之中。人体与外界环境最本质的联系表现为新陈代谢，一方面机体从外环境中摄取生命活动所必需的物质、空气、水、食物，以维持机体的功能并促进机体的生长发育；另一方面机体又不断产生各种代谢产物，排放到环境中去，在环境中又进一步变化或被其他生物机体摄取，不断地进行物质交换。自然或人为原因所产生的有害物质使环境的组成成分或状态发生变化，扰乱和破坏了生态系统，影响了正常的生活条件，可对人群造成直接的、间接的和潜在的危害。编者早在多年以前就曾论述过"环境毒"对人体健康及疾病的影响，并在中医药传统理论的基础上，创新地提出了"排毒解毒，养生调补"理论，创制了相关的养生保健治疗产品。

3. 心理精神因素对健康平衡状态的影响

人的身体健康与心理健康是辩证统一的，当身、心一方面产生疾病时，另一方面也会受到不利影响。身体健康是心理健康的基础，而心理健康又是身体健康的必要条件，反过来也能促进身体健康。生活节奏加快、竞争加剧、工作和生活压力加大影响人群的精神、情绪、心理甚至出现焦虑、抑郁。抑郁可发生于各个年龄组，多与有压力的事件和环境有关。人在抑郁时常对外界事物失去兴趣和乐趣，有负罪感和无价值感，睡眠和食欲低下。焦虑状态持续发生，则易诱发慢性疾病。因此保持良好的心境有助于人的身心健康，有利于保持充足的健康动力，维持健康状态，对人的生活和工作也有积极的影响。

上述三方面又常常直接受社会经济、制度、文化、人口等因素的影响。这些因素参与疾病的发生和转归，并且因素之间相互作用后对人体健康动力的影响是相当复杂的，疾病或非健康状态只是诸多因素作用机体后最终的表现。对健康动力及其影响因素进行深入研究，才能逐渐认识人体各种状态的转化过程。

二、人体健康动力

健康平衡状态是一种身体上、精神上和社会上的完满状态，而人的一生中，要始终保持这种健康的完满状态几乎是不可能的，健康状态必然要受到来自外界各方面不利因素的影响，使人逐渐发生疾病、衰老、甚至死亡。人体的健康平衡状态随着时间的推移而变化，机体保持和维持健康平衡状态，是靠一种内在的动力，这就是人体健康动力。而随着时间的推移，要保持和维持这种健康状态，就需要充足的健康动力。健康动力是促使机体由疾病状态向健康状态转变或促使机体由低水平健康状态向高水平健康状态转变的内在推动力。健康动力的强弱决定了人体处于何种状态。当其充足时，机体抵抗疾病的内在能力就强，人体就处于健康平衡状态。反之，人就处于非健康状态或疾病状态。健康动力是人体正常生长发育、保持健康、抵抗疾病、延缓衰老的能力的总和。

1. 生命过程中健康动力的变化

一切生物都要经历发生、发展、衰老和死亡的自然过程。人体从胎儿期至青年期其健康动力是蓬勃发展的，呈增长的、向上的、上升的趋势，这一阶段人体生长发育快，生理机能逐步增强，智力显著发展。青年期至壮年期，人体的健康动力逐渐达到平稳状态，这一阶段人体渐趋成熟，生理和心理活动日益稳定，体格和各种机能均达到较高水平，但此时也是人身心负担最沉重的时期，面临着社会义务和角色的转换，处于社会、家庭、工作、生活的多重压力中，因此一部分人身体疲劳和心理疲劳问题较为突出，也容易出现健康动力不足的表现。人体进入老年期后，健康动力不足的表现则更为突出，身体结构和功能发生一系列的慢性退行性改变，主观上产生衰老感，身体对内、外环境变化的适应能力减退，易受各种慢性病的困扰。从上述过程可以看出，人体健康动力随时间推移而发生变化，并且具有阶段性的特点。研究这种健康动力的变化趋势，寻找影响健康动力的有利和不利因素，对于防治疾病、制定保健和延缓衰老的决策具有重要的意义。

2. 疾病过程中健康动力的作用

健康动力具有时间性和阶段性的特点，所以即使在健康动力旺盛发展的过程中，人体也会发生疾病，这取决于健康动力和疾病动力的力量对比。疾病动力包含了病因和病理过程，病因是发病的始动因素，而病理既是病因作用的结果，又可能是促进疾病发展的一种动力，是一种促动因素。疾病动力和健康动力是尖锐对立的，具有此消彼长的特点，两者的力量对比和消长变化决定了疾病的发生、变化和转归。一般来说，人体婴幼儿期至成年期体现了健康动力的优势，这一期间抗病力强，患病易于痊愈，预后和转归相对较好。人体在成熟期以后，由于生理性衰老和病理性衰老常同时存在，健康动力呈现不足的变化趋势，这一期间抗病力下降，疾病预后和转归相对较差。

3. 健康动力和疾病动力在环境中的推移

环境污染物通过各种途径进入人体后，可以引起人体急、慢性及其他远期危害。由于污染物种类和人体状况的不同，人体可表现出不同的症状和体征，有时虽无明显的临床中毒表现，但已经影响了人体正常的生理、生化、免疫功能，特别是远期危害——致突变、致癌、致畸作用，对人体乃至下一代健康造成了巨大的危害。总的来说，环境之毒会削弱健康动力而增强疾病动力。环境之毒既可作为病因直接致病，又可作为促动因素加重已有的病理过程。

4. 健康动力促进人体平衡状态

人体是一个复杂的系统，中医治疗和保健最重要的手段可以简单概括为一个"调"字。中医的各种不同证候实际就是人体不同病理状态的反映，中医辨证的实质是辨状态，治疗和保健的目的也是调整人体的状态。治疗疾病就是从健康动力的角度出发调整人体状态，通过调节和维护人体的健康动力使人体达到平衡状态。从时间和空间的角度来考量，治疗疾病不仅要重视人在某一时间、空间的机体状态，还要重视机体状态的变化过程和变化趋势，所以在辨患者目前疾病和患病前状态的基础上，还要尽可能判断目前状态的可能变化趋势，以作出相应的治疗和保健决策。例如易感冒、食欲不振和疲乏均属非特异症状，可存在于多种疾病或非健康状态中，探求这些症状的产生过程和辨别其在机体状态的表达意义，对于制定相应的医疗决策有重要作用。

5. 多种方法提高健康动力达到状态平衡

医学通过研究人体健康动力的变化趋势，把握健康动力的阶段性特点，结合人体所处的健康或疾病状态的具体情况，采取各种相应的措施，例如饮食、药物、体育锻炼、精神调摄等，保持和增强人体健康动力，祛除病因，削弱疾病动力，阻断病理过程，使身体达到平衡状态。健康动力的强弱是人体状态平衡转化的关键。

各种外在危害健康的因素，一定要通过对机体发生内在的结构和功能的变化才能起作用。机体内在健康动力充足与否，直接关系到各种干预措施实施的效果。在疾病状态下，治疗一方面要祛除病因，阻断病理过程，另一方面还要提高机体的防御力和适应力，也就是要重视健康动力的作用。药物对机体的干预是通过外来物质发生作用的，如果机体抵抗疾病的内在动力丧失，外来的干预手段也不能达到应有的效果。在非健康状态下，机体虽然尚未发生明显的病变，但抵抗疾病、恢复健康的能力下降，有进一步发生疾病的可能性。通过各种手段提高健康动力使身体达到平衡状态有积极的作用。

健康动力重视身心两方面的作用，身心健康是互动的，无论是身体上还是心理上的疾患，都可以通过调动体内和体外的各种积极因素，提高健康动力水平以协同治疗。

三、胚芽类药物促进健康动力

健康动力是人体维护健康必须具备的基本能力，在人体最基本的表现为能够受纳、消化、吸收饮食物中的各种营养成分，并能转化、利用为生命活动所需要的物质和能量；能够抵抗外来病毒病菌的侵袭，并能清除和修复自身组织细胞的病变。当健康动力充足时，人体就处于健康状态，精气神充盈，就会吃得香、睡得着、精神足，生活质量好，工作效率高。

通过广泛的临床医学实践和研究发现，中药植物胚芽和动物胎盘具有明显的促进人体健康动力的作用。植物胚芽和动物胎盘具有生物生命初始期的特点，虽然尚处于萌芽状态，但已包含了生命孕育生长的诸多要素，具备了进一步生长发育的物质基础，具有强大的的生发和变化力量。因而，植物胚芽和动物胎盘富含的生命初始物质和具有的强大生机活力，可以促进和增强人体的健康动力。

1. 植物胚芽和动物胎盘具有较强的生发力量

植物胚芽是种子萌发产生的，种子内部在萌发期间生物化学变化非常剧烈，首先是贮藏物质通过呼吸作用进行物质转化和能量转化供胚生长发育之用，与此同时，贮藏物质水解后形成的终产物再合成为生命物质，直接用来形成新器官，这个过程就是胚的生长变化。一切种子的萌发过程都是物质和形态的转化，是质量和能量转换的过程。萌发需要大量能量，能量的供应是种子萌发的一个重要调节因素。

另外，动物生长与植物生长不同（指高等植物和高等动物），动物的生长几乎是整个躯体全面生长，到了成熟期以后则全面停止生长，而植物的生长一般局限于一定的区域（如根尖、茎尖），这种生长趋势一直到植物体即将死亡时才停止。

哺乳动物是高等动物类群，绝大多数哺乳动物均为胎生，胎儿借一种特殊的结构——胎盘，和母体联系并获得营养，在母体内完成胚胎发育过程，母体为发育的胚胎提供了保护、营养以及稳定的恒温发育条件，保证了胎儿酶活动和代谢活动的正常进行。胎盘细胞具有多种类型以控制母体与胎儿间营养物质和代谢产物的交换，它们同时具有胎儿暂时性的肺、肝、小肠和肾的功能。因此，可以认为胎盘也是一种特殊的胚芽。植物胚芽和动物胎盘含有的某些活性成分，是高等动植物生命初期生长发育的最原始动力。

2. 中医药对胚芽类药物的论述

《素问·四气调神大论》云："春三月，此谓发陈。天地俱生，万物俱荣。"春季自然界的生发之气发动，草木萌芽，充满生机，万物欣欣向荣。

中药中的植物胚芽包括大麦芽、小麦芽、谷芽和各种豆芽等。《本草求原》载："凡麦、谷、大豆浸之发芽，皆得生升之气，达肝以制化脾土，故能消导。"《本草经疏》云："其（麦芽）发生之气，又能助胃气上升，行阳道而资健运，故主开胃补脾，消化水谷及一切结积冷气胀满。"麦芽可以消食和胃，疏肝健脾。麦芽为药食两用之品，临床观察发现，麦芽还具有一定的健脾补虚作用。

中药中的胎盘包括鹿胎盘、羊胎盘、紫河车等。《本草蒙筌》中论述紫河车云："父精母血，相合生成，真元气之所钟也……是则河车虽成后天之形，实禀先天之气。入药拯济，诚夺化工。不惟病者，可得苏生，弱妇服之，亦易结孕。"《本经逢原》载："鹿性补阳益精，男子真元不足者宜之，不特茸、角、茎、胎入药……其胎纯阳未散，宜为补养天真，滋益少火之良剂。"胎盘为血肉有情之品，可以温肾补精，养血益气，所以中医上把动物胎盘也作为一种特殊的补肾作用的胚芽类药物应用。

3. 胚芽类药物的相互配伍特色

"胚"和"芽"是生物生命蕴育之始源，具有强大的生机与活力。富含生命初始物质的天然动、植物胚芽对人体生命活力有巨大的促进作用，可提供生命旺盛的必需物质。编者临床上常以麦芽、谷芽与紫河车、鹿胎盘、羊胎盘等配伍，植物胚芽与动物胎盘，一为蕴含生命萌动的活性物质，一为血肉有情之品，一健脾胃滋养后天之本，一补肾精肾阳填充先天之根，二类药互相配合，共起健脾补肾、养血益气、滋养生命、延缓衰老的作用。

胚芽类药物的相互配伍，相对于传统补益类中药的应用来说，既是继承又是创新，丰富了中药补益药的用法，具有鲜明的特色。其一，胚芽类中药是植物类药与动物类药的配伍；其二，胚芽类中药是健脾胃与补肾精的配伍；其三，胚芽类中药是培补先、后天之本的配伍。因此，植物胚芽与动物胎盘，一健脾胃滋养后天之本，一补肾精肾阳填充先天之根，共起滋润生命、延缓衰老、调节人体状态平衡，促进健康动力的作用。

4. 胚芽类药物对消化系统及免疫系统的作用

消化道在维持人体正常生命活动中具有重要的作用，它既是摄取、消化与吸收营养物质的器官，又是防御外来刺激侵害的重要屏障，所以它的作用主要是营养与防御。免疫系统的免疫防御功能、免疫自稳功能、免疫监视功能对维护身体健康、抵御机体疾病具有极其重要的作用。因此，消化系统及免疫系统在机体维持内外环境的平衡，对于防止疾病的发生起着重要作用。临床观察及实验研究表明，植物胚芽本身具有较好的健运脾胃的作用，配合动物胎盘滋养精血，可以明显改善消化功能，调节免疫功能。

5. 胚芽药物的配伍

临床运用胚芽类药物时，脾肾不足见食欲不佳、倦怠乏力、精神不振，可配伍山楂、益智仁、茯苓、白术等滋补脾肾，开胃消食；年高体弱易外感者，配党参、苏叶、生黄芪、防风、白术等药益气固表，扶正达邪；癌症放化疗患者体虚食少、乏力气短，配西洋参、麦冬等；兼呕吐者，加竹茹、生姜、半夏降逆止呕；兼湿症者，加藿香、佩兰、薏苡仁、六一散祛湿化浊；胃津不足者，加石斛、芦根、荷叶生津开胃；气血两亏所致眩晕、倦怠乏力等症，配熟地黄、当归、白芍、阿胶、党参、茯苓、白术等补养气血，健运脾胃；月经不调、性功能障碍属肝肾不足者，偏阴不足的，配女贞子、旱莲草、黄精、枸杞子、山萸肉等，偏阳不足的，配仙茅、淫羊藿、川续断、桑寄生、杜仲等；有肝郁气滞见症者，配醋柴胡、合欢皮、香附等；老年骨质疏松症，配鹿茸、龟板、骨碎补、龙骨、杜仲、黄精等滋阴壮阳，补肾健脾。肾虚腰痛、便溏不爽、慢性腹泻者，配杜仲、巴戟天、桑寄生、益智仁、仙茅、淫羊藿等。

总之，胚和芽是高等动植物经过生命初始期剧烈的物质和形态转化、质量和能量转换过程而产生的，虽然尚处于萌芽状态，但已包含了生命孕育生长的诸多要素，具备了进一步生长发育的物质基础，具有较大的生发和变化力量。胚芽类药物中含有的某些活性成分，提供了生命初期生长发育的最原生动力。可增强健康动力，使人体达到平衡状态。

第十节　角药在调整状态中的应用

一、角药的概念

角药配伍，简称角药，是一种综合考虑患者状态以及药物特性而制定的独特方剂类型，一般由三味药组合而成，其建立在状态论治的临证思维下，强调医生合理把握整体状态，根据宏观与微观、大系统与子系统的动态病理变化，针对不同层次的状态选用相应的诊疗组方规则，针对某一个状态子病机，选择的一组药物。

角药的提出源于复杂疾病的治疗需求。由于医者每日面对众多的疑难疾病，要调整疾病这种复杂状态，单味药物功能局限，药对配伍也常常不能涵盖临证需要，因而需要更为复杂的配伍形式。笔者认为疾病状态都是由三个基本矛盾决定的，因此每一个疾病状态可以划分为三个基本病机，而针对这三个基本病机，设计的三味药物或者三组药物组合来完成治疗，并把这种相对固定的配伍方式称为角药配伍。这种配伍方式由三味药或三组药所组成，三组配伍互相协同、相辅相成、相反相成。其来源于古经方、近时方、师承方、效验方、化裁方等。角药处方的设计主要考虑以下四种作用：①协同为用：如紫苏梗、香附、佛手，理气消胀，和胃止痛，如董建华加味香苏散。②多因并治：如藿香、佩兰、紫苏叶，散寒解表，化湿解暑。③相反相成：如制附子、人参、大黄，温补脾阳，泻下祛寒。④佐治纠偏：如黄连、吴茱萸、石斛，疏肝清火，下气润胃。

二、角药的起源

角药的配伍形式最早可以追溯到《黄帝内经》，《素问·至真要大论》中记载"君一臣二，奇之制也"，代表着角药基本构架的出现，也明确了角药的本质是一种特殊的方剂配伍形式，但最早赋予角药临床使用意义的是张仲景的《伤寒杂病论》，其中最具代表性的当属"干姜、细辛、五味子"的角药组合，《伤寒论》小青龙汤的方后加减中，其他药物皆可加减，唯此三药不可删，因此陈修园在论述小青龙汤时说："小青龙汤中当以此三味为主，故他药皆可加减，此三味则缺一不可。"这种组合在射干麻黄汤和真武汤方后加减中均有体现，为仲景司肺气开合的角药配伍，其他还有麻黄、细辛、附子，大黄、附子、细辛，当归、贝母、苦参，大黄、厚朴、枳实等配伍，一直被历代医家所沿用，不断充实和发展。随着角药的临床应用与研究的不断深入，逐步形成了一整套完整的理论，姜良铎教授在多年临床实践的过程中，结合历代医家及近代名医和导师的用药经验，提出了应用角药从状态论治的思想，使角药的配伍更加细致具体，更适应临床辨治的需要。

三、角药的配伍机理

角药是一种特殊的方剂配伍形式，并非三味药的简单堆砌。其中蕴含着中国古老的哲学思想，老子在《道德经》中指出："道生一，一生二，二生三，三生万物。"三味药物相伍，三足鼎立，互为掎角之势，协同增效，相互辅助，相互兼治，相互制约，紧扣病机。角药的配伍可有君臣佐使，亦可有君一臣二；亦可有君一臣三佐五，从而组成不同方剂，其组方奥妙无穷，变化多端，对复杂的疑难杂病有良好治疗效果。姜良铎教授提出的状态学说为角药增添了新的内涵，不同于辨证论治着重于症状，从状态论治侧重于状态与整体，融入现代辅助检查等信息，其辨治不局限于临床症状，而是更为宽泛及灵活，这种灵活性就要求一种更为系统、多变的配伍形式，即角药配伍。人体的状态是体内外各种因素相互作用的结果，通过外现的信息表现出来，而人体状态的变化及其信息表达总是有原因的，不同的原因代表着不同的状态，针对这种差异性可以通过不同的角药配伍加以解决。譬如：喘病之内伏寒饮，气阴不足，痰气化火，风木刑金，三焦不畅之状态，用麻黄、姜半夏、川椒温化痰饮，宣肺平喘；柴胡、生艾叶、乌梅祛风通络，止咳平喘；黄芩、赤芍、枳壳清气血分之热，理气化痰；百部、杏仁、五味子润肺化痰，加强止咳平喘之力；党参、白芍、甘草补脾益气，扶正祛邪。补脾意在消除生痰之源；宣肺意在排痰平喘。痰郁久化毒，毒易损脏伤腑，体虚之人可用黄芪、银花、连翘益气解毒；阴虚之体可用虎杖、败酱草、薏苡仁清热解毒。诸药相伍则久伏之邪消散，而内郁之痰热得清，肝胆火息风止，三焦气道通畅，邪祛正复，喘止息平，病祛而愈。

四、角药的应用

角药的应用范围十分广泛，在状态论治思想的指导下，角药的应用更加宽广而精确，无论外感病还是内伤病皆可应用。外感发热的病机指的是外邪侵入人体，正气抗邪，正邪交争发生热性病证的病理过程。我们在辨治外感病中，特别注重外感发热的内伤状态。如以气虚为主的患者，此类人群体质差，易疲劳，常常反复感冒发热，感邪后又有从寒化，伤阳气的趋向性，以益气扶正达邪为其重要治则，临证在祛邪基础上可以加党参、黄芩、苏叶的角药配伍，往往能起到扶正祛邪的目的。此外，在治疗内伤杂病时，尤其注重患者的全身状态，如在肺间质纤维化的治疗中，反复外感、环境毒邪、肺肾亏虚是其发病原因，痰瘀深伏凝结、肺络痹阻为其发病关键，在内伤的基础上复加外感可加重病情进展。急性加重期以痰热阴亏为主，缓解期以肺、肾、脾亏虚为主；早期以痰瘀阻络、肺失宣降为主，中期以痰瘀阻络、肺气亏虚为主，晚期以痰瘀阻络、肾气亏虚为主。针对错综复杂的病机，患者当前的状态往往能成为治疗的关键，对于痰热蕴结者，以喘息，乏力气短，咳嗽，咳痰等症状为主，可以使用白果、海蛤壳、黄精的角药配伍，起到益肺脾肾、清肺化痰、敛肺定喘、止咳化痰的作用，直中肺间质纤维化肺、脾、肾气虚的基本病机，又可以兼顾患者痰热的状态。

总之，角药的使用应建立在状态论治的基础上，根据患者的当前状态，加以相应的角药配伍，在面对临床疑难杂症时才能起到意想不到的效果。

五、常用角药举例

1. 麻黄、射干、五味子

麻黄，辛、微苦，温，归肺、膀胱经，《神农本草经》载麻黄"主中风，伤寒头痛，温疟。发表出汗，去邪热气，止咳逆上气，除寒热，破癥坚积聚"，可发汗解表，宣肺平喘，利水消肿，外能发散风寒，内能开宣肺气，有良好的宣肺平喘之功，用于咳嗽气喘。

射干，苦，寒，归肺经，《神农本草经》载射干"主咳逆上气，喉痹咽痛，不得消息，散结气，腹中邪逆，食饮大热"，可清热解毒，祛痰利咽，用于痰盛咳喘。

五味子，酸、甘，温，归肺、心、肾经，《本草经疏》载五味子"主益气者，肺主诸气，酸能收，正入肺补肺，故益气也。其主咳逆上气者，气虚则上壅而不归元，酸以收之，摄气归元，则咳逆上气自除矣"，可敛肺滋肾，生津敛汗，涩精止泻，宁心安神，可用于肺虚久咳及肺肾两虚之咳喘。

三药合用攻补兼施，补益肺肾，化痰平喘，用于肺、肾气虚之喘息、咳嗽、咳痰、汗出等。

2. 黄芩、瓜蒌、牛蒡子

黄芩，苦，寒，归肺、胃、胆、大肠经，《本草正》载黄芩"枯者清上焦之火，消痰利气，定喘嗽，止失血，退往来寒热"，可清热燥湿、泻火解毒、凉血止血、除热安胎，善清肺火及上焦之实热，用于肺热咳嗽，热病烦渴。

瓜蒌，甘、微苦，寒，归肺、胃、大肠经，《本草纲目》载瓜蒌"润肺燥，降火，治咳嗽，涤痰结"，可清热化痰，宽胸散结，润肠通便，用于痰热咳喘。

牛蒡子，辛、苦，寒，归肺、胃经，《本草备要》载牛蒡子"润肺解热，散结除风，利咽膈，理痰嗽，消斑疹，利二便，行十二经"，可疏散风热，透疹利咽，解毒散肿，用于风热感冒，咽喉肿痛、风热咳嗽，痰多不畅等。

三药合用可从肺热、痰热入手，表里同治，可清热化痰，通腑利咽，用于痰热壅肺，大肠传导功能失常之咳嗽、咳黄痰、大便干、咽痛咽痒等。

3. 贝母、知母、黄芪

知母，苦、甘，寒，归肺、胃、肾经，《本草纲目》载"知母之辛苦寒凉，下则润肾燥而滋阴，上则清肺金而泻火，乃二经气分药也"，可清热泻火，滋阴润燥，既可与瓜蒌、贝母配伍，用于肺热咳嗽，痰黄黏稠，也可与贝母配伍，用于阴虚燥咳，干咳少痰等。

贝母，苦、甘，微寒，归肺、心经。《本草汇言》载"贝母，开郁，下气，化痰之药也，润肺消痰，止咳定喘"，可清热化痰，润肺止咳，可用于内伤久咳，燥痰、热痰之证。本品既可与沙参、麦冬合用，用于肺阴亏虚之有痰者；又可配伍知母，以清肺润燥，止咳化痰，治疗肺热、肺燥合并痰热者。

黄芪，甘、微温，归脾、肺经，《医学启源》载："黄芪甘温纯阳，其用有五：补诸虚不足，一也；益元气，二也；壮脾胃，三也；去积热，四也；排脓止痛，活血生血，内托痈疽，为疮家圣药，五也。"可补气升阳，益卫固表，利水消肿，托疮生肌，可配伍紫菀、五味子等，用于肺气虚弱，咳喘气短。

三药合用可补益肺脾，清肺润燥，止咳化痰，用于肺脾气虚，痰热蕴结之喘息、乏力气短、咳嗽、咳痰等。

4. 黄精、白芥子、丹参

黄精，甘，平，归脾、肺、肾经，《本草纲目》载黄精"补诸虚，填精髓"，可滋肾润肺，补脾益气，既用于阴虚肺热，干咳少痰，又用于肺肾阴虚之久咳虚喘等。

白芥子，辛，温，归肺、胃经，《本草经疏》载"白芥子味极辛，气温。能搜剔内外痰结，及胸膈寒痰，冷涎壅塞者殊效"，可温肺化痰，利气散结，通经络，化寒痰，逐饮邪，善治"皮里膜外之痰"，用于寒痰喘咳。病痰饮者，当以温药和之，痰饮为慢性阻塞性肺疾病病因病机之关键一环，故治疗上以性温之白芥子以和之。

丹参，苦，微寒，归心、肝经，《本草纲目》载丹参"活血，通心包络，治疝痛"，可活血调经，凉血消痈，安神，可用于血瘀之心胸、脘腹疼痛及癥瘕积聚，风湿痹痛等。

三药合用针对慢性阻塞性肺疾病患者稳定期肺脾肾亏虚，痰瘀互阻肺络这一病机，从补虚、化痰、活血三方面入手，可补益肺脾肾，活血化痰，用于肺、脾、肾气虚，痰瘀互结，症见喘息，动则加重，咳嗽，咳痰等。

5. 白术、党参、茯苓

白术甘、苦，温，归脾、胃经，《本经逢原》载："生用则有除湿益燥、消痰利水，治风寒湿痹，死肌痉疸，散腰脐间血，及冲脉为病，逆气里急之功。制熟则有和中补气，止渴生津，止汗除热，进饮食安胎之效。"可益气健脾，燥湿利水，止汗，安胎，被前人誉为"脾脏补气健脾第一要药"。常与人参、茯苓等同用，治脾虚有湿，食少便溏或泄泻。配伍黄芪、防风可用于脾肺气虚，卫外不固，表虚自汗，易感风邪者。

茯苓甘、淡，平，归心、脾、肾经。《世补斋医书》载："茯苓一味，为治痰主药，痰之本，水也，茯苓可以行水。痰之动，湿也，茯苓又可行湿。"可利水渗湿，健脾宁心。善入脾经，配伍人参、白术、甘草，治疗脾胃虚弱，倦怠乏力，食少便溏。配伍山药、白术、薏苡仁，健脾渗湿止泻，可用于脾虚湿盛泄泻。

党参甘，平，归脾、肺经，《本草正义》载："力能补脾养胃，润肺生津，健运中气，本与人参不甚相远……鼓舞清阳，振动中气，而无刚燥之弊。"党参补脾肺气，补血，生津。配伍白术、茯苓，常用于中气不足导致的体虚倦怠、食少便溏，配伍黄芪、蛤蚧等补益肺气，止咳定喘。

三药配伍可增强健脾益气的功效，特别是增强了对肺脾的补益作用，对脾肺气虚的咳嗽虚喘有较强作用。

6. 白术、赤芍、橘红

白术甘、苦，微温，《本草从新》谓其"甘补脾，温和中，苦燥湿""燥湿则能利小便，生津液"。白术能健脾而清生痰之源，则肺中痰来源大减。

赤芍，苦，微寒，归肝经，《滇南本草》载赤芍"泻脾火，降气，行血，破瘀"，可清热凉血，散瘀止痛，善走血分，能清肝火，除血分郁热而有凉血、止血、散瘀消斑之功。

橘红，辛，苦，温，归肺、脾经，《药品化义》载："橘红，辛能横行散结，苦能直行下降，为利气要药。盖治痰须理气，气利痰自愈，故用入肺脾，主一切痰病，功居诸痰药之上。"可理气宽中，燥湿化痰，用于湿痰或寒痰咳嗽。

三药合用可补益肺脾，活血化痰，既补益肺脾以化痰，又行气以化痰，用于肺脾气虚，痰瘀互结之喘息，咳嗽，咳痰，乏力气短等。

角药配伍的灵活性与广泛性，赋予了角药巨大的临床使用价值，故应进一步研究、总结角药的药味、配伍、药量等。使用角药时，当以从状态论治思想为准绳，随着疾病症状的改变，患者客观状态的不同，对角药进行加减化裁，不可墨守成规，应抓主要矛盾，灵活辨证，以达到协同增效，相互兼治，相互制约的作用，如此方符合临床辨治的需要。

各论

第一章　呼吸系统疾病

第一节　感冒与时行感冒

一、概述

感冒是感受风邪或时行病毒所导致的常见外感疾病。临床表现为鼻塞，流涕，喷嚏，咳嗽，头痛，恶寒，发热，全身不适等。本病为常见病、多发病，一年四季均可发病，以冬、春季为多，个体可重复发病。病情有轻重的不同，轻者多为感受当令之气，一般称为伤风、冒风、冒寒；重者多为感受非时之邪，称为重伤风。如果本病在一个时期内广泛流行，证候多相类似，称为时行感冒。感冒相当于西医学的普通感冒、上呼吸道感染，时行感冒相当于西医学的流行性感冒等疾病。

1. 流行病学

急性上呼吸道感染，俗称感冒，是人类最常见的传染病，其发病率高，传播快，流行广泛，对人民健康危害大。感冒、时行感冒大多由病毒引起，包括鼻病毒、冠状病毒、呼吸道合胞病毒、流感和副流感病毒、腺病毒、肠道病毒等，流感分为甲型和乙型，细菌感染常继发于病毒感染之后。据统计，感冒占所有人类疾病的1/4左右，人均年发病5～6次，它与慢性支气管炎和支气管哮喘的急性加重也有一定关系。1985年Gwaltney报道，学龄前儿童每年患普通感冒平均6～10次，而成年人则为2～4次。据美国统计，在有学龄儿童的家庭中，儿童每年患感冒的次数可达12次。20～30岁的妇女患感冒的次数高于男人，原因可能是接触儿童较多。

2. 疾病特点

一般情况下，大多数引起感冒的病毒不通过血流侵入机体的其他部位，往往查不出病毒血症。但是，某些病毒由于其本身的特点，或者由于患者机体的特殊性，例如机体免疫力低下或伴有慢性疾病等，在一定条件下，感染也会扩展到下呼吸道，形成支气管炎和肺炎，还可以侵犯人体的其他器官，甚至出现病毒血症。

轻型感冒可以不药而愈；但是重症感冒却能明显影响工作和生活，小儿、老年及体弱患者有时亦可变生他病；尤其是时行感冒暴发时，感染者众多，有些病例症状严重，甚至死亡。而且，感冒还是咳嗽、喘病、心悸、水肿、痹病等多种疾病诱发和加重的因素，所以须积极防治。

3. 中医认识

本病多因六淫之邪、时行病毒侵袭人体而发病。风为六淫之首，又称"百病之长"，为感冒的主因。六淫可以单独导致感冒，但也常常相兼夹为病，冬季多属风寒，春季多属风热，夏季多夹暑湿，秋季多兼燥气，梅雨季节多夹湿邪等。感冒以冬、春两季发病率较高，故风寒、风热之证最为多见。

时行感冒之流感病毒是具有明显传染性的致病邪气，多因时令不正而暴发流行。其特点为发病快、病情重，可以不限于季节，常与六淫相合为患。时行病毒伤人，常可入里，易有传变。另外，生活起居失当，或正气虚馁，也易为外邪所客。

时行感冒症状相对较重，在一定条件下，可能进一步引起下呼吸道感染，形成支气管炎和肺炎，甚至出现危重证候，所以，更要重视研究不同时行病毒的流行和致病特点，制定针对性的中医药防治方案，特别是要加强对特殊人群（高龄、婴幼儿、孕妇、肥胖者、有慢性肺病等基础疾病者等）的防护，充分体现中医未病先防、已病防变、病后防复的治未病特色。

二、诊断

感冒一般起病较急，潜伏期 1～3 天不等，主要表现为鼻部症状，如喷嚏、鼻塞、流涕，也可表现为咳嗽、咽痒痛，一般无发热或仅有低热，可伴有身体不适、畏寒、头痛、肌肉酸痛等。查体可见鼻腔黏膜充血、水肿，有分泌物，咽部充血。

流行性感冒由流感病毒引起，主要通过接触及空气飞沫传播，有明显的流行和暴发性。其常为急性起病，出现畏寒、高热、头痛、头晕、全身酸痛、乏力等症状，鼻咽部症状较轻，可伴有食欲减退；胃肠型者伴有腹痛、腹胀和腹泻等消化道症状；肺炎型者表现为肺炎，甚至呼吸衰竭；中毒型者表现为全身毒血症表现，严重者可导致循环衰竭。

本病临床检验多表现为周围血象白细胞不高或有单核细胞升高，胸部影像常无异常，当感冒合并咽喉炎时可以有细菌感染，此时白细胞或中性粒细胞升高。

本病根据病史、流行病学、呼吸道及全身的症状体征，结合周围血象和胸部影像学检查，可作出临床诊断；有时在流感严重流行等特殊情况下，需要通过检测，确定病原体而明确诊断。

三、病机状态分析

1. 基本病机

感受六淫或时行病毒，侵袭肺卫，导致营卫不和及肺失宣肃为感冒的基本病机。外邪侵袭人体，或从口鼻而入，或从皮毛而入。因为风性轻扬，肺又为脏腑之华盖，其位最高，开窍于鼻，外主皮毛，故外邪入侵，肺卫首当其冲，随之很快出现卫表及肺系症状。卫表不和，可见恶寒、发热、头痛、身痛等症，肺失宣肃，可见鼻塞、流涕、喷嚏、咳嗽、咽痛，甚至进一步出现喘促等危重症候。

感邪后是否发病以及病情的轻重程度，与邪气致病性的强弱、感染者的正气强弱和基础疾病等情况有关。

2. 当前病机

内伤基础的存在常常导致外感病的非典型性与复杂性，呈现显著的个体差异与复杂的临床证候。

（1）无内伤基础的感冒

外邪从口鼻、皮毛入侵，人体肺卫首当其冲，邪自皮毛而入，可内合于肺；邪从口鼻而入，可直接犯肺，又可病及卫表。感冒多局限肺卫，以风热、风寒、暑湿感冒最为常见。

临床上应首先分清风寒、风热、暑湿等证。风寒感冒症见恶寒重，发热轻，无汗，头痛，肢节酸痛等；风热感冒症见发热，微恶风寒，汗出不畅，咽痛等；暑湿感冒发生于夏季，症见身热，微恶风，汗少，身重倦怠等。

（2）有内伤基础的感冒

本类感冒虽然外邪相同，但却因为人体内伤的存在而产生不同的临床表现，呈现出明显的个体差异。体虚感冒者体弱卫外不固，容易导致反复感邪，缠绵难愈，除感冒常见症状外，伴有相应体虚症状。气虚感冒可伴见邪不易解，倦怠乏力；阳虚感冒可伴见内寒自生，达邪无力，恶寒较重，四肢不温，身体冷痛；阴虚感冒可伴见津液不易作汗达邪，口干心烦；血虚感冒可伴见汗源不足，血虚不荣，汗少或无汗，唇淡面白等。

同为春季感风热之邪，素有肝阳上亢者，热势较高，面色潮红，头胀痛显著，舌质迅即转红，脉象由弦转弦数；而素有中焦寒湿者则表现为发热微恶风寒，流清涕，咳嗽，脘腹痞痛，舌苔由白腻转黄腻，脉濡或滑。另外，不同的内伤常招引不同的病邪而发病，其发病多呈现出内伤外感并存的局面。所以盛夏多暑邪，可以表现有中寒；隆冬多寒邪，可以表现有暑热。

（3）时行感冒

一些时行感冒重症的基本病因病性是风热毒邪，可向肺里快速传变。时行感冒有较强的致病力，具有传染性、流行性，染病后病情重，传变快，更符合疫邪致病的特点。风热毒邪致病的初期特点是偏重于肺之里证，卫表分之恶寒、头痛、身痛、鼻塞、流涕等症状可能不重，其轻者可自愈，重者则会出现邪毒深入，发生传变。

3. 演变病机

时行感冒常常不限季节，有传染性，易广泛流行，多伴有明显发热，具有温病的特点。病邪可从口鼻而入，可经皮毛直入经络，不仅病及肺脏，还易发生传变，累及多个脏腑，如可表现为毒热闭肺、毒损肺络甚至毒邪内陷、内闭外脱等。

四、状态辨治

1. 治疗原则

本病须辨别是否存在内伤基础，分析外感与内伤病情的相互关系，内伤基础对外感病的演变有很大的影响。有内伤时，在表证期可因正气不支而迅即传里，例如火盛阴亏者而感风热；也可因内伤基础而导致病情缠绵，例如气虚感冒。

时行感冒须辨别属散发还是暴发，辨析其流行性、传染性的强弱，肺系症状的轻重，推断疾病是否有传变趋势，出现入里化热，损伤化源，合并他病等情况。

本病若无内伤基础，治疗采用辛散解表的法则，祛除外邪，邪去则正安，感冒亦愈。有内伤基础之外感，若外感与内伤均不紧急，则先治外感后治内伤；内伤与外感紧密联系，治则同时兼顾；内伤为主微有外感，先治内伤佐以治外感；内伤外感并存，解决内伤有助于解决外感者，亦可先治内伤后治外感，或先治内伤佐以治外感。时行感冒的病邪以时行病毒为主，治疗既要解表达邪，又要重视清热解毒，保护正气，防治传变。

2. 西医治疗

（1）一般治疗

注意休息，特别是病情较重、年老体弱者应卧床休息；适当多饮水，食用易消化的食物；忌烟；房间注意通风，保持室内空气流通等。

（2）对症治疗

可使用缓解症状药物治疗。如果有发热、头痛、肌肉酸痛等，可选用解热镇痛药，如对乙酰氨基酚、布洛芬等。如频繁打喷嚏、流鼻涕，可用抗组胺药，如马来酸氯苯那敏、苯海拉明等。如咳嗽明显，甚至影响休息，可适量使用镇咳药，如右美沙芬等。感冒症状较多时，也可以选用上述药物的复方制剂。

（3）对因治疗

抗病毒药物治疗：感冒可以由多种病毒引起，难以进行特异性预防，目前尚无对多种常见病毒有效的广谱抗病毒药物。当明确致病的病毒后，可以有针对性使用抗病毒药，同时也要注意药物使用的时机和不良反应。例如，金刚烷胺能抑制甲型流感的发病，减轻症状，缩短病程；神经氨酸酶抑制剂可以防治甲、乙型流感病毒感染；利巴韦林可以治疗呼吸道合胞病毒引起的婴儿呼吸道感染。

抗感染药物治疗：单纯病毒感染无须使用抗感染药物，抗感染药物不能杀死病毒，当合并细菌感染有白细胞计数升高、咽部充血水肿、咽痛、咳脓性痰等细菌感染证据时，可酌情使用青霉素类、头孢菌素类、大环内酯类等药物。

3. 分状态治疗

（1）无内伤基础的感冒

临床表现：①风寒外感态症见恶寒重，发热轻，无汗，头痛，肢节酸痛，鼻塞声重，时流清涕，喉痒，咳嗽，吐痰稀薄色白，舌苔薄白，脉浮或浮紧。②风热外感态症见发热，微恶风寒，汗出不畅，鼻塞，流黄浊涕，头胀痛，咽痛，咳嗽痰稠，舌苔薄黄，脉浮数。③暑湿外感态见于夏季，症见身热，微恶风，汗少，身重倦怠，头昏重胀痛，鼻流浊涕，咳嗽痰黏，或胸闷欲呕，小便短赤，舌苔薄黄腻，脉濡数。

治法：疏表达邪。

常用药物：风寒感冒当治以辛温解表，宣肺散寒，可予麻黄、桂枝、羌活，或荆芥、防风、苏叶；风热感冒当治以辛凉解表，宣肺清热，可予金银花、连翘、薄荷，或柴胡、黄芩、青蒿；暑湿感冒当治以清暑祛湿解表，可予藿香、佩兰、苏叶。

角药举例：

1）麻黄、桂枝、羌活

麻黄辛温，散寒宣肺，开腠理，既可发汗解表，又可平喘，利水消肿，止咳逆上气；桂枝辛温，既能解肌发表，调和营卫，理有汗之伤寒，又能温经通阳，祛寒湿，通经络而开闭塞；羌活味苦性辛温，气清属阳，善行气分，可发表邪，理游风，味苦能燥湿，止痹痛。三者常用于伤于风寒之邪者，共达发汗散寒解表之功。

2）荆芥、防风、苏叶

荆芥辛散，药性平和，疏风宣肺，开毛窍，以解表邪；防风微温而不燥，为外风通用之品，其性长于祛风解表，又能祛湿解痉；苏叶辛温散寒邪，芳香气烈，解肌发表，宣肺气而通腠理。三者相须为用，共奏祛风散寒之功。

3）金银花、连翘、薄荷

金银花甘寒，疏风散热，清热解毒，又具有透邪外达之功；连翘味苦性微寒，轻清上浮，透表达里，散上焦热，清心火；薄荷辛凉，疏散风热，清利头目，利咽透疹。三者伍用，既能疏散风热，清热解毒，上利咽喉，又能透邪外出，透营转气，可防热毒入里传变。

4）柴胡、黄芩、青蒿

柴胡苦辛性微寒，长于疏解半表半里之邪以退热，调达肝气而解郁，又能升清阳而举陷；黄芩苦寒，清热燥湿，泻火解毒，能清气分实热，清肺热止痰壅；青蒿苦寒，退虚热，解暑热，凉血截疟，常用于疟疾兼感暑邪及温热病后期低热不退、夜热早凉者。三者相伍，辛凉解表，清肺泻热，用于伤于风热或暑热之邪，寒热往来者。

5）藿香、佩兰、香薷

藿香辛凉，解表疏邪，芳香宽中，化湿清肺，发表而不峻烈，化湿而不过燥，香窜而不耗气；佩兰辛平，疏散表邪而解暑，芬芳清香，善化湿邪，醒脾和中；香薷辛微温，发汗解表，解暑化湿和中，善于治疗夏月感寒饮冷伤湿。三者用于伤于暑湿之邪者，共奏化湿解暑、解表散寒之功。

（2）有内伤基础的感冒

临床表现：①气虚外感态症见发热低热，倦怠乏力，气短懒言，身痛无汗，或恶寒甚，咳嗽无力，脉浮弱。②阴虚外感态症见兼有身微热，手足心发热，心烦口干，少汗，干咳少痰，舌红，脉细数。③肝阳上亢外感态症见素有肝阳上亢者感受外邪，热势易高，面色潮红，头胀痛显著，口苦咽干，舌质转红，脉象弦数。④阳虚外感态症见素有阳虚或中焦寒湿者感受外邪，则易恶风寒，畏寒重，流涕，咳嗽，身痛乏力，脘腹痞痛，舌苔转腻，脉濡或细沉。

治法：解表扶正。

常用药物：气虚外感者，治以益气解表，可予党参、苏叶、前胡；阴虚外感者，治以滋阴解表，可予北沙参、玉竹、桑叶、薄荷；素体肝阳亢盛者，治当疏散表邪，平潜肝阳，可用生石决明、夏枯草、桑叶；素体阳虚寒湿者，可用肉桂、干姜、藿香。

角药举例：

1）党参、苏叶、前胡

党参甘平，益气补肺健脾，扶正以助透邪；苏叶辛温，芳香气烈，散寒解肌发表，宣肺和中；前胡苦辛微寒，疏散风热，宣肺止咳。苏叶配党参，发散不伤正，益气不壅滞；苏叶配前胡，宣降肺气，止咳化痰。三药共奏益气解表、宣肺止咳之功。

2）北沙参、玉竹、桑叶、薄荷

北沙参味甘微苦，养阴清肺，益胃生津，补而不滞；玉竹甘微寒，养阴润燥，生津止咳，善养肺胃之阴；桑叶甘苦寒，疏散风热，清肺润燥，轻疏清润；薄荷辛凉，疏散风热，透邪解表。四药配合，滋阴解表，透邪清肺。

3）生石决明、夏枯草、桑叶

夏枯草疏风散热，平肝潜阳，清肝明目；石决明亦能平肝潜阳，清肝明目；桑叶可疏散风热，清肺润燥，平抑肝阳，清肝明目。三药协同，既增强平肝潜阳之力，又兼具疏散外邪和清热解毒之功。

4）肉桂、干姜、藿香

肉桂辛热，散寒温阳，具除积冷、通血脉之功，温通散寒之力强；干姜辛热，温中回阳，温肺化饮；肉桂、干姜二者相伍，辛温散寒温阳。藿香辛凉，解表疏邪，芳香宽中，化湿清肺。三药合用，温阳解表。

（3）时行感冒之重症

临床表现：感冒初期没有好转，传变为危重症，或时行感冒，病情进展迅速而成重症，毒热闭肺，可见高热不退，胸腹灼热，咳嗽加剧，干咳无痰，喘促胸闷，舌红，苔黄腻，脉沉实。

治法：清热开闭宣肺，扶正透邪解毒。

常用药物：肺热内闭者，予麻黄、杏仁、生石膏；气阴亏虚者，予党参、沙参、薄荷、青蒿。

角药举例：

1）麻黄、杏仁、生石膏

麻黄轻扬上达，善开宣肺郁，散寒解表，宣肺平喘；杏仁辛开苦降，止咳平喘，润肠通便。二药相配，一宣一降，以复肺气宣降之职。生石膏辛苦性寒，可清热泻火，除烦止渴，既发散热邪，又能制麻黄燥烈之性。三药配伍，宣肺平喘，可外散风寒，内清肺热。

2）党参、沙参、薄荷、青蒿

党参甘平，为清补之品，能补中益气，生津养血；沙参味甘，性微寒，清肺养阴，益胃生津。二药配伍，能清肺热，补肺气阴，治疗热病气津两伤。薄荷味辛性平，气清香窜，外达肌表，内透筋骨，宣通脏腑，贯穿经络，能散外感之邪，清肠中之热；青蒿苦辛寒，能退虚热，凉血，解暑，又能截疟。四药同用，既能益气养阴，清热生津，又可扶正，透邪外出。

五、病案举例

患者女，51 岁。

2019 年 5 月 21 日初诊：患者于 4 天前着凉后，周身酸沉，发热 2 天，体温最高达 38℃，自服感冒清热冲剂后热退。就诊时咽痛，咳嗽，咽干痒，痰少，色白黏，头痛头胀，血压 160/110mmHg，便秘，小便黄，舌红，苔薄黄少津，脉弦细滑。查血常规、尿常规正常。

中医诊断：感冒。

西医诊断：上呼吸道感染。

状态分析：女性患者，51 岁，处更年期阶段，素体阴亏，感受风寒，症见发热，周身酸沉，为外寒束表，自服感冒清热冲剂散寒解表，外束肌表之风寒化解，故发热退，但郁积之热未清，阴亏尚存，而成内热蕴积咽喉，阴虚内热，肺失宣肃状态，故见咽痛，咳嗽，咽干痒，痰少色白黏。阴亏阳亢，郁积之热上扰清窍，则血压升高，头晕头胀。郁积之热不能解除，下达大肠与膀胱，故便秘，小便黄。本虚为阴虚，标实为郁热阳亢，虚少实多，虚为阴虚，占状态要素一成，实为郁积之热与阳亢，占九成。舌红，苔薄黄少津，脉弦细滑，亦为之临床表现。本例咽喉、肺、头、肠同病，病机以阴虚、郁热、阳亢为主。

治法：凉散清热，利咽宣肺，兼以平肝养阴，清利头目。

处方：桑叶 10g，银花 10g，连翘 15g，苏子、苏叶各 10g，生石膏 30g，黄芩 15g，薄荷（后下）10g，北沙参 15g，牛蒡子 15g，前胡 15g，射干 10g，瓜蒌 30g，生石决明（先煎）30g，夏枯草 15g，淡竹叶 10g。5 剂，水煎服，每日 1 剂。

第二节　急性气管支气管炎

一、概述

急性气管支气管炎是由生物、物理、化学刺激或过敏等因素引起的气管 – 支气管黏膜的急性炎症。本病临床主要症状有咳嗽和咳痰，常见于寒冷季节或气候突变时，也可由急性上呼吸道感染蔓延而来。

急性气管支气管炎属于中医"咳嗽"范畴，指肺失宣降，肺气上逆作声，咳吐痰液，是肺系疾病的主要证候之一。有声无痰谓之咳，有痰无声谓之嗽，二者多互相并见，故称咳嗽。

1. 流行病学

急性气管支气管炎属常见病，多发病，关于本病的流行病学调查研究较少。本病临床上尤以小儿和老年人多见，多为上呼吸道病毒感染引起，由细菌或支原体感染导致的较少见。有一项对 389 例 5 岁以下急性支气管炎患儿的病毒抗原检测结果统计，显示病毒检出率为 65%，其中以呼吸道合胞病毒检出率最高（41.9%），其余依次为副流感病毒Ⅲ型、腺病毒、流感病毒。本病在我国以秋冬为多发季节，在寒冷地区也多见，在流感流行季节发生率更高。此外经常与理化刺激因子接触人群，也易罹患本病。

2. 疾病特点

急性气管支气管炎起病较急，常先有急性上呼吸道感染症状。全身症状一般较轻，可有发热，常为 38℃左右，多于 3～5 天降至正常。咳嗽、咳痰，先为干咳或有少量黏液性痰，随后可转为黏液脓性或脓性痰，痰量增多，咳嗽加剧，偶可痰中带血，咳嗽可延续 2～3 周，如迁延不愈，可演变成慢性支气管炎。如支气管发生痉挛，可出现程度不等的气促，伴胸骨后发紧感。本病如不经适当治疗可引起肺炎。急性支气管炎的临床体征不多，呼吸音常正常，可以在听诊两肺时闻及散在的干、湿性啰音，且啰音部位不固定，咳嗽后可减少或消失。

本病不同的患病群体临床表现及预后存在不同，对于儿童而言，营养不良，免疫功能低下、先天性呼吸道畸形、慢性鼻咽炎，不但易患支气管炎，且易并发肺炎、中耳炎、喉炎及副鼻窦炎。对于部分成人而言，或因基础疾病的存在，尤其是存在免疫缺陷或脏器功能不全者及高龄老人，发病后不仅易发展成肺炎，往往诱发加重原有疾病，严重者可危及生命，其临床表现往往复杂多变，不可轻视。

3. 中医认识

急性气管支气管炎属于中医"咳嗽"范畴，《景岳全书》指出："外感之邪多有余，若实中有虚，则宜兼补以散之。内伤之病多不足，若虚中夹实，亦当兼清以润之。"外感咳嗽发病多因外感六淫而起，六淫之邪从口鼻或皮毛而入，侵袭肺脏以致肺气宣发失利；或因不慎吸入烟尘、瘴气以致肺气被郁而失宣；又或因起居不慎，疲劳过度，寒温不调，卫外不固而致外邪客于肺，导致咳嗽。

二、诊断

急性气管支气管炎以急性起病为特点，主要症状为咳嗽，伴有其他的呼吸道症状如发热、咳脓性痰、气喘、胸痛等；外周血检查白细胞或中性粒细胞可有升高，胸片或胸部 CT 示双肺纹理增粗。在上述情况无其他疾病原因可解释时，可诊断为急性气管支气管炎。

三、病机状态分析

1.基本病机

急性气管支气管炎属于外感咳嗽，临床当分两种情况：一方面是无明显内伤基础，由于疲劳、起居不节等原因导致正气一时不足或相对不足而感受外邪发病，表现为典型的外感咳嗽状态。另一方面是存在内伤基础，在内伤基础上感邪而发病。内伤基础理解为体质异常或存在内伤宿疾，包括各种慢性疾病的存在。

急性气管支气管炎咳嗽的基本病机为邪犯于肺，肺气上逆。

急性支气管炎多为新病，表现为外感咳嗽，病程短，起病较急，常伴发热、恶寒、头痛等肺卫表证。因肺主气司呼吸，上连气道、喉咙、口腔，开窍于鼻，外合皮毛，内为五脏华盖，其气贯百脉且通他脏，不耐寒热，称为"娇脏"，易受内外之邪侵袭而致宣肃失司，肺脏为祛除外侵之病邪，故其气上逆而咳。四时季节气候不同、发病之新久、有无内伤疾病等，辨别寒、风、热、燥、湿、痰、瘀、虚等状态存在多少是判定分析本病基本病机的重要内容。

（1）寒

寒是本病咳嗽最重要的状态要素，《素问·咳论》云："皮毛者肺之合也，皮毛先受邪气，邪气以从其合也。其寒饮食入胃，从肺脉上至于肺则肺寒，肺寒则外内合邪因而客之，则为肺咳。"指出了肺咳的重要病机是肺受寒，由饮食生之内寒和皮毛受外寒内外合邪而致。《医门法律》云："夫形寒者，外感风寒也；饮冷者，内伤饮食也。风寒无形之邪入内与饮食有形之邪相合，必留恋不舍。"《医学心悟》对《伤寒论》中有关伤寒兼咳分析了原因，其云："少阳证兼咳嗽者，以其肺有寒也……直中证兼咳嗽者，亦寒气上束于肺也……水气证兼咳嗽者，以寒水上射于肺也……以上三证，皆感寒水之气而咳，故谓咳为肺寒也。"寒邪是外感咳嗽的重要病因，为外邪之首。

现代由于居处条件改善，外受风寒较古时明显减少。但北方有冬季，南方夏季有空调，受寒的机会也不少。更重要的是感受寒邪与内伤基础的存在有密切关系，内外合邪，同气相求，素体阳气不足易感受寒邪而发病。体质属阳气不足、卫阳不固的患者以及存在内伤宿疾如风心病心衰、病态窦房结综合征、慢性肾功能不全等属心肾阳虚的患者，易感风寒之邪而发病，即便感受风热之邪也易寒化。另外，我们不能忽视临床存在外感咳嗽因误用、过用寒凉而致阳损寒滞的迁延咳嗽。因此，要充分认识到寒邪状态要素在有内伤基础的外感咳嗽中的重要性。

（2）风

风为百病之长。外邪犯肺，风邪常伴随寒、热、燥、湿等邪而入。临床常表现为风寒犯肺、风热袭肺、风燥伤肺、风湿困肺等状态。

（3）热

热是本病咳嗽的状态要素之一，常具有阶段性，或风热袭肺，或风寒入里化热。临床医师一般不会忽视热邪为患，尤其是感邪病原菌属细菌者，常表现为阶段性的痰热状态。这种风热和痰热状态往往是阶段性的，或是兼夹性质。随着病程演变或是治疗干预，风热和痰热往往 3～5 天缓解。

（4）燥

燥是本病咳嗽的状态要素之一，具有地域性和季节性特点。北方秋季燥邪当令，入秋早晚气温差异再加患者燥热病理体质或是宿疾伤阴内热状态，内外合邪，同气相求，可表现为凉燥或温燥。如临床患者消渴宿疾不愈，阴虚燥热之体，往往不耐受秋冬燥邪而发病；亦可因感受风热外邪，失治误治，伤阴化燥作咳等等。

（5）湿

湿是本病咳嗽的状态要素之一，作为致病因素而言，有外湿和内湿之分。外湿往往有地域性和季节性的特点，内湿则往往与素体体质及相关内伤宿疾有关。临证也容易表现具有作为外感咳嗽的状态要素，往往是以内湿为基础，内外合邪而成，或风寒夹湿，或风寒外束、湿热内蕴，或痰湿阻肺等。此类患者常存在素体湿盛，或是脾气、中阳不足的内伤基础，内外合邪而发病。

（6）虚

虚是本病咳嗽的重要内伤基础状态要素。外感咳嗽的发生，多发生在一时正气不足，或是正气亏虚的基础上。一时不足感受外邪而发病，常表现为无内伤基础的外感咳嗽。而素体正气不足，则是本病咳嗽的重要内伤基础。正气不足包括气血阴阳的偏亏，视素体不足和相关内伤宿疾存在而不同，还可兼夹痰、湿、瘀内生诸邪，常见肺气不足、肺脾气虚、肺胃阴虚、阴虚阳亢、肺肾两虚、心肾阳虚等。患者或属易感冒体质，或属内伤宿疾（如慢性支气管炎、慢性阻塞性肺疾病、支气管扩张、支气管哮喘、糖尿病、慢性心功能不全、慢性肾功能不全等）而见虚损状态表现。如慢支及慢阻肺常见肺脾气虚、肺脾肾虚等，支气管扩张常合并气虚、气阴两虚等，支气管哮喘常合并肺脾气虚、气阳两虚等，糖尿病常合并阴虚、气阴两虚等，慢性心肾功能不全常合并心肾阳虚等虚损状态。临床正虚感邪，表现为虚实夹杂，外邪可进一步损伤正气，如耗伤气津，损伤阴阳，加重原脏器功能不足，甚至正虚邪陷。

（7）痰饮

痰既可生于外邪犯肺，正邪交争，津液敷布失常（痰生于肺），亦可作为内伤宿疾中既存之痰而出现，如慢性支气管炎、慢性阻塞性肺疾病、支气管扩张、支气管哮喘等，慢支及慢阻肺患者常以痰湿、痰饮或痰浊存在，支气管哮喘患者常以寒痰、风痰存在，支气管扩张常以痰热夹虚状态而存在。

饮属阴邪，常作为状态要素并存于内伤宿疾，如支饮、痰饮、溢饮等。对于本章讨论的急支而言，重点是指支饮为患。正如喻嘉言认为痰饮是咳嗽病机中非常重要的病理基础，其在《医门法律》中说："盖以咳嗽必因之痰饮，而五饮之中，独膈上支饮最为咳嗽根底。外邪入而合之固嗽，即无外邪而支饮渍入肺中，自足令人咳嗽不已，况支饮久蓄膈上，其下焦之气逆冲而上者，尤易上下合邪也……不去支饮，其咳终无宁宇矣。"临床常见慢支、慢阻肺、支气管哮喘等证属阳虚饮停者，或见慢性心肾功能不全患者证属阳虚水泛、凌心射肺者，感染外邪，也可出现寒热错杂状态。

（8）瘀血

瘀血属于内伤基础的状态要素而存在，由于内伤宿疾不愈，久病入血入络，或是存在局部瘀阻，络脉不畅通。对于外感咳嗽而言，瘀血和肺络不畅作为状态要素，也会对病机转归发生或多或少的影响。就对于外感病传统观点而言，先外感后内伤，瘀血一般不先处理，但肺络不通，往往不利于正气祛邪外出以及脏腑损伤的修复，因此，在治疗时应当兼顾。

（9）肝阳偏亢

肝阳偏亢，可作为一种重要的状态要素而影响本病外感咳嗽。由于肝肺相关，肝阳上亢不利于肺气的肃降，而且由于存在阴虚阳亢的基础，易感受风热之邪，形成风热阳亢相互助长，不利于肺气的肃降。因此在状态调节时须予以兼顾，清肝平木，以平衡肺之升降，从而缓解咳嗽症状。

2. 当前病机

对本病咳嗽状态的辨识，可分无内伤基础的急支咳嗽及有内伤基础的急支咳嗽。无内伤基础的急支咳嗽，一般可从风寒咳嗽、风热咳嗽及风燥咳嗽立论，《中医内科学》咳嗽篇已经有详细论述，本章不做重复讨论。下面重点分析有内伤基础的急支咳嗽，其状态机制主要有内外合邪、正虚感邪、脏腑相关，分述如下。

（1）内外合邪，同气相求

内外合邪是指内生诸邪与六淫等外来之邪相合而形成内伤基础上的外感咳嗽。内外合邪是针对邪气而言，包括了内生和外来之邪。内生之邪包括风、火、寒、燥、痰、湿、饮和瘀等机体内在之邪；外来之邪包括六淫、时行之气以及现代环境变迁带来的大气污染等。对急支咳嗽而言，内生之邪与痰、燥、火关系更密切；外来之邪以风、热、燥和寒为多。内外合邪有一定的规律，主要表现为"同气相求"。即素有内寒之人，则易感受外寒，形成两寒合邪之势；内热素盛之体，更易感受风热之邪；禀质偏燥之人，燥金当令，则易发内外皆燥之咳嗽；而痰湿素盛之体，则易与湿邪和（或）寒邪"同气相求"，从而形成内伤基础上的外感咳嗽。另外，内外合邪同气相求，往往具有时间和季节的规律。这与四季客气当令和时间段的阴阳属性有关。如春季风木、夏季热火、长夏湿土、秋季燥金、冬季寒水，子时凌晨属阴易寒，午后属阳易热等。

（2）正虚感邪，气有定舍

由于机体气、血、阴、阳偏衰，外邪乘虚侵袭机体而发病。故正虚感邪是外感咳嗽的重要发病基础。如吴德汉在《医理辑要》所说："要知易风为病者，表气素虚；易寒为病者，阳气素弱；易热为病者，阴气素衰；易伤食者，脾胃必亏；易劳伤者，中气必损。须知发病之日，即正气不足之时。"正虚感邪，往往虚处留邪，而表现为气有定舍。如不同性质的外邪易和特定禀质虚实的脏腑相合。如《素问·咳论》："五脏各以其时受病，非其时各传与以之。人与天地相参，故五脏各以治时，感于寒则受病，微则为咳，甚者为泄为痛。乘秋则肺先受邪，乘春则肝先受之，乘夏则心先受之，乘至阴则脾先受之，乘冬则肾先受之。"临床如素体肝经郁热或肝阳偏亢之人，外来风热之邪与风木之脏的禀质相合而发生肝肺相关的内伤基础上的外感咳嗽；素体心气、心阴不足之人，暑热之邪易通于心而发暑热咳嗽；素体脾虚湿盛之人，外湿易从其性而相合发生外感夹湿咳嗽；素体肾阳不足之人，易后背着凉而发生寒邪咳嗽；素体肺燥之人，外燥易与之相合而发生燥咳。

（3）脏腑相关，气机为枢

生理上五脏相关，病理上五脏亦相互影响。外感咳嗽病位主在肺，但与脾、肾、肝等脏腑相关。如赵献可在《医贯》中明确提出："故咳嗽者，必责之肺，而治之之法不在于肺，而在于脾。不专在脾，而反归重于肾。盖脾者肺之母，肾者金之子。"如素体肺肾阴虚之人，外邪乘虚犯肺，即可形成肺肾阴虚的外感咳嗽；素体脾虚痰伏之人，外邪犯肺，引动伏痰，即可形成脾虚痰阻的外感咳嗽；素体肾虚，肾不纳气之人，外邪犯肺引动冲气上逆，则形成肾不纳气这一内伤基础上的外感咳嗽；素体肝阳偏亢之人，由于肝升太过，必然影响肺之肃降，一旦外邪犯肺而致肺失宣降，则可形成肝肺相关的病机状态；素体胃失和降的病人，当外邪犯肺而致咳嗽时，则易形成肺胃同病的病机状态；平素便秘的患者，多有腑气不通的病机存在，由于肺与大肠相表里，在发生外感咳嗽时，则易出现肺肠同病的病机状态。

3. 演变病机

无内伤基础的急支咳嗽若失治误治而伤肺气，卫表不固则更容易感受外邪，日久肺脏受损则逐渐转化为内伤咳嗽。有内伤基础则病深，治疗难度较大，如延误失治，可导致劳损，甚至导致病情加重，病位由肺、脾、肾继而累及心，演变为喘证慢阻肺、肺胀之肺心病。

四、状态辨治

由于内伤基础的存在，外感与内伤相互影响，往往使状态复杂，与典型的外感咳嗽存在明显区别。对于内伤基础上外感咳嗽尤其适用于通过状态辨识和调节来处理，以提高疗效。

1. 治疗原则

咳嗽的治疗应分清邪正虚实，辨别有无内伤基础。无内伤基础的急支咳嗽以宣肺祛邪为主，按病邪性质如风寒、风热、风燥进行论治；有内伤基础的急支咳嗽多为虚实夹杂，除直接治疗肺外，还应从整体出发，祛邪利肺的同时兼顾健脾、治肝、补肾等。临证时可以通过对患者就诊时突出的核心状态要素进行识别而精准有效干预。

2. 西医治疗

急性气管支气管炎轻症患者多无须住院治疗，对于有疾病基础如心肺疾病等患者，可能会诱发气喘、缺氧等，则需要住院接受对症支持治疗。本病临床治疗以对症治疗为主，包括氧疗、抗感染、止咳祛痰、解痉平喘等；若痰培养找到明确的细菌病原体，可针对细菌选择敏感抗生素抗感染治疗。

3. 分状态治疗

（1）风寒袭肺态

临床表现：恶寒，发热，头痛，身痛或骨节疼痛，痛处不移，得热痛减，舌苔薄白，脉紧。

治法：辛温散寒。

常用药物：风寒袭肺，肺失宣降状态，可予麻黄、杏仁、紫菀；外寒内饮，痰阻气逆状态，可予麻黄、桂枝、干姜。

角药举例：

1）麻黄、杏仁、紫菀

麻黄发汗散寒，宣肺平喘，其不去根节，为发中有收，使不过于汗；杏仁宣降肺气，止咳化痰，以不去皮尖，为散中有涩，使不过于宣；紫菀辛温润肺，苦温下气，消痰止渴，治寒热结气，咳逆上气。三药相配，共奏散寒宣肺、止咳平喘之功。

2）麻黄、桂枝、干姜

麻黄辛温，发汗解表，平喘利水；桂枝辛甘温，发汗解表，温经通阳，化气利水。麻黄、桂枝相须为君，发汗散寒以解表邪，且麻黄又能宣发肺气而平喘咳，桂枝化气行水以利里饮之化。干姜温肺化饮，兼助麻黄、桂枝解表祛邪。三药同用，共奏解表散寒之效。

（2）风邪犯肺态

临床表现：咳嗽，干咳无痰，遇风易作，喷嚏，鼻痒，咽痒，恶风，舌淡红，苔薄白，脉浮。

治法：疏风解表。

常用药物：风寒状态可予麻黄、白前、金沸草；风热状态可予桑叶、菊花、薄荷；风燥状态可予桑叶、杏仁、蝉蜕；风湿状态可予麻黄、杏仁、薏苡仁。

角药举例：

1）麻黄、白前、金沸草

麻黄辛温，发汗散寒，宣肺平喘；白前辛温，止咳化痰，宣降肺气；金沸草辛苦温，性善疏散，宣肺止咳，降气平喘，治风寒结气，咳逆上气。三药相配，共奏散寒宣肺、止咳平喘之功。

2）桑叶、菊花、薄荷

桑叶、菊花甘凉轻清，疏散上焦风热，且桑叶善走肺络，清泄肺热；薄荷助桑、菊疏散上焦之风热。三药相配，共奏疏风清热之效。

3）桑叶、杏仁、蝉蜕

桑叶清宣燥热，透邪外出；杏仁宣利肺气，润燥止咳；蝉蜕疏散风热，利咽止咳，善治咽痒咳嗽。三者相配，共奏疏风润燥之功。

4）麻黄、杏仁、薏苡仁

麻黄宣肺平喘，疏解肌表，发汗运水祛湿；杏仁宣降肺气，止咳化痰；薏苡仁健脾祛湿。三药相辅相成，共奏疏风祛湿之效。

（3）痰热壅肺态

临床表现：咳嗽，痰色黄质稠黏，面赤或身热，口干欲饮，舌红，苔黄腻，脉数。

治法：疏风清热化痰。

常用药物：风热状态可予桑叶、金银花、栀子；痰热状态可予芦根、石膏、黄芩、瓜蒌。

角药举例：

1）桑叶、金银花、栀子

桑叶甘凉轻清，疏散上焦风热，且桑叶善走肺络，清泄肺热；金银花清热解毒，助桑叶散上焦之风热；栀子苦寒，清热泻火解毒。三药奏疏风宣肺、清热解毒之效。

2）芦根、石膏、黄芩、瓜蒌

芦根甘寒，清解肺热，宣降肺气，止咳化痰；石膏辛甘寒，清热泻火，除烦止渴，能清郁热；黄芩苦寒，清肺泻火，解毒化湿；瓜蒌甘寒，清肺化痰力强，且可通便泻热，用量要大。四药同用，共奏清肺泻热、化痰止咳之效。

（4）风燥犯肺态

临床表现： 喉痒干咳，咽痛，唇鼻干燥，无痰或少痰，质地黏稠，难咯出，或痰中带血丝，口干，舌红干而少津，苔薄白或薄黄，脉浮数。

治法： 润燥止咳。

常用药物： 凉燥外袭状态可予苏叶、前胡、杏仁；温燥外袭状态可予桑叶、杏仁、梨皮；温燥伤肺，气阴两伤状态可予桑叶、沙参、麦门冬。

角药举例：

1）苏叶、前胡、杏仁

苏叶辛温不燥，发表散邪，宣发肺气，使凉燥之邪从外而散；杏仁苦温而润，降利肺气，润燥止咳；前胡散邪疏风，降气化痰，既协苏叶轻宣达表，又助杏仁降气化痰。三药同用，共奏疏风清肺、润燥止咳之效。

2）桑叶、杏仁、梨皮

桑叶辛凉甘润，清宣燥热，透邪外出；杏仁宣利肺气，润燥止咳；梨皮清热润燥，止咳化痰。三药同用，共奏疏风润燥之功。

3）桑叶、沙参、麦门冬

桑叶质轻性寒，轻宣肺燥，透邪外出；麦冬滋阴润肺。两者配伍，宣中有清，清中有润，是为清宣润肺的常用组合。沙参养阴生津，润肺止咳。三者同用，共奏疏风润燥、养阴止咳之效。

（5）痰湿蕴肺态

临床表现： 湿作为急支咳嗽的状态要素，外湿困肺相对少见，而以湿性病理体质状态或是内伤宿疾表现为脾虚困湿状态者感受外邪相合为病多见。临床常兼夹有发热反复、头身困重、脘腹痞满、纳呆、大便不爽等症，苔或多或少兼有腻象。

治法： 燥湿化痰。

常用药物： 风湿阻肺，肺失宣肃状态可予麻黄、法半夏、浙贝母；风寒犯肺，湿浊中阻状态可予麻黄、杏仁、藿香。

角药举例：

1）麻黄、法半夏、浙贝母

麻黄辛温宣肺平喘，疏解肌表，发汗运水祛湿；法半夏温化寒痰，化湿和胃；浙贝母清化痰湿，止咳化痰。三药相辅相成，起疏风祛湿化痰之效。

2）麻黄、杏仁、藿香

麻黄宣肺平喘，疏解肌表，发汗运水祛湿；杏仁宣降肺气，止咳化痰；藿香味辛性微温，芳香化浊，和中止呕。三者起疏风散寒、健脾化湿之用。

（6）外实内虚态

临床表现： 虚作为急支咳嗽的重要状态要素，往往表现为虚性内伤基础的存在对外感咳嗽的影响，临床除外感咳嗽的相关表现外，多有反复外感的正气虚损表现。临证当区分气虚外感咳嗽、阳虚外感咳嗽、阴虚外感咳嗽的不同而进行干预，关键在于处理好外感与内伤、虚与实之间的关系，尤其是病机属性上存在矛盾的虚实关系，如气虚有热，阴虚夹痰。

治法：扶正止咳。

常用药物：气虚感寒，痰浊阻肺，肺失宣降状态可予党参、茯苓、法半夏；肺阴不足，肺燥失肃状态可予沙参、桑白皮、麦冬；心肾阳虚，风寒犯肺，肺失宣降状态可予麻黄、附子、生艾叶。

角药举例：

1）党参、茯苓、法半夏

党参甘温益气，扶正托邪；茯苓甘淡健脾，化痰祛湿；半夏温燥，温化寒痰，止咳宣降肺气。三药散补并行，散不伤正，补不留邪。

2）沙参、桑白皮、麦冬

沙参甘凉，养阴益肺润燥；桑白皮甘寒，泻肺平喘，利水消肿，泻肺行水力强；麦冬甘凉，润肺养阴泻热。三者起泻肺润燥、养阴止咳之效。

3）麻黄、附子、生艾叶

麻黄辛温，发汗解表；附子辛热，温经助阳，以鼓邪外出。两药温散寒邪而恢复阳气。生艾叶温热散寒助麻黄发汗解表，又助附子温经散寒。三药合用，补散兼施，可使外感寒邪从表散，又可固护阳气，共奏助阳解表之功。

（7）肝阳偏亢态

临床表现：肝阳偏亢作为肝郁的状态要素，重点是处理好肝肺的升降失衡和外风内风相合为病的关系。对于前者当清肝平木，复肺宣降之常；对于后者当内外同调，外散风热，内息肝风，从而缓解咳嗽症状。临床多表现为咽干口苦，痰黏难咯，胸胁胀痛，症状可随情绪波动增减，舌红，苔薄黄少津，脉弦。

治法：平肝潜阳。

常用药物：风热外袭，肝阳上亢，肺失肃降状态可予柴胡、羚羊角、川贝母；风热袭肺，内则肝火犯肺，肺失肃降状态可予桑白皮、蛤粉、青黛。

角药举例：

1）柴胡、羚羊角、川贝母

柴胡苦平，透解邪热，疏达经气；羚羊角咸寒，清泄肝热，凉肝息风；川贝母味苦性微寒，清热化痰，止咳散结。三药共奏疏肝潜阳、化痰止咳之效。

2）桑白皮、蛤粉、青黛

桑白皮甘寒性降，清泄肺热，止咳平喘；蛤粉苦咸寒，清肺化痰，软坚散结；青黛咸寒，善清肝经郁火，并清肺热以消痰止嗽。三药配伍，使肝火得降，肺热得平，痰热得化，清肝、宁肺、化痰并举，标本兼顾。

五、病案举例

患者女，68岁。

2008年5月8日初诊：患者于5天前汗出当风，出现咽痛，鼻塞流涕，伴有发热，最高38.9℃，于西医院就诊，查血常规白细胞升高，胸片双肺纹理粗乱，考虑为上呼吸道感染、急性支气管炎，予抗感染药物抗感染，并予解热镇痛药服用。经治疗后发热退，咽痛减轻，咽痒咳嗽，咳黄白黏痰，量少，不易咯出，口干，大便干，2日未行。患者有2型糖尿病病史10余年，目前服用降糖药控制。平素易咽干口燥，大便偏干。查体：咽充血，左扁桃体稍肿大，双肺未及干湿性啰音。舌偏红质嫩，苔薄白稍黄而干，脉略滑。

中医诊断：咳嗽。

西医诊断：急性支气管炎；2型糖尿病。

状态分析：患者有2型糖尿病病史，平素易咽干口燥，大便偏干，为素体阴亏，感受风热，而成风热袭肺，阴虚痰热，肺失宣肃状态。其病本虚为阴虚，标实为风热痰热，虚少实多。虚为阴虚，占状态要素三成；实为风热与痰热，占七成，风热与痰热并重。脏腑相关因素：肺肠同病、阴虚肠燥、肺失宣降。

治法：凉散风热，清热化痰，兼以养阴润肠通便。

处方：桑叶15g，苦杏仁15g，金银花10g，黄芩15g，法半夏10g，麦冬15g，紫菀15g，生石膏30g，北沙参15g，芦根30g，浙贝母15g，地龙10g，全瓜蒌30g。5剂，水煎服，每日1剂。

2008年5月14日复诊：患者咳嗽减轻，偶咳少量黏痰，色转白，间有咽痒而咳嗽，大便已通畅，口仍干，舌淡红偏嫩，薄白微腻，脉略滑。治以初诊方去地龙、桑叶及全瓜蒌，加炙麻黄6g，生艾叶5g，百部15g，木蝴蝶10g。5剂。药后随访，症状基本缓解。

第三节　慢性支气管炎

一、概述

慢性支气管炎（简称慢支）是指由气管、支气管黏膜及其周围组织的慢性非特异性炎症。表现为连续2年或以上及每年发作超过3个月，出现咳嗽、咳痰或喘息的临床症状，并排除引起咳嗽的其他疾病（如哮喘、支气管扩张、囊性纤维化等）。慢性支气管炎属于中医的"咳嗽""痰饮"及"喘证"等范畴。

慢支是从临床症状表现而命名的现代医学病名，据临床表现常分为急性加重期、慢支迁延期及慢支稳定期。慢支急性加重期属于外感咳嗽范畴（属于内伤基础上的外感咳嗽），慢支迁延期介于外感咳嗽与内伤咳嗽之间，而以咳嗽、咳痰表现为主的慢支稳定期又属于内伤咳嗽的范畴，同时又是外感咳嗽的重要肺系内伤基础。为避免内容重复，本节只讨论慢支的稳定期，而慢性支气管炎急性发作等属外感咳嗽内容参见急性气管支气管炎一节。

1. 流行病学

慢性支气管炎是危害人类健康的常见病和多发病。本病随年龄的增长而增加，50岁以上患病率可高达 11.3%。慢性支气管炎的发病与患者的职业（粉尘、油烟、化学物质等）密切相关，吸烟人群本病的发病率更高。随着慢性阻塞性肺疾病的概念越来越被大家接受，相关指南成为全球共识，慢性支气管炎相关概念虽在淡化，但它仍是慢性阻塞性肺疾病的重要组成部分，只是诊断角度不同而已。

2. 疾病特点

慢性支气管炎以咳嗽、咳痰或喘息为主要临床症状，早期查体中可无明显阳性体征，合并肺气肿的患者查体可有肺气肿体征，合并感染时双肺可闻及干湿性啰音。慢性支气管炎病理组织学特征是非特异性的炎症，表现为分泌细胞增生肥大，黏膜层各种急慢性炎性细胞浸润，病灶处黏膜下层纤维化，鳞状上皮化生。本病外周气道黏液堵塞，细支气管周围炎症，纤维化发生等，与其他疾病包括哮喘、囊性纤维化、支气管扩张等既有相同的特点，也有不同之处。

慢性气道炎症是本病整个病理生理过程中的核心环节。慢性气道炎症不同于哮喘，是以中性粒细胞为主，伴有单核细胞、巨噬细胞及淋巴细胞增加为特征。由于吸烟、空气污染、反复感染、下呼吸道细菌定殖等各种理化、生物因素的刺激，诱发和启动炎症过程，它包括趋化物、调节黏附的细胞因子的许多介质释放，细胞转移过程，活化和脱颗粒等，大量氧自由基生成，生物活性酶释放，炎症持续并形成恶性循环，最终导致气道病理损伤。

3. 中医认识

慢支临床表现为慢性咳嗽、咳痰，常因天气变化、起居饮食不节而感受外邪导致病情加重，咳嗽明显，痰量增加，色可转黄稠，可伴寒热表证，经治疗后症状又可缓解，趋于稳定，表现为咳嗽、咳白痰。本病又可与多种内伤宿疾并见，表现为寒热虚实错杂，并随病程而变。

慢性支气管炎属于临床常见病，医家对于慢性支气管炎的中医治疗具有较多研究，有专家治疗慢性支气管炎主张急则治标，缓则治本，在急性发作期时应区分寒热属性分而论治；在慢性迁延期当标本兼顾；进入临床缓解期，此时治疗应予扶正固本为主，佐以化痰活血。也有专家指出慢性支气管炎急性发作时，应以解表为主兼止咳化痰，治疗应强调体质调整，增强体质以减少发作频率及程度，治疗过程中应配合健脾补肾益气之法。还有专家认为该病的基本病机为"外邪引动伏痰"，痰浊阻肺，肺失宣降为病机关键；急性发作时以邪实为主，治疗首先应当祛邪，根据痰从寒化及热化的不同，将其分为痰热蕴肺证及寒痰阻肺证，临床治疗可取得一定效果。

中医外治法治疗慢性支气管炎在临床上也起到了积极的使用。有研究指出中药穴位贴敷能改善痰热郁肺证和肺气虚寒证患者咳嗽、咳痰的临床症状，升高血浆 IgA 水平，降低本病急性发作次数及程度。除此之外，亦有研究表示督脉灸对阳虚质慢性支气管炎缓解期可提高治疗有效率。中医外治法给慢性支气管炎患者提供了更多个体化、多样化的治疗方案，并在临床治疗中取得了一定的良好疗效评价。

二、诊断

临床上以咳嗽、咳痰为主要表现，或伴有喘息，每年发作时间持续大于 3 个月，并连续 2 年或以上，排除其他引起咳嗽、咳痰的疾病，可以诊断为慢性支气管炎；若临床上虽有咳嗽、咳痰等表现，但发作及持续时间不足，根据实验室检查也可明确诊断。

1. 实验室检查

胸部 X 线或肺部 CT：可表现为肺纹理增粗、紊乱，呈网格状或条索状，斑点状阴影，以双下肺为主。

肺功能检查：早期可无异常，病情进展后可出现小气道阻塞。

实验室检查结果：血常规可无特殊异常，若合并细菌感染，可出现白细胞总数或中性粒细胞数上升。

病原微生物检查：急性发作期痰培养可呈阳性。

2. 临床分型

单纯型：符合慢性支气管炎诊断标准，具有咳嗽、咳痰的临床表现。

喘息型：符合慢性支气管炎诊断标准，除具有咳嗽、咳痰的临床表现外，还合并肺部哮鸣音和呼气相延长。

三、病机状态分析

1. 基本病机

慢性支气管炎的中医病因总分为内伤和外感，基本病机为正虚，风、寒、痰、瘀交阻于肺，虚邪留滞，痰瘀阻络。慢性支气管炎病性总属本虚标实，本虚多责之于肺、脾、肾三脏亏虚，功能失调，气血津液失于运化，滞留于胸肺为痰；标实则责之于六淫、饮食、劳倦、情志等，其中以风、寒二邪尤甚。本病病位在肺，与脾、肾、肝密切相关。慢支机制可分为气道局部状态和全身状态异常改变。

局部状态：①慢支稳定期下呼吸道细菌定殖。细菌定殖主要与气道局部的抗感染能力和下呼吸道清洁能力下降有关。慢支下呼吸道细菌定殖正反映出其正虚留邪，虚邪留滞的局部病理状态。另一方面细菌定殖也是导致慢支气道炎症持续存在的原因之一。②痰的生成和清除异常，慢支持续的气道炎症促进了气道分泌物（痰液）的生成，而持续的气道炎症造成的纤毛功能及结构损伤使气道局部清除能力下降，痰蓄积反过来又促进了气道炎症持续。这些是慢支痰生于肺和虚毒内生的机制所在。③气道重建，慢支气道炎症导致气道反复损伤与重建，最终会导致病理性的重构，从而促进了气道阻塞，这是慢支久病入血入络的机制所在。慢支的气道局部状态机制是在正气不足，虚邪留滞的基础上，反复感邪而形成痰瘀互阻，肺络受损不畅。慢支局部病机状态是慢支急性发作的重要内伤基础。

整体状态：慢支病位主在肺、脾、肾三脏，其病势始在气，继入血，由肺及脾，进而及肾，最终导致肺、脾、肾俱损。慢支整体病机的重要病理基础是慢支气道局部痰瘀毒互阻、肺络受损不畅及正气不足的病理状态持续存在。

2. 当前病机

根据慢支发作症状程度、胸片、检查结果、反复发作的病史、年龄、体质及基础疾病，分析就诊时正虚，风、寒、痰、瘀交阻于肺，虚邪留滞，痰瘀阻络的病机状态。

（1）虚

慢支之虚当分局部之虚和全身之虚。局部之虚是慢支重要的局部病理状态要素。任何疾病的发生发展，均离不开正邪之间的斗争。慢支的气道病理过程正是一个正邪交争的过程。结合现代慢支病生理机制，慢支气道中属于正气的，包括完整的气道黏膜屏障、咳嗽排痰功能、抗氧自由基损伤能力、非特异性的免疫功能等；属于邪气的，包括吸烟、空气污染、反复感染、下呼吸道细菌定殖等理化、生物刺激以及持续过激的炎症反应等。正邪交争，正气受损，表现为气道防御屏障破坏（如气道上皮不完整）、排痰能力下降、免疫功能下降等。正气受损易致外邪乘虚犯肺，或致虚邪留滞，反过来进一步损伤正气，并继发痰浊瘀血，肺络受损。

全身之虚表现为两种情况，一方面因正虚在前，尤其是虚人反复感冒，迁延不愈，肺中局部虚损状态形成，反复感邪，最终发展成为慢支。另一方面则是由于慢支形成，病程反复，经过数年发展，终因脏腑相关，病由肺及脾肾。

（2）痰

痰是慢支重要的状态要素，贯穿病程始终。慢支的痰常以有形之痰表现。痰既是慢支正邪交争的病理产物，同时又是新的致病因素，这不仅是中医的认识，同时现代医学的病理生理机制也可以体现出来。痰既是慢支气道炎症的产物，同时也是慢支气道炎症的促进因素。通过对慢支气道病理形态学观察，可见气道腺体的黏液泡增生、肥大、浆液型及混合型腺泡发生黏液变，腺泡及导管因黏液潴留而扩张，黏液上皮的杯细胞增生，气道分泌物增多等病理变化，这些正是慢支气道痰阻的表现。慢支气道损伤和修复过程，一方面促进了气道腺体的黏液泡增生、肥大，增加了痰的生成；另一方面导致气道结构重塑，气道纤毛结构损伤和功能下降，又使气道对痰的清除能力下降，增加了痰的潴留。痰属阴邪，是由于肺脾肾脏腑功能失调，水液代谢敷布气化异常而产生的病理产物。慢支慢性气道炎症，痰是正邪交争的产物，早期责之于肺（痰生于肺），后期责之于肺脾肾，正所谓"脾为生痰之源，肺为贮痰之器""痰动于肾"。不少慢支稳定期患者往往咳嗽不明显，因痰而嗽，痰出咳止，晨起进餐后咳痰，痰常为稠结块，易咯，色灰白，或间中带黑点，当然也有质黏难咯或清稀带泡沫者，或责之于湿，或责之于燥，或责之于寒等。

（3）瘀

瘀是慢支重要的病理状态要素，不论是从气道局部病理生理机制，还是中医久病入血入络理论的角度都好解释。按照络病理论，由于客邪入里，壅阻络道或内生之痰、瘀、毒阻滞络道。络病病位深在脏在血，由于病程迁延，慢支出现气道瘀阻、肺络不通的重要原因就是外邪犯肺、内生之毒续生，即"经脉邪去，络脉留邪"，从而损伤肺络，日久形成慢支气道瘀阻，肺络不通。因为慢支气道炎症导致气道反复损伤与重建，最终会导致病理性的重构，出现局部微循环障碍，血行瘀滞而成瘀；后期气道重构，血络循行严重受阻，肺络不通。本病形态学表现为分泌细胞化生，黏液堵塞，细支气管扩张或是闭塞，纤维化发生，微循环障碍及血管重构等。最终使慢支久病入血入络，形成气道痰瘀毒互阻，肺络不通，而成顽疾不愈。

（4）寒

本病寒的病理状态要素常见于病程后期，病由肺及脾肾，损伤脾肾阳气，而出现"阳虚生内寒"的虚寒之象。脾肾阳气不足，不仅是酿湿生痰之重要基础，也是感受外邪而加重的重要基础，尤其是北方天寒之地以及寒冷季节。

3. 演变病机

慢性支气管炎风、寒、痰、热、瘀交阻日久，正虚反复感邪，慢支反复急性发作，导致正气反复受损，脏腑功能失调，从局部影响到整体，由肺系本脏延及脾、肾诸脏，最终导致肺、脾及肾三脏俱损，脏腑功能失调的病理状态，形成喘证之慢阻肺等顽证。如延误失治，可导致劳损，肺、脾、肾、肝受损日益严重，病位可由肺、脾、肝、肾继而累及心，演变为肺胀之肺心病，急性加重甚至引起喘脱、肺衰之呼吸衰竭等坏证。

四、状态辨治

1. 治疗原则

本病急性发作期治以控制感染，化痰解痉平喘；缓解期则以增强体质，避免诱因，减少发作为主。

状态调节原则：充分识别和处理好虚、痰、瘀、湿、寒等状态要素，权衡虚实、气道局部与全身整体状态关系。局部重视虚、瘀、痰及毒的处理，整体重视肺脾肾脏腑相关的状态调节。

2. 西医治疗

（1）急性发作期

①抗感染治疗，根据经验或痰培养选择药物，针对细菌选择敏感抗生素抗感染治疗，临床常可选用青霉素如阿莫西林、β-内酰胺类如头孢、喹诺酮类如左氧氟沙星、大环内酯类如阿奇霉素等。②化痰止咳如氨溴索、乙酰半胱氨酸等。③解痉平喘如茶碱类。

（2）缓解期

①避免发作因素，如吸烟、食物刺激。②加强锻炼，增强体质，提高免疫力。

3. 分状态治疗

（1）虚态

临床表现：虚是慢支稳定期重要的病理状态要素，分局部之虚和全身之虚。早期可能全身虚损不明显，或者无虚损征象，临床可表现为干咳无痰或少痰，或咳痰无力，气短，或喉痒咽干，舌淡苔薄白或少苔，脉细弦或数。

治法：益气扶正。

常用药物：肺脾两虚，易自汗易外感状态可予黄芪、白术、防风；肺脾肾虚，痰浊内阻状态可予人参、五味子、肉桂；肺脾两虚，痰浊阻肺状态可予茯苓、白术、陈皮。

角药举例：

1）黄芪、白术、防风

黄芪甘温，内外同治，大补脾肺之气；白术甘温，健脾益气，使脾气旺则土能生金，肺金足则固表实卫。二药相须为用，使肺脾气旺表实，外邪难侵。防风辛甘微温，走表既祛风邪又防御风邪之侵，黄芪伍防风固表而不恋邪，祛邪而不伤正。三药合用补中有疏，散中有补。

2）人参、五味子、肉桂

人参甘温，大补元气；五味子酸甘温，收敛固涩，益气生津，补肾宁心，化痰止咳，又主收涩，使人参之气内固于肺、脾、肾；肉桂辛甘热，补火助阳，引火归原，温通上下。三药共奏益气温阳、化痰止咳之效。

3）茯苓、白术、陈皮

茯苓甘淡，健脾益气，化湿化痰；白术苦甘温，益气健脾，燥湿利水；陈皮苦辛温，理气健脾，燥湿化痰以消湿聚之痰，除胸脘痞闷，又能止呕以降胃气，所谓"气顺而痰消"。三药共奏健脾益气、化痰宣肺之功。

（2）痰气内阻态

临床表现：咳嗽，痰多，疲倦乏力，纳差，痞满，大便溏，舌淡苔白腻或黄腻，脉滑。

治法：化痰宣肺止咳。

常用药物：痰湿阻内状态可予法半夏、橘红、胆南星；食痰阻滞而气逆状态可予紫苏子、白芥子、莱菔子；上实下虚，痰阻气逆状态可予紫苏子、半夏、肉桂。

角药举例：

1）法半夏、橘红、胆南星

半夏辛温性燥，善燥湿化痰又和胃降逆；橘红既可理气行滞又能燥湿化痰；胆南星燥湿化痰以助化痰之力。三者相配，燥湿化痰之力强。

2）紫苏子、白芥子、莱菔子

紫苏子辛温芳香善降气消痰，止咳平喘，并有润肠通便之功，有利于肠中痰浊下降而利肺气；白芥子辛温燥烈，善温化寒痰，利气散结；莱菔子消食导滞，降气祛痰。三味相合，既可祛痰降浊，又可利气宽胸，使痰消食化，痰降气顺，则咳喘气逆、胸膈满闷等症自解。

3）紫苏子、半夏、肉桂

紫苏子降气平喘，祛痰止咳；半夏燥湿化痰，降逆以治上实；肉桂辛甘热，补火助阳，温补下元，纳气平喘以治下虚。三药同用，起降气平喘、祛痰止咳、温肾助阳之效。

（3）虚寒态

临床表现：手脚冰凉，畏寒怕冷，受凉即咳嗽流涕，胃脘部冷痛，大便稀溏或容易腹泻，舌质淡胖，脉沉细。

治法：调补脾肾，温阳通阳。

常用药物：中焦阳虚可予干姜、细辛、茯苓；脾肾阳虚可予川椒、艾叶、肉桂，重则加用附子。

角药举例：

1）干姜、细辛、茯苓

干姜取其辛热之性，既散寒温肺以化饮，又温运脾阳以燥湿；细辛以之辛散，温肺散寒，助干姜散其凝聚之饮；茯苓之甘淡，健脾渗湿，一则化既聚之痰，二则杜生痰之源。三药温散并行，开合相济，则寒邪得去，痰饮得消。

2）川椒、艾叶、肉桂、附子

川椒散寒燥湿，温补脾肾之阳；艾叶辛温，温脾肾，通经散寒湿，止咳，且入血分；肉桂温肾补阳，暖脾胃除积冷，通血脉。三药合用，共奏健脾温阳、化痰宣肺之功。阳虚寒重者可用附子，附子温热，补火助阳，温补肾阳，回阳救逆，散寒力雄厚，但注意附子不要与半夏、瓜蒌、贝母配伍。

（4）瘀血内阻态

临床表现： 口唇发绀，皮肤紫斑，夜眠不佳，面色黧黑，舌质紫暗或舌下络脉怒张，脉多细涩结代。

治法： 化瘀通络。

常用药物： 血瘀状态可予川芎、当归、地龙。

角药举例：

川芎、当归、地龙

川芎辛温，活血行气，化瘀通络；当归辛温，活血通络，兼养血不伤血；地龙咸寒，通络活血，定痉平喘，力专善走，周行全身，以行药力。有时可加黄芪补益肺气，意在气旺则血行，四药合用使气旺血行以治本，祛瘀通络以治标，标本兼顾，且补气而不壅滞，活血又不伤正。

五、病案举例

患者女，70岁。

1999年10月12日初诊： 患者咳嗽20余天。时值秋天，咳嗽剧烈振作，影响睡眠，咽干燥，痰少，咽喉痒甚，气短气喘，活动后加重，头晕胀，大便干，纳可，小便调，双目干涩，舌暗红，苔白欠润，脉弦细。患者有慢支病史10余年，高血压病史15年。血压155/75mmHg，胸片示双肺纹理粗乱，血尿常规正常。

中医诊断：咳嗽。

西医诊断：慢性支气管炎；高血压病。

状态分析：患者有慢支病史10余年、高血压病史15年，素有肾阴虚肝阳偏亢血络瘀阻。秋季当令，燥邪犯肺，肺阴亏耗，燥痰积肺，肺失宣降，肝升太过，肺降不及则咳嗽剧烈振作，影响睡眠，咽干燥咽喉痒甚，痰少，气短气喘，活动后加重，头晕胀，大便干，双目干涩。本例病属本虚标实，虚实参半，虚以肺肾阴虚为主，实为燥痰蕴肺。病位在肺肝肾。舌暗红，苔白少津欠润，脉弦细为之外象。

治法：养阴润肺益肾，清金平木，宣肺止咳。

处方：生石决明30g，瓜蒌30g，石斛15g，生地黄15g，北沙参15g，黄芩15g，炙枇杷叶10g，茅根20g，芦根20g，象贝母15g，桑叶15g，炒杏仁10g，丹参15g，知母10g，当归10g，地龙10g。7剂，水煎服，每日1剂。

1999年10月19日二诊：患者咳嗽减轻，咽痒干，痰少，质黏，难咯，头胀不沉，上午明显，双目干涩，舌暗红，苔薄白，少津，脉弦细。此药阴虚阳亢，风木欲张，增强平肝息风之力，治以初诊方加菊花15g，白蒺藜15g。7剂，水煎继服。

1999年10月26日三诊：患者咳基本止，仍有咽干，咽痒，右目干涩，纳少，舌淡红，苔薄，少津，脉弦。治疗半月，病去大半，停服汤药，继服成药"羚羊清肺丸"以缓图收功。

第四节　支气管哮喘

一、概述

支气管哮喘，简称哮喘，是一种气道慢性过敏性炎性疾病。慢性炎症导致气道高反应和广泛可逆性气流受限，引起反复发作的喘息、气急、胸闷或咳嗽等症状，发作时喉中哮鸣有声，呼吸气促困难，甚至喘息不能平卧为本病的临床特征。发作通常在夜间和清晨加剧，多数患者可经治疗缓解，严重大发作可危及生命。本病中医古代文献有"哮病""喘鸣""上气""哮喘""齁喘"等不同的名称。

1. 流行病学

哮喘是常见多发慢性呼吸系统疾病，可发生在所有年龄段的人群中，是儿童最常见的慢性疾病。世界卫生组织（WHO）估计，目前全球大约有2.35亿患者。中国哮喘患者约3000万人，患病率逐年上升，14岁以上人群哮喘患病率为1.24%，中国城区0～14岁儿童哮喘总患病率为3.02%。

2. 疾病特点

哮喘的具体临床表现形式及严重程度在不同时间表现多变。典型的支气管哮喘发作前常有先兆症状如喷嚏、流涕、咳嗽、胸闷等，随后出现发作性伴有哮鸣音的呼气性呼吸困难，可伴有气喘气促、胸闷或咳嗽，症状可在数分钟内发作，并持续数小时至数天，经平喘药物治疗后可缓解。夜间及凌晨发作或加重是哮喘的重要临床特征。有些病人尤其是青少年，其哮喘症状在运动时出现，称为运动性哮喘。

临床上还存在没有喘息症状的不典型哮喘，病人可表现为发作性剧烈咳嗽、咽喉干痒、胸闷或其他症状。以咳嗽为唯一症状的不典型哮喘称为咳嗽变异性哮喘。以胸闷为唯一症状的不典型哮喘，称之为胸闷变异性哮喘。无反复发作喘息气急的典型哮喘临床表现，但有过敏体质如过敏性鼻炎、荨麻疹或特应性皮炎，或家族成员中有哮喘，或有鼻中隔偏曲、鼻息肉、副鼻窦炎等病史，这类患者长期存在气道反应性增高者称为隐匿性哮喘。

3. 中医认识

传统上认为，哮喘是因禀赋异常，内有伏痰，外感引动伏痰，痰随气升，气因痰阻，气道挛急，痰气搏结，肺失宣降而出现的发作性痰鸣气喘。目前中医临床普遍按分期分型辨证论治，治疗分急性发作期、慢性持续期、缓解期三期。急性发作期分冷哮证、热哮证、风哮证、喘脱危证；慢性持续期分痰哮证、虚哮证；缓解期分肺脾气虚证、肺肾两虚证。冷哮证常用小青龙汤、射干麻黄汤；热哮证常用麻杏石甘汤、定喘汤；风哮证常用三子养亲汤；喘脱危证常用回阳急救汤；肺脾气虚型常用健脾益肺汤、六君子汤合玉屏风散加减；肺肾两虚型哮喘多以金水六君煎为主加减。

近年来穴位贴敷、穴位埋线、针灸疗法、拔罐疗法等中医外治法在支气管哮喘的治疗中发挥着不可替代的作用，能够不同程度缓解本病症状。哮喘外治法机理如对免疫机制调节等方面研究也有进展。

二、诊断

1. 诊断标准

①反复发作喘息、气急、胸闷或咳嗽，多与变应原接触、冷空气、物理、化学刺激以及病毒性上呼吸道感染、运动等因素有关。②发作时在双肺可闻及散在或弥漫性、以呼气相为主的哮鸣音，呼气相延长。③上述症状和体征可经治疗缓解或自行缓解。④除外其他疾病所引起的喘息、气急、胸闷和咳嗽。⑤临床表现不典型者（如无明显喘息或体征），应至少具备以下一项试验阳性：支气管激发试验或运动激发试验阳性；支气管舒张试验阳性［一秒钟用力呼气容积（FEV_1）增加 ≥ 12%，且 FEV_1 增加绝对值 ≥ 200mL］；最大呼气流量（PEF）日内变异率 ≥ 20%。

符合①～④条或④⑤条者，可以诊断为支气管哮喘。

2. 分期分级

根据临床表现，哮喘可分为急性发作期、慢性持续期和临床缓解期。慢性持续期是指每周均不同频度和（或）不同程度地出现症状（喘息、气急、胸闷、咳嗽等）；临床缓解期系指经过治疗或未经治疗症状、体征消失，肺功能恢复到急性发作前水平，并维持 3 个月以上。另外为更好地指导治疗和控制哮喘，临床还有对哮喘病情严重程度分级、控制水平分级、急性发作时的分级等评估标准。

三、病机状态分析

1. 基本病机

哮喘多由风邪袭肺，痰气交阻，搏结气道，气道挛急引起，其基本病机为肺气不平，痰伏于肺，气道挛急，肺失宣降。

气道的收缩与舒张以及气道内液体的分泌在一定的范围内是人体对各种内外刺激的正常功能性调节，而调节过度就是病态。肺主气，司呼吸，主宣发肃降，主通调水道，肺的正常状态是呼吸平顺，津随气布，肺气宣降和畅。肺气不平，气滞不通，津聚成痰，肺失宣降，气道挛急，痰随气升，气因痰阻，痰气互阻，形成哮喘发作状态。

2. 当前病机

根据患者症状病情病史分析判定哮喘的病机状态，可分为急性发作期、慢性持续期和缓解期三个状态阶段。

（1）发作期病机

外风是哮喘发作的主要外因，风邪上受，首先犯肺，外风侵袭，引动伏痰，肺气不平是哮喘发作的最常见诱因。外风夹寒或夹热，外因引动伏痰致气道挛急，痰随气升，气因痰阻，肺气出入不畅，外不得宣，内不得降，以致肺气壅滞，上逆作哮喘。肺系气机处于不通的状态，这种状态与患者的体质及对外因的反应相关。至于化寒化热、转实转虚，则与患者的体质虚实及邪气的性质、病程久远、基础疾病相关。

寒哮：天冷或受寒，再加素体阳虚，发为寒哮，可见哮鸣，痰少色白多泡沫，口不渴，形寒怕冷，舌苔白滑，脉弦紧或浮。

热哮：肺有蕴热，外受风热，引发热哮，痰热蕴肺，痰气交阻，可见哮鸣气喘，气粗息涌，咳呛阵作，咯痰黄黏浊稠厚，口渴喜饮，汗出面赤或有身热，舌红苔黄腻，脉滑数或弦滑。

风哮：肝气亢旺，疏散太过，上逆犯肺，可导致哮喘发作，即木叩金鸣。风哮发作，哮鸣声如吹哨笛，起病急，发前有鼻、咽、眼、耳发痒，喷嚏，鼻塞，流涕的症状，舌苔薄白，脉弦，无明显寒热倾向。

（2）慢性持续期病机

哮喘日久，反复发作，虚与瘀可并行出现，瘀与痰气交阻气道。虚瘀痰阻之哮喘，常常持续发作，无明显缓解，呈现慢性持续状态。

虚瘀痰阻哮：肺主气，司呼吸，营卫气血源于中焦而宣达于上焦，上焦宣达，全赖肺气畅行。哮喘反复发作时气道收缩，黏痰阻滞，以致肺气亏耗，肺失宣降，肺气不平，肺气耗伤，日久波及脾肾。长期肺气逆乱，气血壅滞，瘀血阻于肺络，可波及心脉致使心脉瘀阻，可见哮鸣丝丝，气短息促，动则喘甚，口唇爪甲青紫，舌质暗，脉沉细涩数。

（3）缓解期病机

哮喘急性发作缓解后为缓解期，此期仍存在肺脾肾亏虚或肝气旺盛等致使肺气不平的因素，肺气不平则肺之气道更易收缩，痰液更易分泌，形成正虚气滞痰阻的状态，长期持续，遇到外邪引动即发为哮喘，此即痰伏于肺。这时病机在于肺失宣降，痰伏于肺，肺系气机处于不平的状态。这种状态与患者的体质因素相关，素体肺脾肾亏虚或素体肝气旺盛者，可加重肺气不平症状。

肺脾肾亏虚：哮喘病位虽只在肺，肺气不平的产生则与肝、脾、肾相关。脾虚，土不生金则肺虚；肾虚，金水不相生则肺虚。未发阶段的状态病机以肺脾肾亏虚为主，症见气短，乏力，怕冷怕风，腰酸，易腹泻，纳差，触风寒则流涕、喷嚏，舌淡胖苔白，脉细沉。

肝气旺盛：肺主宣发，肝主疏泄，气机升降相关，肝气收与散的状态直接影响肺气宣降的稳定程度。素体肝肾阴虚，肝气偏旺，或因脾虚肝旺，或因肺虚肝气反侮，致肝气犯肺，一经外风引动，内外合邪，哮喘就易发作为风哮。肝旺肺虚，木旺侮金，肺气不平是风哮产生的主要内因。缓解期肝气旺盛也存在，表现为易急，心烦，眠差或焦虑抑郁，胁胀，腰酸腿软，舌红苔黄，脉弦或弦细。

3. 演变病机

哮喘病程初期，发时气道收缩，痰气互阻，缓解后则气道复原，痰伏气畅，恢复如常；发病日久，气滞血瘀，痰瘀互结，则气道不能完全复原，老痰不能平伏，痰气搏结，喘哮难消。本病后期发作与缓解界限模糊。反复发作则肺脾肾渐虚而见虚证，哮喘日久肺气道阻塞不可逆可以发展为肺胀之肺心病。严重者气滞而血瘀，痰郁而化热，气耗而津伤，喘急而正脱，气脱而神乱。

哮喘发作为急危重症，演变极其迅速，持续哮喘大发作不缓解，喉头水肿会导致缺氧窒息而死亡。

哮喘急性发作期，尤其是哮喘持续状态，人体持续缺氧，部分有心脏宿疾患者，可出现心衰。

四、状态辨治

1. 治疗原则

哮喘急性发作的治疗目标与原则在于尽快缓解症状，解除气流受限和改善低氧血症，同时还需制定长期治疗方案以预防再次急性发作。对于本病者急则治标，缓则治本，宗丹溪"未发以扶正气为先，既发以攻邪气为急"，以"未发治本，发则治标"为基本治疗原则。哮喘未发状态：平肺气，化伏痰，补益肺脾肾，疏肝等，以平为期。哮喘已发状态：宣通肺气，顺气祛痰，以通为顺。由于哮喘是反复发作性的疾病，临床常虚实夹杂，发作时，虽以邪实为主，亦有正虚，缓解期常以正虚为主，但伏痰仍在，故治疗当标本兼顾。

2. 西医治疗

（1）治疗药物

治疗哮喘的药物可以分为控制药物和缓解药物。

控制药物：需要每天使用并长时间维持的药物，这些药物主要通过抗感染作用使哮喘得到临床控制，其中包括吸入性糖皮质激素（ICS）如氟替卡松、布地奈德等，白三烯调节剂如孟鲁司特等，长效 β_2- 受体激动剂（LABA）如沙丁胺醇、替卡松、缓释茶碱等，吸入性抗胆碱能药物如异丙托溴铵等，色甘酸钠、抗 IgE 单克隆抗体及其他有助于减少全身激素剂量的药物等。

缓解药物：又称急救药物，这些药物在有症状时按需使用，通过迅速解除支气管痉挛从而缓解哮喘症状，包括全身性糖皮质激素如注射地塞米松、甲强龙、氢化可的松、口服泼尼松等，速效吸入和短效口服 β_2- 受体激动剂、吸入性抗胆碱能药物、短效茶碱等。

（2）哮喘急性大发作救治

哮喘急性发作，尤其是哮喘持续喘息吸入口服药物不能缓解时，应立即急诊救治，静脉输入激素、茶碱类、抗感染消炎、补液补充电解质等，哮喘持续不缓解者，行气管插管、呼吸机支持、控制心衰等治疗，以免发生意外死亡。

3. 分状态治疗

（1）哮喘缓解期末发状态

临床表现：以往曾有哮喘发作，刻下无喘息哮鸣症状。可表现为气短乏力，自汗畏风，食少便溏，舌淡，苔白，脉细弱的肺脾气虚态；也可表现为气短息促，动则为甚，腰膝酸软，脑转耳鸣或五心烦热，颧红口干，舌红少苔，脉细数的肺肾阴虚态；或见畏寒肢冷，面色苍白，舌淡苔白，脉沉细的肺肾阳虚态；或见易急，心烦，眠差或焦虑抑郁，或胁胀，腰酸腿软，舌红苔黄，脉弦或弦细等肝郁肝阳亢盛态。

治法：健脾补肺，益肾平肝，理气化痰，平肝疏肝。

调脏气以平肺气。哮喘病位虽只在肺，但肺气不平的产生则与肝、脾、肾相关。脾虚，土不生金则肺虚；肾虚，金水不相生则肺虚；肝旺肺虚，木旺侮金则肺气不平。平肺气则需治以健脾、补肾、益肺、平肝、疏肝。

调脏气以化伏痰。伏痰的产生与肺脾肾相关，脾虚水液运化不及则生痰，肾虚水液气化不及则成痰饮，肺虚气不布津则成痰。化伏痰则需治以健脾、补肾、理肺。肝郁肝阳亢盛者需平肝疏肝。

常用药物：肺脾气虚态治以益气健脾补肺，培土生金，可予黄芪、党参、白术；肺脾气虚兼肝郁态治以健脾平肝缓急，降肺平喘，可予白芍、五味子、炙甘草；肺肾两虚态治以固本培元，固肾平喘，可予生麦芽、紫河车、黄精；脾虚生痰留饮状态治以健脾化痰，可予陈皮、半夏、炒白术或茯苓、白术、泽泻；肝郁肝阳亢盛态治以疏肝平肝，可予醋柴胡、枳壳、白芍、石决明等。

角药举例：

1）黄芪、党参、白术

黄芪甘温，补肺固表，为补肺气之首药，多选用生黄芪，温润不燥；党参甘温，健脾益气，善于补益脾肺；白术苦温，健脾益气，兼燥湿利水。三药合用益气补肺健脾，培土生金。

2）白芍、五味子、炙甘草

白芍甘凉，养血敛阴，酸寒柔肝敛肝，且能平抑肝阳；五味子酸温，敛肺止咳，宁心安神益肾；炙甘草甘温健脾，缓急止咳。三药合用，平肝缓急，降肺平喘。

3）生麦芽、紫河车、黄精

生麦芽甘平，行气消食，健脾疏肝；紫河车甘温，温肾补精，大补精血。两药为动、植物胚芽，均具生命生发初始原动力，故有培补元气之功效。黄精甘温，健脾润肺，补肾养阴。三药合用，固本培元，固肾定喘。

4）陈皮、半夏、炒白术

陈皮甘温，理气化痰健脾；半夏甘温，燥湿化痰，温化寒痰；白术温苦，益气健脾，燥湿利水。三药合用，可化湿痰。

5）茯苓、白术、泽泻

茯苓甘淡，健脾利湿，利水渗湿；白术苦温，健脾益气，燥湿利水；泽泻甘淡寒，利水湿渗，泻热化浊。三药合用，可去水饮以化伏痰。

6）醋柴胡、枳壳、白芍、石决明

柴胡苦辛，疏肝解郁，醋制后疏肝柔肝之力增；枳壳辛苦酸，辛归于肺能宣降肺气，酸归于肝能疏肝平肝；白芍味酸苦，性微寒，平抑肝阳，柔肝止痛，养血敛阴，与醋柴胡配伍能柔肝缓急；石决明咸寒，平肝潜阳又清肝。四药合用，疏肝平肝，解郁宣肺。

（2）哮喘急性期发作状态

临床表现：气急哮鸣，喘憋胸闷，咳嗽痰黏，重则气喘哮鸣，张口抬肩、不能说话。①寒哮：喉中哮鸣如水鸡声，痰少色白多泡沫，口不渴或渴喜热饮，形寒怕冷，天冷或受寒易发，舌苔白滑，脉弦紧或浮哮。②热哮：喉中痰鸣如吼，喘而气粗息涌，胸高胁胀，咳呛阵作，咯痰色黄或白，黏浊稠厚，排吐不利，口苦，口渴喜饮，汗出，面赤，或有身热，舌红苔黄腻，脉滑数或弦滑。③风哮：喉中鸣声如吹哨笛，咳嗽咯痰黏腻难出，起病急，发前有鼻、咽、眼、耳发痒，喷嚏，鼻塞，流涕，舌苔薄白，脉弦。

治法：宣肺平喘，降气化痰，祛风散邪。

已发状态治以宣通肺气，舒缓气道以顺气祛痰。急则治标，要缓解这种状态必须使气道舒缓，使黏痰排出，故治疗先去肺中结痰与滞气，宣肺以通气，祛痰以降气，治疗也建立在去结痰通滞气的基础之上。寒哮者温肺化痰平喘，热哮者清肺化痰平喘，风哮者疏风平喘，虚瘀哮者补益活血平喘。

本病不论已发未发均需重视外散风邪、内调肝气以安肺气。平时预防需平肝敛肝柔肝，使肝气平和，或健脾胃以扶土抑木，或补肺气以佐金平木，或养肝肾之阴以滋水涵木，平肝以安肺。

常用药物： 寒哮态治以温肺降气，平喘化痰，可予炙麻黄、苦杏仁、射干，或紫菀、百部、款冬花，或艾叶、川椒、金沸草；热哮态治以清热涤痰，宽胸润肠，可予半夏、浙贝母、瓜蒌，或前胡、苏子、杏仁，或枳实、厚朴、杏仁；风哮态治以散风敛肝宣肺，可予防风、乌梅、五味子，或全蝎、地龙、蜈蚣，或薄荷、连翘、射干。

角药举例：

1）炙麻黄、苦杏仁、射干

炙麻黄辛温，宣肺平喘；杏仁苦温，降气化痰；射干苦寒，清肺解毒，利咽化痰，须注意苦寒不可久用，中病即止。三药合用降气平喘化痰，为哮喘最常用角药。

2）紫菀、百部、款冬花

三药均为温润理肺药。合用有温肺润肺、止咳化痰平喘之效。

3）艾叶、川椒、金沸草

艾叶、川椒皆为温热之品，温肺散寒止咳以治哮喘伤肺之形寒饮冷；金沸草辛苦温，降气化痰止咳。三药合用，适用于风寒犯肺之哮喘。

4）半夏、浙贝母、瓜蒌

半夏苦辛通降，燥湿化痰；浙贝母清热化痰止咳；瓜蒌苦寒，清热涤痰，宽胸润肠。三药合用可去哮喘阻肺之痰。

5）前胡、苏子、杏仁

前胡苦辛微寒，降气化痰，散风清热；苏子辛温芳香，降气平喘，止咳化痰，润肠通便；杏仁降气平喘，止咳润肠。三药合用降气化痰，止咳平喘，兼润肠腑。

6）枳实、厚朴、杏仁

肺与大肠相表里，枳实、厚朴苦辛，破气消积，化痰散痞，宽肠降气通腑；杏仁辛苦微温，降肺化痰，兼可润肠。三药合用通降肺肠，气降则喘平。

7）防风、乌梅、五味子

防风辛温散风；乌梅、五味子酸涩敛肝。一散一收，平肝降肺，适用过敏性哮喘属风邪犯肺，肝气犯肺者。

8）全蝎、地龙、蜈蚣

三者均为虫类药，属风药，可祛风活血定喘。适用于过敏性哮喘属风邪犯肺、肝气犯肺、瘀血阻肺者。

9）薄荷、连翘、射干

薄荷辛凉散风，清热利咽；连翘疏风散邪，清热解毒；射干宣肺平喘，利咽化痰。三药合用，善清上窍，适用于哮喘因风热犯肺而有咽痛鼻塞等上窍不利者。

（3）慢性持续状态

哮喘日久、反复发作的慢性持续期，正气亏虚与痰瘀并行出现，肺脾肾亏虚与瘀痰气交阻气道同时存在。

临床表现： 气喘持续，动则加重，气道哮鸣声丝丝低微，咳嗽痰少白黏，口唇爪甲青紫，怕风怕冷，腰酸腿软，纳差，舌质暗舌底瘀斑，脉沉细涩数。

治法：补虚平喘，活血化痰。

常用药物：肺脾肾亏虚，瘀痰气交阻气道，治以补虚平喘，兼理气活血化痰，可予炙麻黄、肉桂、全蝎、苏子，或黄芪、地龙、穿山龙、桑白皮，或生地黄、当归、紫菀、百部等。

角药举例：

1）炙麻黄、肉桂、全蝎、苏子

麻黄辛温，发汗平喘利水，炙用发汗之功减，而善平喘；肉桂辛甘热，能补命门之火，温补脾肾而引火归原；全蝎辛平，为虫类药物，可解毒散结，通络止痛，祛除肺络之瘀；苏子辛温，能开郁下气，定喘消痰，加强肉桂补脾肾、纳气归元之功效而平喘。四药合用共达温补脾肾、化痰祛瘀、降气平喘之功。

2）黄芪、地龙、穿山龙、桑白皮

黄芪味甘，性微温，益卫固表御外邪，补脾肺，升阳气；地龙咸寒，清热息风，通络平喘，止痰鸣喘息；穿山龙味甘苦，性温，祛风除湿，通络活血，止咳平喘，与地龙配伍，通络止咳平喘效佳；桑白皮甘寒，清肺消痰，降气平喘，利尿消肿，治肺热咳喘。四药同用具益气升阳、清热消痰、活血通络、降气平喘之效。

3）生地黄、当归、紫菀、百部

生地黄味甘苦，性寒，清热凉血，养阴生津，能补益肺脾肾阴津；当归味辛甘，性温，既能补血活血止痛，又能润肠通腑，止咳逆上气；紫菀味苦甘，性微温，温润苦泄，能化痰止咳；百部味甘苦，性平，清金润肺，宁嗽降逆平咳喘，与紫菀合用降气止咳化痰效优。四药配伍可清肺热，益脾肾，化痰活血，降逆平喘。

五、病案举例

患者女，49岁。

2009年2月9日初诊：患者反复发作性喘息哮鸣47年，加重3周。患者自2岁开始发病，常于接触灰尘后出现咽痒咳嗽，痰黏难咳，继之出现胸闷、喉中窒塞感、喘息哮鸣，曾诊为"过敏性哮喘"。患者常奔波医院，曾多次住院，使用多种中西药物，病情不能保持长期稳定，深以为苦。近2年症状加重，不接触过敏物时也常有气急发作，活动后明显，夜间易发，平时觉气短，胸闷乏力。近3周气喘哮鸣急性加重，刻下：呼吸急促，气喘，喉中哮鸣有声，咳嗽阵发，痰多白黏，咳痰后哮鸣声减，伴形寒畏冷，口干喜饮，头晕头胀，夜热盗汗，纳食尚可，大便稀溏，易急心烦，寐差多梦，月经先期，色黑有块。于西医院急诊输液医用抗感染药物、激素、氨茶碱1周，气喘减轻，后持续吸入万托林和舒利迭。舌暗淡苔黄腻，脉弦细滑。双肺可闻及散在哮鸣音。

中医诊断：哮病。

西医诊断：过敏性哮喘。

状态分析：患者幼年即发过敏性哮喘，反复哮喘发作，肺气亏耗，病及脾肾，活动气喘气短乏力为肺虚之象，形寒畏冷、口干喜饮、夜热盗汗、大便稀溏、月经先期为肾亏脾虚之象。此次发病呼吸急促，气喘，喉中哮鸣有声、咳嗽阵发，痰多白黏，为痰浊阻肺，肺失宣降，气道挛急，痰气互阻。本病外因风邪入肺，内因肝气反侮，邪气引动伏痰，致气道挛急，痰随气升，气因痰阻，肺气壅滞，上逆作喘哮。易急心烦寐差多梦、月经色黑有块、舌暗为瘀阻之象。本病例虚实错杂，输液及吸入激素疗效差，原因在于肺脾亏虚为半，痰浊瘀阻为半，病位在肺，波及脾肾。口干，舌苔黄腻，为肺热内蕴，与激素使用有关，脉弦细滑为虚痰瘀热之象。

治法：补益肺气，益脾肾，清热化痰活血，宣肺平喘。

处方：生、熟地黄各 15g，干姜 10g，党参 15g，茯苓 15g，炙麻黄 6g，炒杏仁 9g，生石膏（先煎）30g，黄芩 15g，姜半夏 9g，枳壳 15g，厚朴 10g，乌梅 10g，五味子 9g，知母、贝母各 10g，全蝎 6g，川芎 6g，地龙 15g。14 剂，水煎服，每日 1 剂。

2009 年 2 月 17 日二诊：患者药后喘息哮鸣缓解，夜间无发作，活动后已无喘憋，仍时有便溏，肠鸣，夜尿频，舌胖略暗，苔白，脉滑。治以初诊方加北沙参 15g，苏叶 15g，白果 6g，益智仁 6g。14 剂，水煎服，每日 1 剂。

后续治疗拟健脾益肺温肾调补。

第五节　肺　炎

一、概述

肺炎是由多种病原微生物感染引起的肺实质与肺间质的炎症，主要临床表现有发热、咳嗽、咳痰、呼吸困难、胸痛，甚至出现意识障碍等。本病可发生于各个年龄段患者，人群普遍易感，男女老少均可患病，分为社区获得性肺炎（CAP）和医院获得性肺炎（HAP）。肺炎的发病特点为起病急，传变快，其病程和预后差异较大。更有部分年老体弱、基础疾病较多、免疫功能缺陷患者的肺炎可加重原发病，或诱发脓毒性休克（septic shock），甚至出现多脏器功能障碍综合征（MODS）而危及生命。

1. 流行病学

目前我国尚缺少 CAP 发病率和病死率的数据。据 2013 年《中国卫生和计划生育统计年鉴》记载，2008 年我国肺炎 2 周的患病率为 1.1‰，2012 年我国肺炎死亡率平均为 17.46/10 万，1 岁以下人群死亡率为 32.07/10 万，25～39 岁人群死亡率小于 1/10 万，65～69 岁人群死亡率为 23.55/10 万，大于 85 岁人群的死亡率高达

864.17/10 万。我国大规模的医院感染横断面调查结果显示，住院患者中医院获得性感染的发生率为 3.22%～5.22%，其中医院获得性下呼吸道感染率为 1.76%～1.94%。中国 13 家大型教学医院的 HAP 临床调查结果显示，在呼吸科病房与呼吸重症监护病房（RICU）中 HAP 的平均发生率为 1.4%，其中 RICU 为 15.3%，普通病房为 0.9%。HAP 平均全因病死率为 22.3%，其中呼吸机相关性肺炎（VAP）为 34.5%。

2. 疾病特点

肺炎可参照中医风温肺热病辨证论治。风温肺热病是肺热病与风温病的合称，是感受风热病邪所引起的四季皆可发生而以冬春季节多发的以发热、咳嗽、咳痰为主要证候，容易传变为特征的急性外感热病。

青壮年多见普通肺炎，有内伤基础疾病者容易发生重症肺炎，甚至出现脓毒症，多脏器衰竭死亡。

3. 中医认识

风温肺热病始见于《素问·刺热》："肺热病者，先淅然厥，起毫毛，恶风寒，舌上黄，身热，热争则喘咳，痛走胸膺背，不得大息。"叶天士《温热论》记载"温邪上受，首先犯肺，逆传心包"，指出风温肺热病症状及传变规律，并提出本病的病因为温热病邪，首犯病位在肺，可出现心营危重证候。风温肺热病的病位在肺，涉及胃、肠、肝等，常见邪犯肺卫、痰热壅肺、肺胃热盛、热陷心包、气阴两虚、邪陷正脱等，病情传变可波及卫气营血各个层次。有专家将风温肺热病分为三期二十一候治疗，基本囊括肺炎各阶段的中医治疗。中药注射液如清开灵、痰热清、炎琥宁、喜炎平、血必净等，治疗肺炎均有一定作用。

二、诊断

1. 肺炎相关临床表现

①新近出现的咳嗽、咳痰或原有呼吸道疾病症状加重，伴或不伴有脓痰、胸痛、呼吸困难、咯血。②发热。③肺实变体征和（或）闻及湿啰音。④外周血白细胞计数 $> 10.0 \times 10^9/L$ 或 $< 4.0 \times 10^9/L$，伴或不伴细胞核左移。⑤胸部影像学检查显示新出现的斑片状浸润影、叶/段实变影、磨玻璃影或间质性改变，伴或不伴胸腔积液。符合上述胸部影像学检查的任何表现及上述①～④任何一项，并除外肺结核、肺部肿瘤、非感染性肺间质性疾病、肺水肿、肺不张、肺栓塞、肺嗜酸性粒细胞浸润症及肺血管炎等后可建立临床诊断。

2. 肺炎病情严重程度的评价及治疗建议

目前较常用于判断肺炎临床病情严重程度的评分系统包括 CURB-65 评分、PSI 评分等，其中 CURB-65 评分简洁而敏感性高，临床上易于操作，包含以下共 5 项指标，满足 1 项得 1 分：①意识障碍。②尿素氮（BUN）$> 7mmol/L$。③呼吸频率 ≥ 30 次/min。

④收缩压＜90mmHg或舒张压≤60mmHg。⑤年龄≥65岁。评分0～1分：原则上门诊治疗即可；评分2分：建议住院或在严格随访下院外治疗；评分3～5分：住院治疗。但任何评分系统都应结合患者年龄、基础疾病、社会经济状况、胃肠功能及治疗依从性等情况进行综合判断。

三、病机状态分析

从风温肺热病的症状及该病发生、发展与演变的规律中可以总结出该病的当前病机、基本病机、演变病机。

1. 基本病机

肺炎为细菌等病原体在肺部快速繁殖生长，此为温邪上受，首先犯肺，外邪犯肺，蕴热化痰，热毒炽盛，肺失宣降为基本病机。

中医称肺炎为风温肺热病，外邪侵袭肺部，停积化热，故身热，热灼津液化痰，痰热阻肺，肺失宣发肃降，故咳嗽，咯黄绿脓性痰，气喘。热之盛谓之毒，热邪亢盛，形成火热毒邪。因此热毒炽盛、痰热蕴肺、肺失宣降是贯穿风温肺热病的基本病机。

2. 当前病机

无基础疾病的青壮年及儿童虽有体质偏颇，但其当前病机还是以热毒炽盛、痰热蕴肺、肺失宣降为主，最常伴有气分热盛，肺热移肠，致肠燥津枯，热结肠腑，出现便秘。热毒炽盛最易耗伤气津，发热、乏力、咳嗽、痰黏、口渴、咽干为之表象。发热日久，热不退而入营血分，可见发热夜重，心烦躁扰，舌绛红，脉弦数。如发热进一步加重，可见咳嗽痰血，血色鲜红，出现耗血动血。

临床上，肺炎发热持续时间的长短常提示分期的不同。肺炎发热说明病情在不断进展，尤其是持续发热时，一般胸片或肺CT的炎性渗出病变范围也不断扩大。发热消退提示肺炎渗出病变不再进展扩大，肺部炎症渗出影开始减少，但并未完全吸收消除，其吸收需要2～3周，老年人或有基础疾病等免疫力低的人甚至需要1个月以上。临床上需要分期分析病机状态。

（1）早期

在肺炎初期的1～2天，症状以恶寒身痛发热为主，咳嗽较少，一般人群发热1～2天很少想到肺炎，这一期形同感冒容易被忽视。随着外邪渐入肺里，恶寒身痛减少，发热咳嗽咳痰明显，常在发病3～4天显著。外邪自口鼻而入首先犯肺，风热犯肺，正邪交争于肺卫肌表，可见发热恶寒，头痛身痛肢困；肺热肺气失宣，则咳嗽咳脓性黄痰。

（2）进展期

本期肺炎进展，可见高热不退，咳吐黄绿脓痰，喘息气急，恶心呕吐，便秘，舌红绛，苔黄腻，脉滑数等，为热毒壅肺，痰热阻肺显著之症。热入营血，气营两燔则高热恶热，入夜尤甚，身有斑疹，心营受扰则烦躁，舌红绛，苔黄腻。血常规提示白细胞升高、中性粒细胞升高，胸片见肺部渗出实变影扩大。

若热毒深入发展为热毒壅肺，痰热阻肺，痰瘀阻络，肺闭喘憋，毒热内蕴，灼伤血络，瘀血阻肺，可见喘息气促，憋气胸闷，心悸心慌，躁扰不宁，舌暗绛，苔黄浊腻，脉滑数等。胸片见肺部渗出实变影持续扩大，血气分析血氧下降或出现呼吸衰竭。

若见邪热炽盛，形成热毒，正气亏虚，气不行血，热毒耗血，血行缓慢，瘀血内阻，毒瘀互结，邪热内陷，痰瘀与热毒互结，则更容易损伤正气，出现正气亏虚而发生正脱邪陷。

（3）恢复期

热退邪减后进入恢复期出现气阴亏虚痰阻，可见胸闷气短，疲乏咳嗽，咽喉干燥，口干等，舌嫩红，苔黄少津，脉细。

有内伤基础病变的肺炎，三期演变不典型，发热可以不重，外周血白细胞不高甚至降低，但肺部影像炎症表现是突出的。这种情况常引起基础病加重，出现脏器衰竭，损耗正气，正气亏虚与热毒壅肺、痰热阻肺之证并见。

有慢支、哮病、喘证、肺胀、肺痹、肺积等慢性肺系基础病证者，肺炎常会诱发加重基础疾病，最易引发气喘加重、呼吸衰竭，表现为热毒壅肺、痰热阻肺、肺闭喘憋、痰瘀阻络状态。

有心悸、胸痹心痛、高血压病、冠心病、心衰病等心系基础病者，肺炎会诱发原有的心脏病加重，最易导致心衰出现，表现为热毒壅肺、痰热阻肺、肺闭喘憋、痰瘀阻络、水饮凌心状态。

有糖尿病、高脂血症、肥胖等代谢疾病者，最易引发血糖升高、气喘加重，有肝病、肾病病变者，会加重肝肾脏疾病，引发肝肾功能不全，表现为热毒壅肺、痰热阻肺、肺闭喘憋、痰瘀阻络，合并阴亏、湿热、痰湿等状态。

有慢性胃病者，肺炎常加重原有疾病，使脾胃损伤明显，表现为热毒壅肺、湿热阻肺、脾胃升降不利、脾失健运，甚至消化道出血。

中风病、痴呆等脑病及长期卧床、营养不良等。肺炎可加重病情，表现为热毒壅肺、痰热阻肺、痰瘀阻络状态。

3. 演变病机

有内伤基础的人群风温肺热病常出现变证、危急重症，甚至死亡。

痰热壅肺，气津两伤，肺脏吐故纳新功能失司，不能吸清呼浊，痰热与浊邪进一步蒙蔽清窍，脑髓神机失用，出现烦躁、神昏谵语。发热持续，病情进一步发展可出现逆传心包，心营耗伤，邪热扰乱血分，迫血妄行，轻则发热气喘，重则烦躁神昏、咯血等。热毒内蕴久，肺失宣降，气不流津，化为湿痰浊邪，热毒煎熬，焦灼耗血伤营阴为瘀，瘀与湿痰浊互阻，蒙蔽心包，重则热邪深入，热毒壅结，逆传心包，呈现肺气郁闭状态。

热毒久蕴，痰瘀互阻，肺气郁闭，邪陷正脱，可导致化源欲绝，内闭外脱，症见呼吸困难，四末冷凉，冷汗淋漓，舌紫暗苔黄腻，脉沉细欲绝等危重之象。血氧持续低下，呼吸窘迫持续，则呼吸衰竭，心率猝然缓慢，四肢冷凉，血压下降，甚则神昏死亡。

四、状态辨治

（一）治疗原则

风温肺热病肺炎应早期诊断，早期治疗，分别视有无基础疾病、社区感染还是医院感染而区别治疗。患者既往有慢性阻塞性肺疾病、支气管哮喘、支气管扩张、肺癌、间质性肺病等肺系基础疾病者更容易感受外邪而发生肺炎。有心脑血管疾病、肾病、糖尿病、血液疾病、肿瘤等基础疾病患者以及老年患者，还有平时使用糖皮质激素、免疫抑制剂、细胞毒药物，经过放化疗治疗等患者容易演变为重症肺炎。

重症肺炎外周血全血细胞分析、血气分析、生化检查、胸片、胸部 CT 为主要临床辅助检查手段。患者应安置于抢救室或者重症监护病房（ICU），予以多功能重症监护，严密监测患者的生命体征，并予以氧疗。同时动态观察患者 PCT、乳酸、动脉血气、肝肾功能与心肌酶谱、心电图与超声心动图、凝血功能等，了解是否发生休克甚至多脏器功能衰竭。重点观察意识、体温、呼吸、血压、脉搏、氧合、尿量等，注意提前预防感染性休克的发生，及时救治，必要时行气管插管及呼吸支持，以救治生命为要务。

风温肺热病肺炎治疗要重视有无内伤基础和既往病史，正确把握疾病发生的时、因、机、转，这是取得良好疗效的保障。无基础疾病患者大多为青壮年，既往体健，以肺热痰热为主，治疗积极祛邪即可。有的青壮年肺炎患者虽无基础疾病，但素体较弱，抵御外邪能力较差，容易外感，治疗时还要固护素体亏虚。本病有基础疾病老年人多见，其既往患有各种慢性疾病，其病虚实共存，治疗上注意补虚去实。

（二）西医治疗

1. 一般治疗

经验使用抗生素，根据痰培养、血培养结果选择抗生素抗感染治疗 2～3 周，对症退热，补充水电解质治疗。

2. 重症治疗

已发生呼吸衰竭出现低氧血症、二氧化碳潴留时，予以持续低流量吸氧，同时应密切监测生命体征与脏器功能的变化。

如果发生脓毒性休克，应在积极的液体复苏基础上给予综合治疗，此时特别强调尽快予以经验性抗感染治疗，治疗应广覆盖，必要时可考虑联合使用抗感染药物。

如果已发生多脏器功能衰竭如急性呼吸窘迫综合征（ARDS）、心力衰竭者，需要用机械通气予以呼吸支持治疗，必要时使用肺复张或高频振荡通气改善肺泡氧合。发生肾功能衰竭时可酌情考虑予以床旁血滤。如果发生多脏器功能衰竭，病情危重，往往预后较差，病死率高，应积极行中西医综合治疗，主要是实施抗感染治疗与脏器功能支持和营养支持治疗，并促进脏器功能与免疫功能的恢复，保护胃肠功能，同时尽快向家属交代病情，取得家属的理解与支持。

（三）分状态治疗

1. 早期风热犯肺态

临床表现：风热之邪初袭肺卫，卫表被郁，出现发热轻，头痛，咳嗽，咯痰不爽，口微渴，舌边尖红，苔薄白，脉浮数。

治法：辛凉清解，宣肺止咳化痰。

常用药物：风热犯肺态，治以辛凉疏风，宣肺止咳，予以桑叶、菊花、炒杏仁；风热偏重者，治以辛凉疏风解毒，予以金银花、连翘、薄荷；风热化痰者，治以清热化痰，宣肺止咳，予以浙贝母、桔梗、前胡。

角药举例：

1）桑叶、菊花、炒杏仁

桑叶味苦甘，性寒，轻清凉散，能清疏肺表风热，又能清肝明目；菊花辛苦甘，性微寒，疏风清热，清上焦风热，又能解毒明目，常与桑叶配伍疏风清热；炒杏仁苦微温，炒制后毒性减，苦泄降气，止咳平喘，润肠通便，治风热喘嗽常与桑叶、菊花配伍。三药合用外疏肺表风热，内清热降肺止咳。

2）金银花、连翘、薄荷

金银花甘寒，能清热解毒，具清宣疏散之效；连翘苦微寒，能清热解毒透邪，善清心而散上焦之热，并能消痈散结，与金银花配伍，疏散清热之力增强；薄荷辛凉，其轻清凉散之性善解风热之邪，轻扬升浮之性能清利头目，轻扬宣散之性能疏表邪而助疹透发。三药共用既能疏散风热表邪，又能解毒透邪，防风热之邪内陷。

3）浙贝母、桔梗、前胡

浙贝母苦寒，能清肺化痰而止咳，其苦寒较重，开泄力大，尤善清火散结；桔梗味苦辛，性平和，开宣肺气而利胸膈咽喉，又有祛痰排脓之效，与贝母同用排脓之力尤强；前胡苦辛，性微寒，辛散苦降，外能宣散风热治风热郁肺，内能降气化痰治喘咳痰黏胸痞。三药合用，既能宣散风热，又善清热化痰宣肺止咳，治风热化痰效佳。

方剂可选用桑菊饮、银翘散等辛凉解表、宣肺透邪、清肺化痰之品加减。

2. 进展期

（1）痰热阻肺态

临床表现：温热邪气恋于肺，化热加剧，出现高热，口干口渴，咳嗽急作，咳喘气急，痰多黄脓，舌红苔黄，脉滑数。血常规白细胞升高、中性粒细胞升高，胸片见肺部渗出实变影。

治法：清热解毒，化痰宣肺。

常用药物：痰热阻肺，肺失宣肃，治以宣肺清热，解毒化痰，可予炙麻黄、杏仁、生石膏，或金银花、连翘、浙贝母、射干，或黄芩、知母、瓜蒌、百部。

角药举例：

1）炙麻黄、杏仁、生石膏

麻黄辛苦温，辛温能散皮毛之寒而发汗解表，去邪热气，苦降能止咳逆上气而平喘；杏仁苦温，降冲逆而开闭塞，泻壅阻能止喘嗽，又能消皮肤浮肿、润肺肠燥结，与麻黄配伍，一宣一降，能复肺宣降，止咳化痰平喘；生石膏辛寒，善清泄肺热，能清热泻火而止燥渴，用于肺热痰稠。三药共用，共奏清宣肺热、化痰平喘之效。

2）金银花、连翘、浙贝母、射干

金银花甘寒，具轻宣疏散之效，能清热解毒，又能透疹止痢；连翘苦微寒，能清热解毒透邪，并善清散上焦之热，泻火毒，能消痈散结，与金银花同用，清心肺邪热之力增；浙贝母苦寒，其化痰止咳、清热散结之力佳，善清肺中痰热郁结；射干苦寒，清热解毒，利咽祛痰散结，其长于化痰，治疗肺热咳嗽痰多者与浙贝母配伍，清热化痰效增。四药共用，清宣肺中郁热，化痰止咳平喘。

3）黄芩、知母、瓜蒌、百部

黄芩苦寒，长于清肺热，燥湿泻热，并能解毒；知母味苦甘性寒，清热泻火除烦，滋阴化痰止咳；瓜蒌甘寒，皮善清肺化痰，利气宽胸，仁善润肺化痰，滑肠通便，全瓜蒌兼具化痰宽胸通便之功；百部味甘苦，性平，有润肺止咳之功，又能杀虫灭虱。四药配伍，利气宽胸清肺热，润肺化痰通便结。

方剂可选用麻杏石甘汤、白虎汤、清金瓜蒌汤等清肺热解毒化痰及宣肺类药物加减。

（2）湿热郁阻，肺胃失降态

临床表现：发热，咳嗽痰黏，脘腹胀满，或有恶心呕吐，腹泻或大便黏腻，头身重痛，面色晦滞，汗出不畅，舌红苔厚腻，脉滑数。

治法：清热化湿，宣肺降胃。

常用药物：湿热郁阻肺胃，和降失司，治以宣肺降胃，清化湿热。湿热阻肺宣降失调者，予黄连、连翘、法半夏、陈皮；湿热阻胃和降失司者，予生石膏、败酱草、薏苡仁、竹茹。

角药举例：

1）黄连、连翘、法半夏、陈皮

黄连苦寒，清热燥湿，泻火解毒，泻心经实火，去中焦湿热；连翘苦微寒，清热解毒，消痈散结，能清热透邪，并善清心而散上焦之热；法半夏辛温，燥湿化痰，降逆止呕，消痞散结，能降肺止咳，降逆和胃；陈皮辛苦温，能行能降，理气调中快膈，燥湿化痰。四药合用，共奏降肺调胃、清热燥湿化痰之功。

2）生石膏、败酱草、薏苡仁、竹茹

生石膏味辛甘，性大寒，清肺泻热、清热泻火力强，并能除烦止咳，治肺热痰喘，泻胃火上炎；败酱草辛苦微寒，清热解毒，消痈排脓，善治内痈；薏苡仁甘淡微寒，能清热排脓治内痈，又能淡渗利湿兼健脾，与败酱草配伍，清热排脓之效增；竹茹味甘，性微寒，清热化痰，除烦止呕，善清胃热、止呕吐。四药合用，能清热化湿降肺胃，化痰排脓平喘嗽。

方剂可用甘露消毒丹、二陈汤等清热化湿宣肺之剂加减。

3. 重症期

（1）热入营血，痰热蕴肺态

临床表现： 发热持续不退，高热壮热，咳嗽气急，手足或有抽搐，气喘胸闷心烦，肌肤出红疹，舌绛红，苔黄腻，脉弦滑数。血常规示白细胞升高、中性粒细胞升高，胸片见肺部渗出实变影扩大。

治法： 清热解毒，透热凉营，化痰息风。

常用药物： 热甚深入营血，痰热蕴肺，肺失宣肃态，可予黄连、黄芩、玄参、细生地黄等清热解毒；羚羊角粉、水牛角、牡丹皮、赤芍等透热凉营；生石决明、熊胆粉、黛蛤散等化痰息风。诸药配伍共达清热解毒、透热凉营、化痰息风之功。

角药举例：

1）黄连、黄芩、玄参、细生地黄

黄连苦寒，清热泻火除烦，燥湿解毒；黄芩苦寒，清热燥湿，泻火解毒，能清肺热而止痰嗽；玄参味苦咸，性微寒，清热泻火解毒，凉血养阴，治疗温病热入营分，血热壅盛；细生地黄味甘苦，性寒，具清热凉血、养阴生津之效，与玄参配伍，凉血养阴之效增。四药合用，共达清热解毒、凉血养阴之效。

2）羚羊角粉、水牛角、牡丹皮、赤芍

羚羊角粉咸寒，息风止痉效佳，兼具清热解毒之功；水牛角咸寒，善于清营凉血，又长于泻火解毒定惊；牡丹皮苦辛，性微寒，清热凉血，活血散瘀，能去血分郁热；赤芍味苦，性微寒，清热凉血，祛瘀止痛，清血分郁热，与丹皮同用，清热凉血祛瘀功效增。四药配伍，既能清热解毒，凉血祛瘀，又能息风化痰，促进实变影吸收。

3）生石决明、熊胆粉、黛蛤散

生石决明咸寒，具有平肝潜阳之功，又能清肝明目，治肝火上炎；熊胆粉苦寒，能清肝经邪热，止痉挛，又能清化痰热；黛蛤散清肝利肺，降逆除烦，青黛与海蛤壳配伍后清肝化痰功效倍增。四药共用，能清热解毒，凉血祛瘀，又能清肝化痰息风。

（2）痰热郁肺，肺闭喘憋态

临床表现： 发热身热夜甚，咳嗽气喘，痰鸣痰壅气粗，烦躁不安，口唇紫暗，舌紫绛，苔黄燥而干，脉细数。胸片见肺部渗出实变影扩大进展，血气分析检查血氧下降，重者出现呼吸衰竭。

治法：清热豁痰，活血开闭平喘。

常用药物：痰热郁肺，肺闭喘憋态，予羚羊角粉、生石膏、金银花、当归等清肺化痰，清肺中痰热；葶苈子、桑白皮、郁金、菖蒲等清肺消痰，除肺中渗出之水液；三七、地龙、萆薢、蚕沙等活血开闭，清肺络瘀血，平喘嗽。诸药配伍，达清热豁痰、活血开闭平喘之效。

角药举例：

1）羚羊角粉、生石膏、金银花、当归

羚羊角粉咸寒，清热解毒、息风止痉效佳；石膏辛甘大寒，清热泻火，除烦止咳，能清泄肺热，治咳嗽痰稠；金银花甘寒，清热解毒，具轻宣疏散之效；当归甘辛温，既能活血补血，又能润肠，治咳逆上气。四药合用，既能清泻肺热而豁痰，又能活血开闭而平喘。

2）葶苈子、桑白皮、郁金、菖蒲

葶苈子苦辛寒，泻肺平喘，利水消肿，主咳逆痰多、喘息不得卧；桑白皮甘寒，能清肺消痰，降气平喘，又能利水消肿；郁金辛苦寒，清心凉血，行气解郁，活血止痛，治痰气郁阻，心窍闭塞；菖蒲辛温，芳香开窍，又能化湿豁痰，治痰浊蒙窍之神昏。四药配伍，共奏清肺消痰、行气解郁、活血开闭、降气平喘之效。

3）三七、地龙、萆薢、蚕沙

三七味甘微苦，性温，能活血化瘀止血，且止血而不留瘀；地龙咸寒，清热息风，通络平喘，利尿，治肺热痰鸣喘息效佳；萆薢苦甘平，主风寒湿痹，长于去水，能疏泄水道而祛湿；蚕沙甘辛温，祛风除湿，和胃化浊。四药合用，清肺平喘，活血散瘀。

此外，还可加用清心开窍醒神之品如安宫牛黄丸3g，温开水调服。

（3）内闭外脱态

临床表现：呼吸窘迫，憋气喘促，呼多吸少，语声低微，躁扰不安，甚则神昏，汗出肢冷，口唇紫暗，舌暗红，苔黄腻，脉沉细欲绝。

治法：益气敛阴，回阳固脱，化浊开闭。

常用药物：气脱为主，治以益气敛阴，可予人参、麦冬、五味子；阳脱为主，治以回阳固脱，可予炮附子、干姜、甘草；气阴阳俱脱者，治以益气敛阴、助阳固脱，可予西洋参、麦冬、山萸肉。

角药举例：

1）人参、麦冬、五味子

人参味甘微苦，性微温，大补元气，复脉固脱，治一切元气虚极欲脱之证，又补脾益肺；麦冬味甘，性微寒，润肺养阴，益胃生津，能养肺阴，润肺燥，治燥咳痰黏；五味子味酸性温，酸能收敛，温而能润，上敛肺气，下滋肾阴，酸涩生津又能敛汗，涩精止泻。三药源自生脉饮，具益气敛阴固脱之效。

2）炮附子、干姜、甘草

炮附子辛热，炮制后毒性减，补火助阳，回阳救逆，上助心阳，下补肾阳，挽救丧失之元阳，为回阳救逆之要药；干姜辛热，温中回阳，温肺化饮，能辅助附子增强回阳救逆之功；甘草甘平，补脾益气，润肺止咳，又能缓急止痛，可加强附子、干姜回阳之力。三药合用，能回阳固脱救逆。

3）西洋参、麦冬、山萸肉

西洋参味苦微甘，性寒，补气养阴，清火生津，治阴虚火旺喘咳痰血；麦冬味甘微寒能润肺养阴，益胃生津，微苦降泄，能清心除烦；山萸肉酸微温，既能补精，又可助阳，补益肝肾，收涩固脱。三药配伍，共达益气养阴、助阳固脱之功。

此外还可静脉滴注生脉注射液、参附注射液等，并配合呼吸机支持治疗。

4. 恢复期

临床表现：发热退，咳嗽，痰黏或痰少，胸闷气短，疲乏纳差，咽干口干，舌嫩暗红，苔黄，脉细。

治法：益气养阴，止咳化痰。

常用药物：恢复期气阴两伤，可予党参、石斛、沙参、玄参益气养阴；阴伤炼液为痰，可予紫菀、枇杷叶、金沸草止咳化痰；阴伤化热，可予莲子心、淡竹叶、芦根清热养阴。

角药举例：

1）党参、石斛、沙参、玄参

党参甘平，补中益气，生津养血；石斛甘微寒，善养胃阴，生津液，又能滋肾阴，清虚热；沙参甘微寒，清肺养阴，益胃生津；玄参苦甘咸寒，清心解毒，凉血养阴。四药配伍，益气养阴，治恢复期气阴两伤。

2）紫菀、枇杷叶、金沸草

紫菀苦甘，性质温润苦泄，能化痰止咳，又止咳逆上气；枇杷叶苦平，能清肺化痰，下气止咳，并能清胃热，止呕逆；金沸草咸温，化痰饮，消痰止嗽。三药配伍，清肺降气，化痰止咳，治恢复期阴伤痰黏。

3）莲子心、淡竹叶、芦根

莲子心苦寒，清热敛阴止汗，能清心泻火；淡竹叶甘淡寒，善于清心泻热、除烦止渴，并治喘促气逆上冲；芦根甘寒，有清热生津、除烦止呕之效，能清泄肺热，润燥止咳。三药合用，共奏清热养阴、除烦止咳之效。

方剂可用益胃汤、竹叶石膏汤等益气养阴、止咳化痰、清凉滋润之剂。

五、病案举例

病案一

患者女，52岁。

2016年3月8日初诊：患者间断咳嗽月余，5日前受凉后咳嗽加重，现发热3天，体温最高38℃。患者曾自行服用阿奇霉素5天，头孢呋辛1天，就诊时见咳嗽，咯痰量多，色黄质黏稠，不易咯出，服用抗生素后以低热为主（体温37.2～37.5℃），咳嗽时胸部钝痛，畏寒，手足凉，无汗，头时有昏沉，乏力，纳呆，二便调。舌体胖大，舌淡暗，苔白厚，脉细滑。既往体健。外院胸片：右下肺部斑片状阴影。血常规：中性粒细胞计数$1.3×10^9$/L，中性粒细胞百分比81%。

中医诊断：风湿肺热病。

西医诊断：肺炎。

状态分析：中年女性，发病前起居不慎，外感风寒，邪入于肺，肺之宣发肃降失调，肺气上逆，故咳嗽间作；肺失通调，聚津生痰，痰浊阻肺，咳嗽月余，患病时日较久，痰郁化热，痰热蕴肺，发为风温肺热病。胸阳之气不展见胸痛；舌暗淡，舌体胖大，为素体气虚脾虚；苔黄厚，舌暗，脉细弦为痰湿蕴肺化热、气虚血瘀之态。其病位于肺，标实为主占九成，气虚为本占一成，湿、痰、瘀、热、虚共存。

治法：宣肺散寒除湿，清热化痰，活血补虚，降气止咳。

处方：①柴胡10g，炙麻黄6g，生石膏（先煎）45g，瓜蒌30g，郁金10g，金沸草15g，炙紫菀15g，炒杏仁9g，炙百部10g，赤芍15g，白前10g，苏梗15g，苏子15g，黄芩15g，炒薏米15g，生艾叶6g，蝉衣6g，前胡15g。7剂，水煎服，1.5剂/日。

②头孢呋辛每次0.5g，每日2次，继续服用一周。

注意事项：避风寒，免劳累，节饮食。

2016年3月19日复诊：药后患者自诉热退，咳嗽明显减轻，痰明显减少，现痰色白质黏难咯出，觉痰在呼吸道深处，咯痰用力时双胁肋疼痛，近日来口腔溃疡发作，舌体胖大，舌淡暗，有齿痕，苔白厚，干燥少津，脉细。

状态分析：风寒之邪克于太阴肺，肺不布津，脾运不健，"脾为生痰之源，肺为贮痰之器"，痰热蕴肺，尚未涤除干净，故虽上方后咳嗽、咳痰减轻，但仍时有咳嗽、咯痰，且咯痰不爽；舌体胖，边有齿痕，苔厚干燥，脉细，均为肺脾气虚阴亏，痰浊阻肺之态。

治法：健脾益肺，养阴生津，清热化痰止咳。

处方：柴胡10g，桂枝6g，炙麻黄6g，生石膏（先煎）30g，瓜蒌30g，郁金10g，金沸草15g，炙紫菀15g，炒杏仁9g，麦冬15g，赤芍15g，蝉衣6g，前胡15g，苏梗 15g，苏子 15g，黄芩 15g，百合 15g，莲子心 5g，五味子 6g，黛蛤散（包煎）10g。14 剂，水煎服，每日 1 剂。

注意事项：避风寒，免劳累，节饮食，调情志。

病案二

患者女，76 岁，2019 年 6 月 22 日入陕西榆林第二医院。会诊时间：2019 年 6 月 29 日。

患者 8 个月前无明显诱因出现气短，活动时明显，伴有头晕乏力，近 2 周症状加重，伴有发热。入院前半月出现恶心，无呕吐。于榆林二院门诊就诊，行胃镜检查示慢性浅表性胃炎，肠镜检查未见异常。腹部及胸部 CT 示双肺多发钙化，双肺间质性改变，肺气肿，双肺上叶结节样影，不除外结核。患者入院 2 周前出现发热，体温达 39℃，血常规示白细胞总数及血红蛋白均降低。有畏寒，刺激性干咳无痰，气喘。无咯血，无盗汗，无头痛胸腹痛等。既往否认高血压、糖尿病、冠心病史，否认输血及药物过敏史。查体：神清语利，双肺可及细湿啰音及哮鸣音，余未见明显异常。入院查胸部 CT 示陈旧钙化，双肺弥漫性多发斑片影，左侧胸腔少量积液。血常规示白细胞计数 $2.72 \times 10^9/L$，嗜酸性粒细胞占比为 0%，C 反应蛋白 14.42mg/L。

会诊时情况：患者体温 39℃，呼吸困难，气短喘憋，间断咳嗽，咯痰量少，纳呆，乏力。当地医院予抗感染、激素及抗结核治疗，同时予无创呼吸机辅助通气，呼吸机模式为 S/T 模式，呼吸机参数 IPAP 为 15cmH₂O，EPAP 为 5cmH₂O，FiO₂ 为 60%，监测血氧饱和度为 92%。呼吸机支持状态下，患者血压、心率正常，摘下无创呼吸机面罩，血氧迅速下降，氧合迅速变差，心率上升。舌质红苔少，脉细而微。

中医诊断：喘证。

西医诊断：急性间质性肺炎；胸腔积液待查；急性呼吸窘迫综合征 Ⅰ 型呼吸衰竭；慢性胃炎；贫血。

状态分析：患者为老年女性，平素纳差乏力，有慢性胃炎，肺 CT 见陈旧结核病灶。该患者近日发热为急性肺炎肺间质性渗出加重，而非肺结核发作，故停抗结核治疗。患者高热，病情进展迅速，目前已发生急性呼吸窘迫综合征呼吸衰竭，严重缺氧。该患者病机状态为：素体肺脾气虚，高热急性虚损导致元气亏耗，肺不主气，肾不纳气，三焦气化失常，痰饮、瘀血、水饮停留，故见呼吸困难，气短喘憋，间断咳嗽，咯痰量少，纳呆乏力，血氧低，有胸腔积液。加之外邪侵扰，虚实夹杂，本虚标实对半，极容易出现脱证。

治法：以中西医结合综合救治，其综合救治方案如下：①生脉注射液每日 100mL 静脉点滴，益气养阴；②甲强龙 80mg，每 12 小时一次，抗感染平喘；③盐酸莫西沙星 0.4g，每日 1 次，抗感染治疗；④输注悬浮红细胞纠正贫血，同时补充白蛋白，并在半小时后静脉给予呋塞米 20mg；⑤鼻饲中药汤剂，治宜大补元气，并通行元气，通畅三焦气机，化气利水，活血化痰通络，补肺纳肾，方用麻杏石甘汤合生脉饮加味。

处方：生晒参 30g，人参 10g，山萸肉 30g，炙麻黄 6g，生石膏 30g，薏米 30g，萆薢 15g，蚕沙（包煎）15g，猪苓 30g，整三七 6g，鸡内金 15g，厚朴 15g，白术 15g，柴胡 10g，五味子 10g，赤芍 15g，瓜蒌 20g，浙贝母 10g，射干 10g，银花 15g。3 剂，水煎服，每日 1 剂，分 3 次服用。

患者 3 天热退，喘息明显好转，故减少激素用量，中药继服 1 周，热退喘息，血氧指数显著好转，1 周后脱离呼吸机，CT 检查示炎症显著吸收，中药继续服用 2 周后出院。

第六节　肺　结　节

一、概述

肺部结节是指肺内直径 ≤ 3cm 的类圆形或不规则形病灶，胸部影像学表现为密度增高的阴影，边界清晰或不清晰，简称肺结节。肺结节主要依据 CT、X 线等影像诊断，对密度、大小、个数、伴随征象等影像特征进行定义分类和良恶性评估，并最终依据病理定性。该病是现代影像诊断，传统中医古籍文献无相关记载，一般认为病名宜直取"肺结节"。

1. 流行病学

随着影像学技术的发展尤其是肺螺旋 CT 的普及应用，在体检筛查中肺部结节的阳性检出率逐渐升高，部分肺结节的病理可能是早期肺癌或腺瘤样增生等癌前状态，这对于恶性率的流行病学研究很有意义，有助于早期观察、介入，降低肺癌的死亡率，国外研究认为肺结节早期密切追踪，必要情况下行手术干预可降低 20% 的肺癌死亡率。

目前肺结节各国各地区的阳性检出率和恶性率数据不同，英国肺结节指南显示健康人群的肺 CT 检查中，肺部结节阳性检出率北美 23%、欧洲 29%、东亚 35.5%；恶性率北美 7.39%、欧洲 4.14%。美国 ACCP 指南认为美国小于 5mm 结节恶性率 < 1%，5 ~ 9mm 结节恶性率为 2.3% ~ 6%。

2. 疾病特点

肺结节的病理类型多样，可分为良性、恶性两个方面。良性的结节见于慢性炎症、炎性肉芽肿、霉菌感染、出血、错构瘤、腺瘤样增生等；恶性的结节见于原位、微浸润、浸润肺癌等早期肺腺癌、肺鳞癌及其他肺癌的恶性病变。一般来说，恶性结节通常细胞增殖快，良性结节通常细胞增殖慢，具体病理变化过程因病而异。西医对本病主要以长期 CT 随访为主，评估良恶性概率，以期早诊早治，发现增长变化或可确诊肿瘤者则采取手术、放化疗、靶向药等治疗。

肺结节依据影像诊断，其病灶病理不同，故影像特征多样，所示结节的数量、大小、密度、边缘、血管、位置及生长情况等方面可以得到体现。非有创的影像检查有助于辨识良恶性结节。通常认为 CT 表现中，结节越大，恶性概率越高。分叶、毛刺通常与恶性病变高度相关，因生长速度与分化差异形成分叶，促使结缔组织生成或淋巴管浸润形成毛刺。胸膜牵拉一般是恶性瘤体内部挛缩，通过周围间质结构牵拉胸膜形成。光滑边缘更可能是良性病变，但需除外转移癌。孤立性肺结节的恶性概率一般高于多发肺结节，结节的生长情况有助于确定孤立性肺结节是良性还是恶性。

肺结节分为实性、纯磨玻璃、部分实性三类密度，后两者又统称为亚实性结节。非钙化实性结节均有恶性的可能，需结合上述特征分析。亚实性肺结节则表现出与腺癌的一定相关性。腺癌的发展往往遵循非典型腺瘤样增生（AAH）– 原位腺癌（AIS）– 微浸润腺癌（MIA）– 浸润腺癌（IA）的规律发展。< 5mm 的纯磨玻璃结节中，10% 可增长，1% ～ 5% 可转为腺癌，其恶性概率较小，但如随访出现实性成分逐渐增多，即转变为部分实性结节，则肿瘤的风险增加，如果实性成分直径大于 5mm 则代表肿瘤的风险和侵袭性高度增加。但总体亚实性肺结节增长恶变速率较慢，结节大小的倍生时间在 400 ～ 800 天，甚至 1500 天。

3. 中医认识

肺结节是现代医学病名，单发偶发肺结节者无明显咳嗽咯痰等呼吸道症状，诊断需要依据现代影像手段如肺 CT 以及病理检查等，中医四诊难以发现，古籍文献更无相关记载。一般认为肺结节基本病机是气滞湿滞，痰瘀内阻，肺气亏虚，气滞痰瘀胶结日益加重，化毒成癌，此过程可伴阴虚、阳虚等证。中医一般认为正气虚损，痰瘀胶结形成结节，重视痰、瘀、毒的致病因素，也有研究认为肺结节要辨别风盛、气滞、痰阻、血瘀的侧重。肺结节与中医体质状态有一定相关性，研究发现肺结节以阳虚质、气虚质、气郁质、湿热质多见。各医家治疗经验为攻补兼施，祛邪实者化痰、化湿、活血、散结、理气、解毒、清热等，以期调整形质；补益者补气温阳养阴等，增强机体祛除邪实的能力。

二、诊断

肺结节需要依据肺部 CT 影像诊断，凡符合如下影像学表现者，即可诊断：发现直径 ≤ 3cm 的局灶性、类圆形、密度增高的实性或亚实性肺部阴影，可为孤立性或多发性，不伴肺不张、肺门淋巴结肿大和胸腔积液。

肺结节需通过结节的数量、密度、大小进行分类。

数量：单个为孤立性，2 个及以上病灶为多发性。孤立性多无明显症状，一般认

为 > 10 个的多发性肺结节多为恶性肿瘤转移，或为感染或非感染因素导致的炎症性疾病所致。

密度：结节依据密度分为实性结节、纯磨玻璃结节、部分实性结节 3 类。能够覆盖血管及支气管影的密度为实性密度，否则为磨玻璃密度；部分实性结节则表现为这两种密度结节中既有磨玻璃密度部分又有实性密度部分，也称为混合磨玻璃结节。部分实性结节、纯磨玻璃结节因包含磨玻璃密度，又统称为亚实性结节。

大小：< 5mm 为微小结节，5 ～ 10mm 为小结节，10 ～ 30mm 为大结节。

肺结节需结合多类指标综合评估其恶性风险，分低、中、高危 3 类。评估指标包括：大小、密度分类，CT、PET-CT、病理活检等辅助检查，肺癌危险因素，随访复查动态变化等。恶性风险较高的肺结节常见如下征象：肺结节在 CT 上表现可见分叶、毛刺、胸膜牵拉、含气细支气管征和小泡征、偏心厚壁空洞等，动态复查见各类结节增长变化实性成分增多；增强 CT 可见强化；PET-CT 见结节高摄取代谢率等；穿刺病理提示恶性病变等。

三、病机状态分析

1. 基本病机

肺结节的基本病机特点是正气亏虚，气滞湿停，痰瘀邪阻，凝滞化结。

正气亏损，气机停滞是宏观角度的病机，湿、痰、瘀、邪气凝滞化结是微观角度的病机。外有六淫霾毒侵袭，邪损正气，内有劳伤气损，肺之正气亏虚的内伤基础是肺结节的病因。

六淫外袭于肺，现代社会尘霾及其他工业有毒邪气亦口鼻入肺，直损肺金，邪毒滞肺，局部正气受损，气水血停滞，加之饮食起居失养，脾气不健，肺气不充，饮食寒热，耗损肺阴肺阳，使局部肺之正气不足，邪气于薄弱之处久留不祛，甚则化毒生癌。肺主气司呼吸，为水之上源，通调水道，为相府之官，行血脉，主治节，故其疾病不外气结、水停化痰化湿与血瘀停滞。肺主气司呼吸，外界的清气吸入人体，通过宣发肃降布散全身；肺为上焦如雾露之溉，肺之宣发肃降推动着水液布散流行，肺气停滞则水液凝滞，气不流津，化痰化湿；肺气停滞，不能行血脉、主治节，则血络生瘀，痰瘀凝结停滞则化为结节。

CT 可作为中医望诊的延伸，正常肺组织脏气轻灵，空虚柔嫩，肺泡上皮薄，肺组织含气多，CT 密度低而均匀。肺结节病理因渗出、漏出、增生、水肿、癌变等，局部肺泡上皮增生增厚或气道结构破坏，肺泡被填充，CT 见密度增高，可认为是气道气滞不通，湿、痰、瘀、邪等病理产物凝聚而成。《血证论·阴阳水火气血论》明示："是气载水阴而行于上者也，气化于下，则水道通而为溺，是气行水亦行也。""运血者即是气，守气者即是血。"故肺正气不足，再加肝气郁滞，上焦胸肺，气机停滞，水之上源，水雾不溉，气水停留，化生痰湿；气郁血行不畅，又可停滞积留成瘀。时日愈久，滞留之湿、痰、瘀于薄弱处与外染邪气相合，愈加凝滞化结，此时局部CT可见密度增高类圆阴影的有形结节。总之，本病病位在肺，兼及肝、脾、肾三脏，病性虚实夹杂。

2. 当前病机

肺结节常无疾病相关的症状体征，虽然肺结节有共同的基本病机，但不同的患者体质年龄病史等不同，呈现不同的病机侧重，即表现为当前就诊的病机不同。当前病机主要分为虚实两端：一是正气虚损，涉及肺、脾、肾三脏，气、阴、阳虚损三类，二是局部湿、痰、瘀、气、邪毒阻滞。治疗应当从体质、病史、情志、年龄等状态以及CT、舌脉特点来判断分析正气虚损、气机郁滞、痰瘀湿凝滞等不同侧重。

首先，正气虚损，结节非一日可得，邪气久损、久病咳喘、饮食寒热习惯等，皆可不同程度累及气分、阴分、阳气，使肺脾肾正气不足，形成气虚、阴虚、阳虚的状态，应以外染邪毒性质及内在体质、年龄等辨识当前肺脏正气虚损状态。其次，局部湿、痰、瘀、气、邪毒阻滞的病理特点，不同患者侧重不同，需要结合CT特征辨识其微观病理状态，以精准诊疗。脏腑气机郁滞情况可结合病史、体质、情志等辨识。此外，当其他临床资料缺乏或无特异性时，需要重视舌脉资料辨识当前病机，辨别正气虚损的类别和局部邪实的侧重。当前病机主要分为如下5种状态：

（1）气虚痰瘀

咳喘伤肺，劳倦伤脾，肺脾气虚，气不行津，聚生痰湿。气虚多见气短、乏力、纳差或者容易腹泻，舌淡嫩胖边有齿痕，苔白，脉细。

（2）阴亏痰瘀

久伤热病，肺部阴津亏耗，随汗、下、痰去，阴亏血燥，或合并阴虚火旺，气阴俱损，致燥化为痰，营血亏少，血行瘀阻。阴亏多见口干、咽干、容易汗出、心烦、眠差，舌红少苔乏津，脉细数。

（3）阳虚痰瘀

形寒饮冷，肺脾阳伤；寒中少阴，房劳伤肾；药物过用寒凉等，致血凝为瘀，水湿寒凝成痰。阳虚多见身重恶寒，目瞑嗜卧，声低息短，少气懒言，舌淡胖，苔白滑，脉沉缓细。

（4）气郁痰瘀

结节患者平素常见情志不畅，或肝郁气结，忧思抑郁；或肝郁化火，焦虑紧张，心烦易怒。情志因素致肝气失于条达，而肝气郁滞，影响气机升降"诸气膹郁，皆属于肺"，气血津液布散失调，湿痰瘀血停滞阻结。气机郁滞者，多见心烦焦躁，乱梦着急，易急易怒，胁胀，舌质坚老色暗，苔薄，脉弦涩或弦滑。

（5）湿热痰瘀

气、水、血疏调不利，与邪气阻结于肺，是肺结节的病理基础。CT显示肺结节密度的高低提示水停血瘀的程度。水停有湿、痰之分，水湿稀薄，密度低，痰液稠厚，密度高，久病气郁、阴虚燥化等因素还可使湿郁化痰；血停有血瘀、瘀结层次之不同，血瘀日久则实变为瘀结，密度增高。磨玻璃影密度低，病以湿瘀内阻为主，病情轻浅；实性结节密度高，提示痰浊瘀血阻滞，混合两种密度则为湿痰瘀血并存，凝结痹阻不化，此二者病较深入；高密度实性成分增多提示恶性风险、侵袭力较高，反映湿郁化痰、痰瘀阻结加重。动态观察 CT 结节直径增大者，反映病程久，气机阻滞深，湿、痰、瘀、邪留存结聚多。CT 见恶性征象者，肺癌风险增高，结节可能化毒成癌，湿痰瘀邪胶结难祛，瘀毒阻络窜扰，触爪四见，如见分叶、毛刺、胸膜牵拉等。

舌脉所见，湿甚者多见舌胖嫩，苔白滑腻，脉濡滑；痰甚者，多见苔白厚腻或少津，脉滑；瘀甚者，多见舌暗，或见瘀斑瘀点，舌下络脉迂曲粗张，脉涩等；邪毒化癌者，多见舌绛红或紫暗，苔黄或苔少，脉弦滑或涩等。

3. 演变病机

须辨识结节增长、增多的演变病机。邪正盛衰失衡，结节增长日久，甚至化癌；气滞不通，三焦郁滞，结节固结难消，则反复聚生多发。

（1）邪正盛衰失衡，增长恶变

正气虚损的情况下，侵染易热化的特殊邪毒，邪正盛衰失衡，是结节日久增长化毒化癌的转化条件。久染风温风热、湿热疫毒、烟尘、霾毒、酒毒等，邪气闭郁肺气，或饮食习惯不节，内蕴湿热，化热烁津，炼液为痰，湿、痰久郁，则化热化毒伤肺。病情轻浅则见肺部感染，出现发热咳喘急性加重等痰热征象，病史短；病情深重，久病内外湿热相攘，湿郁化痰瘀血阻络，病变深入，湿、痰、瘀、气积聚化毒胶结，毒可促使结节实变，日久邪固难去，正气越亏，有形积聚日渐增长，化毒化癌。

（2）气滞不通，三焦郁滞，可见全身多发结节

肝气不舒，气滞不通，三焦郁滞，经络不畅，气机升降出入失司，气水血周流不畅，故形成气、湿、痰、瘀、外邪凝滞化结，固结难消，此消彼长，反复聚生多发的转化条件。一方面，情志不畅，日久肝郁气结，影响肺气宣发肃降，日久导致三焦气机郁滞。气机停滞于上焦胸肺，升降失司，络滞不通，津液停滞，瘀血阻滞，使肺部结节结滞不散或此消彼长，可见焦虑紧张、心烦易怒、忧思抑郁等情志不遂症状。另一方面，肝经"过阴器，抵小腹……布胁肋"，是动则病"妇人少腹肿"，胆经"下颈合缺盆，以下胸中……循胁里"，所生病"马刀侠瘿"，三焦经"入缺盆，布膻中"，"是主气所生病者"，因此上焦肺气郁滞宣发肃降无力，中焦肝胆气郁情志不畅，痰湿气血瘀阻日久，三焦气机郁滞，气水血不能正常敷布运行，临床可见除肺结节外，身体两侧上述经脉循行所及之颈部甲状腺、胸胁乳腺、小腹卵巢等器官均可见痰湿瘀凝结成的结节。

四、状态辨治

1. 治疗原则

本病治疗应综合病机，多点成面，整体治疗，不拘泥一方一法一药。第一，针对基本病机采用补益扶正、化痰祛湿、活血通络、理气散结的基本治法；第二，当前病机特点需分清主次，辨清肺脾病位及气阴阳虚损之不同而补益，根据湿、痰、瘀、邪阻滞程度不同，确定用药深浅；第三，把握邪盛正衰、气滞不通两个演变病机，前者扶助正气，抗邪解毒，防止聚毒生癌，后者疏理气机，通利经络，使气布津流血行结散，从而扭转截断病势；第四，肺结节久病非一日而得，当疏利消磨，缓而图之，不求速效。

此外，应当注重对肺结节患者的全程分类诊疗管理，评估危险程度，选取合适的复查时间。对于考虑恶性风险较高病变的患者，要积极与胸外科、肿瘤科等学科会诊，确定适宜的治疗方案，除中医药之外，必要时采取手术、放化疗、靶向药物治疗等手段。

2. 西医治疗

对肺结节分类及危险程度进行评估，是为了制定进一步诊疗管理策略。对于本病，国内外各类临床指南尚存分歧，笔者建议参照《中国肺部结节分类、诊断与治疗指南（2016年版）》《肺结节诊治中国专家指南（2018年版）》将肺结节分类管理，策略如下。

（1）肺癌高危结节

直径 8～30mm 且 Mayo 概率＞65% 的实性结节。

直径＞8mm 的部分实性结节。

处理策略：较大者可做增强 CT、PET-CT、支气管镜等进一步检查，评估肺癌风险，应在 1 个月、3 个月复查肺 CT，高危者行微创手术摘除。

（2）肺癌中危结节

直径 8～30mm 且 Mayo 概率为 5%～65% 的实性结节。

直径≤8mm 的部分实性结节。

直径＞5mm 的纯磨玻璃结节。

处理策略：建议 3 个月、6 个月、12 个月和 24 个月分别行 CT 检查，结节具有生长性建议手术，无变化或缩小建议继续长期 CT 随访，随访时间不小于 3 年。

（3）肺癌低危结节

直径≤8mm 的，或直径 8～30mm 且 Mayo 概率＜5% 的实性结节。

直径≤5mm 的纯磨玻璃结节。

处理策略：建议 6 个月到 1 年行 CT 复查，观察其生长性。结节具有生长性建议手术，无变化或缩小建议继续长期 CT 随访，随访时间不小于 3 年。

3. 分状态治疗

（1）气滞湿痰瘀阻、结积聚滞态

临床表现：CT 以单纯磨玻璃密度为多见，或见肢体困重，口黏腻，大便不畅，舌质胖嫩，苔白滑或白腻，脉濡滑等为湿痰互阻态；CT 以部分实性结节、实性结节为多见，舌瘀暗，苔腻，或舌下络脉迂曲粗张，脉弦滑或弦涩等为痰瘀内阻态。

治法：祛湿化痰，活血祛瘀，通络散结。

常用药物：湿痰阻滞为主者，治以化痰祛湿消积，可予石菖蒲、薏苡仁、蚕沙；浙贝母、紫苏子、胆南星；夏枯草、瓜蒌、法半夏等。瘀血阻络为主者，治以活血祛瘀，通络散结，可予赤芍、三七、丹参；全蝎、虻虫、水蛭；蜈蚣、地龙、僵蚕等。

角药举例：

1）石菖蒲、薏苡仁、蚕沙

石菖蒲辛苦温，化湿开窍豁痰，《本草备要》谓其"祛湿除风，化痰消积"；薏苡仁甘淡凉，利水渗湿；蚕沙甘辛温，化湿祛浊，《本草纲目》谓其能"治消渴，癥结"。三药合用能化痰祛湿积。

2）浙贝母、紫苏子、胆南星

浙贝母苦寒，清热化痰消痈，《本草正义》言浙贝母"最降痰气，善开郁结……治一切痈疡肿毒"，消痰利气，消有形积聚肿毒；紫苏子辛温，降气化痰，止咳平喘，《日华子本草》谓其能"破癥……润心肺，消痰气"；胆南星苦寒，清肺豁痰，消散顽痰。三药合用化痰利气。

3）夏枯草、瓜蒌、法半夏

夏枯草辛苦寒，清肝泻火，散结消肿，《神农本草经》言其"主寒热、瘰疬……破癥，散瘿结气"；瓜蒌清肺化痰，《本草纲目》载其具有"涤痰结"之功；法半夏辛温，燥湿化痰，消痞散结。三药合用既能化痰，亦可散结。

4）赤芍、三七、丹参

赤芍苦微寒，清热凉血，散瘀止痛，《神农本草经》载其"除血痹，破坚积"；三七甘微苦温，散瘀止血，消肿定痛，化瘀而不伤正；丹参苦微寒，活血祛瘀，凉血消痈，《神农本草经》言其能"破癥除瘕，止烦满，益气"。三药合用活血化瘀消积。

5）全蝎、虻虫、水蛭

全蝎辛平有毒，息风镇痉，通络止痛，攻毒散结；虻虫苦凉有小毒，活血消癥，破血通经；水蛭，咸苦平有小毒，破血通经，逐瘀消癥。三药均为虫类药，合而活血祛瘀，通络消癥，效专力宏。

6）蜈蚣、地龙、僵蚕

蜈蚣味辛性温，活血通络，解毒散结；地龙身形细小，活血通络之力强，又能平喘治疗肺热痰喘；僵蚕咸辛平，祛风通络，解毒散结，又擅祛风痰。此三药同用可活血通络，消散结节。

肺结节为痰瘀凝结聚集而成，病位多在于肺细小络脉，病邪顽固，普通的活血化瘀药物难以消除这种凝滞状态，故要用虫类药化痰活血，消散结节。叶天士在《临证指南医案》云："邪留经络，须以搜剔动药。""借虫蚁搜剔以攻通邪结。"吴鞠通亦云："以食血之虫，飞者走络中气分，走者走络中血分，可谓无微不入，无坚不破。"虫类药物身形细小，善于走窜，可以直达病所，具有攻坚破积、搜风剔络、活血祛瘀、消散痈肿等诸多功效。然虫类药物多有毒性，且容易伤及正气，故临床多小剂量使用，注意询问患者有无过敏史，中病即止。

（2）正气虚损态

临床表现：患者由于体质偏颇或有慢性基础疾病，常有正气亏虚的表现。倦怠乏力，气短自汗，纳差，舌淡嫩或胖大，有齿痕，苔白，脉细弱等为肺脾气虚态；口干汗多，五心烦热，舌红少苔乏津，脉细数等为阴虚之态；手脚冷凉，畏寒喜暖，腰膝酸冷，大便溏泻，舌质淡胖，苔白滑，脉沉缓尺弱等为阳虚之态。

治法：益气养阴，温阳散寒。

常用药物：气虚为主，治以益气健脾，可予人参、西洋参、黄芪、太子参，或党参、茯苓、白术；阴虚为主，治以滋阴生津，可予北沙参、麦冬、石斛；阳虚为主，治以温阳散寒，可予桂枝、炮姜、附子、花椒。

角药举例：

1）人参、西洋参、黄芪、太子参

人参味甘微苦，性微温，大补元气，补脾益肺，补益力强，较为温燥；西洋参性凉，味甘微苦，补元气，养阴生津，较人参力弱但补气兼养阴，不温不燥；黄芪甘温，补气升阳，利水消肿，生津养血，行滞通痹，托毒排脓，性较温燥；太子参味甘微苦，性平，益气健脾，生津润肺，其性和缓，不凉不燥。四药合用补益肺脾之气，补土生金，益肺行滞，生津养血，助津血流畅，并能扶正祛邪，托毒散邪。

2）党参、茯苓、白术

党参甘平，健脾益肺，补中益气，和胃生津，功效与人参相似，但力量较弱，和缓平补；茯苓味甘淡，性平，健脾益气，运化水湿，化痰宁心；白术味苦甘，性温，健脾益气，燥湿利水，《医学启源》记载："（白术）除湿益燥，和中益气。"三药共用，健运脾胃，补益脾气以助化湿化痰。

3）北沙参、麦冬、石斛

北沙参味甘微苦，性微寒，养阴清肺，益胃生津，《本草从新》言其"专补肺阴，清肺火"；麦冬味甘微苦，性微寒，养阴生津，润肺清心；石斛味甘微寒，益胃生津，滋阴清热，《本草纲目》言其"治痈疽排脓内塞"，意为石斛能托脓除内痈，尤适用于部分炎性结节因痰热积聚、内扰伤阴者。三药合用补养肺阴，散肺中伏火。

4）桂枝、炮姜、附子、花椒

桂枝辛甘温，温通经脉，助阳化气；炮姜辛热，温护肺胃，温中止痛，温热散寒，可化痰饮，温和不峻烈；花椒辛温，温中止痛，杀虫止痒，《名医别录》言其能"散寒除湿，解郁结……通三焦，温脾胃，补右肾命门"。三药合用温热通阳散寒，并能逐痰饮，通郁结。

（3）气机不畅，三焦郁滞态

临床表现：常见情志不畅或焦虑紧张或忧思抑郁，胸闷腹胀，胁肋不适，或失眠多梦，舌苔薄白或薄黄，脉弦或涩，为气机不畅态。肺结节合并甲状腺结节、乳腺结节等，可无明显症状，亦可见颈部、胸部、少腹或胀满疼痛不适，舌暗脉弦涩或脉弦为三焦郁滞态。

治法：调理气机，疏利三焦。

常用药物：肝郁气滞，气机不畅，治以疏肝解郁，行气宽胸，可予柴胡、枳壳、芍药，或青皮、香附、檀香；肝阳化风，治以平肝潜阳，镇惊安神，可予夏枯草、磁石、青礞石。

角药举例：

1）柴胡、枳壳、芍药

柴胡味苦辛，性微寒，疏肝解郁，升举阳气；枳壳味苦辛酸，性微寒，长于行气开胸，宽中除胀；白芍味苦酸，性微寒，养血敛阴，柔肝平肝；赤芍苦微寒，清热凉血，散瘀止痛。诸药合用法柴胡桂枝汤之意，疏利三焦，通利经脉，气水血道得利。

2）青皮、香附、檀香

青皮辛温，行气疏肝；香附微苦甘，理气宽中，疏肝解郁，调经止痛，具理气行血之效；檀香辛温，行气温中，开胃止痛，辛温芳香，利膈宽胸。三药合用疏肝解郁，行气宽胸理血，疏利三焦。

3）夏枯草、磁石、青礞石

夏枯草苦寒，凉营泻热，散肿消坚，治瘰疬瘿瘤；磁石咸寒，镇惊安神，平肝潜阳；青礞石甘咸平，下气消痰，平肝镇惊。四药合用能清肝火，平肝阳，安情志。

（4）邪气阻滞，化毒窜扰态

临床表现：肺结节较大或 CT 见恶性征象，Mayo 预测概率为高危结节，或素嗜烟酒，喜食肥甘辛辣，大便黏，小便短赤，舌质绛红或紫暗，苔黄腻，脉弦滑或涩。

治法：宣肺散邪，清热化湿，解毒抗癌散结。

常用药物：宣肺散邪常用炙麻黄、苦杏仁、射干等；清热化湿，解毒抗癌散结常用败酱草、黄芩、半枝莲，或白花蛇舌草、山慈菇、熊胆粉等。

角药举例：

1）炙麻黄、苦杏仁、射干

麻黄味辛微苦，性温，宣肺散寒通滞，蜜炙用功效缓和，并能润肺；苦杏仁味苦微温有小毒，降气止咳润肠；射干苦寒，清热解毒，消痰利咽。炙麻黄、杏仁一宣一降，宣降通利肺气，宣散邪毒于外，下气润养肺与大肠；"咽者饮食之道，喉者呼吸之门"，射干能解毒散邪，通利咽喉。三药合用，宣利肺气散邪。

2）败酱草、黄芩、半枝莲

败酱草味辛苦，性微寒，清热解毒，消痈祛瘀；黄芩苦寒，清热燥湿，泻火解毒；半枝莲味辛苦，性寒，其归肺、肝、肾经，主要作用是清热解毒，化瘀消肿，化湿利尿。三药合用，既能清热燥湿祛湿，又能消肿解毒散结。

3）白花蛇舌草、山慈菇、熊胆粉

白花蛇舌草微苦甘寒，清热解毒，利湿通淋；山慈菇甘辛凉，清热解毒，化痰散结；熊胆粉苦寒，具有清热息风、通络解毒之效。三药合用解毒攻毒，抗癌散结。

五、病案举例

患者男，62岁。

2018年8月30日初诊：患者于2015年体检胸部CT见右上肺7mm×5mm、左上肺5mm×4mm磨玻璃小结节，密度均匀，后每年复查CT未见变化，2018年6月22日最近一次复查，结节大小形态同前。就诊时症见：偶有咳嗽咳痰，咽部不利，情绪易焦虑抑郁，纳差，尿频急，便秘，舌暗红，苔黄腻，脉细。既往有甲状腺结节、过敏性鼻炎、慢性咽炎病史。

中医诊断：肺结节。

西医诊断：磨玻璃结节　中危。

状态分析：患者发现肺磨玻璃结节3年，素体情绪易焦虑抑郁，有甲状腺结节，纳差，此为肝气郁滞，克犯脾土，反复鼻咽不利，咳嗽咳痰，耗伤肺气，尿频急便秘，舌暗红苔黄腻为湿热之态。患者CT磨玻璃结节密度均匀，病情稳定，病较轻浅，属湿热、痰浊、瘀血结滞。本病病位在肺、甲状腺，其肺脾气虚病机占一到两成，肝肺三焦气郁，湿热痰浊瘀血结滞循经阻滞病机占八到九成。

治法：清利湿热，化痰活血散结，健脾利肺。

处方：柴胡15g，枳壳20g，赤芍20g，香附10g，黄芩15g，瓜蒌30g，胆南星10g，败酱草15g，夏枯草15g，煅瓦楞子20g，浙贝母15g，白花蛇舌草30g，三七6g，全蝎6g，白术15g，熟大黄6g。14剂颗粒，每日1剂，水冲服。

2018年10月18日二诊：患者药后偶有咽痒作咳，大便通畅，每日1行，舌暗红，苔根部黄腻，脉细。治以初诊方减大黄，加炙麻黄5g，太子参10g。30剂颗粒，每日1剂，水冲服。

2018年11月20日三诊：患者药后咽喉爽利，无咳嗽，情绪好转，二便调，仍有纳差，舌红苔薄黄，脉细。治以二诊方加砂仁6g，化湿健脾。30剂颗粒，改2日1

剂，小剂缓图。

此后患者间断复诊，酌加健脾益肺之品善后，仍用小剂缓图。后 2019 年 3 月 16 日再次复查 CT 示双肺未见结节影，结节消失。

第七节　特发性肺间质纤维化

一、概述

特发性肺间质纤维化（idiopathic pulmonary fibrosis，IPF）发病机制不明，缺乏理想治疗手段，为世界性重大疑难疾病。2011 年，美国胸科学会（ATS）、欧洲呼吸学会（ERS）、日本呼吸学会（JRS）、拉丁美洲胸科学会（ALAT）共同颁布了以循证为基础的 IPF 诊断和治疗的临床实践指南，指南明确了 IPF 的定义，是一种局限于肺部的慢性进行性纤维化性间质性肺炎的一种特殊类型，其组织学和／或影像学表现为普通型间质性肺炎（usual interstitial pneumonia，UIP）。本病临床表现为咳嗽，常为持续性干咳，进行性呼吸困难，低氧血症，喘鸣，胸痛等症状，最终因呼吸功能衰竭而死亡。

本病可归为中医学"肺痹""肺痿"等范畴。肺痹首见于《素问·痹论》，"肺痹者烦满喘而呕""淫气喘息，痹聚在肺"；肺痿始载于《金匮要略·肺痿肺痈咳嗽上气病》篇，"寸口脉数，其人咳，口中反有浊唾涎沫者何？师曰：为肺痿之病。"痹者，闭也，乃血气凝滞，痹阻不通；痿者，萎也，意为肺叶萎弱不用，气血不行。

1. 流行病学

根据流行病学调查显示，IPF 好发于多发于 40 ～ 70 岁人群，平均诊断年龄为 66 岁，男性高于女性。诊断后的中位生存率在 2.8 ～ 4.2 年，死亡率随着年龄增长而升高，5 年生存率低于 20%，比许多癌症更具有致死性，严重威胁人类生命健康。近年本病患病率呈上升趋势，目前发病率约为 16.3/10 万，有 20.7% 的患者在 3 年内病情发生急性恶化。IPF 可能的高危因素与吸烟、遗传因素、环境暴露、微生物、隐匿性胃食管反流等有关。

2. 疾病特点

本病常隐匿发病，早期症状不典型，常表现为咳嗽、干咳，气短，喘息，渐进加重。早期表现为气短，咳嗽，或干咳，或痉咳，少痰而黏或拉丝；中期咳嗽频频，痰多白沫，伴有气喘气短；晚期，患者气喘气促明显，吸不足以息，稍动即喘促甚，不动亦喘，乏力显著，口唇爪甲发绀，或有杵状指，舌质多暗，边有瘀点，或舌下瘀络。

发病机制不明、病情进展迅速且预后差、治疗乏有良策，是本病显著特点。目前，IPF确切的发病机制仍未探明，但随研究逐步深入渐有水落石出之感。从20世纪80年代的"慢性炎症假说"到21世纪初的"损伤–修复假说"，研究者们的关注点从炎症免疫应激反应逐渐聚焦在肺损伤–修复过程中的抗纤维化和成纤维化机制失衡的病理过程中。这个过程的主要病理特点是早期肺泡上皮的受损、巨噬细胞以及中性粒细胞等各种炎性细胞的浸润，并伴随着大量成纤维细胞病理性增生转型，导致后期某些细胞外基质（extracellular matrix，ECM）成分在肺泡和间质内沉积，纤维组织过度修复，取代正常结构肺组织，造成肺组织结构的紊乱。

3. 中医认识

关于本病，有专家认为肺肾虚损为本，肺络痹阻，痰瘀互结为标，正虚络痹积损为其基本病机；有专家提出肺失治节，因虚致瘀；有专家结合络病理论认为是肺虚络瘀，并指出急性期"肺寒络凝"者多；亦有专家认为本虚为肺脾肾亏虚，标实为痰、热、瘀痹阻肺络。可见，本病总属本虚标实，肺肾亏虚、痰瘀互结、肺络痹阻的病机要点日趋清晰。总结来说，本病早期为肺痹，痰瘀互结，宗气亏虚；晚期为肺痿，肺肾亏虚，痰瘀胶结。随病程进展，本病正气渐亏，邪实渐盛，深伏肺络，由痹成痿。

关于本病的治疗，各家亦各有侧重，攻补兼施。有专家在国医大师洪广祥"治肺不远温"的基础上，提出全程温法，拟温肺化纤汤；有专家注重通补络脉，非三棱、莪术等破血之品不为功；有教授以补气活血、通络开痹为治疗大法，创制肺痹汤；还有教授以益气养阴、祛痰通络立法，拟络通纤溶饮。同时有众多研究者对黄芪总皂苷、薯蓣皂苷、槲皮素等中药成分进行作用机制研究。

二、诊断

《2011年IPF诊断和治疗循证新指南》的诊疗标准：①除外其他已知原因的ILD（如家庭环境、职业环境暴露、结缔组织病、药物肺毒性损害）。②高分辨CT（HRCT）表现为UIP型患者不需要外科肺活检。③HRCT表现和外科肺活检组织病理学表现型符合结合了HRCT和组织病理学表现的诊断标准。而2018年版IPF诊断指南综合分析了2011年以来有关IPF诊断的一些观察性研究和随机化试验，对既往的诊断建议进行了重新评估，在高分辨HRCT分型、组织病理学分型以及诊断标准等方面进行了更新（表1-1、1-2），并增加了IPF诊断组合的推荐意见（表1-3）。依然强调了HRCT在IPF诊断中的地位和价值，降低了确诊IPF的难度。

表 1-1 HRCT 分型

UIP 型	很可能 UIP 型	不确定 UIP 型	其他诊断
1. 以胸膜下和肺基底部分布为主；分布通常具有异质性 2. 蜂窝影伴或不伴外周牵拉性支气管扩张	1. 以胸膜下和肺基底部分布为主；分布通常具有异质性 2. 网状影伴外周牵拉性支气管扩张 3. 可能有轻度磨玻璃影	1. 以胸膜下和肺基底部分布为主 2. 细微的网状影；可能有轻度的磨玻璃影或结构扭曲（"早期 UIP 型"） 3. 肺纤维化的 CT 特征和 / 或分布不提示任何确定病因（"真正不确定"）	1. CT 特征 ①囊状影；②明显马赛克征；③以磨玻璃影为主；④大量微结节；⑤小叶中心性结节；⑥结节；⑦实变 2. 主要分布 ①支气管血管周围；②淋巴管周围；③上肺或中肺 3. 其他 ①胸膜斑（考虑石棉肺）；②食管扩张（考虑 CTD）；③锁骨远端侵蚀（考虑类风湿关节炎）；④广泛淋巴结肿大（考虑其他病因）；⑤胸腔积液，胸膜增厚（考虑 CTD/药物）

表 1-2 组织病理学分型和特征

UIP 型	很可能 UIP 型	不确定 UIP 型	其他诊断
1. 致密纤维化伴结构扭曲（即破坏性瘢痕和 / 或蜂窝样改变） 2. 纤维化以胸膜下和 / 或间隔旁分布为主 3. 肺实质有斑片状纤维化累及 4. 成纤维细胞灶 5. 缺乏其他诊断的特征	1. 出现第一列的部分组织学特征，但在一定程度上排除了 UIP/IPF 的明确诊断 和 2. 缺乏支持其他诊断的特征 或 3. 仅有蜂窝样改变	1. 纤维化伴或不伴结构扭曲，具有支持 UIP 型以外的特征或支持继发于其他原因 UIP 型的特征 2. 出现第一列的部分组织学特征，但也具有支持经其他诊断的特征	1. 在所有活组织检查中，出现其他 HPs 的组织学特征（例如，缺乏成纤维细胞灶或散在纤维化） 2. 组织学发现提示其他疾病（如过敏性肺炎、朗格汉斯细胞组织细胞增生症、结节病、LAM）

表 1-3 基于 HRCT 和活检类型的 IPF 诊断

HRCT 类型	组织病理学类型			
	UIP	很可能 UIP	不确定 UIP	其他诊断
UIP	IPF	IPF	IPF	非 IPF
很可能 UIP	IPF	IPF	IPF（可能）	非 IPF
不确定 UIP	IPF	IPF（可能）	不确定	非 IPF
其他诊断	IPF（可能）/ 非 IPF	非 IPF	非 IPF	非 IPF

三、病机状态分析

1. 基本病机

肺间质纤维化不断进展，肺脾肾亏虚、痰瘀凝结肺络为其基本病机。

从邪正角度来看，反复感受外邪、环境毒邪为发病外因，肺脾肾亏虚为发病之本，瘀血痰浊为基本病理产物，痰瘀深伏凝结，肺络痹阻为特发性肺间质纤维化发病关键。从标本角度来看，总属本虚标实之状态，宗气不足，肺肾亏虚为本；痰瘀胶结，深伏肺络，肺络痹阻为标。"肺痿"言肺之痿弱不用，从本虚而言，诚如《金匮要略心典》说："痿，萎也。如草木之枯而不荣。"虚，乃宗气不足，肺肾亏虚。"肺痹"言肺为邪痹，肺络不通，气血失于流畅，从邪实而言，多责之痰（浊）瘀胶结，肺络痹阻。

2. 当前病机

对肺间质纤维化邪正相因、本虚标实的基础病机和状态了然以后，根据肺间质纤维化发病时间、病程以及缓解期、急性加重期的主要症状和肺CT病变范围等临床表现从以下三个方面对其当前状态进行分析。

（1）气机异常

本状态可归纳为肺气上逆与肾不纳气（肾气逆）的状态，由肺肾气机功能失常所致。IPF主要临床表现为顽固性咳嗽（干咳为主）和进行性加重的呼吸困难（吸气相困难为主，气短不足以息），咳嗽的主要病机为肺失宣降，肺气上逆。肺为气之主，无论内因还是外因犯肺，致肺气壅遏不畅，肺失宣肃，肺气上逆则咳；喘息气短的主要病机为肺失宣降，肾不纳气。肾为气之根，肾主纳气功能失司，摄纳无权，则肺气更逆，吸息乏力无根，正如《素问·示从容论》曰："咳嗽烦冤者，是肾气之逆也。"人体的呼吸运动包括呼气与吸气，呼气运动主要依赖于肺的宣发功能，吸气运动则一方面依赖于肺气的肃降功能，另一方面依赖于肾气的摄纳封藏来维持呼吸的深度。《医宗必读》说："肾为脏腑之根，十二脉之根，呼吸之本。"只有肺与肾共调气机，才能维持呼吸的正常运作。正如林珮琴所说："肺为气之主，肾为气之根，肺主出气，肾主纳气，阴阳相交，呼吸乃和。"

（2）邪实痹阻

本状态可归纳为痰瘀互结，深伏胶着，肺络痹阻的状态，有深浅、轻重之不同，但贯穿于IPF全过程。痰和瘀既为病理产物，亦为致病深重的邪气。"痰"的形成与水津代谢及气机异常均有关，与肺肾二脏功能失调密切相关。肺为水上之源，肺主行水，主宣发肃降，肺气的宣发肃降功能推动和调节全身津液的代谢和输布。《素问·逆调论》云："肾者，水脏，主津液。"肾主水是指肾主司调节全身水津代谢的各个环节。肺肾调节水津代谢与气机的功能异常，导致水液失布，聚津成痰，汇于贮痰之器。"瘀"的形成与正气亏虚和气机异常有关，肺朝百脉，助心行血，若肺气亏损，宗气虚陷，则不能推动血脉助心行血，导致血行瘀滞，正如《灵枢·刺节真邪》所谓："宗气不下，脉中之血，凝而留止。"痰瘀胶着互结，久病深伏入络，终致肺络痹阻。日久肺之金气不固，肺叶挛缩，因痹成痿。

（3）正气亏虚

本状态可归纳为宗气受损，肺肾亏虚的状态。"虚"是本病常见状态，因虚招邪，因邪致虚，是始动内因，也是渐进加重的结果。《灵枢·邪客》谓，"宗气积于胸中，出于喉咙，以贯心脉而行呼吸焉"，与现代医学肺的通气和弥散功能密切相关。宗气受损，则清气（氧气）不足，脏腑失却荣养，临证可见唇舌肢端发绀；影响其走息道司呼吸功能，故咳嗽、气喘；无法下济于脐下丹田（下气海）以资助先天元气，致肾不纳气，故见喘促、短气不足以息。宗气为胸中之大气，肺主气司呼吸的重要功能即由宗气来实现，宗气受损也是肺气亏损的主要表现。然肺肾关系密切，《杂证会心录》谓："肾与肺，属子母之脏，呼吸相应，金水相生。"特别是至本病中晚期，肺肾双亏者颇为常见。具体临证中，因禀赋宿疾、体质偏颇之不同，呈阴阳二端，分别表现为偏气阳亏虚和偏气阴不足。

3. 演变病机

IPF 进展迅速，但呈鲜明的动态演变过程。早期，特异性炎性反应发生在肺泡及肺间质，成纤维细胞分化和胶原蛋白沉积导致纤维增殖，影像学以胸膜下磨玻璃样改变及部分网格、索条影为主，可归为"肺痹"状态，表现为痰瘀互结，宗气亏虚；晚期，成纤维化后肺组织毁损，肺失去弹性，肺叶挛缩，影像学则多见蜂窝肺，或牵张性支气管 / 细支管扩张，可归为"肺痿"状态，表现为肺肾亏虚，痰瘀胶结。随病程进展，本病正气渐亏，邪实渐盛，深伏肺络，由痹成痿。肺 CT 出现既有磨玻璃影又有蜂窝肺的征象，即"痹"与"痿"互为纠缠、掺杂的情况。

四、状态辨治

（一）治疗原则

目前西医治疗尚不能显著逆转肺间质纤维化，少数药可以抑制进展，主要通过抗感染、抗氧化、抗纤维化三种手段治疗。激素泼尼松、免疫抑制剂环磷酰胺、硫唑嘌呤可以降低免疫炎性反应；吡非尼酮、尼达尼布抗感染、抗纤维化；乙酰半胱氨酸等抗氧化。

中医提倡早期干预，分状态分期论治。早期为肺痹：宗气虚陷，痰（浊）瘀互结；晚期为肺痿：肺肾亏虚，痰瘀胶结。治以升补宗气，补肺纳肾，化痰散结，活血通络。

（二）西医治疗

在治疗方面，2015 年版 IPF 诊断和治疗循证新指南综合分析了 2011 年以来关于

IPF 治疗的一些新的证据，对既往的治疗建议进行了重新评估，并增加了关于新的治疗方法的推荐意见。指南明确指出：强烈推荐氧疗及肺移植；强烈反对联合使用泼尼松＋硫唑嘌呤＋N-乙酰半胱氨酸、华法林、安立生坦、伊马替尼；有条件推荐使用吡非尼酮、尼达尼布，其药理作用主要是通过抑制转化生长因子－β、肿瘤坏死因子－α、血小板衍生因子等参与 IPF 形成的细胞因子以及减少氧自由基的产生从而达到抗感染、抗氧化、抗纤维化的目的。多中心 RCT 研究已经证实，吡非尼酮、尼达尼布有改善 IPF 患者肺功能、延长生存期和降低死亡率的作用。目前，尼达尼布、吡非尼酮广泛应用于临床的阻力主要是其高昂费用及部分患者难以耐受的不良反应（主要为胃肠道不适、肝功能受损、光过敏等）。

（三）分状态治疗

1. 早期"肺痹"

痰（浊）瘀互结，肺脾亏虚，宗气不足状态

临床表现：胸闷气短，动甚则喘，或干咳，或痰少而黏，乏力倦怠，或有杵状指（趾），舌暗边有瘀点瘀斑，或舌下瘀络，苔腻，脉细或涩。

治法：化痰（泄浊）活血，升补宗气。

常用药物：益气通络用红景天、龙血竭、三七；化痰泄浊用法半夏、陈皮、土茯苓；升补宗气生黄芪、桔梗、柴胡；化痰软坚散结用牡蛎、浙贝母、瓜蒌；降气止咳用杏仁、旋覆花、白果；止咳平喘用麻黄、沉香、射干；缓痉止咳用乌梅、白芍、五味子。

角药举例：

1）红景天、龙血竭、三七

红景天培补宗气，通脉平喘；三七、龙血竭均功擅活血化瘀，通络散结，三七补虚强壮，可助景天培补宗气，二药相须为用。基于"角药"配伍，三足鼎立，药精力专，攻补兼顾，共奏升补宗气、活血通络之功，正适肺痿、肺痹宗气亏虚，肺络瘀痹的状态。

2）法半夏、陈皮、土茯苓

半夏燥湿化痰；陈皮理气化痰；土茯苓化痰泄浊。此为变通二陈汤，适用于痰浊互阻的状态。

3）生黄芪、桔梗、柴胡

黄芪补气升阳，升举胸中大气；桔梗升提肺脾之气，兼可利咽止咳；取小量北柴胡升阳，兼可疏利三焦。此为精炼升陷汤，三药相配，可升补宗气。

4）牡蛎、浙贝母、瓜蒌

牡蛎咸寒，咸能软坚而散结块，并能平肝潜阳，收涩固脱；浙贝母苦甘微寒，清肺化痰而止咳，并能清热散结；瓜蒌清热涤痰，宽胸散结。三药相合，软坚散结化痰。

5）杏仁、旋覆花、白果

杏仁苦微温，苦泄降气能开痹塞，泻壅阻能平喘嗽；旋覆花苦辛咸，消痰行水而降肺气，并降气止呕；白果苦甘涩，降痰下气，宁嗽定喘，善敛肺气而平咳喘。三药相合，下气止咳。

6）麻黄、沉香、射干

麻黄苦温，《本草经集注》记载其能"去邪热气，止咳逆上气，除寒热，破癥坚积聚"，开宣肺气能平咳喘；沉香辛苦温，降逆调中，行气止痛，降气平喘；射干苦寒，《神农本草经》言其能"主咳逆上气，喉痹咽痛，不得消息，散结气，腹中邪逆"。三药相合止咳平喘。

7）乌梅、白芍、五味子

乌梅酸平，酸能敛肺而止咳，又能下冲气而止呕；白芍苦酸性微寒，能破坚积，除血痹，并能缓挛急而止痉咳；五味子酸温，性温而润，上敛肺气，下滋肾阴，能止咳平喘，酸涩生津，又能敛汗。三药相合，止咳解痉。

2. 晚期"肺痿"

（1）气阳亏虚，肺肾亏虚，痰瘀胶结状态

临床表现：吸不足以息，稍动即喘促，不动亦喘，或痉咳，咳白泡沫痰，气怯声低，神疲乏力，畏寒肢冷，小溲清长，便溏，口唇爪甲发绀，或有杵状指，舌暗苔白，舌下可见瘀点瘀络，脉沉细或涩。

治法：温阳益气，化痰通络散结。

常用药物：温补肺肾用炙麻黄、细辛、制附片；温肺止咳平喘用炙麻黄、生艾叶、杏仁；温肾纳气用紫石英、蛤蚧、干姜、白芥子；活血化瘀通络用冬虫夏草、三棱、莪术、三七；温肾潜阳，引火归原用附子、煅龙骨、煅牡蛎、黄柏。

角药举例：

1）炙麻黄、细辛、制附片

此为变通麻黄附子细辛汤，表证不在，力不在散外寒，故用炙麻黄温宣肺气；意不在回阳救逆，故以制附片温扶阳气；细辛温通经脉，温肺化饮。三者相伍，温扶阳气，温通经脉，温补肺肾。

2）炙麻黄、生艾叶、杏仁

炙麻黄辛温，宣肺散寒解表；艾叶味苦性温，芳香辛散，生用性温，熟用性热；杏仁味辛则能散、能行，具疏利开通之性，与肺之肃降功能相合，通调三焦，开上导下，能宣化湿浊，其味苦能泄降，通降肺气，其质地滋润，可润肠通便，其性微温，又能行血脉散结闭。麻黄可引艾叶入于肺络，加强其温通宣散之力，肺气通，寒气除，则清肃之令得行；杏仁辛开苦降，助麻黄宣肺气之郁以逐邪，降肺气之逆以止咳，且麻黄、杏仁一宣一降，能复肺气宣降之职。

3）紫石英、蛤蚧、干姜、白芥子

紫石英甘温，主心腹咳逆，温中，并能降气散结气；蛤蚧咸平，补肺气，助肾阳，并能纳气平喘，治疗肾虚不纳之咳喘；干姜辛热，温中回阳，温肺化饮，能增强蛤蚧补肾纳气之功；白芥子辛温，辛散利气，能温肺祛痰，破胸膈支满，治咳逆喘促。四药合用，能温肾纳气而平咳喘。

4）冬虫夏草、三棱、莪术、三七

冬虫夏草甘温，徐灵胎言其"滋肾保肺，功专止血化痰，能已劳嗽"，其能补肺益肾，止血化痰，止咳平喘；三棱苦平，能磨癥瘕积聚，善破老血，通利经气，破血祛瘀，又行气止痛；莪术辛苦温，辛散苦泄，温通行滞，能破血祛瘀又行气止痛；三七苦微温，为伤科要药，能化瘀止血，且止血不留瘀。四药合用，具活血化瘀、通络平喘之效。

5）附子、煅龙骨、煅牡蛎、黄柏

附子辛热，上助心阳能通脉，下补肾阳能益火，中挽散失之元阳，能温肾助阳，补命门火衰；煅龙骨甘涩微寒，平肝潜阳，主咳逆，破癥瘕坚积，能益肺降气；煅牡蛎咸微寒，咸能软坚以散结块，煅用长于收敛固涩，并能平肝潜阳；黄柏苦寒，清热燥湿，泻火解毒，并能退虚热，制相火。四药合用温肾敛潜，导龙入海，引火归原。

（2）气阴亏虚状态

临床表现： 吸不足以息，稍动即喘促，不动亦喘，或干咳，或痰少而黏、拉丝，神疲乏力，腰膝酸软，五心烦热，口干喜饮，小溲短黄，口唇爪甲发绀，或有杵状指，舌红少苔，舌下可见瘀点瘀络，脉沉细或涩。

治法： 益气养阴，化痰通络散结。

常用药物： 益气养阴用人参、麦冬、五味子；清肺养阴用沙参、玄参、石斛；降气化痰止咳用百合、川贝母、青礞石；活血降气，止咳平喘用杏仁、桃仁、白果仁；化瘀通络用全蝎、龙血竭、蜈蚣。

角药举例：

1）人参、麦冬、五味子

此为生脉散，以人参之甘润，大补元气；麦冬之苦寒，泻热补水之源；五味子之酸，清肃肺金。三味伍用，一补一清一敛，共奏益气养阴、生津止渴之功。

2）沙参、玄参、石斛

沙参甘微寒，清肺养阴、益胃生津，能补肺中清气，润燥生津；玄参苦咸，性微寒，清金补水，清热解毒，并能养阴，可清心胸之烦热，散寒热积聚；石斛甘微寒，既善养胃阴，生津液，又能滋肾阴，清虚热。三药合用，清肺养阴，润燥止咳。

3）百合、川贝母、青礞石

百合甘微寒，能清肺润肺而止咳嗽，并能润肺燥而化痰，又具清心安神之功；川贝母苦微寒，苦寒能清金泻肺，消郁破凝，兼具润肺化痰之功，与百合配伍，化痰热，止咳嗽；青礞石甘咸平，具下气消痰之功，专治顽痰咳喘，又能攻消痰积，平肝镇痫。三药合用，共达降气化痰、止咳平喘之效。

4）杏仁、桃仁、白果仁

杏仁行气散结，止咳平喘，润肠通便，入走气分，偏于降气；桃仁活血行瘀，止咳平喘，滑肠润燥，入血分，偏于活血，与杏仁配伍，一治气一治血；白果仁敛肺祛痰平喘，与杏仁同用，一散一敛，一开一合，使散而无耗散肺气之弊，敛而不致有肺气壅塞之虞。三药相配，共奏活血降气、止咳平喘之功。适宜久咳久喘，肺肾两虚，痰瘀交阻，肺气郁闭，肠中失濡而便秘，舌质暗有紫气者。

5）全蝎、龙血竭、蜈蚣

全蝎辛平，有毒，能解毒散结，又能通络止痛，治疗疮疡肿毒、瘰疬结核；龙血竭甘咸平，破瘀止血效佳，治癥瘕积块、跌扑停瘀皆良；蜈蚣辛温，功能与全蝎相似，有较强的解毒散结功效，且通络止痛效佳，与全蝎配伍，化瘀通络，力专效宏。三药合用，能破瘀消积，通络止痛。

五、病案举例

患者男，53岁。

2013年11月25日初诊：患者无明显诱因咳嗽气喘3月余，呈进行性加重，1个月前入住某院呼吸科，经高HRCT检查符合普通间质性肺炎（UIP）改变，排除结缔组织病及其他继发因素，经常规治疗无效。就诊时胸闷气喘，稍动即喘促，略咳少痰，乏力倦怠，吸氧3升/分，下唇、舌、肢体末端稍发绀，纳呆，口气臭秽，腹胀，大便秘，舌暗红稍胖，略有齿痕，舌下瘀络，苔腻，白中泛黄，脉沉细。患者为公交车司机，既往体健，有吸烟史20年，每日20支。听诊双下肺可闻及粗糙湿啰音。2013年11月11日CT示双肺胸膜下磨玻璃影、纤维索条影及小蜂窝改变，以下肺为主；2013年11月16日肺功能示肺总量5.31L（占预计值78.8%），用力肺活量3.2L（占预计值70.6%），第1秒用力呼气量2.47L（占预计值66.1%），弥散功能5.15mmol/min/kPa（占预计值49.5%）。

中医诊断：肺痹。

西医诊断：特发性肺间质纤维化（IPF）早期。

状态分析：患者为53岁男性，年过半百而阴气自半，宗气不足，加之长期吸烟，烟毒邪气损伤肺气，耗伤肺阴，炼液生痰，肺失肃降，故见胸闷气喘，稍动即喘促，咳嗽少痰。其长期从事公交车司机职业，饥饱无常，损伤后天脾胃之本，脾失健运，胃失受纳，运化失司，酿生痰浊，痰浊内蕴，清阳不升，故见纳呆、腹胀、乏力倦怠，舌胖齿痕，痰浊上犯于口，故见口中臭秽，苔腻，痰浊下犯于肠，谷反为滞见大便秘，痰浊日久，化瘀阻络，故见舌暗红，舌下瘀络。痰浊瘀互结阻于肺络，故影像呈现双肺胸膜下磨玻璃影、纤维索条影及小蜂窝改变。纵观舌脉，属于本虚标实之证，本虚为宗气不足，标实为痰浊瘀互结，虚少实多，虚为宗气亏虚，占状态要素三成，实为痰浊瘀，共占状态要素七成。脏腑相关因素：肺脾同病，宗气不足，脾气不升，肺失肃降，痰浊瘀互结。

治法：化痰泄浊，活血通络，升补宗气。

处方：法半夏 10g，陈皮 10g，土茯苓 30g，丹参 30g，檀香（后下）3g，砂仁 10g，红景天 30g，黄芪 60g，柴胡 6g，升麻 6g，桔梗 15g，藿香 10g，佩兰 10g，全瓜蒌 30g，甘草 6g。7 剂，水煎服，每日 1 剂，分 3 次饭后温服。

2013 年 12 月 2 日二诊：患者服药 7 剂后，胸闷气喘缓解，纳增，口秽减，大便稍畅，时鼻衄，口腔溃疡，四末欠温，苔腻化薄，脉沉细，双尺尤甚。乃宗气略充，痰浊渐化，但有虚阳上浮之势。治拟引火归原，导龙入海。治以初诊方去瓜蒌，加附子 30g，龟甲（先煎）30g，焦黄柏 10g，熟大黄 10g。配合龙血竭片（0.4g/ 片）口服，每次 3 片，每日 3 次。调理月余，患者胸闷气喘大减，可上四楼，能操持日常家务。

2013 年 12 月 30 日 CT 示双肺胸膜下浅淡磨玻璃影及纤维索条影。随访半年，病情稳定，已正常上班。

2014 年 7 月 14 日 CT 示无明显异常。2014 年 10 月 23 日查肺功能：肺总量 7.1L（占预计值 104.1%），用力肺活量 4.47L（占预计值 98.4%），第 1 秒用力呼气量 3.49L（占预计值 94%），弥散功能 7.54 mmol/min/kPa（占预计值 72.5%）。

第八节　胸腔积液

一、概述

胸腔积液是以胸膜腔内病理性液体积聚为特征的一种常见临床证候，简称胸水，为悬饮。胸膜腔为脏层和壁层胸膜之间的一个潜在间隙，正常人胸膜腔内有 5～15mL 液体，在呼吸运动时起润滑作用，胸膜腔内每天有 500～1000mL 的液体形成与吸收，任何原因导致胸膜腔内液体产生增多或吸收减少，即可产生胸腔积液。

1. 流行病学

目前报道有 60 多种病因可导致胸腔积液的产生，包括肿瘤、感染及多系统性疾病等。具体病因分布因研究人群、病因分类方法、诊疗手段等差异存在显著不同，发展中国家以结核、肺炎为主要病因，而在发达国家则以心功能不全、肿瘤为多见。北京一家医院对 1541 例胸腔积液进行回顾性研究显示，细菌感染为胸腔积液的最常见病因（38.7%），其次为恶性肿瘤及心功能不全，分别占 23.7% 和 13.1%，结核占

10.7%，还有 7.8% 的患者病因未明。

2. 疾病特点

胸膜腔脏层和壁层胸膜之间隙，正常的胸液循环由毛细血管血液循环和壁层胸膜的淋巴引流等共同完成。胸膜腔内毛细血管静水压、毛细血管胶体渗透压改变，胸膜小孔和淋巴循环之间的任一部位引起阻塞，均可引起胸腔内液体的吸收障碍诱发胸腔积液。

胸腔积液分为漏出性和渗出性两种。漏出性胸腔积液主要分为以下两大类：一是由毛细血管内静水压增高引起的，以充血性心力衰竭最常见，此外还有缩窄性心包炎、上腔静脉阻塞等；一是由毛细血管内胶体渗透压降低引起的，如低蛋白血症、肝硬化、肾病综合征、肾衰、营养不良等。而渗出液的病因常见以下几大类：感染性疾病如结核性渗出性胸膜炎和肺炎旁积液等，恶性肿瘤如肺癌、胸膜间皮瘤、淋巴瘤、多发骨髓瘤等，免疫系统疾病如系统性红斑狼疮，类风湿关节炎，皮肌炎等可累及胸膜的结缔组织病。

3. 中医认识

胸腔积液为中医悬饮，《金匮要略·痰饮咳嗽病脉证并治》中载："饮后水流在胁下，咳唾引痛，谓之悬饮。"悬饮症见胁下胀满，咳嗽或唾涎时两胁引痛，甚则转身及呼吸均牵引作痛。邪郁少阳悬饮可用小柴胡汤化裁，加桑白皮、郁金、白芥子、丹参、葶苈子等；饮停胸胁型可用三子养亲汤化裁，加茯苓皮、川椒目、葶苈子、车前子、法半夏、马鞭草等。对症常用葶苈大枣泻肺汤、十枣汤、苓桂术甘汤等加减进行治疗。本病也可配合中药局部外敷联合艾灸治疗。

恶性胸腔积液临床研究有用榄香烯乳注射液、鸦胆子油乳注射液、艾迪注射液、斑蝥酸钠注射液、华蟾素注射液等通过胸腔内给药的治法。

二、诊断

X线检查、胸部 CT 及彩超检查可以明确胸腔积液诊断，彩超检查可以较为准确地定位定量。少量积液（< 300mL）由于临床症状和体征不显，X线检查仅表现为肋膈角变钝，不易与胸膜粘连区分，可采用胸部 CT 及彩超检查。

抽取胸腔积液进行理化检查可以诊断渗出液和漏出液，诊断标准目前主要根据国际通用的 Light 标准来区分。符合以下任何 1 条即可诊断为渗出液：①胸腔积液和血清总蛋白比值> 0.5。②胸腔积液 LDH 和血清 LDH 比值> 0.6。③胸腔积液 LDH 值大于血清正常值上限的三分之二。

三、病机状态分析

1. 基本病机

胸腔积液为体液不循常道外渗胸腔而成，胸腔积液基本病机是：三焦气化功能失调，肺气不宣，脾失健运，水液停聚于胸胁。

三焦为六腑之一，为水液代谢的通路，三焦者，决渎之官，水道出焉，人体正常的水液输布排泄，主要依靠三焦的作用。《灵枢·营卫生会》云："上焦出于胃上口，并咽以上，贯膈而布胸中……中焦亦并胃中，出上焦之后，此所受气者，泌糟粕，蒸津液，化其精微，上注于肺脉，乃化而为血。……下焦者，别回肠，注于膀胱而渗入焉；故水谷者，常并居于胃中，成糟粕而俱下于大肠，而成下焦，渗而俱下，济泌别汁，循下焦而渗入膀胱焉。"故曰："上焦如雾，中焦如沤，下焦如渎。"

三焦为元气之别使，水液之通途，笔者认为三焦为包绕脏腑的膜性管道，膜性管道联系上下内外，其气推动水液的运行。三焦膜性管道主持全身的气化，为内脏的外府，是运行水谷津液的道路，气机运行，气化则水行。《圣济总录·痰饮统论》言："三焦者，水谷之道路，气之所终始也。三焦调适，气脉平匀，则能宣通水液，行入于经，化而为血，灌溉周身；三焦气塞，脉道壅闭，则水饮停积，不得宣行，聚成痰饮。"气以化水正是三焦的核心功能，若三焦气化失调，疏化不利，则会导致水液内聚而病生痰饮。

三焦气化功能失司，病因有外感、内伤两大类，外感主要由邪扰气机诱发，而内伤多为元气不足，气化无权所致。三焦元气和五脏元气的不足都是导致三焦气化无权的原因。其中，肺居上焦，主一身之气，司呼吸，为气出入之处，同时，肺又为水之上源，能通调水道，下输膀胱，参与水液调节。若外邪犯肺，不仅影响肺气的升降出入，还会导致水液运行障碍，三焦气化不利，水液不能布散。脾居中焦，为气机斡旋之枢纽，主运化水谷，布散精微，为气血生化之源，后天之本，无论是情志过极还是饮食失调，均会内伤于脾，导致脾失转运，三焦气化不利，水津敷布失常，水湿停聚，为饮为肿。

2. 当前病机

根据胸腔积液发生的时间、性质、理化检查、原发疾病等判定当前病机。

（1）阳气亏虚，三焦气化不利

《素问·至真要大论》言："诸病水液，澄澈清冷，皆属于寒。"漏出液液体多清亮、透明，故多为阳气亏虚，三焦气化不利所致。三焦既主一身阳气的协调，又主全身水液的通调，故三焦气化功能的正常与否与人体健康关系密切。无气以化水，水就是死水，是病理上的水湿、水饮，对人体有害无益；气化了就是活水，是生理上的津液、水精，是人身阴质的一部分。阳气亏虚，三焦气化不利，三焦之气不能正常升降出入，气机壅滞、水道不利、水液运行受阻，阻滞三焦，水饮积结，蓄于胸胁，则会形成胸腔积液。

（2）湿热浊瘀蕴结，三焦郁滞不通

如《素问·至真要大论》载："诸转反戾，水液浑浊，皆属于热。"渗出液多混浊不清，故多因湿热浊瘀蕴结，三焦郁滞不通所致。

三焦气化功能促进人体周身上下水液和阳气的运行。水火的盛衰决定人身阴阳的平衡。气以化水就是阳以化阴，火以化水。机体外受湿热火毒，火热湿内蕴，气化太过，酿生湿热浊邪，湿热浊邪蕴积，三焦管道郁滞不通，久则络脉瘀阻闭塞，加重水液代谢外渗，不能吸收，气滞血瘀，三焦不通加重，水液停聚，胸腔积液难以吸收。

3. 演变病机

三焦郁滞不通，症状复杂，气机不畅使阳气郁于内，不能外达体表，三焦郁滞，不能通行表里上下，内热外寒，寒热错杂，阴阳之气不能顺接，在上则出现口干，口苦，欲饮冷，鼻热，汗出，心悸，胸闷气喘，在下则出现手足冰凉，四肢不温，皮肤发凉，关节疼痛肿胀，畏寒，怕风怕冷，便秘，水肿等症状，皆为上热下寒、内热外凉、上实下虚的表现。

若热邪侵犯，由表入里，三焦水液郁蒸，化为湿热，湿热闭肺，上犯心包，波及中焦，甚至弥漫三焦，可见心悸、腹胀、尿少、水肿等症，出现心包积液、心衰、腹腔积液及肾功能不全等。

四、状态辨治

1. 治疗原则

本病治疗当尽快消除积液，穿刺抽取胸腔积液以减少对心肺的压迫，并对抽取的积液进行化验，了解积液形成诱因和原始疾病，全面评估患者的整体状态，对症采取抗感染、利尿强心等措施。

中医治疗应首辨虚实，次辨寒热，并准确分析虚实、寒热所占的比例。一般初发病病程较短，较年轻者以邪热炽盛较为多见，而久病缠绵、年事较高者则以阴虚热盛多见，出现心肾功能不全者还会伴有三焦疏化不利、阳虚等症状。治疗务令大小便通畅，使水饮有泄越之途，从二便排出体外。

2. 西医治疗

诊断明确后，就应该针对不同的情况进行治疗。可抽取一定量的胸腔积液，减轻患者的呼吸困难症状。

漏出性胸腔积液治疗：要积极治疗原发病、纠正低蛋白血症、利尿为主。

渗出性胸腔积液治疗：针对引起胸腔积液的不同病因进行治疗，如抗感染、抗结核、抗肿瘤等。

3. 分状态治疗

（1）阳气亏虚，三焦气化不利

临床表现： 漏出液常见，胸腔积液液体多清亮、透明，舌淡苔白滑，脉细沉。

治法： 温阳化饮，疏利三焦。

常用药物： 宣肺降气利水可用麻黄、杏仁、白术；温阳化气利水可用紫苏子、桂枝、茯苓；泻肺开结利水可用葶苈子、大枣、生姜；淡渗利水渗湿可用猪苓、茯苓、泽泻；补火助阳，温肺化饮可用附子、细辛、炮姜；心肾阳虚，血不利而为水可用艾叶、阿胶、淫羊藿；滋阴润燥可用山药、沙参、红景天。

角药举例：

1）麻黄、杏仁、白术

麻黄味辛苦，性微温，可发汗散寒，宣肺平喘，利水消肿；杏仁味苦，性温，能祛痰止咳，平喘润肠；白术味苦甘，性温，健脾益气，燥湿利水。此组角药配伍取提壶揭盖之意，肺为水之上源，麻黄宣肺以开上窍，肺气得宣，则膀胱气机通畅，小便得利，与杏仁、白术相配，降气利水。

2）紫苏子、桂枝、茯苓

紫苏子味辛性温，可降气消痰，平喘，润肠；桂枝味辛甘，性温，可发汗解肌，温通经脉，助阳化气，平冲降气；茯苓味甘淡，性平，利水渗湿，健脾宁心。苏子辛温而降肺气，与桂枝相配助阳化气，平冲降逆，加茯苓利水渗湿。

3）葶苈子、大枣、生姜

葶苈子味辛苦，性寒，可下气行水，祛痰定喘；生姜味辛，性微温，能解表散寒，温中止呕，温肺止咳，解毒；大枣味甘，性温，具有补脾和胃、益气生津、调营卫、解药毒之效。此组角药源自葶苈大枣泻肺汤，葶苈子入肺泻气，开结利水，配生姜温化水饮，使肺气通利，痰水俱下，则喘可平，肿可退，恐其性猛力峻，故佐大枣之甘温安中，缓和药力，使祛邪而不伤正。

4）猪苓、茯苓、泽泻

猪苓味苦甘淡，性平，可通淋消肿满，除湿利小便，助阳利窍，功专于行水而不伤阴；茯苓味甘淡，性平，能利水渗湿，健脾宁心；泽泻味甘淡，性寒，利水渗湿，化浊降脂。本组角药化裁自五苓散，重用泽泻为君，以其甘淡，直达肾与膀胱，利水渗湿；臣以茯苓、猪苓之淡渗，增强其利水渗湿之力。

5）附子、细辛、炮姜

附子味辛甘，性大热，具有回阳救逆、补火助阳、散寒止痛之效；细辛味辛，性温，具有解表散寒、祛风止痛、通窍、温肺化饮之效；炮姜味辛，性热，可温中散寒，温经止血。本组角药适用于心肾功能不全所致漏出液，证属心肾阳虚，三焦气化无力者。

6）艾叶、阿胶、淫羊藿

艾叶味辛苦，性温，能温经止血，散寒止痛，炭用温经止血力强；阿胶味甘，性平，可补血滋阴，润肺止血；淫羊藿味辛甘，性温，具有补肾阳、强筋骨、祛风湿之效。三药合用，阿胶补血滋阴，淫羊藿补肾温阳，阴阳双调，加之艾叶温行血脉，令补而不滞，动静结合，尤擅治疗慢性肾功能不全所致漏出液属心肾阳虚，气血虚弱者。

7）山药、沙参、红景天

山药味甘，性平，可补脾养胃，生津益肺，补肾涩精，麸炒后健脾胃功能更强；沙参味甘，微苦，性微寒，具有养阴清热、润肺化痰、益胃生津之效；红景天味甘苦，性平，能益气活血，通脉平喘。津液输布不利，饮留胸胁日久，则易生燥，三药合用，润燥而不留湿，养阴而不滋腻，且略苦，兼可清热。

（2）湿热浊瘀蕴结，三焦郁滞不通

临床表现：渗出液常见。渗出液多黏稠混浊不清，有的为血性，舌红苔黄腻，脉弦滑。

治法：疏利三焦，理气清热，化湿祛浊，活血通络。

常用药物：气机阻滞，胁肋胀满者，治以疏肝行气利水，可用柴胡、青皮、陈皮；三焦气滞水停者，治以调畅三焦气机，可用木香、香附、枳壳；痰热闭阻上焦者，治以宣上通下，提壶揭盖，可用桑叶、桑白皮、浙贝母；痰气郁结者，治以降气消痰，行水消肿，可用大腹皮、旋覆花、枳实；湿浊内停者，治以升清降浊，内外调和，可用僵蚕、蝉衣、熟大黄；肺络闭阻者，治以破血逐瘀，通络行水，可用全蝎、蜈蚣、土鳖虫；湿热饮停胃肠者，治以清热燥湿，通利胃肠，可用黄连、黄柏、椒目；饮停中焦者，治以燥湿化痰，健脾利水，可用竹茹、清半夏、茯神；饮停下焦者，治以甘寒淡渗，利湿清热，可用通草、竹叶、滑石；血水互结者，治以活血调经，利水消肿，可用川牛膝、地龙、泽兰。

角药举例：

1）柴胡、青皮、陈皮

柴胡味苦，性微寒，可和解表里，疏肝升阳；青皮味苦辛，性温，具有疏肝破气、消积化滞之效；陈皮味苦辛，性温，能理气健脾，燥湿化痰。胸腔积液患者多见胸胁胀满，胸胁之地为肝胆所属，柴胡与青皮、陈皮相配，取其疏利肝胆而行气之功。水饮内停，阻滞气机，行气之品一方面可缓解患者胁肋胀满的症状，另一方面气机调畅可推动水饮的输布运化。

2）木香、香附、枳壳

木香味辛苦，性温，具有行气止痛、健脾消食之效；枳壳味苦辛酸，性微寒，具有理气宽中、行滞消胀之效，兼可利胆；香附味辛微苦微甘，性平，可疏肝解郁，理气宽中，调经止痛。木香、香附疏肝理气，和中止痛，枳壳与木香又可行气导滞宽中，木香降肺与大肠之气，枳壳调脾胃之气，香附疏肝气，三者相合可调畅三焦气机，以助水液运化。

3）桑叶、桑白皮、浙贝母

桑叶味苦甘，性寒，可疏散风热，清肺润燥，平肝明目，凉血止血；桑白皮味辛甘，性寒，能泻肺平喘，利水消肿；浙贝母味苦性寒，具有清热散结、化痰止咳之效。三药合用，提壶揭盖，宣上通下，适用于痰热闭阻上焦而致水道不利者，桑叶质轻而透邪外出，桑白皮泻肺利水，浙贝清热化痰，令外邪解，痰热除而肺气畅。

4）大腹皮、旋覆花、枳实

大腹皮味辛，性微温，可行气宽中，行水消肿；旋覆花味苦辛咸，性微温，降气消痰，行水止呕；枳实味苦辛酸，性微寒，能破气消积，化痰散痞。三者相合，降气消痰的同时，还能行水消肿。

5）僵蚕、蝉衣、熟大黄

僵蚕味咸辛，性平，具有息风止痉、祛风止痛、化痰散结之效；蝉衣味甘咸，性凉，可疏散风热，利咽开音，透疹，明目退翳，息风止痉；大黄苦寒，熟制泻下力缓，擅于泻火解毒。该组角药化裁自升降散，僵蚕喜燥恶湿，得天地清化之气，轻浮而升阳中之阳，故能胜风除湿，清热解郁，散逆浊结滞之痰；蝉蜕为清虚之品，能祛风而胜湿，涤热而解毒；大黄能上下通行。三药相合，升清降浊，内外调和，而令气机通畅，浊毒得化，水饮得布。

6）全蝎、蜈蚣、土鳖虫

全蝎味辛性平，可息风镇痉，通络止痛，攻毒散结；蜈蚣味辛性温，同样具有息风镇痉、通络止痛、攻毒散结之效；土鳖虫味咸性寒，能破血逐瘀，续筋接骨。三药相配，可搜风解毒而通络，临床配合使用具有显著促进胸腔积液吸收的作用。

7）黄连、黄柏、椒目

黄连味苦性寒，可清热燥湿，泻火解毒；黄柏味苦性寒，有清热燥湿、泻火除蒸、解毒疗疮的功效；椒目味苦辛，性寒，有毒，治水肿胀满，痰饮喘逆。连、柏泻火解毒而去中下二焦湿热，通利胃肠，椒目入膀胱经，擅治水饮久留而不去。

8）竹茹、清半夏、茯神

竹茹味甘，性微寒，可清热化痰，除烦止呕；清半夏味辛，性温，有毒，具有燥湿化痰、降逆止呕、消痞散结之效；茯神味甘淡，性平，能宁心、安神、利水。本角药化裁自温胆汤，半夏与竹茹相伍，一温一凉，化痰降逆，茯苓健脾利水，以固其本。

9）通草、竹叶、滑石

通草味甘淡，性微寒，具有清热利尿、通气下乳之效；淡竹叶味甘淡，性寒，可清热泻火，除烦利尿；滑石味甘淡，性寒，能利尿通淋，清热解暑，祛湿敛疮。此组角药擅清热利水而令水饮之邪与热邪通走下焦而去。滑石、通草、竹叶均为甘寒淡渗之品，可加强他药利湿清热之功。

10）川牛膝、地龙、泽兰

川牛膝味甘微苦，性平，可逐瘀通经，通利关节，利尿通淋；地龙性寒，味咸，具有清热定惊、通络、平喘、利尿之效；泽兰味苦，性温，能活血调经，祛瘀消痈，利水消肿。本组角药既可逐瘀通络，又可利水，令血瘀得除，水饮得下而分消之，适用于顽固性胸腔积液血水互结所致者。

五、病案举例

病案一

患者女，66岁。

2014年9月20日初诊： 患者卵巢癌术后化疗后，出现胸、腹腔积液3个月。患者2014年春节前因胸闷气短就诊于当地医院，诊断为"结核性胸膜炎"，经抗结核治疗无效后继续查找病因，最终诊断为"卵巢癌"，行全子宫及双附件切除术加大网膜切除术，术后病理提示卵巢上皮癌，ⅢA期。术后行卡铂及紫杉醇5个周期化疗。就诊时见胸闷憋气，动则喘促，心悸，气短乏力，全腹胀满，纳差，心烦意乱，口干口苦，欲饮冷，大便秘，手足冰凉，畏寒，腰膝酸软，小便量少，面色晦暗，舌红绛，苔中部黄燥剥脱，脉沉细数无力。查体：HR 116次/分，双肺呼吸音粗，左下肺呼吸音低，腹部膨隆，移动性浊音阳性，双下肢胫前中度可凹性水肿。超声：左侧胸腔积液，范围5cm×3.8cm，中等量腹腔积液，盆腔少量积液。肿瘤标志物CA125：263U/mL。

中医诊断：水饮。

西医诊断：卵巢癌术后；胸腹腔积液。

状态分析：患者老年女性，气阴不足，卵巢癌术后正气耗损，长期放化疗更耗气阴，癌毒侵袭人体，阻滞三焦，出现三焦不通，三焦乃气、津、液等运行通道，现三焦不通，津液代谢异常，气阴亏虚，湿热内蕴，水液内停。气阴亏虚，湿热内蕴，故见气短乏力，口干口苦，欲饮冷；水停于上焦，湿热蕴于心肺，肺气不畅，故见胸闷憋气，动则喘促；水饮凌心，故见心悸，水停于中焦；湿热蕴于脾胃，故见全腹胀满，纳差；水停于下焦，湿热内蕴于肾和膀胱，二便失司，故见大便排出困难，小便量少；腰为肾之府，故见腰膝酸软；水为阴邪，易伤阳气，水邪内停，阻遏阳气，阳气不得外达，故见手足冰凉，畏寒；水停胸腹，泛溢肌肤，故可出现腹部膨隆，移动性浊音阳性，双下肢胫前中度可凹性水肿，超声检查见胸腹盆腔积液。纵观舌脉属于本虚标实，证情较急，以标实为主，本虚为气阴亏虚，而以阴虚为主，占状态要素二成，标实以水停和湿热为主，共占状态要素八成。病位在三焦，以三焦不通，水液内停，湿热内蕴为主。

治法：疏利三焦，养阴利水，清化湿热。

处方：僵蚕12g，蝉蜕12g，姜黄15g，酒大黄9g，大腹皮12g，木香6g，枳壳

15g，鳖甲 10g，生地黄 30g，玄参 20g，赤芍 20g，猪苓 30g，茵陈 15g，半枝莲 15g，白花蛇舌草 30g。14 剂，水煎服，每日 1 剂。

后症状好转，复查超声胸腔积液减少。

病案二

患者女，81 岁。

2013 年 12 月 16 日初诊： 患者因"活动后喘促月余，胸闷伴乏力 1 周"来诊。患者既往有慢阻肺合并肺部感染、肺心病、2 型呼吸衰竭、心功能不全（Ⅳ级），肾功能不全代偿期病史，4 周前因受凉后发热喘促加重收住院，经抗感染、利尿、改善心功能等治疗后好转出院。出院时复查胸部 CT：肺气肿、双肺少许斑片索条影，胸部彩超：右侧胸腔积液，范围 4.9cm×3.8cm。血气分析：PO_2 73mmHg，PCO_2 58mmHg。生化：BUN 8.6mmol/L，CREA 129μmol/L，BNP 1216pg/mL。就诊时见胸闷喘息，活动后加重，咳嗽阵作，咳痰不利、色白，心悸，腹胀明显，大便秘结，食欲欠佳，小便短少，唇紫暗，舌暗胖，苔白滑，脉沉细数。

中医诊断：悬饮。

西医诊断：胸腔积液；慢阻肺；肺部感染；呼吸衰竭；右心衰竭；肾功能不全。

状态分析：此病例为慢阻肺、肺部感染引起心衰、肾衰等多脏器同病。感染引起的缺氧常是引起老年人心衰、肾衰的主要因素，也是老年人死亡的主要原因。肺、心、肾三脏同病，多脏器衰竭，症见喘促气短，呼吸困难，胸闷心慌，水肿，咳嗽、咳痰，喘鸣，口唇紫暗，少尿便干，胸腔积液。其病机为三焦郁滞，元气亏虚，推动无力，痰浊、水饮、瘀血内阻而成本虚标实之候。本病虚少实多，虚为气虚，占状态要素三成，实为痰浊、水饮、瘀血，占状态要素七成。

治法：疏利三焦，祛痰利水活血，温阳化气。

处方：柴胡 10g，桂枝 10g，炙麻黄 6g，杏仁 10g，厚朴 10g，姜黄 10g，蝉衣 10g，酒大黄 6g，木香 6g，枳壳 10g，石菖蒲 10g，郁金 10g，丹参 15g，瓜蒌 30g，三七 6g，车前子 10g，葶苈子 20g，猪苓 15g。14 剂，水煎服，每日 1 剂。

2013 年 12 月 30 日二诊： 患者喘促及胸闷心悸减轻，咳嗽、咳痰减轻，水肿减轻，小便量较前增多，大便通畅，腹胀减轻，食欲仍差，面色紫暗，舌暗胖，苔白腻，脉沉细数，治守前法。

处方：柴胡 10g，桂枝 10g，炙麻黄 6g，杏仁 10g，厚朴 10g，姜黄 10g，蝉衣 10g，酒大黄 6g，木香 6g，枳壳 10g，石菖蒲 10g，郁金 10g，丹参 15g，瓜蒌 30g，三七 6g，车前子 10g，葶苈子 20g，猪苓 15g，鸡内金 15g，穿山龙 15g。14 剂，水煎服，每日 1 剂。

2014 年 1 月 15 日三诊： 患者平静状态下已无喘息及心悸，活动后喘促亦明显好转，咳嗽咳痰明显好转，食欲明显改善，小便可，大便通畅，觉汗出乏力，舌质暗，舌体胖苔白，脉沉细。复查血气分析：PO_2 83mmHg，PCO_2 51mmHg。生化：BUN 7.6mmol/L，

CREA 101μmol/L，BNP 438pg/mL。复查彩超：极少量胸腔积液。继续治以疏利三焦，温阳益气化气，祛痰利水活血。

处方：生黄芪 20g，党参 15g，山萸肉 15g，炙麻黄 6g，杏仁 10g，厚朴 10g，姜黄 10g，蝉衣 10g，枳壳 10g，石菖蒲 10g，郁金 10g，丹参 15g，瓜蒌 30g，三七 6g，当归 10g，鸡内金 15g，五味子 10g。20 剂，水煎服，每日 1 剂。

服药后，病情平稳。

第九节 肺 结 核

一、概述

肺结核是指发生在肺组织、气管、支气管和胸膜的结核，包含肺实质的结核、气管支气管结核和结核性胸膜炎，占各器官结核病总数的 80%～90%。本病多属中医肺痨范畴，中医认为，肺痨是一种由于正气虚弱，感染痨虫，侵蚀肺脏所导致的、具有传染性的慢性虚弱性疾病。

1. 流行病学

全球有三分之一的人曾受到结核菌的感染，结核病的流行状况与经济水平大致相关，WHO 把 30 个国家列为结核病高负担国家，全球 80% 的结核病患者集中在这些高负担国家中。据 2010 年我国第五次结核病流行病学抽样调查估计，结核病年发病人数 100 万例，发病率 78/10 万；结核病年死亡人数 5.4 万例，死亡率 4.1/10 万；患病人数地区间差异大，我国西部地区肺结核患者明显高于全国平均水平，而东部地区低于平均水平。

2. 疾病特点

肺结核是由结核分枝杆菌引发的肺部感染性疾病，严重威胁人类健康，是我国重点控制的疾病之一，对本病的预防和治疗是全球关注的公共卫生和社会问题。结核病的传染源主要是排菌的肺结核患者，主要通过飞沫传播。健康人感染结核菌并不一定发病，当抵抗力降低或细胞介导的变态反应增高时，才可能发病。原发免疫缺陷性疾病、接受放化疗和免疫抑制药物治疗的患者，由于皮质激素或其他免疫抑制药物的干扰或掩盖，患肺结核后症状可能隐匿或轻微，也可能病变进展迅速，病情经过呈暴发性。

肺结核起病可急可缓，一般有较密切的结核病患者接触史，全身症状多为低热、潮热盗汗、乏力、纳差、消瘦等，呼吸道症状有咳嗽、咳痰、咯血、胸痛等，病情重者可有呼吸困难，甚至呼吸衰竭。

3. 中医认识

中医认为，肺痨主要由正气虚弱，痨虫蚀肺引起，发病部位主要在肺，故多见肺失宣肃之症，如干咳、咽燥、咯血等。肺病日久，可以进一步影响到其他脏腑，其中与脾、肾两脏的关系最为密切。特殊人群患此病后，症状可能并不典型：一些老年人年高体弱，患病后毒血症状少，咳嗽、咯血、潮热、盗汗四大主症并不典型，而乏力、食欲不振等症状相对突出，易被误诊；有的患者有慢性肺系基础疾病，易被误以为原有慢性肺病加重，例如咳嗽、气喘加重，而忽视对肺痨病的诊断；糖尿病患者阴虚燥热，易患肺痨，多数起病隐匿，呈慢性过程；部分患者起病较急骤，咳嗽、发热症状明显，咯血发生率较高；免疫抑制人群，例如器官移植后、长期使用糖皮质激素、肿瘤放化疗后、HIV感染者等，元气已伤，易感外邪，亦易患肺痨，病情复杂，可见血行播散性肺结核、结核性胸膜炎和其他肺外结核，极度免疫功能低下的患者可表现为无反应性结核病。

虽然中药直接抗结核杆菌的力量较为薄弱，但其能可以扶助人体正气，提高机体的抗病能力，从而达到杀灭人体内痨虫的目的。抗结核药物治疗过程中会引起多种不良反应，包括胃肠道反应、骨髓抑制、肝肾损伤、神经损伤等，中药内服和中医外治可以预防和治疗与抗结核药物相关的不良反应。耐药性是抗结核治疗的一大挑战，临床常须联合应用更多种的化学药物才能发挥疗效，但是因为患者个体身体情况和疾病发展阶段的不同，包括合并细菌、真菌、HIV感染等，都会影响治疗效果，中医药可参与治疗耐药肺结核，提高治疗效果，减少药物不良反应的发生等。

二、诊断

肺结核分为原发型肺结核（包括原发综合征及胸内淋巴结结核）、血行播散型肺结核［包括急性血行播散型肺结核（急性粟粒型肺结核）及亚急性、慢性血行播散型肺结核］、继发型肺结核（包括浸润性、纤维空洞及干酪性肺炎等）。

免疫损害者，指原发免疫缺陷性疾病及接受放化疗和免疫抑制药物治疗的患者，由于皮质激素或其他免疫抑制药物的干扰，可能掩盖疾病的临床表现造成，肺结核的症状隐匿或轻微，可缺乏呼吸道症状，也可由于免疫防御机制受损，突发高热起病，其病变进展迅速，呈暴发性。

1. 危险因素

与肺结核患者的密切接触史，生活贫困、居住拥挤、营养不良等社会因素，免疫力低下的易感人群（婴幼儿、老年人、HIV感染患者、糖皮质激素和使用免疫抑制剂患者、有慢性基础疾病的患者等）。

2. 临床表现

肺结核初期可以仅有疲乏无力感、干咳、食欲不振、形体逐渐消瘦等症状；病重者，可出现咯血、胸痛、潮热、盗汗、形体明显消瘦等症状。患者肺部体征常不明显，病变较广泛时可有相应体征，听诊病灶部位呼吸音减弱，有明显空洞或并发支气管扩张时，可闻及湿啰音。晚期肺结核，两肺病灶广泛，引起呼吸功能衰竭或伴右心功能不全时，常出现较严重的呼吸困难、发绀、水肿等。

3. 辅助检查

细菌学检查是肺结核诊断的确切依据，直接涂片抗酸杆菌镜检是简单、快速、易行和较可靠的方法，结核菌培养及药物敏感性检测对于结核病的诊断和抗结核药物选择，可以提供准确可靠的结果。

影像学对肺结核的诊断有重要意义：肺 CT 和 X 胸片有较为典型表现，根据影像特点，肺结核可分为原发性肺结核、血行播散性肺结核、继发性肺结核、气管支气管结核及结核性胸膜炎 5 种类型。

原发性肺结核分为原发综合征和胸内淋巴结结核。原发综合征：可见肺内原发病灶、淋巴管炎和肺门及纵隔淋巴结增大同时存在，影像学呈现典型的"哑铃状"改变，或伴有 CT 增强后淋巴结均匀或环形强化。肺内淋巴结结核：可见纵隔肺门肿大淋巴结，CT 增强扫描可见不均匀（或均匀）环形分隔样强化，或多环重叠"多房样"强化。

血行播散性肺结核分急性、亚急性和慢性 3 种类型。急性血行播散性肺结核：CT 或 HRCT 两肺弥漫"三均匀"粟粒的结节影，发生于儿童有时仅表现为磨玻璃密度影，肺血管和淋巴管通透性增加引起肺泡炎时表现为磨玻璃影增大，融合形成小叶实变影。亚急性及慢性血行播散性肺结核：CT 表现为两肺"三不均匀"的结节状影，可见增殖、融合的结节与新的播散病灶并存，可见小叶间隔增厚及磨玻璃密度影，可伴发继发性肺结核、淋巴结肿大等征象。

继发性肺结核包括浸润性肺结核、干酪性肺炎、结核球、慢性纤维空洞性肺结核等类型。浸润性肺结核：病灶位于肺上叶尖后段和下叶背段并排列成"梅花瓣"或"树芽征"的影像表现，结核多发部位表现为团块状影、多发结节影，单发或多发空洞影，周围常有不同性质的卫星灶，可合并胸腔积液和淋巴结肿大。干酪性肺炎：早期类似大叶性肺炎，可见大片状实变影，实变影中可见虫蚀样空洞，增强扫描可见强化，在同侧或对侧肺可见支气管播散病灶。结核球：发生于上叶的尖后段或下叶背段，常为单发、呈圆形或类圆形、边缘光滑的肺结节影，周围可见卫星灶，CT 增强后可表现为薄环形强化或不均匀强化或无强化。慢性纤维空洞性肺结核发生于肺上叶的尖后段或下叶背段，呈现形状不规则纤维性内壁尚光整的空洞影，周围有广泛的纤维条索影，胸部 X 线示肺门上提，肺纹理呈垂柳状，单侧或双侧肺野可见新旧不一的病灶，常合并支气管扩张或钙化，CT 增强后空洞壁强化不明显。

气管、支气管结核：CT 直接表现为气道管壁不规则增厚，内壁粗糙、不光滑或伴有叶、段支气管狭窄及闭塞，支气管腔内结节或息肉样改变，腔内波浪状隆起，管腔呈半月状改变，管壁存在线样或点状钙化。CT间接表现为出现变化较快的肺不张、局限性肺气肿、阻塞性肺炎；一侧或两侧肺反复出现支气管播散病灶等。

结核性胸膜炎：可见游离性胸腔积液、包裹性积液、叶间积液、肺底积液，胸膜增厚可形成胸膜结节或肿块，增强扫描可有强化，胸腔可见无强化坏死区，晚期可伴粘连、钙化，甚至局部胸廓塌陷，可继发结核性脓胸，可合并肺内空洞、支气管播散等肺内结核。

结核菌素皮肤试验、γ-干扰素释放试验和结核抗体检测、结核菌核酸检测、基因检测等检查有助于诊断。

三、病机状态分析

1. 基本病机

正气虚弱，感染痨虫，肺阴先伤进而气阴两虚，阴损及阳、痰湿瘀血阻滞为基本病机。感染痨虫和正气虚弱是肺痨的两个主要致病因素。肺主呼吸，受气于天，若肺脏本体虚弱，痨虫侵蚀肺，耗伤阴分，则见干咳、咽燥、痰中带血；继则肺肾同病，兼及心肝，阴虚火旺；或因肺脾同病，导致气阴两伤；后期肺脾肾同病，三脏交亏，阴损及阳，阴阳两虚。

肺体受伤，病及五脏，可伴见脾肾虚弱，脾虚可见疲乏、食少、便溏等，肾虚可见骨蒸、潮热、月经不调等。久延而病重者，肺脾肾同病，水不济火，可伴见虚烦不寐、盗汗等。甚者肺虚不能佐心调节血脉之运行，可出现气短、喘急、心慌、唇紫、浮肿等。

2. 当前病机

（1）肺阴亏损

禀赋薄弱，调摄失宜，致燥热伤肺，肺阴损耗，痨虫乘虚而入，肺阴更伤，而致干咳痰少，咳声短促；阴虚内热，可见手足心热、口干咽燥；病久咳嗽，或热伤肺络，可见痰中带血。

（2）气阴两虚

痨虫蚀肺，先伤肺阴，再耗肺气，气阴亏耗，肺失宣肃，故肺气上逆而咳；肺气虚，故咳嗽无力，气短声低，神疲乏力；久咳伤及肺络，故偶有咯血；肺虚及脾，子盗母气，脾失运化，可见食少便溏。

（3）阴阳两虚

肺痨经久不愈，阴损及阳，肺失宣肃，故见咳逆喘息，痰呈泡沫状；肺络受损，则痰中带血；脾肾阳虚，则形寒自汗，或有浮肿；肺肾阴虚，故见形体消瘦，声音嘶哑。

（4）痰瘀痹阻，正虚邪滞

或因忧郁气滞，或因伤湿伤寒，或因劳役失度，或因宿有疾病，导致营卫失和，气血瘀滞，痰湿内停，复感痨虫而发为本病。肺虚而失于宣肃，肾虚而不纳气，可见咳嗽气喘；肺脾肾功能失司，水液不行，故可见咯痰、水肿；心气不足，又加水气凌心，可见心悸；血脉不行，可见肌肤甲错、面色黧黑、发绀等。

3. 演变病机

痨虫的感染与发病和正气虚弱有关，发病后病情的轻重程度与内在正气的强弱也有重要关系。感染痨虫，元气损伤，病情发展迅速，出现持续发热、咯血严重，消瘦消耗；湿热蕴结，痰瘀内停，容易出现胸腔积液。

四、状态辨治

1. 治疗原则

本病一旦确诊即应积极行抗结核治疗。肺结核的治疗包括化学治疗、对症治疗、手术治疗等，其中化学治疗是核心。化学治疗的基本原则是早期、规律、全程、适量、联合，治疗须坚持足够疗程（8个月以上）以防复发。

中医治疗肺痨着眼于整体观念和辨证论治，针对患者不同体质和疾病的不同阶段，采取与之相适应的治疗方法，标本兼顾，扶正祛邪。抗结核杀虫是针对病因治疗，而补虚培元是为了增强正气，以提高机体抗病能力，促进疾病的康复。疾病早期，补虚以滋阴为主；疾病中期，若合并气虚、阳虚者，则当同时兼顾益气、温阳；疾病后期，虽然补虚重在补肺，但是病及脾肾之时，亦兼治脾肾，又因为脏腑功能失常，出现痰浊、瘀血、水湿等痹阻，还应该适时结合化痰、活血、利水等法进行治疗。

2. 西医治疗

抗结核治疗以化学药物为主，常用药物为异烟肼、利福平（利福喷汀）、吡嗪酰胺、乙胺丁醇、链霉素、左氧氟沙星等，常采用三种（三联）或四种（四联）药物联合应用。由于患者对抗结核药物耐受性不同，肝肾功能情况不同，尤其是老年患者，和存在耐多药结核（MDR-TB）患者，故进行治疗时也要注意化疗方案制定的个体化，以确保化疗顺利完成。

抗结核患者应定期检查肝肾功能、血常规等，及早发现药物副作用，调整化学治疗方案。服用乙胺丁醇者应定期进行眼科检查，以便出现视神经炎和视野改变时，可以及早发现。

3. 分状态治疗

（1）肺阴亏损

临床表现：干咳，痰少而白，咳声短促，或痰中带血丝，手足心热，口干咽燥，或有盗汗，舌红苔薄，脉细或细数。

治法：滋阴润肺清热。

常用药物： 肺阴亏虚，可予北沙参、南沙参、青蒿，或麦冬、玄参、地骨皮滋阴清热润肺，弥补肺阴亏耗。

角药举例：

1）北沙参、南沙参、青蒿

北沙参甘微苦，养阴清肺，益胃生津；南沙参甘微寒，养阴清肺，清胃生津，补气，化痰，与北沙参相须为用，养阴清肺之功尤著，又兼补气祛痰，较宜于燥痰咳嗽者；青蒿苦辛寒，清热凉血，解暑退热，适用于阴虚骨蒸劳热。三药合用清肺热，滋阴润肺。

2）麦冬、玄参、地骨皮

麦冬甘微苦，养阴生津，润肺清心；玄参苦微寒，上能清心肺之火，下能滋肾降火，与麦冬同用，共奏滋养肺肾、清肺润肺之功；地骨皮甘淡寒，善清虚热，能凉血除蒸，清泄肺热。三药合用能清泄肺热，润肺生津。

（2）气阴两虚

临床表现： 咳嗽无力，气短声低，咯痰清稀，偶有痰血，午后潮热，面色㿠白，纳少神疲，便溏，舌质嫩红，或舌淡有齿痕，苔薄，脉细弱而数。

治法： 益气养阴，补肺健脾。

常用药物： 肺脾气阴两虚，治以健脾益肺，益气养阴生津，可予西洋参、麦冬、五味子；脾肾气阴两虚，治以健脾益肾，滋阴生津，可予党参、石斛、茯苓。

角药举例：

1）西洋参、麦冬、五味子

西洋参凉甘微苦，补气养阴，清热生津，既能补益元气，又能清热养阴，适宜肺之气阴两伤；五味子酸甘温，益气生津，收敛固涩，补肾宁心，适于久咳虚喘、自汗盗汗；麦冬养阴生津，润肺清心。三药配伍，甘则益气，酸甘化阴，益气养阴而不腻不燥。

2）党参、石斛、茯苓

党参甘平，补中益气，生津止渴，又能养血，适用于脾胃虚弱、气阴两亏之体弱患者；石斛甘微寒，益胃生津，滋阴除热，又能滋肾阴、清虚热，能治热病津伤烦渴；茯苓甘淡平，既能健脾安神，又能利水渗湿，且药性平和，利水而不伤气。三药合用健脾益肾，益气滋阴，又能除热生津。

（3）阴阳两虚

临床表现： 咳逆喘息，咳泡沫痰，或痰中夹血，形寒自汗，声嘶音哑，形体消瘦，或面浮肢肿，舌质淡而少津，苔光剥，脉微数或虚数无力。

治法： 滋阴补阳。

常用药物： 脾肾阴阳两虚，治以健运脾胃，补肾益精，可予紫河车、冬虫夏草、麦芽滋养后天之本，填充先天之根。

角药举例：

紫河车、冬虫夏草、麦芽

紫河车甘咸温，补肾益精，养血益气，可治一切虚损劳极；麦芽甘平，消食健胃，疏肝解郁，回乳消胀，可消化一切米面诸果食积。麦芽配紫河车，一健脾胃滋养后天之本，一补肾精肾阳填充先天之根。冬虫夏草甘温，补肾益肺，止血化痰，尤适于久咳虚喘，劳嗽痰血。三者配伍，可补元气，对于诸般劳损重症，草木之药效不显时，用之尤佳。

（4）痰瘀痹阻，正虚邪滞

临床表现： 肺病迁延，或年高体弱，或原有免疫功能损害者，咯血、潮热、盗汗等症状可以不明显，但咳嗽、咯痰、气喘、水肿、心悸、发绀等症明显。症见肌肤甲错，面色黧黑，舌淡紫或有瘀斑，苔腻，舌下络脉紫暗，脉虚或沉细弦。

治法： 通调三焦，补虚泻实。

常用药物： 清热润肺，活血抗结核可予黄芩、百部、丹参；寒凝血滞诸证可予柴胡、半夏、桂枝。

角药举例：

1）黄芩、百部、丹参

百部抗结核杀虫，润肺止咳，可用于新久咳嗽；黄芩清热燥湿，泻火解毒；丹参活血凉血，祛瘀止痛，除烦安神，祛瘀生新而不伤正。三药配伍，共奏清热润肺、活血抗结核之功。

2）柴胡、半夏、桂枝

柴胡苦辛，疏肝解郁，升举阳气，解表退热，可透泄并清解少阳之邪，疏泄少阳气机；半夏辛温，降逆止呕，消痞散结，燥湿化痰；桂枝辛甘温，温通经脉，助阳化气，发汗解肌，既可治寒凝血滞诸痛证，又可治痰饮、蓄水证，亦能治心阳不振之心悸。诸药配合，通调三焦，升降相宜，通行气、血、痰、水之瘀滞。

五、病案举例

患者男，49岁。

2011年9月16日初诊： 患者1年前因胸闷、盗汗于外院就诊，诊为"肺结核"，现系统抗结核治疗1年。患者就诊时诉偶有胸闷，平素易上火，大便偏干，每日一行，眠稍差，纳可，舌略暗红，苔薄，脉细。

中医诊断：肺痨。

西医诊断：陈旧肺结核。

状态分析：患者中年男性，既往有肺结核病史，平素易上火，为素体阴亏，痨虫侵袭，损伤肺体，耗伤肺阴。虚火灼肺，肺气不畅，故见胸闷，肺气不降，阴虚内热，大肠传导失司故见大便偏干，心神失养，故见眠差，结合舌略暗红，苔薄，脉细的表现，断为肺肠同病，阴虚内热状态。本病本虚标实，以虚为主，虚为阴虚，占状态要素九成，实为痨虫邪气，占状态要素一成。

治法：养阴清热，补虚培元，抗痨杀虫。

处方：丹参15g，百部10g，郁金10g，黄芩15g，全瓜蒌30g，黄芪10g，防风10g，仙鹤草30g，功劳叶15g，旋覆花10g，紫菀15g，焦三仙15g，炒枣仁15g，沙参15g，百合15g。15剂，水煎服，每日1剂。

药后诸症好转。

第十节 肺 栓 塞

一、概述

肺栓塞是以内源性或外源性的栓子阻塞肺动脉引起肺循环障碍的临床和病理生理综合征。肺栓塞包括肺血栓栓塞症、脂肪栓塞综合征、羊水栓塞和空气栓塞等，其中肺血栓栓塞症为肺栓塞的最基本类型，即通常所称的肺栓塞。肺血栓栓塞症是指来自静脉系统或右心的血栓阻塞肺动脉或其分支所致的疾病，常常是许多疾病的一种严重并发症，临床最常见的是来自下肢深静脉及盆腔静脉的血栓。若肺动脉发生较大栓塞，其支配的肺组织因血流受阻或中断产生严重的血供障碍，则发生坏死，称为肺梗死。急性肺栓塞以痰浊瘀血痹阻血脉为主，慢性期以气虚血瘀、阳虚水停多见。

1. 流行病学

肺血栓栓塞的流行病学数据与深静脉血栓相关，2019欧洲急性肺栓塞指南提到肺血栓栓塞发病率39～115/10万人，即0.039%～0.115%，深静脉血栓发病率53～162/10万人，即0.053%～0.162%。在美国，肺栓塞每年可能导致约30万人死亡，在心血管疾病死亡原因中居首位。根据流行病学模型估计，在总人口为4.544亿的6个欧洲国家中，2004年有37万多例死亡与深静脉血栓栓塞有关。

2. 疾病特点

肺栓塞的危险因素包括久病卧床、活动受限、下肢静脉曲张、恶性肿瘤、妊娠、口服避孕药、肥胖、休克、骨折、创伤、手术、充血性心衰、卒中、房颤、慢阻肺、糖尿病、肾病等各种情况或慢性疾病，这些因素均可导致血流瘀滞、血管壁损伤以及血液高凝状态，从而引起栓子形成，最终发生肺栓塞。久病久卧、活动受限、下肢静脉曲张、肥胖、休克、充血性心衰、接受历时较长的腹腔和盆腔手术等，均易引起血流瘀滞，可导致凝血异常，引发血栓形成。手术、股静脉穿刺及插管损伤、烧伤、骨折、肿瘤浸润等，均易引起血管壁损伤，导致血管内皮细胞损伤，使血液凝固，血栓形成。恶性肿瘤、真性红细胞增多、高同型半胱氨酸血症、败血症、感染性心内膜炎及口服避孕药等，均可引起血液高凝状态，促使凝血和血栓形成。此外，年龄是肺栓塞的独立危险因素，本病 50 ～ 65 岁人群发病率最高，90% 致命肺栓塞在 50 岁以上；心房纤颤合并心力衰竭、风心病、动脉硬化性心脏病等心脏疾病均为肺栓塞的重要危险因素。肺、胰腺、消化道和生殖系统的肿瘤易合并肺栓塞，其中胰腺癌深静脉血栓的风险最高，深静脉血栓可为恶性肿瘤的预兆。

3. 中医认识

肺栓塞中医学无明确病名，多将其归属于喘证、胸痹、肺胀、暴喘、厥证等范畴。本病发病多与先天禀赋不足、感受外邪、瘀血阻络、饮食不当、情志不畅、癌毒、手术、妊娠产后、创伤骨折及年老体衰等因素有关。各种原因导致患者气血耗伤，气虚则血瘀，瘀血痹阻心肺及肢体血脉，气虚日久及阳，阳虚则血行凝滞，导致心不主血脉，肺失治节，气血运行不畅而发为本病。因此，气虚、阳虚、血瘀、痰浊为本病的主要病理因素，贯穿于疾病始终。

肺栓塞的治疗多以益气活血、化痰化瘀为主。有专家认为慢性肺栓塞的治疗应该注重补肺气以运肺，善用黄芪；还需佐用虫类药搜剔通瘀散结，通肺络。有专家在抗凝治疗基础上加用补肺化瘀通络汤（生山楂、瓜蒌皮、紫菀、款冬花、紫苏子、薏苡仁、苇茎、冬瓜仁、浙贝、丹参、毛冬青）辅助西医常规治疗慢性肺栓塞，可明显改善凝血功能以及肺功能。有专家用丹蛭通脉方（丹参、檀香、砂仁、瓜蒌、薤白、半夏、桃仁、红花、川芎、当归、水蛭、黄芪、泽兰、旋覆花、炙甘草）联合肝素钠注射液治疗肺栓塞病人，发现中西医结合可明显改善患者症状并降低出血风险；有专家用自拟逐瘀养肺方（黄芪、党参、当归、白术、桃仁、红花、川芎、紫菀、厚朴、桔梗、泽兰、地龙）治疗肺栓塞，发现其可明显恢复血氧供应，降低肺动脉压，改善肺栓塞患者预后。

中医外治法主要用于改善下肢深静脉血栓，防止肺栓塞的发生。有专家运用冰硝散（芒硝 2000g，大黄 200g，冰片 20g）外敷局部配合常规治疗合并深静脉血栓的肺栓塞患者，发现患肢肿胀疼痛较常规治疗组改善明显。有专家运用中药熏洗配合常规治疗下肢深静脉的血栓患者，发现药物熏洗可降低肺栓塞的发生率。

二、诊断

1. 临床表现

肺栓塞临床常表现为多样复杂，常见不明原因的呼吸困难、气短、气喘、心慌心悸、胸闷胸痛以钝痛为主或呼吸时疼痛、干咳痰少，咳嗽可伴有少量咯血。本病严重时可有晕厥、休克：10% 肺栓塞可发生休克，均为巨大栓塞，伴肺动脉反射性痉挛，心排血量急骤下降，血压下降，患者出现大汗淋漓、焦虑等，极重者可猝死。

2. 体征

①呼吸困难，气喘，呼吸浅而速，呼吸频率可达 40～50 次 / 分；发绀、指甲发青；双肺呼吸音粗，可闻及细湿啰音，或有哮鸣音；有胸腔积液时，可闻及胸膜摩擦音。②心动过速，心率可达 100 次以上；血压变化，严重时可出现血压下降甚至休克。

3. 诊断要点

①存在肺栓塞的危险因素，特别是下肢深静脉血栓形成。②突然呼吸困难、心慌、胸痛、咯血或晕厥。③呼吸急促或肺泡动脉氧分压差（A–aDO$_2$）异常增大。④肺通气灌注显示肺栓塞、心脏超声肺动脉压升高，高度可疑肺栓塞。⑤肺动脉血管造影 CT 检查（CTPA）有肺栓塞影像学改变。

当具备①～③项和④～⑤项中的任一项可诊断肺栓塞。

三、病机状态分析

1. 基本病机

气虚阳亏、外受寒湿、跌打损伤等导致血络受损，均为本病病因。素有慢性咳喘，气虚阳亏，无力鼓动血脉运行，易致瘀血内结，阳气亏虚，血不得温煦，气血运行失调，寒凝为瘀；外受寒湿，寒邪入血，血寒而凝，血脉瘀滞；湿邪阻滞，脉道不利，血流不畅，血行瘀滞，血脉受阻。正如叶天士《临证指南医案》所言："风寒湿三气合而为痹，然经年累月，外邪留着，气血皆伤，其化为败瘀凝痰。"跌打损伤、负重闪挫、手术均可伤及经络血脉，局部血液瘀滞不行，血不但溢于经脉之外，更可留着为瘀，血瘀积而不散，局部结成肿块、肢体经络伤处可见肿痛瘀斑。血瘀于内，随经脉流行而致瘀蓄肺脏，损伤脏腑气血，可见胸部闷痛、胀痛，舌质暗紫，舌底脉络迂曲，脉涩或弦迟等；跌打损伤可见损伤肢体肿胀刺痛，痛处不移；外受寒湿、气虚阳亏可致四肢不温，肢体冷凉、肿胀青紫麻木，疼痛遇冷为甚，得温痛减，舌质青紫或舌底脉络迂曲，脉沉迟细涩。

2. 当前病机

患者体质不同以及原有疾病不同，使得患者肺栓塞后有不同的病机转化和状态表现。具体如下。

（1）瘀阻肺络，肺气郁闭

肺主气司呼吸，调节着津液、血液的运行，若肺病则肺气不利、布津失司、治节失常，从而引起气机不利、津停成痰、血脉不利，最终形成痰瘀互阻。气帅血行，气旺则血自循经，气虚则血滞为瘀，若素体气虚，日久气虚及阳，或素体阳亏，阳虚不得温煦，出现血瘀，则形成气虚血瘀、阳损瘀停的结局。《血证论》曰："瘀血乘肺，咳逆喘促。"瘀蓄肺脏，壅塞肺气的升降，则出现胸部满闷、憋气气喘；瘀血阻滞肺脏及络脉，肺络痹阻，不通则痛，故出现胸痛固定、刺痛拒按；瘀血日久，损伤肺络，络损血溢，则出现咳吐泡沫血痰等。

（2）瘀阻心肺，血脉不畅

气滞、气虚、阳虚、痰浊等因素引起脉中血行瘀滞，阻滞心脉，导致胸阳痹阻，心脉不畅，痰瘀交阻，壅塞胸中，故出现心悸、胸闷、胸痛等表现。《素问·痹论》云："心痹者，脉不通……暴上气而喘。"心主血脉，肺主治节，瘀血痹阻心、肺，肺气郁滞，失于宣降，可见气短、气喘、胸闷胀满等。血行瘀滞，血瘀积而不散，痹阻脉络，血脉不畅，导致局部结成肿块，肢体伤处经络肿痛瘀斑，可出现肢体肿胀疼痛等表现。

3. 演变病机

（1）心脉不畅，耗伤心气，甚或水气凌心，阳气亡脱

瘀血闭阻肺之脉络日久，心肺同居上焦，瘀滞致气血运行无力，心脉不畅耗伤心气，可致心气不足，鼓动无力，出现胸痹、胸闷、气短，心气亏虚进一步发展，心阳不振，不能温化水湿，可见水饮凌心之候，出现水寒射肺等证，影响肺朝百脉助心行血的功能，可见心慌、心悸、怔忡、畏寒怕冷、少气乏力、气短气喘、动则加重、面色㿠白、自汗、懒言少语、舌淡苔薄白、脉沉弱。阳虚若损及阴，可出现阴阳俱损，阳气进一步耗损，阳气衰竭，心阳暴脱，可出现喘脱厥脱、发生变证，出现面色苍白、唇青肢厥，甚或大汗淋漓、舌淡胖苔白滑、脉沉迟无力或结代。

（2）痰瘀互结，易成窠囊

瘀血阻滞，脉络不通，影响津液正常输布，或离经之血瘀于脉外，气化失于宣通，以致津液停积而成痰。痰瘀相关，乃因痰瘀皆为津血不归正化的产物，瘀血阻滞，津液输布失常，积痰成瘀，以致痰瘀互结同病，互为因果，是多种疑难病证的共性病理环节之一。《血证论》云："血积既久，亦能化为痰水。"痹阻肺之脉络的瘀血日久不能消除，极易与痰饮相合，痰饮瘀血遂成窠囊，正如朱丹溪所言，"痰夹瘀血，遂成窠囊"，痰瘀互结于肺，阻滞肺之气机升降，壅遏肺气，则出现胸闷痞塞、咳痰喘促、心悸、口唇紫暗、目下发青、爪甲发绀、面色晦滞、舌体胖大、质暗、边有齿痕，或见瘀点苔腻、脉弦涩、滑、沉，或结代。

（3）瘀血化水

瘀阻水停，根据《金匮要略》"血不利则为水"和《血证论》"瘀血化水，亦发水肿，是血病而兼水也"的论点，说明瘀血内停，气机阻滞，经脉痞涩，三焦气化不利，肾关开合失常，可致血化为水，形成肿胀；或因浊瘀阻塞窍道，膀胱决渎失司，引起小便排泄不利，出现血瘀水停证候。

（4）血瘀郁久化热可成阴亏瘀热

血瘀日久极易化燥伤阴，瘀郁化热，表现为"瘀热相搏"，热瘀互结，又可伤阴耗气成阴亏瘀热。

四、状态辨治

1. 治疗原则

肺栓塞以气虚阳亏，瘀血阻痹肺脉为主要病机，正虚血瘀，治疗总应扶正以祛瘀通脉，气血冲和，百脉流畅，自无停瘀之患，扶正补虚脉通，则瘀自消。急性期以活血化瘀通脉为主，临床根据病情轻重缓急的不同分别处理。病情轻者，当予活血、化瘀、散瘀之品；病情重者，当予急攻，采用消瘀、逐瘀之品。因寒湿实致瘀者，当祛邪以散寒化瘀通络，兼有肢体外伤者兼顾肢体病变。疾病演变期若有心脉不畅、水气凌心、阳气亡脱，则治以温阳化饮，利水通脉，救逆回阳；若瘀血与痰饮胶着而成痰瘀互结，形成窠囊，痰瘀阴性凝滞，胶结难化，治以活血通络逐瘀，化痰散结；若瘀血化水导致水肿，下肢肿胀疼痛，治以温通静脉活血，消瘀利水；若血瘀郁久化热而成阴亏瘀热，治以活血散瘀，养阴清热。

急性肺栓塞的处理原则是早期诊断、早期干预，因此，在使用中医药治疗的同时，应当结合现代医学技术选择合适的治疗方案和疗程。西医治疗如吸氧、抗凝、溶栓等对改善低氧血症、尽快恢复肺动脉血运、维持正常通气血流比值、改善预后意义重大。注意辨识原发疾病如手术、骨折、外伤、慢性心衰、房颤、慢阻肺、糖尿病、肾病等可能导致肺栓塞的诱发因素和疾病。

2. 西医治疗

（1）一般治疗及对症治疗

一般处理：卧床，保持大便通畅，鼻导管或面罩吸氧，呼吸支持等，避免用力使栓子脱落。对症治疗：镇静止痛、抗感染等，右心功能不全合并休克者，给予多巴胺、多巴酚丁胺或去甲肾上腺素等。

（2）抗凝治疗

肝素：包括普通肝素和低分子肝素注射。

华法林：肝素应用 3 ～ 7 天，APTT 已达到有效治疗范围的第一天开始用华法林，首次剂量一般为 3.0mg，以后根据凝血功能国际标准化比值（INR）调整剂量，长期服用者 INR 宜维持在 2.0 ～ 3.0 之间。

新型口服抗凝药：如 X 因子拮抗剂利伐沙班、阿哌沙班、依度沙班以及凝血酶原抑制剂达比加群酯等。

（3）溶栓治疗

高危病例、大面积肺栓塞等，排除禁忌证者，溶栓时间窗一般为 14 天以内。使用链激酶或者尿激酶或者重组组织型纤溶酶原激活剂（rt-PA）等静脉溶栓。

（4）其他治疗

包括肺动脉导管碎解和抽吸血栓术、肺动脉血栓摘除术、放置腔静脉滤器等。

3. 分状态治疗

（1）寒凝阳虚，血脉瘀滞态

临床表现： 胸闷胸痛，四肢不温，肢体冷凉，肿胀青紫麻木，疼痛遇冷为甚，得温痛减，舌质青紫或舌底脉络迂曲，脉沉迟细涩。

治法： 温阳散寒，行瘀通脉。

常用药物： 温阳散寒常用附子、肉桂、干姜、桂枝、细辛、炮姜等；行瘀通脉用当归、川芎、红花、桃仁、水蛭、全蝎、蜈蚣等；若有咯血为血络损伤，血溢脉络，可用三七、蒲黄、仙鹤草、茜草根、丹皮、紫草、侧柏等。

角药举例：

1）附子、肉桂、干姜

附子味辛，性大热，为补火助阳第一要药；干姜性热，具有温中散寒、回阳通脉之效。两者相须，共奏温阳散寒之功。肉桂有补火助阳、引火归原、散寒通脉之功。三药同用，可增强温阳散寒效用。

2）桂枝、细辛、炮姜

桂枝味辛，性温，可散寒解表，温通经脉；炮姜温中散寒，温经通脉，对于寒凝经脉有较好作用；细辛辛热，具有散寒、祛风、通窍之功，《本草汇言》言其"佐姜、桂能驱脏腑之寒，佐附子能散诸疾之冷"。此三药共用，既可散寒，又可通利血脉。

3）当归、川芎、红花、桃仁

当归味甘辛，性温，补血活血，调经止痛；川芎性温，味辛，活血行气，为血中气药；红花味辛，性温，归心、肝经，具有活血通经、散瘀止痛之效；桃仁味苦甘，性平，可破血行瘀，《神农本草经》言其"主瘀血，血闭癥瘕"。此四药为桃红四物汤内祛瘀通脉的基础药，利于改善肺栓塞初期血脉瘀滞不通的症状。

4）水蛭、全蝎、蜈蚣

水蛭是一味活血化瘀、消癥破结的佳药，《神农本草经》言其可"破血瘕积聚"；全蝎、蜈蚣味辛，辛可散，有散结之功，擅走窜，又具通经络之效。此三药为虫类药，虫类药物具有较强的散瘀，通经活络之效。三药共用，逐瘀通络效强，对于血脉瘀滞较重者，可酌情应用。

5）三七、蒲黄、仙鹤草、茜草根

三七甘微苦，性温，散瘀止血；蒲黄性味甘平，具有化瘀止血之功，《神农本草经》言其可"止血，消瘀血"；仙鹤草苦涩，性平，可收敛止血，补虚，擅治咳血；茜草根苦寒，行血止血，通经活络，擅治咳血、吐血、便血等多种出血疾病。此四药止血之力强，同时可化瘀，使止血不留瘀，对肺栓塞咳血者效用确切。

6）丹皮、紫草、侧柏

丹皮辛苦，性微寒，清热凉血，活血散瘀，能去血分郁热而收化斑止血之效；紫草苦寒，补中益气，有清润凉血及活血之效，并能解毒透疹；侧柏苦辛涩，既能凉血止血，又能收敛止血，还能止咳祛痰。三药合用，凉血活血止血，化痰止咳，对肺栓塞咳痰血者效佳。

（2）肺气失宣，瘀蓄肺脏态

临床表现：胸部满闷，憋气，气喘，瘀血阻滞肺脏及络脉，肺络痹阻不通则痛，故出现胸痛固定、刺痛拒按；甚则日久瘀损肺络，络损血溢，则出现咯吐泡沫血痰等，舌暗，舌下络脉迂曲，脉弦涩。

治法：活血消瘀，宣肺理气。

常用药物：理气宣肺药可用麻黄、桔梗、枳壳、旋覆花；行气活血药可用香附、川芎、郁金、降香等。

角药举例：

1）麻黄、桔梗、枳壳、旋覆花

麻黄辛微苦，性温，为宣肺第一要药；桔梗苦辛，性平，擅开宣肺气，此二药性向上，为宣肺常用药对；枳壳理气宽中，可行滞，《珍珠囊》记载其可"破气，泄肺中不利之气"；旋覆花味苦辛咸，性微温，主结气，擅下气，此二药性沉降，可理气降气。此四药配伍则升降通用，利于气机调畅。

2）香附、川芎、郁金、降香

香附辛微苦，为气中之血药，《滇南本草》载其"调血中之气，开郁"；川芎行气活血，为血中之气药，此二药最能气血同治；郁金为行气活血药，《本草备要》言其"行气，解郁；泄血，破瘀，凉心热，散肝郁"；降香味辛性温，功擅行气活血。此四药既可理气，亦能活血散瘀通脉。

（3）心阳受损，血脉不利

临床表现：胸痹，胸闷，气短，心慌心悸怔忡，畏寒怕冷，少气乏力，动则诸症加重，面色㿠白，自汗，懒言少语，舌淡苔薄白，脉沉弱。阳虚若阳损及阴，可出现面色苍白，唇青肢厥，甚或大汗淋漓，舌淡胖苔白滑，脉沉迟无力或结代。

治法：温阳利水，散瘀通脉。

常用药物：温阳利水化气可用桂枝、吴茱萸、椒目、葶苈子、麻黄、附子、细辛、肉桂、炮姜、淫羊藿、泽兰、益母草、路路通；散瘀通脉可用丹参、当归、川芎、三七、水蛭、全蝎、蜈蚣、没药、乳香、血竭。

角药举例：

1）桂枝、吴茱萸、椒目、葶苈子

桂枝味辛甘，性温，散寒温经通脉，发表解肌，助阳化气；吴茱萸味辛苦，性热，散寒温中止痛，通阳理气燥湿；椒目性温，既可温脾阳，亦可利水消肿；葶苈子苦辛大寒，泻肺平喘，利水消肿。此四药合用温补脾肾之阳，温阳化气，又能泻肺平喘利水。

2）麻黄、附子、细辛

麻黄味辛苦，性温，能宣肺气，开腠理，发汗，利水，平喘；附子辛热，上温心阳、中温脾阳、下补肾阳，善补火助阳，化气利水；细辛辛温，性善走窜，祛风散寒止痛效佳，又能温肺化饮，宣通鼻窍。三药合用上能宣肺发汗利水，下能温补脾肾，化气利水。

3）肉桂、炮姜、淫羊藿

肉桂辛甘热，能补命门之火，补火助阳，益阳消阴，又能温通经脉；炮姜辛热，能温中回阳，温肺化饮，炮制后能温中阳而健脾利水；淫羊藿辛甘温，补肾壮阳，祛风除湿，能壮肾阳而化气利水。三药合用，能行水制水，温肺脾肾之阳而化气利水。

4）泽兰、益母草、路路通

泽兰味苦辛，性微温，活血化瘀，行水消肿；益母草味苦辛，性微寒，可活血调经，利尿消肿；路路通味苦，性平，有祛风活络、利水、通经的作用。古人云，"血不利则为水"，此三药既可活血祛瘀通经络，亦可利水消肿，实为治疗血瘀水停之良药。

5）丹参、当归、川芎、三七

丹参苦微寒，能通行血脉，善活血祛瘀，又能凉血消痈散肿；当归甘辛温，能补血活血，止痛润肠，又主咳逆上气，性走而守；川芎辛温，为血中之气药，既能活血散瘀，行气止痛，又能活血祛风；三七味甘微苦，性温，为伤科要药，活血而不留瘀。四药合用，能行气活血，化瘀利水，治疗瘀水内停。

6）水蛭、蜈蚣、全蝎

水蛭咸苦平，能破血逐瘀，消癥瘕积聚，并能利水道；蜈蚣、全蝎均辛温，能息风止痉，散结通络。两者均为虫类药，能搜剔入络，通络之力尤强。四药共用，能破血逐瘀，通利水道，消癥瘕积聚，治疗瘀水结塞。

7）乳香、没药、血竭

乳香辛苦温，活血止痛，消肿生肌，既能活血化瘀，又能行气消滞；没药苦平，功似乳香，亦能活血止痛，消肿生肌，与乳香配伍，活血散血之效佳，能治疗肺栓塞瘀阻痛证；血竭甘咸平，内服活血化瘀止痛，外用能止血生肌敛疮。三药合用，能散瘀止痛，治疗肺栓塞瘀水内阻疼痛之证。

（4）气虚痰瘀，凝结窠囊态

临床表现： 胸脘闷痛，胸闷痞塞，咳痰喘促，心悸，口唇紫暗，目下发青，爪甲发绀，面色晦滞，舌体胖大，质暗，边有齿痕或瘀点，苔腻，脉弦涩或滑、沉、或结代等。

治法： 通脉祛瘀，益气化痰。

常用药物： 通脉祛瘀可用当归、川芎、桃仁、红花、水蛭、地龙、全蝎、蜈蚣等；益气多用黄芪、党参、白术等；化痰可用陈皮、茯苓、半夏、瓜蒌、薤白、白芥子等。

角药举例：

1）当归、川芎、桃仁、红花

当归、川芎、桃仁、红花为桃红四物汤中的主要活血化瘀药，善祛瘀通脉。当归辛甘温，能活血补血，性走而守，补血而不留瘀，活血而不出血；川芎辛温，性善走窜，能活血行气，开郁止痛，为血中之气药；桃仁苦平，活血祛瘀之力强，善治癥瘕痞块，瘀阻疼痛；红花辛温，具辛散温通之性，能活血祛瘀，通调经脉。四药合用，能活血化瘀，祛瘀通脉。

2）水蛭、地龙、全蝎、蜈蚣

水蛭功擅活血化瘀而通脉；地龙身形细小，长于通行经络，用于多种原因引起的经络阻滞，血脉不畅；全蝎活血化瘀通络，善于走窜，活血通络，血瘀凝血皆能开之；蜈蚣辛温，功能与全蝎相似，善于通络活血。肺栓塞后期往往瘀结较重，普通化瘀药难以消除瘀结，运用这四味虫类药可增强化瘀通脉之功而散瘀结。

3）黄芪、党参、白术

生黄芪性温，味甘，补气升阳，益卫固表，可防止病邪侵犯人体；党参味甘，性平，补而不燥，补中益气，健脾益肺，常用于脾肺气虚；白术为健脾益气之要药，《医学启源》载其可"和中益气，温中"。肺栓塞后期多存在正气不足，此三药可补益肺脾之气，帮助人体免疫功能恢复，有助于后期痰瘀的消散。

4）陈皮、茯苓、半夏

陈皮味苦辛，性温，功主理气健脾，燥湿化痰；茯苓甘淡平，可健脾益气，渗湿祛痰；半夏辛温，功擅燥湿化痰，《药性论》言其"消痰涎，开胃健脾，止呕吐，去胸中痰满，下肺气"。脾为生痰之源，此三药合用，健脾益气而化痰，可杜绝生痰之源。

5）瓜蒌、薤白、白芥子

瓜蒌甘寒，《本草纲目》载其具有"涤痰结"之功；薤白味辛，具有理气、宽胸、通阳、散痰结之效；白芥子为治疗肺系疾病的常用药，《本草纲目》记载，"白芥子辛能入肺，温能发散，故有利气豁痰、温中开胃、散痛消肿辟恶之功"，明确指出了其利气豁痰之效。肺为贮痰之器，此三药能消散痰结，有利于解除肺栓塞后期痰瘀互阻的状态。

五、病案举例

患者女，63岁。

2016年9月6日初诊：患者因"喘憋胸闷心慌，伴左下肢肿痛2月"来诊。患者诉2个月前胸痛胸闷喘憋伴左下肢肿痛，就诊于北京朝阳医院，作肺动脉CT血管造影及下肢B超，确诊为肺栓塞和左下肢深静脉栓塞。经低分子肝素抗凝和口服华法林治疗好转。现仍感觉喘憋胸闷，心慌气短，左下肢肿痛，跛行，活动后加重，夜间浮肿，纳差，乏力气短，心慌，活动后明显。诊查舌淡暗，舌体胖，苔白，舌底脉络瘀阻，四肢冷凉，脉沉细不数。现每日口服华法林 1 片，INR 为 2.2。

中医诊断：喘证。

西医诊断：肺栓塞。

状态分析：患者老年女性，年过半百而阴气自半，阳气亏虚，血行瘀滞，瘀阻肺脉，肺脉不通，故见胸闷胸痛喘憋，诊断为肺栓塞，瘀血阻滞下肢血管脉络，故见左下肢肿痛，患者经抗凝治疗后，血脉瘀阻暂通，故症状好转，但其气阳两虚状态病机仍存在，气为血之帅，气虚血行瘀滞，瘀阻心肺，故仍有喘憋、胸闷、心慌，瘀阻下肢血脉，故见左下肢肿痛，阳气亏虚，无以化气行血，血脉凝滞，故见四肢冷凉，舌淡暗，舌体胖苔白，舌底脉络瘀曲，脉沉细不数，此皆为均为阳虚寒凝、气虚血瘀肺阻状态。证属本虚标实，标实为主，本虚为气、阳亏虚，占状态要素三成，标实为瘀阻血脉，占七成，病位在心、肺、下肢脉络，气血同病。

治法：温阳散寒，益气活血，行瘀通脉。

处方：生黄芪 20g，桂枝 10g，附子 9g，吴茱萸 6g，淫羊藿 15g，党参 15g，茯苓 15g，当归 15g，杜仲 15g，红花 10g，牛膝 15g，三七 6g，蜈蚣 6g，水蛭 5g，车前子 15g，泽泻 15g，黄芩 15g，甘草 6g。7 剂，水煎服，每日 1 剂。

2016 年 9 月 13 日二诊： 患者喘憋胸闷略减，仍心慌气短，左下肢肿痛，跛行，活动后加重夜晚浮肿减轻，纳差好转，乏力，气短，心慌，活动后明显。诊查舌色、舌质、舌苔同前，舌底脉络瘀阻，四肢冷凉，脉沉细不数。

处方：生黄芪 20g，桂枝 10g，附子 9g，吴茱萸 6g，淫羊藿 15g，党参 15g，茯苓 15g，当归 15g，杜仲 15g，红花 10g，牛膝 15g，三七 6g，蜈蚣 6g，水蛭 5g，车前子 15g，泽泻 15g，黄芩 15g，甘草 6g，菖蒲 10g，郁金 10g。14 剂，水煎服，每日 1 剂。

2016 年 9 月 27 日三诊： 患者喘憋胸闷减轻，仍心慌气短明显，活动后尤重，左下肢肿痛、跛行及浮肿明显减轻，口干苦，纳好转，二便调。诊查舌暗淡，舌体胖，苔略黄，舌底脉络瘀阻，四肢冷凉减轻，脉沉细不数。辨证为气虚阳虚血瘀化热。

处方：生黄芪 20g，桂枝 10g，吴茱萸 6g，淫羊藿 15g，党参 15g，茯苓 15g，当归 15g，杜仲 15g，红花 10g，牛膝 15g，三七 6g，蜈蚣 6g，水蛭 5g，黄芩 15g，甘草 6g，郁金 10g，龙骨 30g，生牡蛎 30g，连翘 15g，知母 10g。14 剂，水煎服，每日 1 剂。

患者药后心慌气短胸闷显著好转，口服 1 年华法林后停药。

第十一节　肺　癌

一、概述

原发性支气管肺癌（简称肺癌）是肺部最常见的恶性肿瘤。肺组织内气管上皮细胞或肺泡上皮细胞在各种致癌因素作用下恶变为癌细胞，癌细胞失去控制而不断增长、增殖、体积逐渐扩大形成实体肿瘤。本病临床以咳嗽、咳血痰或咯血、胸痛、发热等为主要表现，随着病情的进展，癌细胞可向肺周围以及中央生长，少部分发生于肺泡的肺癌可沿支气管壁向其他部位蔓延。其中，中心型肺癌发生在段支气管至主支气管，约占肺癌的 3/4，表现为刺激性干咳、憋气、反复发作的同一部位的肺炎、咯血或哮喘，喉返神经、膈神经压迫症状或上腔静脉压迫综合征。周围型肺癌发生在段支气管以下，约占 1/4，更常见胸痛、憋气或胸腔积液等临床表现。还有患者表现为低热、同一个部位反复肺炎，有非特异性全身皮肤、神经、内分泌异常表现，体征可有杵状指，单侧局限性哮鸣音或湿啰音等。除在肺内不断增长外，癌细胞还可以进入淋巴管，转移至淋巴结甚至全身各处，如肝脏、骨骼、头颅等，造成相应的临床表现。肺癌属于中医肺积、肺岩等病。

1. 流行病学

肺癌是 30 年来我国发病率和死亡率增长最快的恶性肿瘤，其发病率约 50-60/10 万，长期吸烟、有慢性呼吸道疾病、有致癌职业接触史者为肺癌高危人群，20%～30% 的肺癌患者早期没有症状，多在体检中发现；多数文献报告肺癌病人 5 年生存率仅为 7%～13%，早期发现能显著提高生存率。肺癌远处转移发生率高达 93%，累及部位主要为：肝脏 30%～40%、肾上腺 18%～38%、脑 15%～43%、骨骼 19%～33%、肾脏 16%～23% 以及腹腔淋巴结 29%。

2. 疾病特点

肺癌生长部位有中心型、周围型之分，常见病理分型还分为非小细胞肺癌（腺癌、鳞癌）、小细胞肺癌等。根据肿瘤的原发肿块大小、淋巴及有无远处转移等有 T（原发肿瘤）N（区域淋巴结转移）M（远处转移）的分期。对不同病理类型及分期的肺癌，西医上可选用外科手术治疗、放射治疗、化学疗法和免疫疗法等。没有外周转移的肺癌治疗采用手术治疗或微创手术切除，中晚期肺癌多采用个体化分子靶向治疗。如何防治并提高肺癌的生存率是当今社会的重要研究问题，除了现代医学加强对肺癌机制进一步研究，做好危险因素防控、早期筛查、合理选择并创新治疗方式外，中医药在肺癌的防治中也发挥着重要的作用。

3. 中医认识

肺癌发生与正气虚损和邪毒入侵关系较密切，吸烟、雾霾秽浊、工业废气、矿石粉尘等是形成本病的常见外因，正气内虚、脏腑阴阳失调是本病的主要内因。临床症状表现为咳嗽、咯血、胸痛、发热、气喘，早期肺癌多无任何症状，晚期症状以气短、气喘、消瘦、乏力为主。肺癌的证候复杂，常因癌肿发生的部位、大小、种类、发展阶段及有无转移或并发症等而有所不同。

中成药因其能抑制肿瘤细胞增殖，诱导肿瘤细胞凋亡，抑制肿瘤细胞侵袭与转移，抑制肿瘤新生血管生成，逆转多重耐药，提高治疗敏感性，调节免疫器官、细胞，参与免疫调控，调节细胞因子，提高抗肿瘤细胞因子水平，并能辅助放化疗及药物治疗而在肺癌治疗中广泛应用。目前治疗肺癌常用的中成药有金复康口服液、参一胶囊、平消胶囊、消癌平片、康莱特胶囊、复方斑蝥胶囊、回生口服液、养正消积胶囊、西黄丸 / 胶囊、紫龙金片、华蟾素胶囊等。江西一项研究显示非小细胞肺癌化疗后联合复方斑蝥胶囊治疗能有效提升临床疗效，降低不良反应。辽宁一项研究显示西黄胶囊联合（多西他赛＋顺铂）化疗方案治疗中晚期非小细胞肺癌能减缓肿瘤生长，改善临床症状，提高生活质量，降低化疗不良反应。

中药注射剂在肺癌治疗中应用也较广泛，其能改善症状，提高机体免疫力，提高生存质量，延长肺癌患者生存期等。常用的中药注射剂有康莱特注射液、参麦注射液、参芪扶正注射液、复方苦参注射液、华蟾素注射液、艾迪注射液、康艾注射液、痰热清注射液、消癌平注射液、斑蝥酸钠维生素 B_6 注射液等。

二、诊断

1. 临床表现

早期肺癌常缺少咳嗽咳痰等呼吸系统症状。原发肿瘤本身局部生长可引起咳嗽、咯血，常为痰中带血丝。喘鸣：肿瘤位于大气道常可局限性喘鸣。发热：肿瘤组织坏死及继发性肺炎可引起发热。肿瘤直接侵犯或转移后肿大的淋巴结压迫邻近结构如胸壁、膈肌、喉返神经、上腔静脉等可出现胸腔积液、声音嘶哑、膈神经麻痹、吞咽困难甚至上腔静脉阻塞综合征、心包积液等。

小细胞肺癌约 10% ～ 20% 的患者可出现瘤旁综合征，主要指异位内分泌、骨关节代谢异常，部分可以有神经肌肉传导障碍等，常见指（趾）杵变、长骨远端压痛性骨膜炎、关节炎症、脊髓或周围神经病变、重症肌无力等。

2. 辅助检查

（1）影像检查

胸部 CT：早期发现肺部肿瘤占位或结节。PET-CT：其在诊断纵隔淋巴结转移较 CT 的敏感性、特异性高。MRI：适用于脊柱、肋骨及颅脑转移等，对其进行分期。内镜检查：纤维支气管镜，经纤维支气管镜、纤维超声支气管镜引导透壁穿刺活检术。

（2）血液肿瘤标志物

癌胚抗原（CEA）、神经特异性烯醇化酶（NSE）、细胞角蛋白片段19（CYFRA21-1）、鳞状细胞癌抗原（SCC）升高。

（3）组织病理学诊断

病理活检是肺癌确诊和治疗的依据。免疫组化和特殊染色有助于本病病理类型的确定。

（4）基因检测

肺组织不可获取时肺癌相关基因检测可作为有效补充，常见有表皮生长因子受体（EGFR）、间变性淋巴瘤激酶（ALK）和ROS1融合基因检测。有条件者可行Braf突变基因等检测和PD-L1检测。

3.TNM分期

T：肿瘤最大直径及是否侵犯周围组织；N：区域淋巴结是否转移；M：远处组织器官有无转移。肺癌TNM分期包括Ⅰ期、Ⅱ期、Ⅲ期及Ⅳ期，常用来评价病情轻重、预后、是否手术等。

三、病机状态分析

1.基本病机

正气亏虚、痰浊瘀血胶结、癌毒侵蚀是肺癌的基本病机。

肺为脏腑之华盖，为娇脏，肺主气司呼吸，与外界经鼻直接相通，易受外邪侵袭。肺喜润恶燥，邪气内蕴日久，影响宣发肃降，气机不畅不能正常升降出入，血液滞涩不能正常运行，津液潴留不能正常敷布，精微不能布散濡润肺脏及周身，再加情志不舒、暴饮暴食、不良嗜好、劳伤等损伤脏腑气血功能，如此长期，痰浊内聚，气滞血瘀，蕴结于肺，肺失宣发与肃降，以致咳嗽、咯血、胸痛、发热、喘息、气短；日久毒邪内生，易产生恶性剧变，形成癥岩癌肿。

清·沈金鳌《杂病源流犀烛》认为"邪积胸中，阻塞气道，气不宣通，为痰、为食、为血，皆得与正相搏，邪既胜，正不得而制之，遂结成形而有块"。肺中瘤块的产生与正虚邪侵，气机不通，痰瘀胶结有关。长期吸烟、空气雾霾、工业废气、石棉、矿石粉尘、煤焦烟尘和放射性物质等外邪侵袭，致使肺气宣发肃降失司。肺失宣降，气机不利，气不流津，津液失于输布，津聚为痰，痰凝气滞；肺失宣降，气机不利，气不行血，血行瘀滞，痹阻络脉。于是肺气亏虚，瘀痰胶结，日久形成肺部肿块，影响肺主气司呼吸的功能，可见咳嗽、呛咳、无痰、气喘。痰瘀内阻，毒热内蕴，热灼津液，阴液内耗，致肺阴不足，久则气阴亏虚，可导致发热且以低热为主。

肺部肿块毒火刑金，侵蚀肺体脉络，损络伤血，瘀血不行，不通则痛，可见胸部疼痛，固定不移，如锥如刺。肺部肿块日渐长大，腐蚀肺叶损伤肺体，血络破损，故见咯血时作时止，量可多可少，色鲜红或深暗，脉络破损可致出血不止或阻塞气道，发生窒息。

肿块内积于肺，日久化为癌毒，侵蚀肝、肾、脑、骨等，晚期邪毒盘踞日甚，邪实而正虚，肺之气血阴阳俱损，则出现气短喘息、气息低微、倦怠乏力、声音嘶哑、唇绀、面浮肢肿等气血阴阳俱衰的体征。

（1）正气虚弱是肿瘤发生的关键并贯穿始终

正气虚弱，机体脏腑机能减退，防御抗邪不力，是肿瘤发生的关键。余听鸿《外证医案汇编》曰："正气虚则成癌。"正气亏虚可贯穿始终，肿瘤演变，不离正邪斗争转化。正气来复，则邪毒消退，祛邪外出，癌毒不生，若生癌毒，亦能溃毒化积，消散瘤邪。若养治失当，迁延至肺癌晚期，则正气难复，生命衰败。

（2）痰浊、瘀血、癌毒为重要病理因素

肺喜通恶塞，痰浊、瘀血、癌毒是肺癌的重要病理因素，这些病理因素聚生实邪癥积，长期停滞，加重病情，阻滞肺部气道血脉，而致"管道不通"，甚则循经络管道侵扰肝、肾、脑、骨。

痰浊：肺气亏损，宣发肃降无力、肺之通调水道不畅，则聚而为痰；脾虚运化失职，水谷精气可聚而成痰；肾失温煦，水液不利，停积生痰，滠上犯肺。痰浊内阻于肺，则呼吸不利气喘咳嗽，痰浊扰动脑窍神机则神志异常、嗜睡或烦躁不安。

瘀血：肺朝百脉，肺气亏虚失宣，百脉不通，血行不畅，迟滞瘀积，则瘀血内生，痹阻肺脉，加重病情，致病深至痼；瘀毒癌肿，还可阻碍气道血脉，脉络不通，继而破损，血不归经，甚则出血。故除气短、喘息之外，可见面色晦暗、唇甲发绀、舌质及舌下络脉迂曲紫暗等。

癌毒：内外诸因所致正气虚损，脏腑功能失调，邪毒乘虚而入，形成肺癌。宿痰内蕴，或温热之邪内侵，热乃毒生；感受寒邪，易于入里，聚寒化毒；肝气郁滞，思虑伤脾，久郁化毒。以上均使气滞血瘀，痰凝毒聚，互结于肺。癌毒与痰、瘀、湿等病理因素胶结存在，兼夹为患，共同致病，其侵袭性强，常可以转移流注他脏。

2. 当前病机

在肺癌当前病机辨析中，应抓住如下两方面：第一，明辨邪正盛衰虚实。肺癌高度恶性，发展快，变化速，本虚标实，肺、脾、肾虚为本，气滞、血瘀、痰凝、毒聚为标，邪正盛衰亦可动态转化，当前各期不同，须当明辨。肺癌早期，多见气滞血瘀，痰湿毒蕴之证，以邪实为主，肺部癌瘤及症状明显，但患者形体尚丰，生活、活动、饮食等尚未受阻，此时多为邪气盛而正气尚充，正邪交争之时。肺癌晚期，多见阴虚毒热、气阴两虚之证，以正虚为主。如病邪在肺部广泛侵犯或多处转移，全身情况较差，消瘦、乏力、衰弱、纳差，生活行动困难，症状复杂多变者，多为邪毒内盛而正气明显亏虚的正虚邪实者。第二，细辨病变部位。因肺癌多由正气不足，邪毒入侵，肺失宣降，脾失运化，聚湿生痰，痰贮肺脏，痰凝气滞，瘀毒胶结而成，故早期肺癌病变在肺，在脾。晚期痰毒流注，终致肾、肝、骨、心、脑多脏腑或奇恒之腑受累。常见当前病机类型如下：

（1）肺脾亏虚，气滞湿痰瘀聚

脾主运化，肺脾亏虚，气滞湿痰瘀聚，脾虚运化失调，水谷精微不能生化输布，致湿聚生痰，留于脏腑；或饮食不节，水湿痰浊内聚，痰贮肺络，肺气宣降失常，痰凝气滞，肺失宣降、脾失运化、肾失开阖，三焦气化失常等，均能使津液不化，聚而生痰。肺脾亏虚，生痰日多，可促进痰瘀互结，肿块增大。痰浊阻肺，气血失和，导致痰瘀互结，久之则形成积聚肿块。肺癌的发病机制中，痰瘀既是病理产物，又是致病因素。

（2）气阴亏耗，痰热内蕴

痰郁化热，则咳嗽加剧，且见痰黄稠而黏，久则肺阴与肺气俱伤。肺为娇脏，喜润恶燥，癌毒多为火毒，首先灼伤肺阴，肺癌又是一种消耗性癌病，多耗气伤血。而且肺癌患者，多经手术或放、化疗祛邪治疗，使原本因癌肿消耗的气血津液更加亏虚，病源虽在肺，但与他脏关系密切。此外，"痰热"常为肺癌病理演变的一个侧面，其机理是多因痰瘀化热所致。痰瘀化热的直接原因是癌块阻塞支气管，致使痰液引流不畅，出现继发感染。一旦出现这种转化，临床治疗时，必须采取截断方法，以求迅速控制热象，阻断病情的急剧恶化。

（3）阳气亏耗，邪毒浸肺

肾阳不足，失于蒸化水饮，水饮上犯于肺，酿湿生痰；脾阳亏虚，则上不能输精以养肺，水谷不归正化，反为痰饮而干肺，下不能助肾以制水，水寒之气反伤肾阳，由此必致水湿内停。水湿痰饮，阻滞气机，进而导致气血瘀阻，毒聚邪留，郁结胸中，肿块逐渐增大。

（4）正气亏虚，癌毒损络

正气虚损，脏腑气血阴阳失调是肺癌的主要基础。由于正虚，出现气血运行及津液化生输布障碍，每每易致气血失和，血阻成瘀，痰浊内生之证。正气虚损，留滞客邪（致癌因子），致使气滞血瘀，痰凝毒聚，相互胶结，郁蕴成肿瘤。

3. 演变病机

肺癌病程进展，癌毒汹涌，可有邻近器官转移，或循血道、淋巴、直接播散等途径流窜侵扰他脏。肺癌的现代医学诊疗离不开放化疗等治疗方法，攻伐毒邪之时，也可影响机体功能，损伤正气。常见演变病机分类如下：

（1）癌毒流窜侵犯三焦

三焦为人体脏与脏、脏与腑的膜性四通通道，是气血津液运行的通道。人体三焦膜性四通通道作为交通身体上下内外的重要通路，如一个框架管道结构，向安置在其上的各个脏腑器官代谢运行气、津液，管道自身也需要血和水谷精微营养支持。三焦膜性管道包裹上中下脏腑，外连肌肤腠理，其连续性是癌毒从单一的肺转移到其他多脏腑的途径。

（2）癌毒循三焦向上流窜至脑

脑为元神之府，人的精神、意识和思维活动，眼、耳、鼻、舌的视、听、嗅、味、言，语言应答，肢体活动等，均是脑的生理功能，故癌毒侵犯脑，可致眩晕头痛、神志失常、肢体活动不利、音声不利、呼吸困难等。

（3）癌毒循三焦向下流窜至骨

肾在体为骨，主骨生髓，骨的生长发育，有赖于骨髓的充盈及所提供的营养。肺癌晚期，多出现肾精血阴阳亏虚，髓海失养，癌毒流注于脏腑筋膜，或着于肢节骨骼，淫髓蚀骨，故肺癌患者多发生骨转移。

（4）癌毒循三焦侵犯全身

肺癌后期，癌毒循三焦侵犯全身多处脏腑，可导致五脏阴阳亏损，出现呼吸衰竭，面削形瘦，"大肉尽脱"等虚损衰竭之症，常预示着患者已进入了生命垂危阶段，出现心肾阴绝阳脱等一系列脱证。

（5）肺癌放化疗后多脏受损

①化疗后骨髓抑制——毒伤脾肾，卫阳亏虚：脾肾之气受伐，肾虚骨弱，气血化生受阻，卫阳亏虚，见白细胞、红细胞、血小板等减少。②化疗后肝功能损害——邪毒内蕴，湿热伤肝：化疗药可化毒伤肝，蕴生湿热，肝气失疏，可引起肝细胞毒性黄疸、肝功能损伤等。③化疗后消化功能障碍——脾虚湿阻，胃失和降：化疗后败伤脾胃，脾虚生湿，胃虚不降，出现各类胃肠不适反应。④化疗后肾功能损害——化疗损肾，水湿内停：化疗药可生毒损肾，影响水液通利，可见肾功能下降、水肿等。⑤化疗后心功能损害——心阳亏虚，瘀血内停：化疗之品毒伤心络，毒损君火，致心阳不振，血行瘀阻，见心功能下降、心电图及心脏超声异常，甚至可出现心力衰竭。⑥放疗后放射性肺炎——热毒伤阴，肺失清肃：放射线属中医的"热毒"，热毒灼伤肺阴，肺失宣肃，肺阴受损。

四、状态辨治

1. 治疗原则

肺癌早期发现首先手术，放疗化疗、靶向药物应及早对症使用，中医从状态治疗与之结合，可提高疗效。

从状态治疗以扶正祛邪、标本兼治为主，重视正虚毒邪的邪正关系和痰瘀毒经三焦管道的转化途径，重视扶正治癌、消散毒邪、通调管道等治则大法。肺癌早期，以邪实为主，治当行气活血、化瘀热化痰、利湿解毒，兼以扶正；肺癌晚期，以正虚为主，治宜扶正为主，分别补益肺肾，养阴温阳益气。扶正治癌：应当结合患者当前病机辨别肺脾肾、气阴阳虚损的不同而补益扶助，由于肺癌患者正气内虚，抗癌能力低下，虚损情况突出，因此，在治疗中要始终顾护正气，保护胃气，把扶正抗癌的原则，贯穿肺癌治疗的全过程。消散毒邪、通调管道：因痰湿、瘀血与毒邪亲和力较强，三者相互兼夹，凝结深入，阻滞经络，故在扶正基础下，选取合适药物化痰活血，清热利湿，散结消积，理气通络，并在辨证论治的基础上选取具有一定抗肺癌作用的中草药。合而才能使正气健旺流通，癌肿或内消于里，或隔绝围困。

临床还应根据虚实不同，个体具体情况，按标本缓急恰当处理。如见咯血、衄血、内伤出血等出血急症，当在攻伐散结解毒的同时，速当止血；还应注意癌肿实毒，阻碍气道或血脉，治疗时过多活血化瘀，也可能更易出血，往往通过化痰散结开闭，使癌肿消磨，脉道得缓，出血自除。如肺癌后期，或放化疗等过程中，见心、肺、肝、肾等多脏衰败，阴阳离决，当分清缓急，治以扶正固脱为主。

2. 西医治疗

（1）外科治疗

解剖性肺切除术是早中期肺癌的主要治疗手段，也是目前临床治愈肺癌的重要方法。肺癌手术分为完全性切除、不完全性切除和不确定性切除。治疗应力争完全性切除，减少肿瘤转移和复发，并且对其进行精准病理分期，指导术后综合治疗。

（2）药物治疗及放射治疗

肺癌的药物治疗包括化疗、分子靶向治疗以及免疫治疗等。肺癌放疗包括根治性放疗、辅助放疗和预防性放疗等。

3. 分状态治疗

（1）肺脾气虚，湿痰瘀聚态

临床表现：咳嗽痰少，咳声低弱，气短喘息，神疲乏力，自汗或盗汗，或可见咳血、低热，舌质暗淡，苔白，脉沉涩。

治法：补肺健脾，祛湿化痰，活血抑癌。

常用药物：补肺健脾益气用生黄芪、白术、茯苓、人参、党参、麦冬；化痰祛湿利气用陈皮、半夏、白芥子、胆南星、桔梗、浙贝母；行气活血用香附、延胡索、三棱；祛瘀止血用蒲黄、三七、仙鹤草、藕节、茜草根、仙鹤草。

角药举例：

1）生黄芪、白术、茯苓

生黄芪味轻气浮，秉性升发，能补脾肺之气，振奋元阳，又善升举阳气，布精养脏，具有增强生化气血之能、托毒生肌之效；白术甘温苦燥，甘温益脾胃之清阳，苦燥化脾胃之寒湿，为脾脏补气第一要药，并能扶正抑癌；茯苓淡渗健脾，助气血生化，《药品化义》谓："（白茯苓）味独甘淡，甘则能补，淡则能渗，甘淡属土，用补脾阴，土旺生金，兼益肺气。"三药合用健旺脾肺之气，助运化水血。

2）人参、党参、麦冬

人参甘微苦微温，大补元气，复脉固脱，补脾益肺，生津养血，安神益智；党参甘平，健脾益肺，养血生津；麦冬养阴生津，润肺清金。三者皆能补肺健脾，使气血健旺。

3）陈皮、半夏、白芥子

陈皮辛苦，辛能行气滞，苦能燥湿浊，降逆止呕，芳香健脾胃，温可和中州，上泻肺邪，清肃肺源，以降气逆，中燥脾湿，涤化脾浊，以和中州，为利气消痰要药；半夏辛散温燥，能运脾燥湿、涤痰除垢、解痰湿之恋脾，温化痰饮、清肃肺野、疗饮邪之贮肺；白芥子辛能利气，温能入肺温肺豁痰，并能散结通络止痛。三药合用行肺脾之气，化痰并能祛湿。

4）胆南星、桔梗、浙贝母

胆南星苦微辛凉，清热化痰，息风定惊，《本草汇言》记载其治"大人气虚内热，热郁生痰"；桔梗苦辛平，宣肺祛痰，利咽排脓，开宣肺气而通利二便。浙贝母清热化痰，解毒散结。三者皆可化痰祛痰，通利肺气，治疗肺脾气虚，虚热生痰，咽喉便窍不利。

5）香附、延胡索、三棱

香附味辛微苦微甘，性平，疏肝解郁，理气宽中，调经止痛；延胡索辛苦温，活血行气止痛；三棱辛苦平，破血行气，消积止痛。三药皆可行气活血止痛，适用于癌毒侵扰胸壁，瘀毒内阻而生疼痛者，但不宜过量，防耗气伤血。

6）蒲黄、三七、仙鹤草

蒲黄凉血止血，又能活血化瘀；三七甘缓苦涩温通，入血分，功善止血，又可活血散瘀，具止血而不留瘀之长；仙鹤草清热止血，也有补虚强壮之功。三药合用，既能止血又能散瘀不留滞，并能补益正气，与补脾益肺之药合用可健脾统血。

7）藕节、茜草根、仙鹤草

藕节甘涩平，收敛止血化瘀；茜草根苦寒，凉血祛瘀，止血通经；仙鹤草补益正气，止血不留瘀。三者皆可与益气之品合用，益气摄血，止血不留瘀。

（2）气阴亏耗，痰热内蕴态

临床表现：痰瘀内蕴，日久化热，热邪久羁，灼伤津液则可见咳嗽，痰黄稠而黏，口干欲饮；气阴耗散，金水不能互生时，可见肾不纳气，气阴大伤之象，表现为虚喘无力，短气不足以吸，神疲乏力，五心烦热或低热，盗汗，舌绛苔黄而干，脉虚数等。

治法：益气养阴，清肺化痰，解毒抗癌。

常用药物：补气养阴，清养肺胃用沙参、玉竹、麦冬；清泄肺热用桑叶、天花粉、黄芩；清热化痰用杏仁、浙贝母、瓜蒌；清热解毒用金银花、连翘、紫花地丁；清热育阴敛汗用地骨皮、白薇、五味子；清热解毒抗癌用白花蛇舌草、半枝莲、龙葵。

角药举例：

1）沙参、玉竹、麦冬

南北沙参均具养阴清肺、益胃生津之功，南沙参兼能化痰益气，用于肺热燥咳，北沙参长于滋阴，用于阴虚劳嗽及胃阴伤者；玉竹甘微寒，养阴润燥，生津止渴；麦冬甘寒质润，善养阴清热润肺，清心除烦，益胃生津。四药均能益肺胃之阴，合而益气养阴润燥。

2）桑叶、天花粉、黄芩

桑叶甘苦寒，《本草求真》言其"清肺泻胃，凉血燥湿"，《本草纲目》记载其"治劳热咳嗽"，可入肺疏散风热，清肺润燥；天花粉甘微苦微寒，《本草正》言其"凉心肺，解热渴，降膈上热痰，消乳痈肿毒"，其能清热泻火，消痰排脓；黄芩苦寒，能清泄肺热，清热燥湿，泻火解毒。三药合用清泄肺热，凉血润燥，解毒消痈。

3）杏仁、浙贝母、瓜蒌

杏仁味苦微温，有小毒，降气止咳平喘，润肠通便；浙贝母苦寒，清热化痰止咳，解毒消痈，《本草正》言浙贝母"最降痰气，善开郁结……一切痈疡肿毒"，消痰利气，消有形积聚肿毒；瓜蒌味甘微苦，性寒，清热化痰，利气宽胸，散结消肿，滑肠通便。三药合用清热化痰，降气止咳，散结消痈，使痰热得除，结聚得散，肺复清肃。

4）金银花、连翘、紫花地丁

金银花甘寒，清热解毒，疏散风热，《本草正》记载其"善于化毒，故治痈疽、肿毒"；连翘苦微寒，清热解毒，消肿散结，疏散风热，《神农本草经》谓其能治"瘰疬，痈肿恶疮，瘿瘤，结热"；紫花地丁苦辛寒，清热解毒，凉血消肿。三药合用解毒消肿，并能清热散结。

5）地骨皮、白薇、五味子

地骨皮甘寒，凉血除蒸，清肺降火；白薇苦咸寒，清热凉血，利尿通淋，解毒疗疮；五味子酸甘温，入肺心肾经，收敛固涩，益气生津，补肾宁心，五味俱全，以酸为主，善敛肺止汗。三药合用清退虚热，育阴凉血，并能酸收敛肺。

6）白花蛇舌草、半枝莲、龙葵

白花蛇舌草甘寒微苦，能清热解毒抗癌，利湿消痈，可治疗多种癌症；半枝莲能清热解毒，凉血消瘀，治疗热毒痈肿、咽喉疼痛及瘰疬癌肿；龙葵苦甘，性大寒，能祛热肿，攻疮毒，消热散血，具有抗癌消肿功效。三药合用能清热解毒抗癌，治疗热毒癌肿。

（3）阳气亏耗，邪毒浸肺态

临床表现：阳气亏虚，痰湿内生，邪毒侵肺，可见咳喘，咳痰清稀量多；阳气不能蒸化水饮，水饮内停可见尿少，下肢浮肿，畏寒怕冷，面青唇紫，舌胖质暗，苔白滑。

治法：温阳散寒，利水解毒。

常用药物：温肾通阳用附子、肉桂、干姜；健脾利水用白术、猪苓、泽泻；化痰利水用桑白皮、川椒目、葶苈子、茯苓、生姜、大戟、芫花；活血化瘀，解毒抗癌用赤芍、水蛭、蜂房等。

角药举例：

1）附子、肉桂、干姜

附子辛甘大热，有毒，回阳救逆，补火助阳，散寒止痛，《本草纲目》谓其"治三阴伤寒，阴毒寒疝"；肉桂辛甘大热，补火助阳，散寒止痛，温经通脉，引火归原；干姜辛热温通，温中散寒，回阳通脉，温肺化饮。三药合用可以温通散寒，治阴毒积聚。

2）白术、猪苓、泽泻

白术甘苦温，健脾益气，燥湿利尿；猪苓甘淡平，利水渗湿；泽泻甘淡寒，利水渗湿。三药合用通调脾、肾、膀胱水道，健脾燥湿，利尿通阳。

3）桑白皮、川椒目、葶苈子

桑白皮甘寒，泻肺平喘，利水消肿；椒目苦寒，利水消肿，降气平喘；葶苈子苦辛大寒，泻肺平喘，利水消肿。三药合用，通利肺络肺经痰湿郁水，但皆性寒，宜与温阳通阳之品合用。

4）茯苓、生姜、大戟、芫花

茯苓甘淡平，健脾利水渗湿；生姜辛温，温中化饮，温肺止咳，二者合用，能温养中土肺金，化饮利水；大戟苦寒有毒，泻水逐饮，消肿散结；芫花苦辛温，有毒，泻水逐饮，祛痰止咳，二者药力峻猛，泻肺中痰饮、悬饮，并能以毒攻毒，用量宜小。四药合用既能温肺健脾化饮，又能泻肺逐饮，用于治疗胸腔积液，其中大戟、芫花用量要小，1.5～3g为宜。

5）赤芍、水蛭、蜂房

赤芍苦微寒，清热凉血，祛瘀止痛，能清血中郁热，并能祛瘀行滞；水蛭咸寒，能破血逐瘀，治疗癥瘕，其善化瘀血通络；蜂房甘平，有毒，能攻毒杀虫抑癌，又善祛风。三药合用，能活血化瘀，解毒抗癌。

（4）正气亏虚，癌毒损络态

临床表现：肺癌晚期往往肺脾肾皆亏虚，癌毒损络，出现咯血、咳嗽，痰中带血，形体消瘦，骨瘦如柴，舌质淡，苔薄白，脉细弱等。

治法：大补元气，填精固肾，攻毒抗癌。

常用药物：多用补益重剂和抗癌药物，补元固肾，填养精血用人参、紫河车、鳖甲、鹿角胶、阿胶、龟甲；以毒攻毒，抗癌消积用干蟾、红豆杉、全蝎、守宫、水蛭、蜈蚣等。

1）人参、紫河车、鳖甲

人参味甘微苦，性微温，大补元气，补脾益肺，生津养血；紫河车为血肉有情之品，补肾壮阳，温补命督，大补精血，提高机体免疫功能；鳖甲善走肝经血分，能走散，能软坚，消癥瘕散结聚，能抑制结缔组织增生。三药合用，大补元气精血，充养病体，防止变生阴阳离脱之证。

2）鹿角胶、阿胶、龟甲

鹿角胶能生精补髓，养血助阳，强筋壮骨；阿胶甘平，补血滋阴润燥；龟甲味咸质润，益肝肾，强筋骨，滋阴精，充骨髓。肺癌晚期精血衰败，三药均为血肉有情之品，能填精助肾，平补阴阳，大补精血。

3）干蟾、红豆杉、全蝎

干蟾味辛，性凉，有小毒，清热解毒，利水消胀，其提取物华蟾素，具有抗肿瘤的作用；红豆杉解毒软坚，消癥抗癌，现代药理研究示可抗肿瘤而消炎，能软坚散结，排毒解毒，温肾通经，利尿消肿，兼有保肝、抗氧化、止痛退热、降血脂血糖等类似扶正之作用；全蝎辛平，有毒，息风镇痉，通络止痛，攻毒散结。三药合用可以毒攻毒，抗癌消积，药力较强。

4）守宫、水蛭、蜈蚣

守宫，即壁虎，有小毒，善解毒散结，祛腐生肌，止噎抗癌；水蛭咸苦平，有小毒，能破血通经，逐瘀消癥；蜈蚣有毒，能息风止痉，通络止痛，解毒散结，现代用于肺、胃、肝、食管、宫颈、乳腺、皮肤等部位癌症等。三药以毒攻毒，祛瘀抗癌。

（5）癌毒流窜，侵扰他脏态

临床表现：①癌毒流窜三焦：癌毒经血管、淋巴转移并侵袭堆积，可致血管功能及凝血机制异常，见血管内异常凝血、血栓、癌栓，淋巴结坚硬肿大、固定不移等。②癌毒循三焦向上流窜至脑：癌毒侵犯脑可见头晕头痛，目眩，视物不清，呕吐，失眠健忘，重则抽搐、震颤、角弓反张，神昏谵语，项强等症状，还可合并有上腔静脉压迫综合征，出现颜面、胸上部青紫水肿，声音嘶哑，头痛眩晕，呼吸困难，甚至昏迷，短期内可致死。③癌毒循三焦向下流窜至骨：多发生骨转移，出现骨性剧烈疼痛，肾气衰惫，见腰膝酸软，不能久立，骨肉渐脱，眩晕耳鸣。④癌毒循三焦侵犯全身：若阴亏剧烈，可致喘促气急，痰黏难咳，汗出淋漓，心慌气短，谵语烦躁，撮空理线，肢体瞤动，脉细数；若肾阳不振，心肾阳衰，可致喘促气息微弱表浅，淡漠昏迷，四肢厥冷，脉微欲绝或沉而无力。甚至出现心肾阳衰、肺气欲绝之喘脱危象：如叹气样呼吸、肢体冷凉、脉微弱难寻等。

治法：通调三焦，扶正祛邪，对症治疗。

常用药物：癌毒流窜三焦病证复杂，应采用扶正祛邪、抗癌攻毒、通利三焦、化痰活血攻毒法。从三焦管道祛除邪毒，疏肝解郁散结可用柴胡、川楝子、玄参；清热解毒抗癌可用白花蛇舌草、半枝莲、龙葵、半边莲、拳参、重楼；解毒散结消痈肿可用败酱草、蒲公英、野菊花、金荞麦、苦参、马鞭草。癌毒流窜三焦侵犯至脑当根据病因从风、火、痰、瘀、虚多方面治疗；癌毒流窜三焦侵犯至骨多从肝肾论治；癌毒循三焦侵犯全身治以救阴回阳，用生脉、参附类。

角药举例：

1）柴胡、桂枝、玄参

柴胡苦辛微寒，长于疏半表半里之邪，疏肝解郁，升举阳气，能疏调肝气而解郁结；川楝子苦寒，疏肝泻热，行气止痛；玄参甘苦咸微寒，清热降火滋阴，凉血解毒散结。三药合用能疏肝解郁散结。

2）白花蛇舌草、半枝莲、龙葵

白花蛇舌草苦寒能清热解毒，甘寒能清热利湿，利尿通淋，提取物能刺激人体网状内皮系统增生和细胞吞噬能力，达到抗感染消炎之效，对肿瘤细胞有较强的抑制作用；半枝莲有良好的清热解毒、抑菌、抗肿瘤作用；龙葵苦能利湿，寒能清热，长于清泄血中热毒，渗利膀胱水湿而利尿。三药合用清热解毒，抗癌，调节免疫。

3）半边莲、拳参、重楼

半边莲辛平，清热解毒，利水消肿；拳参苦涩微寒，清热解毒，消肿，止血；重楼苦辛寒，有毒，《本草求原》记载其"活血，止血，消肿，解毒"，并能以毒攻毒。结合现代药理，诸药具有清热解毒、攻毒抗癌的功效。

4）败酱草、蒲公英、野菊花

败酱草辛苦微寒，清热解毒，消痈祛瘀；蒲公英苦甘寒，清热解毒，消肿散结，利湿通淋，清肝明目；野菊花苦辛微寒，清热解毒，泻火平肝。三药合用，清热解毒，消散痈结。

5）金荞麦、苦参、马鞭草

金荞麦微辛涩凉，清热解毒，排脓祛瘀，健脾消食；苦参苦寒，清热燥湿，杀虫利尿；马鞭草苦凉，清热解毒，消痈祛瘀，《本草拾遗》言其"主癥癖血瘕，久疟，破血"。诸药能清热燥湿，解毒祛瘀，散结消痈。

癌毒流窜三焦侵犯至脑：出现头晕头痛、抽搐震颤、神昏谵语等神识昏蒙，神明失用，肢体经络阻痹症状时，多从风、火、痰、瘀、虚等方面论治，可采用涤痰汤、通窍活血汤、人参养荣汤化痰活血补虚，酌加安宫牛黄丸、至宝丹、苏合香丸等息风清火、温化痰湿、开窍醒神。如合并上腔静脉压迫综合征，颜面、胸上部青紫水肿等，中医治疗从瘀血、水肿论治，活血化瘀，利水消肿，可使部分病人缓解，常用方剂如通窍活血汤、五苓散、五皮饮、真武汤等。压迫症状较轻者，可在辨证施治方药中，酌加葶苈子、猪苓、生麻黄、益母草等泻肺除壅，活血利水。

癌毒流窜三焦侵犯至骨：出现骨性剧烈疼痛，腰膝酸软，骨肉渐脱，眩晕耳鸣，中医治疗多从肝肾论治，常用方剂如虎潜丸、六味地黄丸、右归丸等，针对骨性疼痛，可加入延胡索、五灵脂、乳香、没药、全蝎、蜈蚣、地龙等行气活血止痛药。

癌毒循三焦侵犯全身：多脏腑受累，出现呼吸衰竭，应及时加用无创持续正压机械通气，如出现喘剧心慌，烦躁不安，神昏谵语，四肢厥逆，脉浮大无根之心肾阳衰症状，治以扶阳固脱，潜镇纳气，常用人参、附子、龙骨、牡蛎、山萸肉、干姜、五味子、紫苏子等，加用参附注射液静脉滴注；如出现喘促加剧，谵妄烦躁，舌红，脉细数或结代等气阴大亏症状，治以益气敛阴，纳气归肾，多用西洋参、麦冬、五味子等，加用生脉注射液静脉滴注。

（6）放化疗后，损及他脏态

临床表现：①化疗后骨髓抑制——毒伤脾肾，卫阳亏虚：见白细胞、红细胞、血小板等减少。②化疗后肝功能损害——邪毒内蕴，湿热伤肝：见肝细胞性黄疸，肝区不适，肝功能损伤，氨基转移酶升高等。③化疗后消化功能障碍——脾虚湿阻，胃失和降：见食欲减退、胃脘不适、嗳气纳呆、恶心呕吐、口淡、便溏等胃肠反应。④化疗后肾功能损害——化疗损肾，水湿内停：可见肾功能下降、水肿等。⑤化疗后心功能损害——心阳亏虚，瘀血内停：早期出现乏力、胸闷发憋，心悸气短，心电图提示T波平坦、S-T段压低，后期可出现心力衰竭。⑥放疗后放射性肺炎——热毒伤阴，肺失清肃：见咳嗽痰少或痰中带血、口干、咽痛等症。

治法：扶正祛邪，恢复脏腑功能气化。

常用药物：不同放化疗后的不良反应、脏器功能损害病证复杂，常用治法及药物不同，可参阅其他如心功能衰竭等篇章的具体治法。

常用治法及药物举例：

1）化疗后骨髓抑制

白细胞、红细胞减少，治以健脾补肾，益气养血，药用黄精、鸡血藤、石韦、大枣、黄芪、党参、熟地黄、何首乌、枸杞子、补骨脂、鹿角胶、女贞子等；血小板减少，加花生衣、仙鹤草、水牛角；必用角药紫河车、阿胶、鸡血藤，此角药能提升红细胞数量，增强血小板功能，改善体质状态。

2）化疗后肝功能损害

治以解毒利湿，保肝降酶，药用田基黄、垂盆草、茵陈、虎杖、平地木、土茯苓、枸杞子、女贞子、五味子等。

3）化疗后消化功能障碍

治以健脾化湿，和胃降逆，药用党参、炒白术、茯苓、山药、薏苡仁、八月札、陈皮、神曲、砂仁、木香、佛手、旋覆花、代赭石、鸡内金、麦芽等。

4）化疗后肾功能损害

治以健脾补肾，清利湿毒，药用生黄芪、茯苓、黄精、杜仲、淫羊藿、熟地黄、女贞子、泽泻、猪苓、车前子等。

5）化疗引起的心脏损害

治以温阳利水，活血化瘀，药用生黄芪、山萸肉、党参、五味子、麦冬、人参、枸杞子、车前子、薤白、丹参、当归、红花、三七。心绞痛发作者，可加用桂枝、远志、苦参、炙甘草。

6）放疗后放射性肺炎

放射线属中医的"热毒"，热毒灼伤肺阴，肺失宣肃，而见咳嗽痰少，或痰中带血，口干，咽痛等症，治以清热解毒，养阴润肺化痰，药用金银花、连翘、白花蛇舌草、地丁、玄参、麦冬、石斛、太子参、玉竹、百合等。

五、病案举例

患者男，81 岁。

2017 年 10 月 12 日初诊：患者 2017 年 3 月无明显诱因出现咳嗽咳痰，痰中带血，至当地医院就诊，查胸部 CT：右肺下叶实变影，大小约 2.4cm×3.6cm，考虑肿瘤病变可能，2017 年 4 月 15 日于该院行右下肺癌切除术，行病理检查诊断为右下肺鳞癌，淋巴结转移（-），术后未行放化疗。至 2017 年 12 月复查胸部 CT 发现左肺新发多个小结节，最大 0.8cm，考虑为右肺鳞癌转移至左侧。刻下症见咳嗽、咳少量黏痰，偶有血丝，喘息、短气乏力，活动时明显，纳差，大便干，小便可，舌质暗，苔薄黄，脉沉弦无力。

中医诊断：肺积。

西医诊断：肺癌。

状态分析：患者高龄，脏腑机能下降，多虚多瘀，癌症术后多发肺结节，喘息短气乏力，活动时明显，纳差，为肺脾亏虚，耗气伤阴。基本病机为痰瘀郁毒，咳嗽咳少量黏痰、偶有血丝，大便干，舌质暗苔薄黄为肺燥热瘀血，脉沉弦无力为虚。本病虚实夹杂各占状态要素五成。

治法：益气养阴，活血化痰，宣肺止咳，扶正抗癌。

处方：黄芪 30g，党参 20g，沙参 15g，玄参 15g，生白术 10g，茯苓 15g，太子参 10g，西洋参 10g，干蟾 4g，生地榆 10g，半夏 10g，杏仁 10g，地龙 10g，半枝莲 15g，白花蛇舌草 30g，当归 15g，瓜蒌 30g，红豆杉 6g。3 剂，水煎服，每日 1 剂。

2017 年 10 月 19 日二诊：患者药后咳嗽咳痰减轻，喘息缓解，乏力明显好转，仍有纳差，余未见明显不适，舌暗红，苔薄黄，脉沉弦。初诊方加焦三仙 30g，继服 7 剂。后患者间断服用中药及膏方治疗，生活质量明显改善。后间断治疗，2 年后复查肺结节无增大。

第十二节　呼吸衰竭

一、概述

呼吸衰竭是指呼吸功能严重障碍，吸入氧气减少或伴有二氧化碳不能排出体外，以致机体在正常大气压下，动脉血氧分压低于60mmHg。其中不伴有二氧化碳分压增高的为Ⅰ型呼吸衰竭，伴有二氧化碳分压增高大于50mmHg的为Ⅱ型呼吸衰竭。呼吸衰竭一般由多种慢性呼吸系统疾病长期反复发作、迁延不愈发展而来，如哮喘、慢阻肺、肺间质纤维化、肺栓塞等。呼吸衰竭临床表现为喘促，呼吸困难，气短不能平卧，动则喘剧，伴有咳嗽、咯痰、胸闷、心慌心悸、面浮肢肿、恶心呕吐、腹胀便血、意识淡漠、谵语烦躁、口唇紫暗、球结膜水肿、消化道应激性溃疡、肺中啰音等。

中医学将呼吸衰竭归属于喘证、暴喘、肺胀等范畴，属一类严重的呼吸功能障碍，是肺主气的功能失调，不能吐故纳新所致。

1. 流行病学

多种慢性呼吸系统疾病最终都会发生呼吸衰竭，发病率约为千分之一，肺部感染常是呼吸衰竭急性加重的诱因，急性呼吸衰竭是患者死亡的主要原因，约三分之一的病人在住院期间死亡。研究显示慢阻肺患者的并发症中以呼吸衰竭多见，发病率达20.95%。国外研究显示呼吸衰竭约占活产新生儿的1.8%，病死率为11.1%。

2. 疾病特点

按照疾病缓急分类，呼吸衰竭可以分为急性呼吸衰竭和慢性呼吸衰竭。急性呼吸衰竭是指呼吸功能原来正常，突发因素引起通气或换气功能严重损害，导致呼吸功能衰竭，如脑血管意外、药物中毒抑制呼吸中枢、呼吸肌麻痹、肺梗死、ARDS等，因机体不能很快代偿，如不及时抢救会危及患者生命。慢性呼吸衰竭多见于慢性呼吸系统疾病，如慢性阻塞性肺疾病、重度肺结核等，其呼吸功能损害逐渐加重，虽有缺氧或二氧化碳潴留，但通过机体代偿，仍能从事个人生活活动，称为代偿性慢性呼吸衰竭。慢性呼吸衰竭一旦并发呼吸道感染，或因其他原因增加呼吸生理负担而致代偿失调，出现严重缺氧、二氧化碳潴留和酸中毒的临床表现，则称为失代偿性慢性呼吸衰竭。

本病按照发病机制可以分为通气性呼吸衰竭和换气性呼吸衰竭，也叫泵衰竭和肺衰竭。呼吸泵是指驱动呼吸的神经肌肉组织的统称，这些部位功能障碍所引起的呼吸衰竭称为泵衰竭，通常引起肺的通气功能障碍，造成通气性呼吸衰竭。肺组织、气道阻塞以及肺血管的异常引起的呼吸衰竭称为肺衰竭，常常引起换气功能障碍，造成换气性呼吸衰竭。

3. 中医认识

呼吸衰竭中医属于"肺衰"范畴，是肺之真脏受伤，气力衰竭，呼吸错乱，百脉不畅而引起的急危重症。肺衰之名最早见于唐代《备急千金要方》，称为"肺气衰"。本病多属虚实夹杂之恶候，病情险恶，易危及生命。

肺衰多由热毒内陷、外伤气脱、久病气竭引起。由前两者而起者，发病急骤；由久病不愈而致，痰、火、水、湿胶结阻遏，致肺气欲绝者，发病较缓。中华中医药学会肺系病专业委员会制定了慢性呼吸衰竭的中医证候诊断标准，按照证候的虚实分为3类8个证候：虚证类包括心肺气虚证、肺肾气虚证、肺肾气阴两虚证；实证类包括痰热壅肺证、痰浊阻肺证、阳虚水泛证、痰蒙神窍证；兼证类为血瘀证。也有专家根据临床实践，将重症呼吸衰竭分为肺气阴两虚型、痰热壅盛型、心脾肾阳虚水泛型以及痰浊蔽窍型四个证型。有专家发现，临床上呼吸衰竭证型出现的频次由高到低分别为痰蒙神窍证、痰瘀内阻证、痰热壅肺证、正衰欲脱证、肺脾肾虚证。

本病实证为邪实壅塞，肺失宣肃，治疗以泻肺平喘，化痰降逆为法，虚证为肺气亏虚，心血不畅，治疗以温通心肺为法。有专家在西医常规治疗基础上联合中医治疗，予以针对性药物治疗：针对痰湿壅肺型患者，应用祛痰燥湿药方，组成为厚朴、橘红、茯苓、陈皮、半夏；痰热壅肺型使用清肺化痰药方，组成为桔梗、麦冬、瓜蒌、法半夏、川贝母、麦冬。并发血瘀证患者应增加红花与当归，并发腑实证患者增加芦荟，合并痰湿闭窍患者增加苏合香，临床应用，可收到满意疗效。

二、诊断

1. 症状

轻度呼吸衰竭：呼吸困难，呼吸加快，偶有呼吸节律改变，口唇发绀，轻度烦躁不安或精神萎靡。

中度呼吸衰竭：三凹征加重，呼吸浅快，节律不整，时有叹息样呼吸，潮式呼吸或双吸气，偶有呼吸暂停、嗜睡或躁动。

重度呼吸衰竭：呼吸困难，呼吸由浅快转为浅慢，常出现下颌呼吸和呼吸暂停，口唇发绀加重，四末发绀发凉，昏睡昏迷惊厥。

2. 血气分析检查

（1）Ⅰ型呼吸衰竭（轻症呼吸衰竭）

海平面室内空气时 $PaO_2 \leq 6.67kPa$（50mmHg），$PaCO_2 < 6.67kPa$（50mmHg）。

（2）Ⅱ型呼吸衰竭

缺氧伴二氧化碳潴留，$PaO_2 \leq 6.67kPa$（50mmHg），$PaCO_2 \geq 6.67kPa$（50mmHg）〔中症呼吸衰竭 $PaCO_2$ 为 $6.67 \sim 9.20kPa$（50～69mmHg），重症呼吸衰竭 $PaCO_2 \geq 9.33kPa$（70mmHg）〕。

三、病机状态分析

1. 基本病机

三焦郁滞，元气失续，痰浊、水饮、瘀血内阻为呼吸衰竭基本病机。

该病多有慢支、咳喘等病史，肺体久病，肺气亏虚日久，影响脾肾，三焦郁滞，元气失续，气血水饮代谢失常导致痰浊、水饮、瘀血内阻。肺为水之上源，布散水津，肺脾肾共同完成气机升降、水液运行。三焦者，为元气之别使、水液之通途，气推动着水液的运行，元气能流动布散津液。三焦通行元气与水液及血行密切相关，上焦如雾露之灌溉，中焦如沤腐熟运化水谷，化赤为血，下焦如渎，排出水液。三焦郁滞，肺脾肾亏虚，运行其中的元气虚乏运转无力，继之元气失续。元气失续，痰浊、水饮、瘀血内阻，浊邪内伏，阻碍气机，肺失宣降，发为喘息不已。

痰浊、水饮、瘀血是三焦郁滞，肺脾肾亏虚的代谢产物，是呼吸衰竭的内伏浊邪。由于其阻滞于肺、心，甚至侵扰脑窍，故其长期滞留也是三焦郁滞，元气耗伤，病情加重的重要环节。

痰浊：肺气亏损，宣发肃降无力，通调水道不畅，水津不布，则聚而成痰；若内有火热也可煎熬津液而生痰浊；脾虚运化失职，水谷精气可聚而成痰。痰浊内阻于肺，则呼吸不利，气喘咳嗽，痰浊扰动脑窍神机则神志异常、嗜睡或烦躁不安。

水饮：体内水液的代谢包括脾之转输上行，肺之通调下降和肾之蒸化开阖三个环节，肺脾肾功能失调，则水谷不得运化输布而成浊液，聚而为水为饮。水饮停聚于肺，呼吸不利，则见咳逆倚息，喘息气短，四肢浮肿，白泡沫痰多。

瘀血：肺气亏虚失宣，百脉不得通调，血脉不畅，则瘀血内生，闭阻肺之脉络，加重病情，致使该病病深至痼。除气短、喘息之外，还可见面色晦暗，唇甲发绀，舌质及舌下络脉紫暗等表现。

2. 当前病机

主要有痰阻肺体，肺脾肾亏虚、水饮闭肺，三焦郁滞、痰瘀饮停，元气失续状态。三种病机状态均虚实夹杂，在临床上也可以出现两种或者多种以上状态相互夹杂的情况。审查原发疾病：慢阻肺、哮喘、肺纤维化、肺栓塞等。准确判断有无感染：胸CT和血常规是依据。其他检查：如血气分析、生化检查和血氧监护等，血氧低，二氧化碳潴留，提示病情较重。注意观察球结膜水肿、口唇发绀、尿量等，判定心脑状态。

（1）痰阻肺体，肺脾肾亏虚

常有外邪感染等诱因，或伴有发热，基础肺病呈急性加重，久病肺气亏虚不能布散津液之伏痰，与新感之邪相合，痰浊与痰热丛生，可见咳嗽，痰量较前显著增加，痰阻肺体，肺无力宣降，肺气耗夺，故气喘加重，呼吸困难。肺虚及脾，肺脾亏虚，运化无力，升降失常，可见纳差、恶心呕吐，甚则腹胀便血。肺虚及肾，肺肾亏虚，肾不纳气，可见气喘不能活动，动则加重。

（2）水饮闭肺，三焦郁滞

本状态多是由病毒感染等引起的急性肺损伤。肺属上焦，是水之上源，肺之宣发肃降如雾露之溉。急性肺损伤，肺无力布散水津，水饮停滞聚集于肺，水饮闭阻肺络，宣降无力，则见喘息气短，呼吸困难，胸闷憋气，心慌心悸，血氧分压下降。水饮闭肺，三焦郁滞还可见烦躁不安、少尿浮肿等。

（3）痰瘀饮停，元气失续

多由感染或急性肺损伤进一步发展而来，痰浊水饮停肺，闭肺阻络，血脉瘀滞，瘀血内停，瘀血与痰饮胶着，深伏凝结于肺，肺宣发肃降停滞而大气下陷，三焦郁滞，元气失续，发为呼吸困难急促，喘息气短，嗜睡，汗出黏手，谵妄烦躁，四肢躁动，痰黏难咯，甚则咯血，血氧下降，二氧化碳潴留，甚则发生喘脱危象。

3. 演变病机

随着病情的进展，呼吸衰竭会影响心、脑等脏腑，甚至出现休克状态。反复感受外邪，病情进行性加重，可出现心脉瘀阻、脑神受扰、阴阳虚脱状态。肺病及心则氧气匮乏、心血瘀阻加重，而见喘息加重，胸闷心慌，口唇紫暗等。脑为元神之府，神机之源，痰浊瘀血内停，扰动清窍，蒙蔽神机，元神受损，清阳不升，神机失用，故出现神志恍惚、意识蒙眬或嗜睡，或烦躁不安，或谵妄、撮空理线甚至昏迷，或伴痰鸣，唇甲青紫，目胀欲脱，球结膜水肿，甚或抽搐，出现厥脱等危候。

病情进一步加重可见阴阳虚脱休克状态，五脏阴阳亏损，若阴亏剧烈可致喘促气急，痰黏难咳，汗出淋漓，心慌气短，谵语烦躁，撮空理线，肢体瞤动，抽搐，脉细数。若阳衰，可致喘促，气息微弱表浅，淡漠昏迷，四肢厥冷，脉微欲绝或沉而无力。甚至出现心肾阳衰、肺气欲绝之喘脱危象：叹气样呼吸、肢体冷凉、脉象模糊不清等。

四、状态辨治

1. 治疗原则

感染时积极抗感染抗病毒治疗以杜绝诱发因素，积极吸氧、使用呼吸机支持治疗以获得最佳疗效。治疗须抓住虚、痰、水、瘀四个主要环节，辨清呼吸衰竭过程中邪正交争恶性因果转换链的主导环节，及时采取扶正祛邪的有效方法，尽快截断其恶性因果转换链，阻止疾病的进一步恶化，常用治法有宣降肺气、健运脾胃、通调水道、利水下行、畅利三焦。续接元气兼顾肺虚、脾虚、肾虚、阴虚和阳虚，治以补肺健脾益肾，纳气平喘。

2. 西医治疗

（1）对症治疗

氧疗、抗感染治疗、化痰平喘、纠正酸碱失衡及电解质紊乱、营养支持，并发症消化道出血、心功能不全、肝肾功能障碍、休克，应积极防治。

（2）呼吸兴奋剂的合理使用

呼吸兴奋剂包括尼可刹米（可拉明）、洛贝林等。

（3）机械通气

无创机械通气、有创通气（气管插管或切开）。

3. 分状态治疗

（1）痰阻肺体，肺脾肾亏虚态

临床表现： 咳嗽咯痰量多，痰鸣辘辘，或者发热，痰黄质黏难咯出，气喘不能活动，动则加重，呼吸困难，甚者张口抬肩，纳差恶心呕吐，或有腹胀便血，舌暗红苔黄腻，脉滑沉数。

治法： 化痰益气，健脾补肾。

常用药物： 肺气上逆，咳嗽不已，喘嗽不止可予炙麻黄、杏仁、紫菀降肺止咳；痰郁化热，燥痰内生可予贝母、瓜蒌、葶苈子润肺化痰；瘀阻肺络，咳喘不已可予地龙、穿山龙、白果通络平喘；肺热咳喘可予黄芩、生石膏、芦根清泄肺热；肺脾气虚可予生黄芪、白术、茯苓健脾益气；肺脾肾气虚可予生晒参、蛤蚧、山药补肺纳肾平喘；肾不纳气可予紫石英、磁石、沉香镇潜纳气平喘。

角药举例：

1）炙麻黄、杏仁、紫菀

麻黄辛温微苦，宣肺平喘，宣散肺卫之寒；杏仁味苦微温，降气止咳平喘，润肠通便；紫菀辛甘苦温，润肺下气、化痰止咳，《本草正义》言："专能开泄肺郁，定咳降逆，宣通室滞……兼疏肺家气血。" 三药合用，升降相合，可开肺气而平喘，降肺气而痰消。

2）贝母、瓜蒌、葶苈子

贝母苦寒，清热化痰止咳，解毒散结消痈，为开郁、下气、化痰之要药；瓜蒌味甘微苦，性寒，全瓜蒌具有皮和仁的全部功效，具有清热化痰、宽胸散结、润肠通便之效，通胸膈痹塞；知母味苦性寒，可清肺胃气分之热，且气味俱厚，能入下焦，清有余之相火，使手太阴无消铄之虞。三药共用，润肺燥，清化源，使痰去不伤津。

3）地龙、穿山龙、白果

地龙咸寒，平喘、通经络之功颇著；穿山龙甘苦而温，有活血舒筋、止咳、平喘、去痰之能；白果性平，味甘苦涩，《本草便读》讲其 "上敛肺金除咳逆，下行湿浊化痰涎"，有敛肺化痰定喘，止带缩尿之效。三者合用通中寓降，平喘降逆的同时通行经络，活血化瘀，瘀去水行，痰水得消。

4）黄芩、生石膏、芦根

黄芩苦寒，善清泄肺火及上焦实热，能燥肺之湿，入肺络，清中兼散，散而兼透，《名医别录》言黄芩 "大寒，疗痰热，胃中热，小腹绞痛"；生石膏，辛甘大寒，能清热泻火，除烦止渴，长于清泻肺经实热，《医学衷中参西录》云："石膏，凉而能散，有透表解肌之力"；芦根甘寒，本品既能清泄肺胃实热，又可生津止渴，防热灼伤津，其性不滋腻，生津不恋邪。三药配伍，直消肺中邪热，肺热清则咳喘停。

5）生黄芪、白术、茯苓

生黄芪甘温，具有补气升阳、固表止汗、利水消肿、生津养血等功效，为补益脾气之要药，且补益肺气，《药性赋》谓其能"温分肉而实腠理，益元气而补三焦，内托阴证之疮疡，外固表虚之盗汗"；白术甘苦性温，功效健脾益气，燥湿利水；茯苓药性甘淡平，利水渗湿，健脾宁心。三者相伍，补益肺脾之气，兼利水饮，肺脾之气得助，宣降运化得复。

6）生晒参、蛤蚧、山药

生晒参性温味微苦，能大补元气，复脉固脱，补脾益肺，生津养血，安神益智之用，为补气第一要药；蛤蚧咸平，补肺气，定喘嗽，助肾阳，益精血，补益肺肾之药众多，唯独蛤蚧血肉有情之品，具有较强的补助肾阳、纳气之功，且最长于补益肺肾之亏虚；山药补脾益肺。三药合用，补肺纳肾平喘之功甚强。

7）紫石英、磁石、沉香

紫石英甘温，主温肾平喘，温肺暖宫，镇心安神；磁石咸寒，镇惊安神，平肝潜阳，纳气平喘，聪耳明目；沉香性温味辛而苦，能行气止痛，温中止呕，纳气平喘。三味药均为重镇之品，皆可纳气平喘，能够改善呼吸无力，短浅难续之症。

（2）水饮闭肺，三焦郁滞态

临床表现：喘息气短，呼吸困难，胸闷憋气，心慌心悸，烦躁不安、少尿浮肿，舌暗苔滑，脉细沉。

治法：利水祛痰，畅利三焦。

常用药物：痰热闭窍可用胆南星、天竺黄、石菖蒲化痰开窍；水湿内停可用茯苓、猪苓、泽泻淡渗利水渗湿；湿浊内郁可用竹沥、萆薢、蚕沙清热化湿祛浊；痰热胶结急症可用安宫牛黄丸、片仔癀、猴枣散，必要时吸痰，以挽救生命。

角药举例：

1）胆南星、天竺黄、石菖蒲

胆南星性味微苦、微辛，能清热化痰，息风定惊；天竺黄甘寒，功能清热豁痰，清心定惊，《本草经疏》言："此药能除热养心，豁痰利窍。"石菖蒲味辛苦，性温，能开窍豁痰，醒神益智，化湿开胃。三者同用以涤痰化浊，开通清窍。

2）茯苓、猪苓、泽泻

茯苓药性甘淡平，为利水消肿之要药，《世补斋医书》谓："茯苓一味，为治痰主药，痰之本，水也，茯苓可以行水。痰之动，湿也，茯苓又可行湿。"猪苓性平，味甘淡，主利水渗湿。泽泻性寒，味甘淡，主利水渗湿，泻热，《本草要略》有云："除湿通淋，止渴，治水肿，止泻痢，以猪苓佐之。"三药配伍取义猪苓汤，共奏利水渗湿之功。

3）竹沥、萆薢、蚕沙

竹沥甘寒，清热豁痰，定惊利窍，较之天竺黄清热豁痰之力更著；萆薢苦平，利湿去浊，祛风除痹；蚕沙甘辛温，祛风湿，和胃化湿。三药配伍能清化湿浊，祛痰开窍。

4）安宫牛黄丸、片仔癀、猴枣散

痰热胶结、喉中痰鸣可冲服安宫牛黄丸或片仔癀或猴枣散等，必要时给予吸痰等治疗手段，以挽救生命。

（3）痰瘀饮停，元气失续态

临床表现： 呼吸困难急促，喘息气短，嗜睡，汗出黏手，谵妄烦躁，四肢躁动，痰黏难咯，甚则咯血。剧则喘甚心慌，烦躁不安，面青舌紫，汗出如珠肢冷、神昏谵语，四肢厥逆，舌紫暗，脉浮大无根或模糊。

治法： 祛痰活血化饮，潜镇纳气。

常用药物： 活血常用水蛭、土鳖虫、全蝎、当归、丹参、郁金等；养阴益气，镇潜纳气多用西洋参、麦冬、五味子、人参、山萸肉、沉香等；扶阳固脱，潜镇纳气常用附子、龙骨、牡蛎、山萸肉、干姜、紫石英等。

角药举例：

1）水蛭、土鳖虫、全蝎

水蛭性平，味咸苦，破血通经，逐瘀消癥，力峻效宏；土鳖虫咸寒，功能破血逐瘀，续筋接骨，《开宝本草》言其"疗折伤，散血止痛，破积聚"；全蝎辛平，息风镇痉，攻毒散结，通络止痛，性善走窜。三药均走经络，共用起逐瘀通络之效，为祛瘀通络化痰之角药。

2）当归、丹参、郁金

当归性温，味甘辛，补血活血，调经止痛，润肠通便，《日华子本草》谓其"破恶血，养新血及主癥癖"；丹参苦而微寒，能活血祛瘀，通经止痛，清心除烦，凉血消痈，为活血化瘀要药；郁金味辛苦，性寒，主活血，行气，止痛，"能行血中气滞，气中血滞"。三药配伍，共奏活血通脉之效，心脉通则憋闷可除。

3）西洋参、麦冬、五味子

西洋参苦甘微寒，能补气养阴，清热生津，《本草从新》言其"补肺降火，生津液，除烦倦，虚而有火者相宜"；麦冬苦甘寒，养阴生津，润肺清心，《本草汇言》谓之"清心润肺之药"；五味子味酸性温，实则五味皆具，有收敛固涩、益气生津、补肾宁心之效。三药合用益气，且苦甘、酸甘以化阴，常用于治疗气阴不足而内热者。

4）人参、山萸肉、沉香

人参甘微苦微温，能补五脏，安精神，大补元气，复脉固脱，并能补脾益肺，生津止渴，补气之效宏；山萸肉酸微温，既能补精，又可助阳，补益肝肾，收敛固脱，主心下邪气，安五脏，通九窍，利小便；沉香辛苦温，辛能行气止痛，苦能降逆调中，温能摄纳肾气，可温补肾阳、摄纳肾气而平喘，治疗上实下虚之喘。三药合用能益气养阴，纳气平喘。

5）附子、龙骨、牡蛎

附子辛甘大热，回阳救逆，补火助阳，散寒止痛，能峻补欲竭真阳，追复散失元阳，《本草正义》言其"诸脏诸腑，果有真寒，无所不治"；龙骨甘涩平，镇惊安神，平肝潜阳，收敛固涩，为重镇安神之要药；牡蛎咸涩微寒，益阴潜阳，软坚散结，收敛固涩，制酸止痛。三药合用，附子峻补真阳，以扶阳固脱，龙骨、牡蛎潜镇摄纳，使阳能固摄，阴能内守，共起扶阳固脱、潜镇纳气之效。

6）山萸肉、干姜、紫石英

山萸肉味酸性微温，酸可收涩固脱，温能补益肝肾，温补命门，其酸能补精、温能助阳，阴阳并补；干姜辛热，温中散寒，回阳固脱，并能温肺化饮，散肺中伏饮，与山萸肉配伍，其辛热之性被制约，使热而不燥；紫石英辛温，能温补下元，其为矿物药，质重沉降，镇心养肝，主咳逆上气，可纳气归元。三药配伍，温热而不燥，能温补下元、温肺化饮、潜镇纳气而平喘。

五、病案举例

患者男，80 岁。

患者因"反复喘息、咳嗽 20 余年，加重 5 日"于 2013 年 10 月 10 日收入院。患者平车推入院，反复喘息、咳嗽 20 余年，此次发作加重 5 日，已于我院急诊输液头孢类抗生素 5 天。曾多次住院治疗，被诊为"慢性喘息性支气管炎、肺气肿、肺心病、2 型呼衰、心功能Ⅳ级"。现气喘，呼吸短浅难续，烦躁不安，夜晚不能入睡，咳嗽阵作，咳痰不利，痰色白，喉间痰鸣，胸闷心慌，纳差，面色紫暗，小便短少，双下肢水肿，大便通，舌暗紫，苔白滑，脉沉细数。血气分析：PaO_2 51mmHg，$PaCO_2$ 96mmHg。治疗使用抗生素、茶碱、呼吸兴奋剂，并配合使用无创呼吸机。

中医诊断：肺衰。

西医诊断：慢性支气管炎、慢性阻塞性肺疾病、肺心病、呼吸衰竭。

状态分析：患者为八旬老年男性，脏腑机能下降，肺脾肾虚损，慢支多年更伤肺气，久病入络化生痰瘀，肺肾亏虚肾不纳气，故见喘息气短，呼吸浅短难续，痰瘀阻肺可加重喘息气短，导致病程迁延，反复发作，肺脾肾亏虚，水液失于运化，变生痰浊，水液内停可见水肿，痰阻气道故见痰白喉鸣，痰瘀闭窍可见烦躁心慌，患者急性发病，查房时最为突出及特征性症状为喘息、痰白喉鸣、烦躁，水肿、口舌暗紫、血氧低、二氧化碳潴留、舌暗紫、苔白滑，均为水饮痰浊瘀血急性阻闭于肺的症状，气喘呼吸短浅难续、脉沉细数为肺气急性亏耗欲绝。证属本虚标实，本次发病以实为主，实为水饮痰浊瘀血急性闭阻肺脉，占十分之八九，虚为肺脾肾亏耗，为十分之一二。

治法：祛痰利水活血，兼以益肺。

处方：炙麻黄 6g，石菖蒲 10g，胆南星 10g，天竺黄 15g，车前子（包煎）30g，葶苈子 30g，泽兰 15g，猪苓 15g，苏子 10g，川贝母粉（冲）6g，丹参 15g，沉香 3g，三七 6g，地龙 10g，紫石英 30g，西洋参 20g。3 剂，水煎服，每日 1 剂。

2013 年 10 月 13 日二诊：患者气喘减轻，痰量显著减少，喉间痰鸣、烦躁不安亦减，夜晚间断入睡，胸闷心慌，纳差，面色紫暗，小便多，双下肢水肿减，舌暗紫苔白，脉沉细数。血气分析：氧分压 69mmHg，二氧化碳分压 82mmHg。治以初诊方加全瓜蒌 30g，鸡内金 15g，穿山龙 15g。3 剂，水煎服，每日 1 剂。

2013 年 10 月 16 日三诊：患者喘息、咳嗽、咳痰好转，双下肢水肿减退，能平卧睡觉，纳增，二便调，汗出乏力，胸闷心慌，舌暗紫苔白，脉沉细。血气分析：氧分压 79mmHg，二氧化碳分压 68mmHg。治以祛痰活血，补益肺脾肾。

处方：生黄芪 30g，党参 15g，西洋参 10g，山萸肉 30g，五味子 10g，紫石英 30g，炙麻黄 6g，杏仁 10g，葶苈子 30g，穿山龙 15g，丹参 15g，三七 6g，全瓜蒌 30g，当归 10g。7 剂，水煎服，每日 1 剂。

患者治疗后病情好转出院。

第十三节　脓 毒 症

一、概述

脓毒症（Sepsis）是全身严重感染综合征伴有危及生命的器官功能障碍。1991 年国际共识提出最初的脓毒症定义（Sepsis 1.0），即由感染引起的全身炎症反应综合征（SIRS），是创伤、烧伤、外科手术等临床急危重症患者的严重并发症之一；脓毒症伴有器官功能障碍、组织灌注不足或低血压称为严重脓毒症；若脓毒症经充分容量复苏后仍存在低血压即为感染性休克（Septic Shock）。在 2001 年发表的 Sepsis 2.0 中，增加了 20 余条器官功能评价的指标。2016 年国际共识提出 Sepsis 3.0 的新定义，即脓毒症是宿主对感染反应失调而致的危及生命的器官功能障碍；Septic Shock 是指脓毒症发生了严重的循环、细胞和代谢异常。

1. 流行病学

脓毒症可发生于任何年龄，全球每年新发的脓毒症患者近数百万，而其中超过 1/4 的人会因此而死亡。1979 ～ 2009 年脓毒症的发病率逐渐升高，从 82.7/10 万增加到 535/10 万。脓毒症是危重症患者死亡的首要原因，高收入国家和地区脓毒症和严重脓毒症的发病率分别为 437/10 万和 270/10 万。华盛顿大学一项对全球 1990 ～ 2017 年脓毒症发病率和病死率的研究显示，2017 年全球共记录约 4890 万脓毒症病例，其中 1100 万例因脓毒症而死亡，占全球死亡人数的 19.7%。脓毒症的发病率和病死率在不同地区间差异较大，以撒哈拉以南地区的非洲、大洋洲、南亚、东亚和东南亚的发病率和病死率最高，有研究显示，接受住院治疗的成人患者中脓毒症的发病率为每年 189/10 万，病死率为 26.7%；而接受 ICU 住院治疗的脓毒症发病率为每年 58/10

万，病死率为 41.9%。

大多数脓毒症患者源自社区获得性感染，也可由医疗保健相关感染发展而来，有研究显示在接受医院治疗的脓毒症患者中，医疗保健相关脓毒症的比例为 23.6%，合并多脏器功能衰竭的发病率为 9.3‰；在 ICU 中医疗保健相关脓毒症合并多脏器功能衰竭的发病率更是高达 56.5‰，病死率为 52.3%。在脓毒症患者分离的病原菌株中，革兰阴性菌占 51.71%，革兰阳性菌占 34.22%，真菌占 14.07%，以葡萄球菌属最多见，占所有病原菌的 14.82%。

2. 疾病特点

脓毒症是一种以发热为特征的临床综合征，多表现出原发感染灶的症状和体征，可出现系统性炎症反应综合征 SIRS：①体温 > 38℃或 < 36℃；②心率 > 90 次 /min；③呼吸频率 > 20 次 /min，或 $PaCO_2$ < 32mmHg；④外周血白细胞 > $12×10^9$/L，或 < $4×10^9$/L，或未成熟细胞 > 10%，以白细胞总数、C 反应蛋白、降钙素原、血糖升高为特征，进展后可出现休克及进行性多器官功能不全的表现。

脓毒症损伤毛细血管可出现毛细血管渗漏征，急性发作期血浆外渗量高达 70%，表现为迅速发展的全身水肿，血液浓缩，引发高凝和休克，还可伴有肺泡水肿，组织器官缺氧，脑、心、肝、肾等多器官水肿和结构功能受损；损害脑细胞产生脓毒症相关性脑病，轻症早期主要表现为注意力差、意识错乱、书写错误、定向力障碍等，中重症则会出现意识障碍、昏睡昏迷等，部分患者会出现肌病、多发性神经病，颅脑血流动力学变化等；损伤心肌细胞可出现脓毒性心肌病，表现为心室收缩能力降低，正常或低充盈压力下的左室扩张，右心功能不全和 / 或左心功能不全，液体反应性降低等；损害肝细胞可出现脓毒症相关肝损害，表现为总胆红素 > 51μmol/L 或者天冬氨酸转氨酶 > 41 IU/L 或者丙氨酸转氨酶 > 41 IU/L 或者 γ- 谷氨酰转移酶 > 51 IU/L。

目前对于脓毒症发病机制的研究主要有脓毒症早期的促炎反应与抗感染反应、内皮细胞损伤与微循环障碍、凝血功能异常、脓毒症后期的免疫抑制、肠道细菌 / 细菌内毒素移位、基因多态性、神经内分泌系统与免疫系统等。脓毒症早期应积极行液体复苏及升压、抗感染治疗；若经充分的液体复苏及升压治疗后仍不能纠正低灌注状态者，应予糖皮质激素治疗；若血红蛋白降至 70g/L 以下者，应予输注红细胞；合并急性呼吸窘迫综合征者应予机械通气辅助呼吸；合并急性肾损伤者应行持续肾脏替代治疗；脓毒症发展过程中应控制血糖、预防静脉血栓及应激性溃疡，尽早启动肠内营养支持。

3. 中医认识

祖国医学没有明确提出脓毒症的概念，古代文献中也无相关记载，但因其症状表现及演变过程与《伤寒论》及《温热论》《温病条辨》等所论述的温热病有诸多相似之处，故而大部分医家将其归属于中医"热病"的范畴。温病学是在《伤寒论》体系中孕育、发展变革而来的，它补充了《伤寒论》的不足，温病的卫气营血等理论提高了脓毒症等热病的治疗效果。

脓毒症的病因病机主要包括毒热内蕴、瘀血阻滞、正气不足及腑气不通等。有专家提出了"四证四法"的辨证治疗原则，即瘀血证用活血化瘀法、毒热证用清热解毒法、急性虚证用扶正固本法，腑气不通者予通里攻下法。有专家认为脓毒症的病机是正虚毒损、络脉瘀滞，指出脓毒症发生的关键主要有正气不足、毒邪内蕴、络脉瘀滞等三个方面。有教授对脓毒症的病因病机提出了独到的见解，即"邪入少阳或伏郁三焦膜原；肺损，治节无能，殃及全身气机升降出入；毒聚阳明，正邪对峙，催化热毒扩散"，认为少阳或三焦、肺、阳明三者是脓毒症病情发展过程中重要的转折点，也是气热逼营的三个关键之处。

二、诊断

（一）西医诊断

1.Sepsis 1.0

SIRS 的表现，指具有 2 项或 2 项以上的下述临床表现：①体温＞38℃或＜36℃；②脉搏＞90 次 / 分；③呼吸频率＞20 次 / 分或（$PaCO_2$）＜32mmHg；④外周血白细胞计数＞$12×10^9/L$ 或＜$4×10^9/L$，或未成熟粒细胞＞10%。

脓毒症诊断标准：感染 +SIRS。

2.Sepsis 2.0

在 Sepsis 1.0 的基础上加上 20 余条其他指标（包括一般指标、炎症指标、血流动力学参数、器官功能障碍指标、组织灌注参数）形成了 Sepsis 2.0，由于指标过多，诊断程序繁琐冗长，临床上应用起来比较复杂，导致未被广泛采用。以下诊断标准参考《2012 国际严重脓毒症及脓毒性休克诊疗指南》。

（1）脓毒症的诊断标准

存在明确或疑似的感染，并具备下述某些临床特点。

一般指标：①发热（体温＞38.3℃）或低体温（体温＜36.0℃）；②心率＞90 次 / 分或大于不同年龄正常心率的 2 个标准差；③呼吸急促；④精神状态改变；⑤明显水肿或液体正平衡＞20mL/kg 超过 24 小时；⑥高血糖症（血糖＞140mg/dL 或 7.7mmol/L）而无糖尿病史。

炎症指标：①白细胞增多症（白细胞计数＞12000/μL）；②白细胞减少症（白细胞计数＜4000/μL）；③白细胞计数正常，但不成熟白细胞超过 10%；④C- 反应蛋白（CRP）大于正常值以上 2 个标准差；⑤降钙素原（PCT）大于正常值以上 2 个标准差。

血流动力学指标：低血压［收缩压（SBP）＜90mmHg，平均动脉压（MAP）＜70mmHg，或成人 SBP 下降＞40mmHg，或低于年龄正常值下 2 个标准差］。

器官功能障碍指标：①动脉低氧血症［动脉氧分压（PaO_2）/ 吸氧浓度（FiO_2）＜

300mmHg）］；②急性少尿（即使予以充分液体复苏，尿量＜0.5mL/kg/h至少持续2小时）；③血肌酐增加＞0.5mg/dL或44.2μmol/L；④凝血异常［国际标准化比值（INR）＞1.5或活化部分凝血活酶时间（APTT）＞60s］；⑤腹胀（无肠鸣音）；⑥血小板减少症［血小板（PLT）计数＜100000/μL］；⑦高胆红素血症（总胆红素＞4mg/dL或70μmo1/L）。

组织灌注指标：①高乳酸血症（血乳酸＞1mmol/L）；②毛细血管再充盈减少或皮肤出现花斑。

（2）严重脓毒症诊断标准

脓毒症诱发的组织低灌注或器官功能障碍（以下任何一项均视为由感染引起的）：①脓毒症诱发低血压；②乳酸大于正常值；③尽管液体复苏充分，超过2小时尿量＜0.5mL/kg/h；④非肺炎所致的急性肺损伤伴有$PaO_2/FiO_2＜250mmHg$；⑤肺炎所致的急性肺损伤伴有$PaO_2/FiO_2＜200mmHg$；⑥血肌酐＞2.0mg/dL（176.8μmol/L）；⑦胆红素＞2mg/dL（34.2μmo1/L）；⑧血小板计数＜100000/μL；⑨凝血功能障碍（INR＞1.5）。

3.Sepsis 3.0

脓毒症的新定义强调了致命性的器官功能障碍，在新的定义中工作组推荐快速SOFA评分（qSOFA）作为非ICU床旁脓毒症筛查工具，以鉴别出预后不良的疑似脓毒症患者。qSOFA由意识状态改变、SBP≤100mmHg和呼吸频率≥22次/分共3项组成，符合2项或以上，即qSOFA评分≥2则疑似脓毒症。然后评估器官功能障碍，SOFA评分（表7-1）≥2即可诊断为脓毒症。而脓毒症患者经充分液体复苏后仍存在持续性低血压，需血管活性药物维持MAP≥65mmHg且血清乳酸水平＞2mmol/L，即可诊断为感染性休克。

表7-1　序贯（脓毒症相关）器官衰竭评分系统（SOFA）

器官系统	检测项目	0分	1分	2分	3分	4分
呼吸	PaO_2/FiO_2（mmHg）	≥400	＜400	＜300	＜200，呼吸支持	＜100，呼吸支持
凝血	PLT计数（×10⁹/L）	≥150	＜150	＜100	＜50	＜20
肝脏	胆红素（μmol/L）	＜20	20～＜30	33～＜102	102～＜204	≥204
心血管	平均动脉压（mmHg）	≥70	＜70	——	——	——
	多巴胺（μg/kg·min）	——	——	＜5.0	5.0～15	＞15
	肾上腺素（μg/kg·min）	——	——	——	≤0.1	＞0.1

续表

器官系统	检测项目	0 分	1 分	2 分	3 分	4 分
心血管	去甲肾上腺素（μg/kg·min）	——	——	——	≤ 0.1	> 0.1
	多巴酚丁胺（是 / 否）	——	——	是	——	——
神经	Glasgow 评分	15	13 ～< 15	10 ～< 13	6 ～< 10	< 6
肾脏	肌酐（μmol/L）	< 110	110 ～< 171	171 ～< 300	300 ～< 440	≥ 440
	尿量（mL/d）				< 500	< 200

（二）中医诊断

1. 脓毒症的中医证候特点

多在冬、春季节发病，起病急，病情进展急骤，传变快，病程短。

以神昏、高热或身热骤降、气促、脉数等为主要证候表现，后期可兼见斑点隐隐、吐血、衄血、咯血、便血、尿血，身目尿色黄，腹胀，少尿等；病情进展可导致厥证、脱证，危及生命。

2. 脓毒症的诊断要点

以神昏、高热或身热骤降、体温超过 38℃或低于 36℃、气促、脉数为诊断要点。

3. 分期证候诊断要点

高热期：实证为主，正盛邪亦盛，由于外感六淫毒邪，或外伤、烫伤、烧伤等，入里化热，致使热毒内盛，损伤脉络，表现为高热、寒战、气促、脉数、神昏等。

凝血功能紊乱期：正衰邪盛，多见于严重感染、创伤、烧伤、外科手术等所致的正气虚衰之人，常以神昏、高热或身热骤降、气促、脉数为主要证候表现，可出现斑点隐隐、吐血、衄血、咯血、便血、尿血等出血症状，甚者可出现气虚阳脱或气虚阴脱的表现。

休克期：正衰邪衰，气虚阴竭阳脱，可危及生命，或表现为神昏，面色潮红，皮肤干燥而皱，舌红而干，脉微细数，或表现为神昏，汗漏不止，四肢厥冷，舌淡而润，脉微欲绝。

脏器功能受损期：随着病情进展可出现脏器功能衰竭，或喘促痰鸣，或身目尿色黄，或腹胀、纳差，或少尿、无尿、水肿，或面色苍白、四肢厥冷、汗漏不止，或烦躁、昏聩不语、抽搐、二便失禁等。

三、病机状态分析

1. 基本病机

脓毒症是严重创伤、感染、外科手术等常见的并发症。毒损正虚（热毒痰瘀闭阻脉络，正气急性亏耗）是脓毒症的基本病机特点。"正气虚于一时，邪气暴盛而突发"，毒热炽盛为邪实之主要病理因素，由于外感六淫毒邪，外受瘟疫之毒，或外伤、烫伤、烧伤等，入里化热，三焦壅塞，致使邪热内盛壅聚，化为热毒。正气耗伤与排毒管道的不通畅是导致脓毒症发生发展的关键。

毒热之邪入于营分，若未能及时透转气分，营热羁留，传入血分，灼伤血络，血脉沸腾，离经妄行，则会出现出血症状。血热炽盛，耗血伤阴，消灼血液，滞而成瘀，血热妄行，血出留瘀，而瘀血与毒热相搏，又会进一步加重出血，从而形成恶性循环，致使气虚阳脱或气虚阴脱。热、毒、痰、瘀阻于络脉，病邪易入难出，最终导致虚损不可逆转，出现感染性休克和多脏器功能障碍。毒热、痰瘀、虚为本病主要病理。

2. 当前病机

脓毒症早期以邪实壅盛为主，邪热炽盛，壅聚化毒是发病关键。邪实可见邪热内盛、气营两燔，痰瘀内阻，热毒损络，瘀热毒损脑窍等。

毒热炽盛，气营两燔，损伤络脉，出现高热、神昏、血证，可见高热持续，体温可达39℃，寒战，气喘气促，烦躁不安，躁扰神昏等，舌绛红苔黄，脉弦数。"通则不病，病则不通"，毒热炽盛，耗伤阴津正气，毒热壅聚于肠，腑气不通，毒邪壅滞肠道，肠道毒素易累及他脏。

毒热炽盛，蓄积体内，产生痰瘀，痰热阻肺，可见发热，气喘气急，呼吸困难，痰鸣辘辘，痰热壅滞肠道则燥屎内结，腹胀便秘，苔黄腻，脉滑数。毒热炽盛，伤阴耗血，血流瘀滞，瘀阻血络，则见舌质紫暗或有瘀斑。

毒热炽盛，热毒损络，临床表现为凝血功能紊乱，瘀毒损络者，则见斑疹隐隐、吐血、衄血、咯血、便血、尿血等出血症状。

毒热炽盛，煎熬血液，血流瘀滞，瘀毒损络，脉络不利，津液运行不畅，津停则化为痰浊，痰瘀互结，闭阻脉络。痰瘀上阻清窍，热瘀毒损脑窍，则见烦躁不安，躁扰不宁，神志不清或昏迷等急性脑功能损伤。

外邪强大，正气急性虚耗，可见阴竭阳脱。

患者既往有冠心病、高血压病等心系疾病，糖尿病、高脂血症等代谢性疾病，久病体虚，气血阴阳失衡，卫外不固。肺为娇脏，易受邪侵，若患者素有慢性阻塞性肺疾病、支气管哮喘、间质性肺病、支气管扩张症、肺结核、肺癌等肺系疾病，则更易感受外邪而发病。还有使用糖皮质激素、免疫抑制剂、细胞毒药物，经过放化疗、外科手术的患者，若素体亏虚，容易罹患脓毒症。

机体久病体虚，外伤卒病，正气亏虚，脏腑功能失调，气血失和，阴阳失衡，外来之毒邪则易乘虚而入，热毒病邪深入营血分，消烁津液，致使气虚阴竭，可出现休克早期症状，常见高热不解或身热骤降，颧红，神疲气短，舌红少苔，汗出，脉细弱等。需要注意休克早期患者由于需要充分的补液复苏，致使过多的津液通过受损的脉络渗于脉管外，加之其阳气亏虚，不能温化水液，会出现舌质淡白而水滑的舌象，甚至出现下肢或全身水肿的表现。

脓毒症气虚不能及时救护，可致气虚阳脱，出现脱证神昏，可见冷汗淋漓、四肢不温或厥冷，出血，神昏，脉微欲绝，舌质淡，舌苔白水滑等，进入休克期。

阳气阴液进一步亏耗，出现阴竭阳脱之危重状态，常见神昏，面色潮红，皮肤干燥而皱，舌红而干，脉微细数，或表现为神昏，汗漏不止，四肢厥冷，舌淡而润，脉微欲绝等。此期极其危重。

3. 演变病机

正气与热毒之对立转化，形成脓毒症的不同状态。机体正气充足，热毒不盛时，抵御病邪的能力强，正能胜邪，脓毒症的并发症较少，或不发生严重并发症，经过妥善而精准的状态辨治，脓毒症可有转机；但当机体正气亏虚，热毒亢盛时，正不胜邪，邪气进一步深入营血分，可出现各种并发症，如脓毒性休克、凝血功能紊乱而出血、多脏器功能衰竭等；毒热内盛，邪气暴盛后期则会出现急性肝功能障碍、急性肺损伤、急性胃肠衰竭等"脏竭证"，病情恶化。

邪热炽盛，热毒内盛，煎熬血液，血流瘀滞，败瘀凝痰混于络道，毒瘀损络，脏腑功能损伤。痰瘀与毒热相搏，耗伤正气，损伤络脉，脏腑功能衰竭，气虚阳脱或气虚阴脱，阴竭阳脱而阴阳离决。若邪气亢盛，病邪深陷而阴阳俱脱，此时病情危重，预后极差，甚至出现死亡。

四、状态辨治

1. 治疗原则

脓毒症的中医药治疗首先应辨患病个体的状态。辨脓毒症状态应当中西医互参，收集中医四诊信息和患病个体平时体质及西医脓毒症相关临床特征、辅助检查结果、既往史等资料加以综合分析，辨清状态。细致监护观察各种指标，治疗予扶正气，先安未受邪之地，强主逐寇；维护络脉，防治邪毒内陷，络脉瘀闭；重祛邪，扼守要冲，先发制毒，顺势扭转病机。

重视器官功能监测和支持：重点监测患者意识状态、体温、脉搏、呼吸、血压、血氧饱和度等生命体征及皮肤黏膜的变化；同时应常规监测外周全血细胞分析、血气分析、凝血功能、肝肾功能、心肌酶等，以早期识别出现功能障碍的器官，指导脓毒症的治疗。

重祛邪：严重感染性疾病及创伤、手术等往往出现脓毒症甚至脓毒性休克。至此，除了强有力的脏器功能支持和初始准确地针对病原微生物行抗生素治疗之外，更应该使用清热（营）解毒、凉血（营）止血透斑、豁痰（涤痰）活血通腑、开窍护脑醒神、温阳益气化湿等治法辨证施救，尤其注意通腑泻热，促使热毒从大便排出。其中，清热（营）解毒，是针对 Sepsis 热病极期"炎症瀑布"效应即 SIRS 而设，可清除炎症介质，抑制过度失衡的炎性反应，并促进免疫炎症损伤的修复。凉血（营）止血透斑法为针对热病高凝期或者出血期设置的治法，血必净注射液即为此而设。开窍护脑醒神法乃热病极期的脑保护策略，保护神经功能，如醒脑静注射液、清开灵注射液之属。豁痰（涤痰）活血通腑法乃针对热病病理产物的进一步清除，此时调畅气机，恢复气机升降非常重要，无论豁痰还是活血或者通腑均应注重气机的顺畅。温阳益气化湿法乃针对脓毒性休克早期而设，以防充分的液体复苏致使水湿内停。

早扶正：及早判定气血阴阳亏虚何为重点，热毒聚壅，气阴耗伤、阴津亏虚可致阴脱，治疗急当救阴固脱。脱证神昏治疗当急投回阳救逆之品，若邪气亢盛病邪深陷而阴阳俱脱，此时病情实属危重，预后极差，治疗当回阳救阴固脱，配合使用祛邪之品，如清热解毒、凉血透邪药物。

2. 分状态治疗

（1）毒热内盛，气营两燔态

临床表现：高热持续，体温可达39℃，寒战，气喘气促，烦躁不安，躁扰神昏，舌绛红苔黄，脉弦数。

治法：清热凉营解毒。

常用药物：透邪清营常用柴胡、黄芩、青蒿；清热凉营解毒可予生石膏、水牛角、黄连，或生地黄、赤芍、丹皮；凉营透邪解毒常用羚羊角粉、金银花、连翘。

角药举例：

1）柴胡、黄芩、青蒿

柴胡味辛苦，性微寒，疏肝解郁，和解退热，升举阳气，善疏散半表半里之邪，透发郁热；黄芩苦寒，清热燥湿，泻火解毒，善清气分实热，与柴胡相配可清解热邪，截断热入营血之势；青蒿味苦辛，性寒，能退虚热，凉血，解暑热，截疟，善于透邪热从营阴外出。三药结合，共达清热解毒、透邪凉营之效。

2）生石膏、水牛角、黄连

生石膏味辛甘，性大寒，清热泻火之力强，善清气分实热，阻止气分邪热入营血，又能除烦止渴，治疗热病烦渴；水牛角咸寒，清热凉血，泻火解毒，定惊，为治疗温病热入营血常用药，善清热毒凉营血；黄连苦寒，能清热燥湿，泻火解毒，心主血脉，其能泻心经实火而凉血脉。三药配伍，生石膏清气分实热，水牛角、黄连清热解毒凉血，共同治疗脓毒症气营两燔。

3）生地黄、赤芍、丹皮

生地黄味苦甘，性寒，清热凉血，养阴生津，善治血热毒盛，热病伤阴，李中梓言其"凉心火之烦热，泻脾土之湿热，止肺经之衄热，除肝木之血热"；赤芍味苦，性微寒，清热凉血，祛瘀止痛，善治温病热在血分；丹皮味苦辛，性微寒，清热凉血，活血散瘀，能清血分郁热。三药均入血分，共达凉血清热之效，治疗脓毒症毒热内盛，血热妄行，其中生地黄常用30～90g，赤芍常用15g。

4）羚羊角粉、金银花、连翘

羚羊角粉为羚羊角的干燥粉末，味咸性寒，平肝息风，清肝明目，清热解毒，常治壮热不退、热极动风之证；金银花甘寒，清热解毒，具有清宣疏散之效，能解皮肤之毒；连翘味苦，性微寒，清热解毒，消痈散结，善清心而散上焦之热。羚羊角善清热凉血解毒，金银花、连翘善清宣疏散解毒，三药配伍，共达清热解毒之效，其中羚羊角粉常用 0.6g 冲服，金银花常用 30g。

（2）痰瘀内阻，燥屎内结态

临床表现：发热，气喘气急，呼吸困难，痰鸣辘辘，腹胀便秘，舌质紫暗或有瘀斑，苔黄腻，脉滑数。

治法：清热涤痰，活血通腑。

常用药物：清热涤痰常用胆南星、黄连、竹茹；清热涤痰息风常用羚羊角、熊胆粉；化痰通腑常用天竺黄、石菖蒲、虎杖，或大黄、瓜蒌、芒硝；凉血活血化瘀常用丹参、三七、红花。

角药举例：

1）胆南星、黄连、竹茹

胆南星味苦酸，性平，清热化痰，镇惊定痫，善治中风痰迷，心脑痰闭昏谵；黄连苦寒，清热燥湿，泻火解毒，能止消渴，定惊，除烦；竹茹味甘，性微寒，清热化痰，除烦止呕，善清胃热，止呕吐，化痰热。三药配伍，善清热涤痰，治疗脓毒症痰热内结。

2）羚羊角粉、熊胆粉、牛黄

羚羊角粉为牛科动物赛加羚羊等的角制成的粉末，味咸性寒，能平肝息风，清肝明目解毒，善治伤寒、时气寒热，热在肌肤，温风注毒伏在骨间；熊胆粉为熊科动物黑熊或棕熊的胆囊制成的干燥粉末，味苦性寒，清热解毒，明目止痉，善治风痰壅塞、热极生风所致的惊风、癫痫、抽搐等症。牛黄，为牛胆结石，具有很强的清热解毒作用。三药并用，清热涤痰息风，治疗脓毒症痰热内盛，热极动风。

3）天竺黄、石菖蒲、虎杖

天竺黄甘寒，清热化痰，清心定惊，善治痰热惊搐，中风痰壅，黄元御言其"清君相火邪，治惊悸癫痫，中风痰迷，失音不语，明目安心，清热解毒"；石菖蒲辛温，开窍宁神，化湿和胃，善治湿浊蒙蔽清窍导致的神志昏乱及胸腹胀闷等症；虎杖苦寒，清热利湿解毒，活血定痛，化痰止咳，泻下通便，可治热结便秘。三药合用，一则清热化痰，二则泻热通便，共达清热涤痰通腑之效。

4）大黄、瓜蒌、芒硝

大黄苦寒，泻热行瘀，决壅开塞，下阳明燥结，除太阴湿蒸，通经脉而破癥瘕，消痈肿而排脓血，善治肠道积滞，大便秘结；瓜蒌甘寒，皮善清肺化痰，利气宽胸，仁善润肺化痰，滑肠通便，全用功效兼具；芒硝味咸苦，性寒，善润燥粪，推陈致新，消痈肿，排脓解毒，黄元御言其"泻火而退燔蒸，利水而通淋沥"。三药合用，化痰通腑，推陈致新，治疗脓毒症痰积腑实。

5）丹参、三七、红花

丹参味苦，性微寒，活血祛瘀，凉血消痈，养血安神，功擅活血祛瘀，能通血脉，并能凉血散瘀，可治疗脓毒症热入营血之高热、昏谵；三七味甘而微苦，性温，为伤科之要药，以活血化瘀，止血不留瘀见长，并善消肿止痛；红花秉辛散温通之性，能活血祛瘀，通调经脉，善治瘀阻诸证，黄元御言其"专行血瘀，最止腹痛"。此组角药以活血化瘀见长，又能凉血散瘀。

慎用射干、炙枇杷叶、炙百部、桑白皮等药理学证实内含中枢镇咳药成分的药物，因其不利于患者呛咳反射恢复。

其他药物：中药注射制剂血必净注射液、痰热清注射液 20 ～ 40mL 加 250mL 液体静脉点滴。

（3）瘀毒损络，毒损脑窍态

临床表现：发热，皮肤斑疹隐隐，吐血、衄血、咯血、便血、尿血等出血症状。烦躁不安，躁扰不宁，渐或嗜睡、昏迷，舌紫暗，有瘀斑，苔黄，脉弦滑。常见于出血期和脑功能受损期。

治法：凉血止血，开窍醒神。

常用药物：凉血开窍可予羚羊角粉、生石膏、丹皮，或水牛角、赤芍、白茅根；凉血止血可予生地榆、紫草、侧柏炭，或茜草、蒲黄炭、仙鹤草；开窍醒神可予三七、石菖蒲、郁金、麝香。

角药举例：

1）羚羊角粉、生石膏、丹皮

羚羊角粉咸寒，清热解毒，清肝明目，平肝息风，可治疗温热病壮热神昏谵语、躁狂，清热开窍；生石膏味辛甘，性大寒，清热泻火，除烦止渴，治疗温病气分实热证之壮热、烦渴、脉洪大等，陶弘景言其"除时气，头痛，身热，三焦大热，皮肤热，肠胃中膈热"；丹皮味苦辛，性微寒，清热凉血，活血散瘀，能凉血退热，治疗温病热入血分，血热发斑。三药配伍，凉血开窍，治疗脓毒症高热神昏。

2）水牛角、赤芍、白茅根

水牛角咸寒，能清心脑，治温热昏谵，痉搐惊狂，吐衄血症；赤芍味苦，性微寒，清热凉血，祛瘀止痛，能清血分郁热，与水牛角配伍，善治血热妄行，身热发斑；白茅根甘寒，功擅凉血止血，又能清热利尿，除瘀血、血闭，疗寒热。三药配伍，凉血祛瘀开窍，治疗脓毒症血热窍闭者。

3）生地榆、紫草、侧柏炭

生地榆性寒苦降，味酸收敛，有凉血止血、解毒敛疮之功，善治咯血、衄血、吐血、尿血等诸多出血证；紫草甘寒，具清润凉血及活血之功，能解血分热毒，《神农本草经》载其"补中益气，利九窍，通水道"；侧柏炭苦辛而涩，善治各种内外出血证，既能凉血，又能收敛止血，炭用以收敛止血见长。三药配伍，凉血止血，治疗脓毒症毛细血管损伤导致的各种出血证。

4）茜草、蒲黄炭、仙鹤草

茜草苦寒，能通经脉瘀塞，止营血流溢，能行瘀血，敛新血，凉血止血，活血祛瘀；蒲黄炭甘平，长于涩敛，止血效佳，能收涩止血，行血祛瘀，《神农本草经》载其"止血，消瘀血"；仙鹤草味苦涩，性平，味涩收敛，止血效佳，善治各种出血之证。三药合用，收敛止血，活血消瘀，治疗脓毒症之各种出血证。

5）三七、石菖蒲、郁金、麝香

三七味甘而微苦，性温，化瘀止血，活血定痛，为伤科要药，善治人体内外各种血证，活血化瘀，且止血不留瘀；石菖蒲辛温，开窍宁神，化湿和胃，善治湿浊、痰浊蒙窍之神志昏乱；郁金味苦辛，性寒，活血止痛，凉血清心，行气解郁，利胆退黄，善治肝郁化热，血热妄行导致的各类出血证；麝香辛温，开窍醒神，活血散结，其辛香走窜之性甚烈，开窍通闭之力尤强，善开窍闭。四药配伍，既能活血止血，又能祛湿化痰，更擅开窍，共同治疗脓毒症窍闭神昏者。

其他药物：中药制剂可用血必净注射液、清开灵注射液或醒脑静注射液静脉点滴。另可口服安宫牛黄丸1丸，每天2次。

（4）气虚阴脱态

临床表现： 高热不解或身热骤降，颧红，神疲气短，舌红少苔，汗出，脉细弱等。

治法： 益气养阴固脱。

常用药物： 益气养阴常用生晒参、麦冬、五味子；益气升陷常用生黄芪、党参、西洋参、山萸肉等。

角药举例：

1）生晒参、麦冬、五味子

生晒参味甘而微苦，大补元气，复脉固脱，补脾益肺，安神增智，善补人体最根本之元气，治疗体虚欲脱、脉微欲绝之证；麦冬味甘而微苦，性微寒，脾胃为后天之本，气血生化之源，其能益胃生津，润肺养阴，清心除烦，润肠通便，治疗人体阴津不足诸证；五味子酸温，酸能收敛，性温而润，能敛肺滋肾，生津敛汗，涩精止泻，《神农本草经》载其"补不足，强阴"。三药配伍取自生脉散，共达益气养阴固脱之效，生晒参、麦冬常各用30g，五味子常用15g。

2）生黄芪、党参、西洋参、山萸肉

生黄芪味甘，性微温，补气升阳，益卫固表，利水消肿，善治肺脾气虚及中气下陷之证；党参甘平，补中益气，生津养血，善治热病气津两伤、肺脾气虚之证；西洋参味苦而微甘，性寒，补气养阴，清火生津，能治热病津伤，气阴不足，阴虚火旺等证；山萸肉酸而微温，既能补精，又能补阳，补益肝肾，收敛固涩，《本草经集注》载其能"强阴，益精，安五脏，通九窍"。四药合用，益气升阳，敛阴固脱，治疗脓毒症气阴两伤。

其他药物： 中药制剂可予生脉注射液 100mL，每日 1 次。

（5）气虚阳脱态

临床表现： 冷汗淋漓，四肢不温或厥冷，出血，或见神昏，脉微欲绝，舌质淡，舌苔白水滑等。血压测不到，出现休克。

治法： 益气回阳，救逆固脱。

常用药物： 益气回阳常用人参、制附片、干姜，或党参、生黄芪、制附片、肉桂等。

角药举例：

1）人参、制附片、干姜

人参味甘而微苦，性温，能大补元气，补脾益肺，《神农本草经》载其"主补五脏，安精神，定魂魄，止惊悸，除邪气"。制附片辛热，制用后毒性减低，为阳中之阳，性浮而不沉，能补火助阳，回阳救逆，温经止痛；干姜辛热，温中回阳，温肺化阴，与附子同用，能辅助附子增强回阳救逆之功。三药配伍，人参大补元气，制附片、干姜回阳救逆，共达益气回阳之效。

2）党参、生黄芪、制附片、肉桂

党参甘平，补中益气，生津养血，善治中气不足，肺脾气虚，又治热病津伤烦渴；生黄芪甘而微温，禀少阳春升之气能补生生之元气，《本草经解要》言"黄芪气味甘温，温之以气，所以补形不足也；补之以味，所以益精不足也"；制附片辛热，补火助阳，回阳救逆，散寒止痛，为阳中之阳，能补命门衰败之火以生脾土；肉桂味辛甘，性热，补火助阳，散寒止痛，温通经脉，引火归原，擅治命门火衰，寒湿痹痛。四药配伍，党参、生黄芪益气升阳，制附片、肉桂回阳救逆，共同治疗脓毒症气虚阳脱休克期者。

其他药物： 中药制剂可予参附注射液。

（6）阴竭阳脱态

临床表现： 神昏，面色潮红，皮肤干燥而皱，舌红而干，脉微细数，或神昏，汗漏不止，四肢厥冷，舌淡而润，脉微欲绝等。

治法： 益气回阳，存阴固脱。

常用药物： 药用参附汤合生脉散化裁，益气养阴回阳固脱常用党参 30g，麦冬 30g，五味子 15g，制附片 30g，山萸肉 30～120g 等。

角药举例：

党参、麦冬、五味子、制附片、山萸肉

党参甘平，补中益气，生津养血，常代替人参使用；麦冬味甘而微苦，性微寒，善补养肺胃之阴，又清心除烦，主胃络脉绝，羸瘦短气；五味子酸温，酸而收敛，性温能润，上敛心肺之气，下滋肾阴涩肾精；制附片辛热，补火助阳，回阳救逆，黄元御言其"走中宫而温脾，入下焦而暖肾，补垂绝之火种，续将断之阳根"；山萸肉酸而微温，补益肝肾，收敛固涩，其温补收敛之性既能增强制附片回阳救逆之功，又可增强党参、麦冬、五味子敛阴生脉之效。五药配伍，生脉回阳，共同治疗脓毒症阴竭阳脱者。

其他药物：中药制剂可予参附注射液、生脉注射液、参麦注射液等。

五、病案举例

患者男，64 岁，2018 年 8 月 1 日于急诊科就诊。

主诉：发热、咳嗽、咯痰 3 天，加重伴喘憋 5 小时。

现病史：患者入院前 3 天因劳累后受凉出现发热，体温最高达 38.7℃，咳嗽，咳痰多，痰中带血丝、质黏、不易咳出，无粉红色泡沫痰，畏寒，乏力，咽干咽痛，无鼻塞、流涕，无喘憋、胸闷，无胸痛，就诊于外院，经查胸片提示"左肺炎症"，予静脉输注青霉素类抗生素（具体不详）3 天，发热、咳嗽、咳痰缓解不明显。2018 年 8 月 1 日 7：00 出现喘憋，高热，精神差，嗜睡，遂由救护车送至我院急诊科。2018 年 8 月 1 日 12：00 进入急诊抢救室时患者神志清楚，自述时有寒战，发热，咳嗽较频繁，咳出黄黏痰，乏力，无胸痛，可平卧。舌绛红苔黄，脉弦数。入院查体：T 38.7 ℃，P 112 次 / 分，R 33 次 / 分，SPO_2 92%（鼻导管吸氧流量 3 ～ 4L/min），BP 93/57mmHg。意识清楚，精神欠佳，形体较肥胖，回答准确，查体能配合。咽部红，扁桃体未见肿大。胸廓对称无畸形，双侧呼吸运动减弱，双肺呼吸音粗，左下肺可闻及湿啰音。HR 112 次 / 分，律齐，心脏各瓣膜听诊区未闻及病理性杂音。腹膨隆，柔软，无压痛、反跳痛及肌紧张，肝脾肋下未触及。双下肢无水肿。四肢肌力及肌张力正常，病理征未引出。急诊科辅助检查：急查五分类血细胞分析示：WBC 13.80×10^9/L，HGB 153g/L，N% 94.11%，LY% 4.52%；动脉血气分析（13：06）：pH 7.383，PCO_2 20.2mmHg，PaO_2 59.6mmHg（PaO_2/FiO_2 180mmHg），Lac 5.5mmol/L，HCO_3^- 12.0mmol/L。生化：AST 80.6U/l，Crea 200.8μmol/L，BUN 13.7mmol/L，ALB 42.3g/l，Na 130.2mmol/L，Cl 91.7mmol/L，K 3.93mmol/L，CRP 347.0mg/L。胸痛四项：TNI 0.060ng/mL，CKMB 15ng/mL，MYO > 900ng/mL，NT–proBNP 354pg/mL。PCT 90.95ng/mL。胸部 CT 示：左下肺大片状高密度影，考虑肺部感染，建议治疗后复查；右肺轻度间质性病变。

中医诊断：风温肺热病。

西医诊断：脓毒症；重症肺炎。

状态分析：患者老年男性，正气已虚，加之劳累后外感，邪气迅速侵犯肺卫，郁闭卫气，卫气不能温煦肌表，故而恶寒；邪正斗争剧烈，出现寒战、发热；肺失宣降，肺气上逆，故出现咳嗽；邪热煎灼津液，津聚成痰，贮于肺，故咳黄黏痰；患者正气不足，不能抵御外邪，邪热入心包，故出现嗜睡；此为急症，为本虚标实。本虚为正气亏虚，占状态要素的二成，标实为邪入心包兼痰热袭肺，占状态要素的八成。病位在咽喉、肺、心包。

治法：清热解毒化痰，镇惊开窍，兼顾护气阴。

处方：柴胡 15g，黄芩 15g，生石膏 60g，青蒿 45g，薄荷 6g，金银花 30g，连翘 20g，野菊花 15g，败酱草 30g，炙麻黄 6g，杏仁 10g，羚羊角粉 0.6g，白茅根 30g，侧柏炭 15g，蒲公英 30g，郁金 10g，石菖蒲 6g，天竺黄 12g，人参 10g。6 剂，水煎服，每日 1.5 剂鼻饲。安宫牛黄丸 1 丸鼻饲。

患者服用上方及安宫牛黄丸后，热渐退，意识逐渐清醒，守方进一步中西医结合巩固治疗。

按语：邪热已渐入营血、心包，患者黄黏痰量多，嗜睡，加用天竺黄清热豁痰，凉心定惊，化痰开窍；酌加人参补气生津；患者嗜睡，高热，故予安宫牛黄丸 1 丸鼻饲清热解毒，镇惊开窍。考虑患者病情较重，为遏制病势继续进展，故增加药量，每日服用 1.5 剂。

第二章　心血管系统疾病

第一节　肺源性心脏病

一、概述

肺源性心脏病，简称肺心病，是由于呼吸系统疾病（包括支气管、肺组织、胸廓或肺血管病变）导致右心室结构功能改变的疾病，肺血管阻力增加和肺动脉高压是其中的关键环节。慢性肺心病属于中医学"肺胀""喘病""水肿"等范畴，相关记载散见于历代中医文献中。

1. 流行病学

慢性肺心病是我国常见的呼吸系统疾病，多继发于慢性阻塞性肺疾病（慢阻肺）、间质性肺疾病等。我国在 20 世纪 70 年代的普查结果表明，14 岁以上人群慢性肺心病的患病率为 4.8‰。1992 年在北京、湖北、辽宁农村调查 102230 例居民的慢性肺心病患病率为 4.4‰，其中 15 岁以上人群的患病率为 6.7‰。慢性肺心病的患病率存在地区差异，北方地区患病率高于南方地区，农村患病率高于城市，并随年龄增加而增高。吸烟者患病率明显高于不吸烟者，男女无明显差异。冬、春季节和气候骤然变化时，本病易出现急性加重。

2. 疾病特点

根据起病缓急和病程长短，本病可分为急性和慢性两类，临床上以慢性肺心病多见，急性肺心病主要见于急性肺栓塞。肺心病发展缓慢，除原有肺、胸疾病的各种症状和体征外，还表现为进行性加重的心、肺功能不全及其他器官受累症状，常表现急性加重和缓解期交替出现。肺心病以慢支并发阻塞性肺气肿最为多见，其次为支气管哮喘、支气管扩张、重症肺结核、尘肺、慢性弥漫性肺间质纤维化、结节病、过敏性肺泡炎、嗜酸性肉芽肿等，此外肺动脉病变如肺动脉栓塞及肺小动脉炎、原因不明的原发性肺动脉高压症可以发展成肺心病。其他胸廓运动障碍性疾病如严重的脊椎后、侧凸，脊椎结核，类风湿关节炎，胸膜广泛粘连及胸廓形成术后造成的严重胸廓或脊椎畸形等可引起肺心病，较为少见。

3. 中医认识

肺心病属中医"肺胀""喘证""心悸""水肿"等范畴，还牵涉到"厥证""脱证""血证"等病证，这些病名反映了肺心病代偿期和失代偿期、急性发作期和慢性缓解期以及出现相关并发症等各种时期的不同特点。本病以感受外邪，内有水饮，痰瘀水阻滞为主要病机。

中医药对肺心病的治疗有从痰、从瘀、从虚、从腑实论治的不同，实证为痰浊蕴肺，肺气闭郁，治以宣肺平喘，化痰止咳，振奋心阳，活血化瘀，虚证为气阴亏虚、脾肾阳虚、心肾气阳虚衰等，以对症治疗为主。

二、诊断

1. 诊断标准

①病史：患者有慢阻肺或慢性支气管炎、肺气肿病史或其他胸肺疾病病史（原发于肺血管的疾病如特发性肺动脉高压、栓塞性肺动脉高压等可无相应病史）。②症状：活动后呼吸困难、乏力，劳动耐力下降。③体征：出现肺动脉压增高、右心室增大或右心功能不全的征象，如颈静脉怒张、$P_2 > A_2$、剑突下心脏搏动增强、肝大压痛、肝颈静脉回流征阳性、下肢水肿等。④心电图、X线胸片：提示肺心病的征象。⑤超声心动：有肺动脉增宽和右心增大、肥厚的征象。

符合①～④条中的任一条加上第⑤条，并除外其他疾病所致右心改变（如风湿性心脏病、心肌病、先天性心脏病）即可诊断为肺心病。

2. 临床分期

（1）肺心功能代偿期与失代偿期

代偿期：咳嗽、咳痰、气促，活动后可有心悸、呼吸困难、乏力，劳力下降。具有基础疾病的体征和肺动脉高压的体征如肝颈静脉回流征阳性、颈静脉充盈、右肋沿下可以触及肝脏下极等。

失代偿期：呼吸衰竭、心脏衰竭及其他系统损害症状和体征等。

（2）慢性缓解期和急性加重期

慢性缓解：病情稳定，同上述代偿期表现。

急性加重期：表现为原有的病情急性加重，常因急性呼吸道感染诱发，表现为咳嗽，咯黄痰脓痰，发热，呼吸困难，气喘明显加重，肺部可以闻及明显干湿啰音，白细胞和中性粒细胞计数明显升高。

三、病机状态分析

1. 基本病机

咳嗽、咯痰、气喘、水肿、心慌是肺心病的主要症状，是多种慢性呼吸疾病迁延所导致的一个进行性发展过程，这些症状在不同的疾病发展阶段表现不同。肺、脾、心、肾元气不足，气痰瘀水停滞三焦为本病的基本病机。

肺心病的形成是一个长期演变的过程，长期的喘咳慢性消耗，导致肺、脾、心、肾脏气偏虚，元气不足；气因虚而滞，推动无力，致血停成瘀；肺虚不能推动津液如雾露灌溉，津液停滞、脾虚无力运化水湿而成痰；心肺肾阳气不足，上焦水气不散，脾虚中焦水液不能运化，肾虚下焦水液不能气化，三焦水液停滞，痰饮内伏；气行血行，气虚推动血行无力，久则瘀血内生，停滞心肺。以上因素相互影响，最终形成气滞血瘀痰阻水停互相胶结、五脏元气亏虚的不通状态。本病气虚气滞血瘀较为稳定，痰阻、水饮内停则相对易受内外病因的影响，可变性比较大。

当感受外邪，引起本病急性加重，肺热痰热突出，可见咳嗽气喘加重、黄痰黏痰量多。感受外寒，引动水饮，可见咳嗽、气喘、心慌加重，水肿明显。病情缓解时，痰热、水饮减轻，但痰、瘀、饮稽留。肺、脾、心、肾元气不足，气痰瘀水停滞三焦，元气亏虚三焦不通贯穿始终。

2. 当前病机

（1）肺心病稳定状态：肺、心功能处于代偿期

肺心病元气虚平时主要表现在肺脾肾三脏的虚损。肺气虚，宗气弱，肺不主气，呼吸失司，肺失宣降，气津失布，痰瘀内停，肺虚气滞而胸廓胀满，气滞血瘀而唇暗发绀，肺病及心，肺气虚滞，水之上源失调之始，水停三焦症状不重，可见咳嗽痰少，气喘心慌，动则加重，水肿不重。

（2）呼吸衰竭加重状态

常因感受外邪，肺部积热，痰热蕴肺，加重肺失宣降，迁延日久，宗气大虚，呼吸失司，清气不入，浊气难出，痰浊阻肺，痰瘀互结，气滞水停，神机不灵，可见喘促、胸闷、呼吸困难加重，咳嗽，黄黏痰增多，口唇紫暗，舌瘀暗。这一状态痰热痰浊是突出病理因素，痰热痰浊阻于肺，气道不畅，浊气难出，清气不入，病情加重。热伤肺阴，故这一状态可有气阴亏并见。

（3）右心衰竭加重状态

感受寒邪，耗伤心肾阳气，引动心肺大虚，元气耗散，三焦气化失司，水湿泛溢。水气弥漫上焦，凌心射肺；水停中焦，湿邪困脾；水聚下焦，膀胱气化不利。气滞血瘀水停互结，三焦气机不畅，可见喘促、胸闷、呼吸困难加重，咳嗽，咯出大量白泡沫痰，心慌、心悸显著，双下肢水肿明显，重则腰腹部水肿，甚至出现腹腔积液、胸腔积液。

三焦是元气通道也是水液通道，张景岳言："上焦不治，则水泛高原，中焦不治，则水留中脘，下焦不治，则水乱二便。"三焦气机通畅，则气化通而水道利，三焦气机不畅，肺气不宣、脾气不运、心阳不振、肾失气化，导致水液不归正化，弥漫三焦，滞留血脉，泛溢肌肤，甚至流停脏腑，五脏负担加重，尤以心肺为重，而见水饮停聚三焦为主的心衰状态。

（4）肺性脑病状态

元气亏虚，不能逆转，痰浊水饮上犯脑窍，则出现神志异常。轻则三焦气乱，水湿弥漫，清浊不分，气郁生热，痰浊邪热瘀饮扰乱心神，清气不升，血氧严重下降，可见喘促、胸闷、气急、心慌、心烦躁扰不宁。重则三焦气机阻滞，加重水饮痰浊瘀阻停积，二氧化碳潴留不能排出，再加水饮痰浊瘀蔽阻心神及脑窍，化风内动，痰蒙神窍，神明散乱，神机失用，出现阴阳将离决而动风之态，可见喘促、胸闷、气急、心慌加重，表情淡漠，神志恍惚，谵妄，甚至白天嗜睡，夜间躁扰不宁，撮空理线等。

3. 演变病机

感受外邪，痰浊壅盛，肺气壅滞，清气不入，浊气不出，演变为呼吸衰竭状态；心气逆满，血瘀水停，三焦气化失司，水气凌心，演变为心衰状态；痰阻气道，清气不入，浊气不出，血氧下降，二氧化碳停滞，痰蒙神窍，演变为肺性脑病状态。这几种严重的状态可以重叠演变。

痰浊水饮瘀血互阻，壅阻肺系，阻滞气道，血氧下降，二氧化碳滞留，蒙扰心脑而致窍闭动风动血，可有咳血、呕血等出血危象。邪盛正衰持续加重，可出现冷汗淋漓、呼吸微弱停顿、心率猝然减慢、血压下降、发生肺衰心衰喘脱休克之危候。

四、状态辨治

1. 治疗原则

慢性肺心病的治疗原则包括减轻患者症状，改善患者生命质量和活动耐力，减少急性加重次数，提高患者生存率。急性加重期积极抗感染平喘纠正心衰和并发症。

中医治疗本病，补虚、祛邪、化瘀贯穿始终，祛痰利肺以化浊生清，通利三焦化水以休养心肺。稳定期补虚为主，补肺健脾纳肾强心以稳定基础状态，兼以化瘀、化痰、利水。急性加重呼吸衰竭期注重化痰清肺，蠲除痰浊，痰出气畅，吸清呼浊，则病情减轻。右心衰竭期则通利三焦化水以休养心肺，三焦是元气通道也是水液通道，通焦利水不是单纯地利尿，补元气，通三焦，恢复三焦气化，使津液正常布散，水饮得化，心肺才得以休养。

2. 西医治疗

（1）缓解期的治疗

积极治疗和改善基础疾病，延缓基础疾病进展；增强患者的免疫功能，预防感染；加强康复锻炼和营养，长期家庭氧疗或家庭无创呼吸机治疗等可改善患者的生命质量。

对于基础疾病的治疗，如为慢阻肺气喘明显者，使用吸入激素联合长效 β 受体激动剂或长效 M 受体阻滞剂；心衰者使用扩张冠脉血管、利尿等法治疗。

（2）急性加重期的治疗

积极控制急性加重的诱发因素，给予抗感染、化痰、扩张支气管、平喘治疗，通畅呼吸道，改善呼吸功能，纠正缺氧和二氧化碳潴留，控制心力衰竭，防治并发症。

纠正缺氧，需要时给予无创正压通气或气管插管有创正压通气治疗。

积极控制心力衰竭、心律失常，重者使用扩血管、利尿、正性肌力药强心对症治疗；对症使用抗心律失常药；补充水电解质，纠正酸碱失衡及电解质紊乱；使用低分子肝素等抗凝药，积极防治静脉血栓栓塞；保护胃黏膜，防治消化道出血等。

3. 分状态治疗

（1）肺心病稳定状态

临床表现： 气喘气促，咳嗽，咳痰量少，活动后有心悸、气喘、轻度呼吸困难，乏力纳差，劳动耐力下降。

治法： 补益为主，兼以化瘀、化痰泄浊、行气利水。

常用药物： 常用人参、麦冬、五味子、黄芪、党参、茯苓等补益肺气；熟地黄、山药、山萸肉、百合、玉竹、黄精等补益肾气；紫苏子、白芥子、莱菔子、肉桂、厚朴、苦杏仁、桑白皮、地骨皮、葶苈子等化痰泻肺。

角药举例：

1）人参、麦冬、五味子

人参味甘微苦，性温，能大补元气，复脉固脱，补脾益肺，生津养血，安神益智；麦冬味甘微苦，性寒，善清热养阴，润肺止咳，能益胃生津止咳，润肠，清心除烦，安神定悸；五味子酸甘温，其实五味皆具，有收敛固涩、益气生津、补肾宁心之效。三者取义生脉散，肺气耗散，脉气将绝，三药合用，大补元气，敛肺养阴，存津复脉。

2）黄芪、党参、茯苓

黄芪甘温，补中益气，升阳举陷，生津养血，行滞通痹，为甘温益气要药，补气药之长；党参甘平，补脾益肺，健运中气，能升清阳、布津液、生阴血；茯苓甘淡而平，甘以补脾，淡以渗泄，能益心脾之气，化凌心水湿。三药合用，补肺脾之虚，扶助正气，行水利湿。

3）熟地黄、山药、山萸肉

熟地黄甘温，能补血滋阴，益精填髓，山药甘平，补脾气，益胃阴，又补肺气，养肺阴，能补肾涩精；山萸肉酸涩而温，善补益肝肾，涩精缩尿，固经止血，敛汗固脱。三者取自六味地黄之三补，合用以滋阴补肾为长，兼养肝补脾，使肺气纳于肾。

4）百合、玉竹、黄精

百合甘寒，能清肺润燥，滋补肺阴，养心阴、益心气、清心热、安心神；玉竹甘寒，善滋肺胃之阴、润肺胃之燥，生津止渴，养阴而不滋腻恋邪；黄精甘平，善补肺阴、润肺燥、健脾气、补脾阴、滋肾阴、益肾气、安五脏。三药合用，养阴润肺，益胃生津，补肾益精，适宜肺胃肾阴伤气耗者。

5）人参、山萸肉、西洋参

人参甘微苦温，大补元气，复脉固脱，补脾益肺，生津养血，安神益智；山萸肉酸涩而温，能补益肝肾，涩精缩尿，固经止血，敛汗固脱；西洋参甘苦微寒，善补气养阴，清热生津。三药合用，益气养阴，敛汗固脱，适宜于心气耗散，喘脱汗出者。

6）紫苏子、白芥子、莱菔子

紫苏子辛温，主疏泄，善开肺郁，下气清痰，止咳平喘，能润肠通便；白芥子辛温，能温肺散寒，利气消痰，除寒痰停饮，散结通络，善除皮里膜外之痰；莱菔子辛苦性平，消食行气除胀，降气化痰，止咳平喘。三药取自三子养亲汤，合用祛痰降浊，利气宽胸，宜于咳喘气逆，胸闷痰多者。

7）肉桂、厚朴、苦杏仁

肉桂甘辛性热，能温补肝肾，补火助阳，引火归原，益火消阴，温经通脉，散寒止痛，为治命门火衰要药；厚朴苦辛温，善运中焦气机，能行气除胀，燥湿消痰，降肺气，平咳喘；苦杏仁苦温，降肺气又兼宣肺，能止咳平喘，宽胸祛痰，润肠通便。三药合用，通降三焦，降肺气，温肾纳气而平咳喘。

8）桑白皮、地骨皮、葶苈子

桑白皮甘寒，功专清肺火，泻肺中水气，止咳平喘，降肺气而通调水道，利水消肿；地骨皮甘寒，清润肝肾虚热，清泄肺中伏火，又兼凉血止血，生津止渴；葶苈子苦辛性寒，专泻肺中水饮及痰火，能止咳平喘，开肺气壅滞，通利水道而消肿。三药合用清肺降气，化痰利水，适于痰阻于肺，水热互结者。

（2）呼吸衰竭加重状态

临床表现：气喘气促胸闷显著，呼吸困难加重，夜间为甚，常有头痛、头晕，纳差，白天嗜睡，夜晚烦躁，口唇发绀，球结膜充血、水肿，皮肤潮红、多汗，舌暗红苔黄腻、脉细弦数。

治法：清热化痰，通宣肺气，降气平喘泄浊。

常用药物：羚羊角粉、石决明、生牡蛎、桑白皮、黄芩、栀子等清泄肺热，炙麻黄、紫苏梗、苦杏仁、法半夏、胆南星、天竺黄等宣肺化痰；萆薢、蚕沙、石菖蒲等化湿；法半夏、浙贝母、全瓜蒌化痰降气；西洋参、生石膏、知母清热滋阴。

角药举例：

1）羚羊角粉、石决明、生牡蛎

羚羊角咸寒，能清泄肝肺之热，以平息肝风，凉血解毒，止咳；石决明咸寒，清肝明目，镇肝潜阳，又兼滋养肝阴，解肺之热结；生牡蛎咸涩性寒，有平肝潜阳，补肝肾阴，重镇安神之效，能软坚散结，解痰火、瘀血结聚。三者同用，直清肺火，解痰火结聚。

2）桑白皮、黄芩、栀子

桑白皮甘寒，功专清肺火，泻肺中水气，止咳平喘，降肺气而通调水道，利水消肿；黄芩苦寒，清热燥湿，泻火解毒，善清中上二焦湿热、肺中实热、少阳郁热，又能凉血止血，清热安胎；栀子苦寒，清泄三焦火热，清心除烦，清热利湿，凉血解毒。三药合用，清肺泻火利水，宜于肺热咳喘兼水肿者。

3）炙麻黄、紫苏梗、苦杏仁

炙麻黄辛苦性温，善宣肺气，止咳平喘，开腠理，透毛窍，下利膀胱，通调水道，散寒通滞，为发汗解表要药；紫苏梗辛温，能理气宽中，舒郁止痛，能使郁滞上下宣行；苦杏仁苦温，降肺气又兼宣肺，能止咳平喘，宽胸祛痰，润肠通便。三药合用通降三焦，降肺气，温肾纳气而平咳喘，苦温辛散，宣肺和胃，降气平喘，宜于风寒喘息，胸闷脘痞者。

4）法半夏、胆南星、天竺黄

半夏辛温，有燥湿化痰、降逆和胃止呕、散结消痞之效，为治湿痰、寒痰要药；胆南星苦辛性凉，功效清热化痰，息风定惊；天竺黄甘寒，能清心肝之热，豁痰利窍。三药同用，寒温并施，化痰热，凉肝清心，常用于痰热郁肺，咳嗽咳黄痰者。

5）萆薢、蚕沙、石菖蒲

萆薢苦平，能利湿分清泌浊，祛风除湿通痹；蚕沙甘辛性温，为风湿之专药，能祛风除湿，和胃化浊；石菖蒲苦辛性温，化湿开胃，开窍豁痰，醒神益智，心气不足者宜之。三者共伍，通利下焦，祛湿化浊。

6）法半夏、浙贝母、全瓜蒌

法半夏辛温，燥湿化痰，降逆和胃止呕，散结消痞；浙贝母苦寒，清泄肺热，化痰止咳，解毒散结消痈；全瓜蒌甘苦性寒，长于清肺润肺，涤痰宽胸，通胸膈闭塞，又有润肠通便之效。三药合用，化痰降气，宜于痰阻于肺，肠腑不润者。

7）西洋参、生石膏、知母

西洋参甘苦微寒，善补气养阴，清热生津；生石膏辛甘而寒，善清肺、胃实热，兼除烦止渴，解肌透热；知母苦甘性寒，质润不燥，以清润见长，善清肺胃实热，兼有滋阴润燥降火之功。三药配伍，甘寒相合，以清泄肺胃之热，救耗伤之气津，适宜于肺热炽盛、气津两伤者。

（3）右心衰竭状态

临床表现：气喘气促，呼吸困难明显，心慌心悸，纳差腹胀，口唇发绀，心律失常，肝大且有压痛，颈静脉怒张，下肢水肿，重者甚至有腹水、胸腔积液，舌暗紫，苔白滑，脉沉细数结代。

治法：温阳益气，行气利水，化瘀通心。

常用药物：炮附子、白术、茯苓、干姜、细辛、五味子等温阳；人参、山萸肉、西洋参益气敛阴；椒目、葶苈子、牵牛子利水；川芎、泽兰、益母草、桑白皮、五加皮、大腹皮、猪苓、茯苓、泽泻等利水活血行气。

角药举例：

1）炮附子、白术、茯苓

炮附子辛甘而热，纯阳燥烈，上助心阳，中温脾阳，下补肾阳，能回阳救逆，补火助阳，散寒止痛；白术苦甘性温，能益气健脾，燥湿利水，止泻，实肌腠，固表止汗；茯苓甘淡而平，甘以补脾，淡以渗泄，能益心脾之气，化凌心水湿。三药合用，温阳化湿利水，宜于阳虚水泛，水气凌心之喘。

2）干姜、细辛、五味子

干姜辛热，长于温中散寒止痛，健运脾阳，回阳通脉，温肺散寒化饮；细辛辛温，能宣泄郁滞，上达颠顶，通利九窍，既散在表风寒，又可下气破痰，温肺化饮，通痹散结；五味子酸甘温，其实五味皆具，专收肺气而滋肾水，有收敛固涩、益气生津、补肾宁心之效。三药合用，散中有收，温肺化饮，敛肺止咳，适宜于寒饮停肺之咳喘。

3）人参、山萸肉、西洋参

人参甘微苦温，能大补元气，复脉固脱，补脾益肺，生津养血，安神益智；山萸肉酸涩而温，能补益肝肾，涩精缩尿，固经止血，敛汗固脱；西洋参甘苦微寒，善补气养阴，清热生津。三药合用，益气养阴，敛汗固脱，适宜于心气耗散，喘脱汗出者。

4）椒目、葶苈子、牵牛子

椒目苦寒，功效利水消肿，降气平喘；葶苈子苦辛性寒，专泻肺中水饮及痰火，能止咳平喘，开肺气壅滞，通利水道而消肿；牵牛子苦寒，能降泄通利二便，泻肺气，逐痰饮。三药合用，泻肺平喘，利水消肿，宜于三焦水停，二便不通者。

5）川芎、泽兰、益母草

川芎辛温，上行头目，中开郁结，下行血海，能活血祛瘀通脉，行气化滞止痛；泽兰苦辛性温，善活血调经，散瘀消肿，又能利水，行而不峻；益母草苦辛而寒，活血祛瘀，通经止痛，利水消肿，清热解毒。三药合用，活血利水，祛瘀通脉，适宜于血瘀水停者。

6）桑白皮、五加皮、大腹皮

桑白皮甘寒，善清肺火，泻肺中水气，止咳平喘，降肺气而通调水道，利水消肿；五加皮辛苦性温，能散风祛寒除湿，补肝肾，强筋骨，利水消肿；大腹皮辛温，行气宽中，宣肺利水消肿。三者合用，通利三焦，利水消肿，宜于肺心病水肿。

7）猪苓、茯苓、泽泻

猪苓甘淡性平，渗湿气，利水道，消水肿；茯苓甘淡而平，甘以补脾，淡以渗泄，能益心脾之气，化凌心水湿；泽泻甘淡性寒，能利水渗湿，行痰饮，清利膀胱湿热，泻肾之虚火。三药合用，走水府，通调水道，下输膀胱，利水渗湿消肿。

（4）肺性脑病状态

临床表现：气喘心悸，呼吸困难，神志恍惚，表情淡漠，嗜睡，或出现半昏迷，谵妄，躁动多汗，肌肉轻度抽动或语无伦次。重型则出现昏迷或癫痫样抽搐，球结膜充血水肿等。舌暗紫，苔白腻，脉沉细欲绝。

治法：化痰泄浊，平肝息风，开窍醒神。

常用药物：法半夏、橘红、天竺黄燥湿化痰；石菖蒲、远志、郁金等化痰开窍；瓜蒌、胆南星、黛蛤散等清热化痰；羚羊角粉、天麻、钩藤、白芍、甘草、防风、僵蚕、全蝎、地龙等平肝息风止痉。

角药举例：

1）法半夏、橘红、天竺黄

法半夏辛温，燥湿化痰，降逆和胃止呕，散结消痞；橘红辛苦性温，专入于肺，理肺气，燥湿化痰，理气宽中；天竺黄甘寒，能清心肝之热，豁痰利窍。三药合用，燥湿化痰，理气行滞，适宜于痰湿壅盛者。

2）石菖蒲、远志、郁金

石菖蒲苦辛性温，化湿开胃，开窍豁痰，醒神益智，心气不足者宜之；远志苦辛而温，善宣泄通达，开心气、利心窍，宁心安神，通肾气强志，交通心肾，益智安神，还能燥湿祛痰，消散痈肿；郁金辛苦性寒，能活血散瘀，行气解郁，清心开窍，顺气降火凉血，清热利湿退黄。三药合用，醒神开窍，祛痰清热，宜于痰热神昏者。

3）瓜蒌、胆南星、黛蛤散

瓜蒌甘苦性寒，长于清肺润肺，涤痰宽胸，通胸膈闭塞，又有润肠通便之效；胆南星苦辛性凉，清热化痰，息风定惊；黛蛤散由青黛、蛤粉组成，清肝宁肝，化痰止咳。三药合用，清热化痰降气，宜于痰热动风者。

4）羚羊角粉、天麻、钩藤

羚羊角咸寒，能清泄肝肺之热，平息肝风，凉血解毒，止咳；天麻甘平，能平肝息风止痉，既息内风又祛外风，通经络，止痛；钩藤甘凉，息风止痉，清泄肝热，平抑肝阳，又可清热透邪。三者合用，平息肝风，凉肝镇惊止痉。

5）白芍、甘草、防风

白芍苦酸性寒，善养血补血，滋肝柔肝，敛阴平肝，缓急止痛；甘草甘平，炙用健脾益气，补益心肺，缓急止痛，生用清热解毒，调和诸药；防风辛甘性温，治风通用，升发而散，能祛风解表，实卫固表，胜湿止痛，息内风而止痉，又可疏肝和脾，升清阳，降浊阴，引血归经。三药合用，养肝体泻肝用，敛肝祛风。

6）僵蚕、全蝎、地龙

僵蚕咸辛性平，既息内风又祛外风，息风止痉，祛风止痛，软坚化痰散结；全蝎辛平，性善走窜，能搜风通络，止痉，攻毒散结；地龙咸寒，善清热定惊，息风止痉，走窜而通经络，又长于清肺平喘，清热结，利水道。三药均为虫类药，皆入肝经，入络搜风，合用以平肝通络，息风止痉。

中成药及注射剂：偏痰浊蒙窍者，苏合香丸口服或鼻饲，每次1丸，每日1~2次；偏痰热蒙窍者，安宫牛黄丸或至宝丹每次1丸，每日1~2次。还可用清开灵注射液40mL或醒脑静注射液20mL，静滴，每日2次。

五、病案举例

病案一

患者女，56岁。

2008年3月14日初诊：患者咳嗽、喘息反复发作50余年，自幼起病，每年冬春咳喘频发，近10年加重，平时即有胸闷，呼吸困难，活动后喘息，严重时咳喘不能平卧，伴少尿，下肢浮肿。曾在某西医院住院诊为：肺气肿，肺心病。就诊时咳嗽，咳黄痰，痰量少而黏，喘息，胸闷，乏力，纳差，腹胀，足背胫前浮肿，尿少，大便尚调，舌质紫暗，苔薄黄腻，脉沉弦滑。

中医诊断：肺胀。

西医诊断：肺心病。

状态分析：患者长期咳喘，肺失宣降，肺气耗散，肺胀虚喘，痰阻气滞而喘息胸闷；心肺阳气不振，肾虚水气不化，水性趋下而有足肿；肺虚及脾，脾虚而有乏力、纳差、腹胀；舌质紫暗为血瘀征象。整个病机符合肺心病阶段气虚、气滞、血瘀、痰阻、水停的基本状态。同时痰郁有化热趋势，故痰黄；肺气不畅，腑气不降，故腹胀。综合舌脉属于痰瘀水停，郁阻化热状态，为本虚标实，虚为气虚，占状态要素三成，实为痰瘀水停和痰热，共占状态要素七成，痰瘀水和痰热并重。脏腑相关因素：肺脾肾同病，肺失宣降、脾失健运、肾失摄纳。

治法：补肺脾肾之虚，化痰祛瘀利水，兼以清热。

处方：炙黄芪15g，黄精15g，西洋参15g，姜半夏9g，瓜蒌30g，知母10g，浙贝母10g，广地龙15g，葶苈子15g，桑白皮15g，黄芩15g，黛蛤散20g，赤芍、白芍各12g，丹参15g，厚朴10g，猪苓30g，车前子（包煎）10g，白果9g。14剂，水煎服，每日1剂，早晚两次温服。

2008年3月28日二诊：患者药后咳嗽、喘息、下肢浮肿减轻，痰少，困倦，夜寐不安，舌质紫暗，苔薄黄腻，脉沉弦滑。治以初诊方加整三七6g，丹皮12g。14剂，水煎服。后追访诸症悉减。

病案二

患者女，81岁。

2013年12月16日初诊：患者主因"活动后喘促1个月余，胸闷伴乏力1周"来诊。患者 4 周前因受凉后发热喘促加重收住院，经抗感染、利尿、改善心功能等治疗后好转出院。出院时复查胸部 CT：肺气肿、双肺少许斑片条索影；胸部彩超：右侧胸腔积液，范围 4.9cm×3.8cm；血气分析：PO_2 73mmHg，PCO_2 58mmHg；生化：BUN 8.6mmol/L，CREA 129μmol/L，BNP 1216pg/mL。就诊时见胸闷喘息，活动后加重，咳嗽阵作，咳痰不利，痰色白，心悸，腹胀明显，大便秘结，食欲欠佳，小便短少，唇紫暗，舌暗胖，苔白滑，脉沉细数。既往有慢阻肺合并肺部感染、肺心病、2型呼吸衰竭、心功能不全（NYHA Ⅳ级），肾功能不全代偿期病史。

中医诊断：肺胀。

西医诊断：慢阻肺急性加重；肺心病；2 型呼吸衰竭；心功能不全（NYHA Ⅳ级）；肾功能不全代偿期。

状态分析：老年女性患者，肝、心、脾、肺之气逐渐衰落，既往有慢阻肺合并肺部感染、肺心病、2 型呼吸衰竭、心功能不全（NYHA Ⅳ级）、肾功能不全代偿期病史，基础疾病较多，平素阳气亏虚，近日受凉，风寒之邪袭肺，引发痼疾，诸脏亏虚，三焦郁滞，水液代谢异常，蓄积体内，为乱为害。肺为水之上源，脾为制水之脏，肾藏精主水，心主血脉，水不运则生痰，血不行则成瘀，痰瘀水停，停于上焦可见胸闷喘息、活动后加重、咳嗽阵作、咳痰不利、痰色白、心悸，故超声检查见右侧胸腔积液；停于中焦可见腹胀明显，大便秘结，食欲欠佳；停于下焦可见小便短少。素体阳气亏虚，痰瘀水同为阴邪，更伤阳气，阳气亏虚，无以温煦气化，又可加重痰瘀水停。唇紫暗，舌暗胖，苔白滑，脉沉细数亦是痰瘀水停，阳气亏虚之态。本病总属本虚标实，外邪引触，证情较急，虚少实多，虚为阳气亏虚，占状态要素二成，实为痰、瘀、水内停，三者并重，共占状态要素八成。脏腑相关因素为心、肺、脾、肾阳气亏虚，三焦不利，肺失宣降。

治法：疏利三焦，祛痰利水活血，温阳化气。

处方：柴胡 10g，桂枝 10g，炙麻黄 6g，杏仁 10g，厚朴 10g，姜黄 10g，蝉衣 10g，大黄 6g，木香 6g，枳壳 10g，石菖蒲 10g，地龙 10g，丹参 15g，瓜蒌 30g，三七 6g，车前子 10g，葶苈子 20g，猪苓 15g。14 剂，水煎服，每日 1 剂，早晚两次温服。

2013 年 12 月 30 日二诊：患者胸闷喘息减轻，偶有咳嗽咯痰，白泡沫痰显著减少，腹胀便秘显著好转，食欲好转，但仍有气喘，心悸活动后加重，唇紫暗，舌暗胖苔白，脉沉细数。

治以初诊方减大黄、木香、猪苓，加生黄芪 20g，黄精 15g，珍珠母 30g。21 剂，水煎服，每日 1 剂，早晚两次温服。

药后诸症好转。

第二节 病毒性心肌炎

一、概述

病毒性心肌炎是指嗜心肌性病毒感染引起的以心肌间质炎性细胞浸润、心肌细胞坏死、心肌细胞变性等为主要病理表现的局限性或弥漫性非特异性炎症病变，有时可累及心包或心内膜。本病好发于青壮年，是青壮年不明原因猝死的主要原因之一，中医称为"心悸""心瘅"。

1. 流行病学

由于心肌炎的临床表现多样，从轻微无症状到心律失常和心源性休克均可存在，因此心肌炎的实际病例数常被远远低估。一般来说，在病毒感染的患者中，约有 5% 可累及心脏。一项使用国际疾病分类（第九版）标准的研究估计，全球范围内每年每 10 万人中约有 22 人患有心肌炎。

2. 疾病特点

心肌炎可由多种感染性因素（病毒、细菌、衣原体、真菌等）以及非感染性诱因（毒素和过敏性反应等）引起。在这些诱因中，病毒感染已被证明是构成心肌炎最常见的原因，尤其在少年儿童患者中。引起心肌炎常见的病毒有柯萨奇病毒和腺病毒，约占临床病例的 20%～50%，其次还有流感病毒、脑心病毒、肝炎病毒、虫媒病毒、合胞病毒、冠状病毒等。心肌细胞的病毒感染及大量的病毒复制是心肌炎发生发展的必要条件，病毒可通过靶向作用于宿主蛋白翻译机制，并通过诱导半胱氨酸蛋白酶凋亡，对心脏产生直接的细胞毒性。在病毒流行感染期，约 5% 的患者发生心肌炎。约有 12.5% 急性病毒性心肌炎可发展为扩张型心肌病，诱发心力衰竭。

病毒性心肌炎的临床表现轻重不同，主要取决于病变的广泛程度与部位，轻者可完全没有症状，重者可发生心源性休克及猝死。90% 左右的患者以心律失常为主诉，常见心悸、胸闷、心前区隐痛、头晕、乏力等症状，常有典型的前驱感染病史。目前，病毒性心肌炎的发病机制仍未完全阐明，主要包括病毒直接损伤、自身免疫反应、细胞因子相互作用、细胞凋亡、氧化应激反应等，但自身免疫反应是公认导致心肌严重损伤的决定性因素。西医对本病尚无特殊疗法，除了对有心力衰竭和左室收缩功能障碍的患者进行标准化的药物治疗外，尚缺乏针对心肌炎的综合临床实践指南，目前主要采用抗病毒、免疫调节、营养心肌、抗氧化及对症支持治疗。

3. 中医认识

病毒性心肌炎在古代无对应的病名记载，根据其临床表现，可归于中医"心悸""怔忡""胸痹"等范畴。《中医临床诊疗术语》中将其定名为"心瘅"，是指外感温热病邪或因手术创伤后，温毒之邪乘虚而入，舍于心，损伤心之肌肉、内膜，以发热、心悸、胸闷等为主要表现的内脏瘟病。众多医家认为正气不足，素体虚弱，温邪热毒乘虚侵心是导致病毒性心肌炎发生的主要原因，但各医家对其论述有所偏重。

既往中医研究将病毒性心肌炎按照中医辨证进行分型论治，辨证与辨病相结合，如热毒侵心证治当清热解毒；痰阻心络证治当化痰宣痹；心血瘀阻证治当活血化瘀；心脾两虚证治当健脾养心。一些专家学者针对病毒性心肌炎的不同发展阶段进行分期论治，急性期肺脾亏虚，邪毒内侵，治以清热解毒，祛除外邪；恢复期邪热内扰，气阴两虚，痰瘀互结，治以益气养阴，祛痰活血法。

二、诊断

病毒性心肌炎临床表现多样，根据典型的前驱感染史、相应的临床表现及体征、心电图、心肌酶学检查或超声心动图、CMR 显示的心肌损伤证据即可诊断。

1. 前驱感染史

在临床症状（如胸闷、胸痛、头晕等）出现前 3 周内发生过上呼吸道感染或急性肠炎等病毒感染。

2. 症状体征

患者出现不能用一般原因解释的感染后重度乏力、胸闷、头晕、舒张期奔马律、心脏扩大、充血性心力衰竭或阿 – 斯综合征等。

3. 实验室检查

（1）心肌酶

病毒感染后 2 周内外周血心肌酶升高，尤其肌酸激酶（CK–MB）及肌钙蛋白（cTnI）增高。

（2）心电图改变

①以 R 波为主的主要导联，具有 ≥ 2 个的 ST–T 改变，并持续 4 天以上伴动态变化。②窦房及房室传导阻滞，完全性右束支传导阻滞或左束支传导阻滞。③成联律、成对、多形、多源，或者并行性期前收缩。④非房室结、房室折返而导致的异位性心动过速、异常 Q 波与低电压等。

（3）超声心动图

心脏扩大；心室壁增厚，腱索、乳头肌及心内膜回声增粗、增强，瓣膜主要累及二尖瓣；局灶性室壁节段运动异常。合并心包炎者可有心包积液。

（4）心脏磁共振

本检查对心肌炎诊断有较大价值。典型表现为钆延迟增强扫描可见心肌片状强化。

（5）病毒血清学检测

检测仅对病因有提示作用，不能作为诊断依据。确诊有赖于心内膜、心肌或心包组织内病毒、病毒抗原、病毒基因片段或病毒蛋白的检出。

三、病机状态分析

1. 基本病机

本病总属本虚标实之状态，气阴两虚、邪毒瘀血痰浊痹阻心脉为本病基本病机。

病毒性心肌炎的发生为感受外邪之毒，温热毒邪侵犯机体，内舍于心，热毒侵犯心脏，毒热不能除去，蕴积于心，毒热瘀阻形成。心肺同居上焦，温邪上受，故见心肺同病。毒热蕴肺，肺失宣发肃降，痰热蕴积；毒热伤阴，故急性期表现为阴亏；毒热不能除去，久则心气损伤，呈现气阴亏虚之态。痰瘀胶结日久，伤阴耗气。本病病位在心，以气阴两虚为本，以热毒、痰、瘀为标。急性期热毒较为突出，病至中、末期和后遗症期，瘀血证逐渐突出。早期阴液亏耗，中后期气阴两虚。

2. 当前病机

本病病机为毒热、瘀、痰、虚四者互相胶结，不同时期、不同体质各有侧重。其主要有温毒侵心、心脉痹阻和心神失养三种状态，在疾病的不同发展阶段各有侧重，但常常相互间杂存在。

（1）温毒侵心

起病突然、传变迅速、病情危笃是病毒性心肌炎的发病特点。温热毒邪侵袭肺卫，由表入里，致肺经郁热，部分患者初起即具备热、渴、脉浮数等典型的温热病特点。温邪袭肺，炼液成痰，可出现咳嗽、气喘，痰鸣等症。叶天士言："温邪上受，首先犯肺，逆传心包。"

心肺同居上焦，肺朝百脉，与心脉相通，肺经郁热导致阴液急性亏耗，致使心阴亏虚，心血不足，形成瘀血，瘀阻血脉，故呼吸道感染之时或其后一段时间病情渐重，出现心悸、气短、胸痛憋闷，动则加剧之心伤征象。

温热毒邪侵犯心脏，心主血脉，毒热易入血脉。热入营血，耗伤心阴，可见发热、心烦、口干不欲饮、舌红绛、脉细数等。

（2）心脉痹阻

温毒之邪侵袭机体，肺失宣发，凝津成痰，或热毒内蕴，灼伤津液为痰，或病程日久，脾失健运，生湿酿痰，出现喘息咳嗽，痰黏色黄，或痰鸣气促，舌苔厚腻，脉结代。同时温热毒邪久则耗伤心气，气虚鼓动血行无力，血流不畅而形成瘀血。

痰瘀互结，痹阻血脉经络，进一步导致气血滞涩不畅，加重病情，出现心悸、胸闷、气短、舌质紫暗、脉结代等心脉痹阻之象。痰浊瘀血不仅是病毒性心肌炎病程中的病理产物，同时还是致病、加重病情的重要因素。

（3）心神失养

心为君主之官，主血脉，若素体心气不足，感受邪毒，犯于心则心神失养，导致心主血脉的功能减退而出现心悸、胸闷、眠差、脉结代等症。正如《诸病源候论》所述："心藏神而主血脉，虚劳损伤血脉，致令心气不足，因为邪气所乘，则使惊而悸动不安。"

外感温热毒邪，耗气伤阴，患者又素体气阴亏虚，机体汗出，腠理疏松，卫外不固，邪毒袭表，进一步损耗心之气阴。阴血同源，心阴亏耗日久，则心血不足，心失濡养，出现心悸怔忡、睡眠不安、乏力倦怠、舌淡苔白、脉细沉结代等症。

3. 演变病机

一般来说，暴病者多实，久病者多虚，随着病情进展，疾病状态也会随之转化。病毒性心肌炎毒邪内侵，耗伤心之气阴，运血无力而致瘀血，最终形成毒、虚、瘀相互胶结的病理基础。本病日久可演变为心悸、心衰等。

四、状态辨治

1. 治疗原则

了解患者原有的疾病，如上呼吸道感染、肠炎等。详细掌握患者的体温、心率、乏力倦怠、肌肉酸痛、恶心、呕吐、心悸、胸痛、呼吸困难、水肿以及心音肺部啰音和血压等情况，再结合患者的心肌酶、心电图、非特异性炎症指标检测等，对本病进行针对性治疗。

本病总属本虚标识，以正虚为本，毒、痰、瘀为标，因此本病辨识过程中应辨清虚实孰轻孰重。本病主要致病因素为温热毒邪，根本病机在于正气亏虚，故扶正祛邪的治疗原则当贯穿治疗始终。疾病的当前病机主要包括温毒侵心、心脉痹阻和心神失养，故治疗当对应这三种状态，分别强化清热解毒、活血化瘀和益气养阴之法。

2. 西医治疗

一般治疗：抗病毒（利巴韦林等）、激素免疫治疗（泼尼松、硫唑嘌呤等）。

心律失常的治疗：重度异常多需使用抗心律失常药物。

心力衰竭的治疗：若患者出现心力衰竭的症状多提示炎症范围较广，病情较重，应按照心衰的诊疗指南进行治疗。

3. 分状态治疗

（1）温毒侵心，热犯心营态

临床表现：发热恶寒，头身痛，舌质红，苔黄，脉浮数，同时伴有心悸、胸闷、乏力、汗出等症。

治法：清热解毒疏风，佐以养心。

常用药物：风热温毒可选用金银花、连翘、薄荷；清热解毒可选黄芩、生石膏、炒山栀；热犯心营，营阴受损可选用水牛角、玄参、丹皮、大青叶、赤芍、生地黄；清透虚热可选用地骨皮、胡黄连、白薇等。

角药举例：

1）金银花、连翘、薄荷

金银花甘寒，疏风散热，清热解毒，能透热达表；薄荷辛凉，能够疏散风热，其性上行，功善清利头目，通窍止痛；连翘苦而微寒，轻清上浮，透里达表，善清心火，解散上焦之热，同时宣畅气血，散热毒血积气聚，拔毒外达。三者伍用，疏散风热而解表，善清上焦壅盛的热毒，且能透邪外出，防止热毒入里传变。

2）黄芩、生石膏、炒山栀

黄芩苦寒，清热燥湿，泻火解毒，善清上中二焦；生石膏甘寒，清热解毒泻火；炒山栀苦寒，可清热泻火凉血。朱丹溪云："泻三焦火，清胃脘血，治热厥心痛，解热郁，行结气。"三者合用，有较强的清热解毒的作用，既可清气分热，又能入血分而凉血。

3）水牛角、玄参、丹皮

水牛角苦咸而寒，有清热凉血解毒之效，为解营分、血分热毒之品；玄参甘苦而寒，能清热凉血，滋阴解毒，清解营血分热毒的同时又能养阴生津润燥；丹皮苦辛微寒，清营分、血分之热，凉血止血，同时能清透阴分伏火，入血分而活血散瘀。三者同用，清透营血分之热毒，养护阴液，固护心营，凉血活血，防热与血结。

4）大青叶、赤芍、生地黄

大青叶苦寒，既能清热解毒，又可凉血消斑；赤芍苦寒，善走血分，除血分郁热，凉血止血，又能活血通经，散瘀止痛；生地黄甘寒质润，苦寒清热，能清营凉血止血，又可养阴生津。三药合用，直折血分热势，凉血止血，用于热邪深入血分，耗血动血。

5）地骨皮、胡黄连、白薇

地骨皮甘寒清润，能退虚热，疗骨蒸，又善清泄肺热，兼有生津止渴之效；胡黄连苦寒，退虚热，除骨蒸，凉血清热，能除疳热、清湿热；白薇，苦咸而寒，有清热凉血、益阴除热之效，又可利尿通淋，解毒疗疮。三者合用，清虚热养阴，用于热退未尽之低热、盗汗心烦、手足心热。

（2）气阴亏虚，痰瘀内阻，心脉痹阻态

临床表现：胸闷胸痛，心悸怔忡，或见头晕目眩、失眠多梦，乏力倦怠。舌暗红苔黄腻，脉迟涩或结代或细滑数。

治法：益气养阴，活血化瘀，清热化痰。

常用药物：气阴两虚可选用西洋参、麦冬、五味子；痰瘀互结可选用丹参、郁金、菖蒲；活血化瘀可选用川芎、降香、当归、全蝎、三七粉、丹参；养心安神可选用柏子仁、龙骨、牡蛎；化痰可选用法半夏、浙贝母、陈皮等。

角药举例：

1）西洋参、麦冬、五味子

西洋参甘苦微寒，补气养阴，清热生津；麦冬甘苦微寒，润肺清心，养阴生津；五味子酸甘温，其实五味皆具，有收敛固涩、益气生津、补肾宁心之效。三药取意生脉散，以西洋参易人参防助火伤阴，共奏益气敛阴生津之效，常用于气阴两虚。

2）丹参、郁金、菖蒲

丹参苦微寒，活血祛瘀止痛，通经清心除烦；郁金辛苦寒，活血止痛，行气解郁，清心凉血；菖蒲辛微温，化湿开胃，开窍豁痰，醒神益。三药配伍，寒温并用，通心脉瘀滞，开心窍痰结，兼清心凉血，临证作为角药配伍，用于痰瘀互结。

3）川芎、降香、当归

川芎辛温，能活血通脉，行气止痛，上行头目，下行血海；降香辛温，化瘀止血，理气止痛，治上部瘀血停积胸膈；当归甘辛性温，功善补血养血，为补血圣药，兼活血调经止痛，润肠通便。三者同用，气血同调，理气活血养血。

4）全蝎、三七粉、丹参

全蝎辛平，性善走窜，能搜风通络，止痉，攻毒散结；三七甘苦性温，善化瘀生新，又善止血，能消肿定痛；丹参苦寒，有活血通经、祛瘀止痛、凉血消痈、清心除烦之效。三者相伍，通行深伏脉络之瘀血，用于心脉闭阻瘀阻重者。

5）柏子仁、龙骨、牡蛎

柏子仁甘平，有养心气、润肾燥、安神之效；龙骨甘涩平，镇惊安神，平肝潜阳，收敛固涩；牡蛎咸涩寒，质重能镇，具安神、潜阳、补阴、软坚散结之效。三药同用，养心安神，重镇潜降，临证用于失眠，心神不宁者。

6）法半夏、浙贝母、陈皮

半夏辛温，燥湿化痰，降逆和胃止呕，散结消痞，为治湿痰、寒痰要药；浙贝母苦寒，清泄肺热，化痰止咳，解毒散结消痈；陈皮苦辛温，能行气止痛，健脾和中，燥湿化痰，为治痰理咳要药。三药配伍，寒温共用，化痰理气，祛除痰浊，临证作为角药配伍，用于咳嗽、咯痰、苔腻之痰浊内停者。

（3）气阴亏虚，心血不足，心神失养态

临床表现：乏力明显，头晕多汗，心悸心烦，睡眠不宁，口干舌燥，舌质淡或舌红苔少，脉细数无力，或舌淡苔白，脉细沉结代。

治法：益气养血，养阴安神。

常用药物：益气养血常用黄芪、当归、知母、当归、白芍、黄精；益气养心滋阴用党参、北沙参、知母、百合、玉竹、天冬；养心安神常用酸枣仁、石菖蒲、远志、莲子心、珍珠母、琥珀粉等。

角药举例：

1）黄芪、当归、知母

黄芪甘温，能补中益气，升阳举陷，生津养血，行滞通痹，为甘温益气要药，补气药之长；当归甘辛而温，补血调经，活血止痛，润肠通便，为补血圣药；知母苦甘性寒，质润不燥，以清润见长，善清肺胃实热，兼有滋阴润燥降火之功。三药合用，温补凉润，调补肺脾，益气升阳，养血滋阴，其功效随药用剂量不同而各有侧重。

2）当归、白芍、黄精

当归甘辛性温，补血调经，活血止痛，润肠通便，为补血圣药；白芍苦酸性寒，善养血补血，滋肝柔肝，敛阴平肝，缓急止痛；黄精甘平，能补肺阴，润肺燥，健脾气，补脾阴，滋肾阴，益肾气，安五脏。三药同用，补血和血，滋阴益气，用于肝肾阴血亏虚者。

3）党参、北沙参、知母

党参甘平，补脾益肺，健运中气，升清阳，布津液，生阴血；北沙参甘微苦寒，能养肺阴，补肺气，清肺热，益胃阴，生津液；知母苦甘性寒，质润不燥，以清润见长，善清肺胃实热，兼有滋阴润燥降火之功。三者共伍，益气养阴，用于心气阴不足者。

4）百合、玉竹、天冬

百合甘寒，清肺润燥止咳，滋补肺阴，养心阴，益心气，清心热，安心神；玉竹甘寒，善滋肺胃之阴、润肺胃之燥，生津止渴，养阴而不滋腻恋邪；天冬甘苦而寒，入肺肾而滋阴，降火清热，生津润燥，养心阴泻心火而安神。三者共用，滋养心阴，清心安神。

5）酸枣仁、石菖蒲、远志

酸枣仁酸甘平，能养心阴，补肝血，宁心安神，敛汗生津，为养心安神要药；石菖蒲苦辛性温，功效化湿开胃，开窍豁痰，醒神益智，心气不足者宜之；远志苦辛而温，善宣泄通达，开心气利心窍，宁心安神，通肾气强志，交通心肾，益智安神，能燥湿祛痰，消散痈肿。三者同用，利心窍，养心安神，用于心悸失眠、心神不安者。

6）莲子心、珍珠母、琥珀粉

莲子心苦寒，清心安神，止血涩精，同时能交通心肾；珍珠母咸寒，质重入心，安神定惊，能平肝潜阳，清肝明目；琥珀甘平，镇惊安神，定惊止痉，活血散瘀，利尿通淋。三者同用，清心重镇安神，用于惊悸失眠、心神不宁者。

五、病案举例

患者女，17岁。

2011 年 9 月 17 日初诊：患者于 1 年前感冒缠绵月余未愈后出现心慌、气短、活动后加重，常自觉心有漏跳感，偶有胸前区刺痛感。外院以"病毒性心肌炎"收住院，予口服谷维素、辅酶Q10、曲美他嗪等营养心肌药物，静脉输液（具体不详）。治疗后效果不佳，近1个月再次感冒，心慌、气短等症状较前有所加重。现症见心慌，气短，运动后偶觉胸前区憋闷疼痛，常有心搏漏跳感，易疲乏，夜眠差，动则汗出，食纳可，二便调，舌质暗红，舌体胖大，边有齿痕，舌底络脉瘀阻，苔黄，脉促结。查体：心率109次/min，心音低钝，律不齐，可闻及早搏，约5次/min，各瓣膜听诊区未闻及病理性杂音。

中医诊断：心瘅。

西医诊断：病毒性心肌炎。

状态分析：患者1年前感冒迁延月余出现心慌气短，进入病毒性心肌炎迁延期，近年再次感冒诱发心慌气短加重。心慌、心律不齐、心有漏跳感为心失所养；气短疲乏为心气不足、心血亏虚；胸前区憋闷疼痛，为瘀血阻滞心脉，不通则痛；睡眠差为心营受扰，心神失去镇潜；动则汗出为气阴两伤。舌质暗红，舌底脉络瘀阻为瘀血内阻之象，舌体胖大，边有齿痕为气虚之象，舌红苔黄为蕴热，脉促结为心气血不足，营阴受扰。

治疗：益气养血，祛瘀宁心。

处方：西洋参（另煎）10g，生黄芪15g，玄参10g，麦冬10g，当归10g，白芍12g，赤芍12g，水牛角30g，金银花10g，丹参10g，全蝎6g，柏子仁15g，煅龙骨30g，煅牡蛎30g。14剂，每日1剂，水煎服，分早晚两次温服。

2011年9月30日二诊：患者自觉胸闷、气短、心慌症状有所好转，仍偶有胸前区刺痛，于初诊方中加入桃仁9g，三七粉3g分冲。14剂。

2011年10月14日三诊：患者诉气短较前明显好转，仍心慌，于二诊方中加入山萸肉15g，五味子9g。服药28剂后诸症皆消，复查心电图为窦性心律，心率83次/min，既服养心之剂以善后。

第三节 心力衰竭

一、概述

心力衰竭（简称心衰）是由于任何心脏结构或功能异常导致心室充盈或射血能力受损的一组复杂临床综合征，其主要临床表现为呼吸困难和乏力（活动耐量受限）以及液体潴留（肺淤血和外周水肿）。心衰为各种心脏疾病的严重和终末阶段，发病率高，是当今最重要的心血管病之一。

心衰的主要发病机制之一为心肌病理性重构，导致心衰进展的两个关键过程，一是心肌死亡（坏死、凋亡、自噬等）的发生，如急性心肌梗死（AMI）、重症心肌炎等，二是神经内分泌系统过度激活所致的系统反应，其中肾素－血管紧张素－醛固酮系统（RAAS）和交感神经系统过度兴奋起着主要作用。从心衰的危险因素进展成结构性心脏病，出现心衰症状，直至难治性终末期心衰，根据这一发展过程，可将本病分成前心衰、前临床心衰、临床心衰和难治性终末期心衰4个阶段。本病属于中医学"心衰病""暴喘""心悸""怔忡""胸痹"等病的范畴。

1. 流行病学

我国的心衰患病率为0.9%，女性患病率高于男性，并随着年龄的增长，心衰患病率显著上升。发达国家成年人心衰患病率为1%～2%，且仍在逐渐上升。研究指出，在中国，因为心力衰竭入院的患者年龄为（67.9±13.6）岁，常见病因为冠心病（54.6%）、高血压（57.2%）、扩张型心肌病（14.7%）、瓣膜性心脏病（9.2%），常见并发症为房颤/房扑（34.1%）、糖尿病（29.2%）、贫血（26.7%）。在澳大利亚85岁以上的人群中，男性的心衰患病率为18.80%，女性为16.97%。

2. 疾病特点

心力衰竭根据其发生时间、速度、严重程度可分为慢性心衰和急性心衰。在原有慢性心脏疾病基础上逐渐出现心衰症状、体征的为慢性心衰。慢性心衰症状、体征稳定1个月以上称为稳定性心衰。慢性稳定性心衰恶化称为失代偿性心衰，如失代偿突然发生则称为急性心衰。临床上以急性左心衰最为常见，是由于左心功能异常所致的心肌收缩力明显降低，心脏负荷加重，造成急性心排血量骤降，肺循环压力突然升高，周围循环阻力增加，从而引起肺循环充血而出现急性肺淤血、肺水肿，伴有组织器官灌注不足为表现的心源性休克的一种临床综合征。

急性心衰的常见病史、病因：①慢性心衰急性加重；②急性心肌坏死和（或）损伤，如广泛AMI、重症心肌炎；③急性血流动力学障碍。具体而言，急性心衰的常见诱发因素：快速心律失常、严重心动过缓、急性心肌梗死及其机械并发症、大面积急性肺栓塞、高血压危象、心包填塞、主动脉夹层、感染、围产期心肌病、慢性阻塞性肺疾病或支气管哮喘急性加重、严重贫血、肾功能不全（心肾综合征）、抗肿瘤治疗（化疗或放疗）、甲状腺功能亢进或减退、酒精或药物滥用等。

3. 中医认识

心衰的中医临床表现视病情轻重缓急而呈现多样化。其基本表现为喘促，咳嗽，心悸，神疲，乏力，汗出，水肿，尿少等，由于寒热虚实状态的不同，可呈现相应性质的状态症候群。临床常因病情进展，出现慢性心衰急性加重，咳喘、水肿等症状明显加重。心病累及肺脏，水饮凌心射肺，则喘促明显，不能平卧，咳吐稀薄泡沫痰或粉红泡沫痰，甚则出现喘脱危象；心阳衰危，可引起四肢厥冷、汗出不止、神识昏聩等厥脱危候。

心衰的基本中医证候特点为本虚标实，虚实夹杂。其中本虚以气虚为主，兼有阴虚、阳虚；标实以血瘀为主，常兼痰、饮等。发病多在本虚基础上又兼外感、劳累、情志、天气变化等因素，导致病情加重。2014 年慢性心力衰竭中医诊疗专家共识指出心衰中医证型可概括为气虚血瘀、气阴两虚血瘀、阳气亏虚血瘀 3 种基本中医证型，均可兼见痰饮证，分别予以对证治疗。穴位贴敷、针刺疗法能够有效调节机体和内脏功能，对心衰治疗也有一定效果。

二、诊断

急性心衰可以在几分钟到几小时内发病，数天至数周内恶化。心衰患者的症状也可各有不同，从呼吸困难、外周水肿加重到威胁生命的肺水肿或心源性休克，均可以出现。

1. 早期症状

本病早期常出现原因不明的疲乏或运动耐力明显降低，继续发展可出现劳力性呼吸困难，夜间阵发性呼吸困难，不能平卧等；检查可发现左心室增大、舒张早期或中期奔马律、P_2 亢进、两肺尤其肺底部有湿性啰音，还可有干啰音和哮鸣音，提示已有左心功能障碍。

2. 急性肺水肿症状

急性肺水肿发生时，可见突发严重呼吸困难，端坐呼吸，喘息不止，烦躁不安，并有恐惧感，呼吸频率可达 30 ～ 50 次 /min；频繁咳嗽并咯出大量粉红色泡沫样血痰；听诊心率快，心尖部常可闻及奔马律；两肺满布湿啰音和哮鸣音。

3. 心源性休克症状

心源性休克表现为持续性低血压；血流动力学障碍；组织低灌注状态：皮肤湿冷、苍白和发绀；尿量显著减少甚至无尿；意识障碍；代谢性酸中毒。

4. 生物标志物

血液检查：BNP < 100ng/L，NT-proBNP < 300ng/L 是排除急性心衰的指标。

5. 心电图与心脏超声

急性心衰的心电图不具有特异性，但心电图可以帮助确定心率、心律、QRS 波群、ST-T 改变等。心脏超声：心室增大、心排血量下降等。

6. 胸部 X 线

急性心衰病人进行床旁胸部 X 线检查，典型急性肺水肿胸部 X 线表现：肺门阴影呈蝴蝶状，肺野可见大片融合的阴影。

三、病机状态分析

1. 基本病机

本病基本病机为宗气亏耗，阳虚为本虚，瘀血水饮内阻为标实。虚是心力衰竭的基本状态要素，决定了心衰的发展趋势；瘀血水饮标实是心衰的变动因素，影响着心衰的病情变化，本虚和标实的消长决定了心衰的发展演变。本病气虚阳亏血瘀水停贯穿始终，在此基础上可有阴虚、血虚、痰浊的转化。

《灵枢·邪客》："宗气积于胸中，出于喉咙，以贯心脉，而行呼吸焉。"《素问·平人气象论》："胃之大络，名曰虚里，贯膈络肺，出于左乳下，其动应衣，脉宗气也。"宗气亦即胸中大气，为呼吸之轻清之气和水谷精微之气合于胸中而成，出喉咙而司呼吸，贯注心脉而行气血，左乳下搏动可以判定宗气的强弱。宗气一方面上出于肺，循喉咙而走息道推动呼吸宣降；一方面贯注心脉，推动血液的周身循行。三焦为诸气运行的通道，宗气循三焦运行全身推动水液运行，其动力来源于肾阳的温煦推动。故呼吸之气、水谷之精微不足，肾阳气亏虚均可导致宗气亏虚，推动无力，瘀血、水饮内停。

宗气又被称为"大气"，喻嘉言提出"胸中大气"为胸中阳气，是人体机能活动的主宰"惟气以成形，气聚则形存，气散则形亡"，人体诸气由"胸中大气"统摄，"其所以统摄营卫、脏腑、经络，而令充周无间，环流不息，通体节节皆灵者，全赖胸中大气为之主持"。宗气聚于胸中，是主持人体机能活动的基本动力，宗气足，则胸中阳气充沛，布达周身，宗气亏虚，则阴邪凝聚而为病。

张锡纯《医学衷中参西录》云："大气者充满胸中，以司肺呼吸之气也。""此气且能撑持全身，振作精神，以及心思脑力、官骸动作，莫不赖乎此气。"他认为"大气下陷之证，不必皆内伤也，外感证亦有之。"内伤因素多见久病、久泻、误治、劳倦和用力过度等，外感因素即感染各种自然界邪气。这些因素导致宗气虚极自陷，产生可至危重之症。宗气为胸中大气，宗气亏耗，无力推动呼吸及心脉运行，则见气喘胸闷憋气。本病病本虚损，多数属年老久病或他脏累及，少数亦可因暴病急虚，以宗气不足、心肾阳虚损为主，病久可有阴虚血虚。其标实多因年老久病，宗气亏损及阳，气虚鼓动血行无力则血瘀内生；阳虚气化失司水液不能布散则水停。

2. 当前病机

本病在病势上可因处于慢性相对稳定期、急性加重期、并发危候之喘脱、厥脱等阶段的不同而表现迥异。就个体而言，患者又可因气血阴阳虚损及伴发宿疾的不同，或因感受不同外邪而出现不同的复杂状态。

（1）宗气亏虚，阳虚血瘀状态

老年久病或感受外邪、饮食不节等，使宗气亏耗，无力运行则气喘气短，活动后加重，胸闷憋气或夜间憋醒，乏力自汗纳差。宗气耗伤，心阳亏虚，无力推动血液运行而成瘀，则胸痛背痛时作，口唇紫暗，舌质紫暗，舌体胖，苔白，脉象虚弱。

（2）气阴亏虚，痰瘀内阻状态

心脏久病，宗气已经亏虚，易感受外邪，最易化热伤肺。肺热蕴积，耗伤肺阴，肺为水之上源，肺中蕴热雾气停滞，最易化生痰浊，与内有瘀阻相合而成痰瘀内阻之态势。气阴亏虚可见气喘憋气胸闷，气短乏力，汗出，五心烦热，阴亏痰热则见痰黏难咯出，气阴亏虚，痰瘀内阻可见舌暗红少苔，脉细数无力等。

（3）心肾阳虚，瘀血阻络状态

久病宗气亏耗日渐加重，心肾阳气亏虚，水液气化无力而内停，可见形寒肢冷，肢体浮肿，小便不利。心阳不振可见气喘胸闷憋气，心悸怔忡。素有瘀血内停，气虚阳虚更加无力推动血液运行，瘀血深停入络，可见胸痛背痛，舌紫暗淡，有瘀斑瘀点，舌苔白滑，脉沉涩弱。

（4）宗气下陷，阳虚水泛状态

久病内伤外感加重宗气亏耗，导致宗气下陷，无力推动水液，水液泛溢，停聚于肺、四肢。宗气下陷则见气喘胸闷憋气，气少不足以言，神疲乏力。水液停肺，肺无力宣发肃降，则见咳嗽痰多，喘促，张口抬肩，气短不足以息。水液泛溢四肢则见肢体浮肿，小便不利。宗气下陷，阳气衰竭则见口唇青紫、肢体冷汗、形寒肢冷、烦躁不安等喘脱危象。舌淡紫，苔白腻，脉细沉欲绝为宗气下陷，阳虚水泛之象。

3. 演变病机

本病或因心脏疾病迁延而成，或因年迈久病，脏腑衰惫，他病及心，本虚标实状态互为因果，日久气阳俱损，若寒邪、痰浊、瘀血痹阻心脉，加重损伤心之气阳，或因外邪直中入心，或疫邪逆传心包，或情志不畅而致气机逆乱，伤及心神等，常可导致喘脱、厥脱之危候。

心衰反复发作，累及五脏，则见肝衰肾衰，终成顽疾而难治，甚则心阳暴脱，阴阳离决而亡，《灵枢·五色》云："大气入于脏腑（指膈下脏腑）者，不病而卒死矣。"

四、状态辨治

1. 治疗原则

心力衰竭应当遵循以下治疗原则：①缓解症状；②提高运动耐量；③改善生活质量；④延缓病情发展；⑤降低死亡率。

针对心衰本虚标实的基本病机，治疗的总原则是温补宗气，活血利水。临床当根据不同阶段病势缓急及个体状态差异而有所侧重。

2. 西医治疗

基本治疗：针对病因治疗或消除病因；卧床休息、氧疗、镇静、控制钠盐和水摄入、低脂低盐饮食、戒烟等。

减轻心脏负荷：①利尿剂：呋塞米、托拉塞米、丁脲胺等；②血管扩张药物：硝酸甘油、单硝酸异山梨酯等。

增强心肌收缩力，增加心排出量：①洋地黄药物：地高辛、西地兰；②正性肌力药。

减轻心脏负荷、抑制心肌管重构：β 受体阻滞剂、血管紧张素转换酶抑制剂（ACEI）/ 血管紧张素 II 受体拮抗剂（ARB）、螺内酯等。

3. 分状态治疗

（1）宗气亏虚，阳虚状态

临床表现： 气喘气短，活动后加重，胸闷憋气或夜间憋醒，乏力纳差，时有胸背疼痛，舌紫暗，舌体淡胖，苔白，脉象虚弱。

治法： 补益宗气，活血通络。

常用药物： 人参（生晒参）、党参、黄芪等补益肺脾宗气；可用三七、丹参、当归、红景天、全蝎、血竭活血通络。

角药举例：

1）人参、党参、黄芪

人参甘微苦温，功效大补元气，复脉固脱，补脾益肺，生津养血，安神益智；党参甘平，能补脾益肺，健运中气，升清阳，布津液，生阴血；黄芪甘温，补中益气，升阳举陷，生津养血，行滞通痹，为甘温益气要药。三药同用补益宗气，益肺补脾，推动胸中大气。

2）三七、丹参、当归

三七甘苦性温，长于化瘀生新，又善止血妄行，能消肿定痛；丹参苦寒，能活血通经，祛瘀止痛，凉血消痈，清心除烦；当归甘辛性温，补血调经，活血止痛，润肠通便，为补血圣药。三药共用，活血祛瘀通络，改善心脉瘀阻。

3）红景天、全蝎、血竭

红景天甘涩性寒，能活血止血，清肺止咳；全蝎辛平，性善走窜，能搜风通络，止痉，攻毒散结；血竭甘咸性平，有散瘀止痛、止血等效。三药同用，通行深处脉络，改善心脉痹阻。

（2）气阴亏虚，痰瘀内停

临床表现： 气喘憋气胸闷、气短乏力，活动后气喘憋气加重，汗出，五心烦热。痰黏难咯，舌暗红少苔，脉细数无力。

治法： 益气养阴，化痰活血。

常用药物： 西洋参、麦冬、炙甘草、北沙参、山萸肉、红景天等益气养阴；天竺黄、浙贝母、法半夏等化痰；红花、乳香、水蛭等活血通络。

角药举例：

1）西洋参、麦冬、炙甘草

西洋参甘苦微寒，能补气养阴，清热生津；麦冬味甘微苦，性寒，长于清热养阴，润肺止咳，能益胃生津止咳，润肠，清心除烦，安神定悸；炙甘草甘平，健脾益气，补益心肺，缓急止痛。三药同用，益气养阴，益心气，滋心阴，养心血，充血脉，补脾气，资气血生化之源，宜于心肺气阴亏虚状态者。

2）北沙参、山萸肉、红景天

北沙参甘微苦寒，能养肺阴，补肺气，清肺热，益胃阴，生津液；山萸肉酸涩性温，能补益肝肾，益精助阳，涩精缩尿，固经止血，敛汗固脱；红景天甘涩性寒，能活血止血，清肺止咳。三药共伍补益肺肾，养阴益气，祛瘀通脉。

3）天竺黄、浙贝母、法半夏

天竺黄甘寒，能清心肝之热，豁痰利窍；浙贝母苦寒，能清泄肺热，化痰止咳，解毒散结消痈；法半夏辛温，善燥湿化痰，降逆和胃止呕，散结消痞。三药同用化痰热结聚，止咳。

4）红花、乳香、水蛭

红花辛温，善活血祛瘀，调经通脉，消癥止痛，为血中气药；乳香辛苦性温，能活血化瘀，通气散滞，消肿止痛；水蛭咸苦性平，善入血分，破血逐瘀，通经消癥。三药共伍，破血逐瘀之效峻猛，善开瘀结癥瘕。

（3）心肾阳虚，血瘀内阻

临床表现：气喘胸闷憋气，胸痛背痛，心悸怔忡，形寒肢冷，肢体浮肿，小便不利，舌紫暗淡，有瘀斑、瘀点，苔白滑，脉沉涩弱。

治法：温补心肾阳气，活血通脉。

常用药物：炮附子、桂枝、干姜等温通心阳；三七、川芎、地龙、乳香、没药、蜈蚣等活血化瘀通络。

1）炮附子、桂枝、干姜

炮附子辛甘而热，性质纯阳燥烈，上助心阳，中温脾阳，下补肾阳，能回阳救逆，补火助阳，散寒止痛；桂枝辛甘性温，能通阳扶卫，善宣阳气于卫，畅营血于肌，发汗解肌，又可温经通脉，助阳化气，平冲降逆；干姜辛热，长于温中散寒止痛，健运脾阳，回阳通脉，温肺散寒化饮。三者相辅相成，辛甘合用，化气助阳，共起温补心肾阳气之功。

2）三七、川芎、地龙

三七甘苦性温，长于化瘀生新，又善止血妄行，能消肿定痛；川芎辛温，上行头目，中开郁结，下行血海，能活血祛瘀通脉，行气化滞止痛；地龙咸寒，善清热定惊，息风止痉，走窜而通经络，又长于清肺平喘，清热结利水道。三者同用，力达周身，共奏活血通脉之效。

3）乳香、没药、蜈蚣

乳香辛苦性温，能活血化瘀，通气散滞，消肿止痛；没药辛苦性平，能活血止痛，散瘀消肿；蜈蚣辛温，性走窜，通达内外，平肝息风止痉，搜风通络，攻毒散结，消肿止痛。三药合用，效力峻猛，活血散血祛瘀，通达内外经脉。

（4）宗气下陷，阳虚水泛状态

临床表现：气喘胸闷憋气，气少不足以言，喘促，张口抬肩，气短不足以息，咳嗽痰多，口唇青紫，肢体冷汗，形寒肢冷，肢体浮肿，小便不利，神疲乏力，腰膝酸冷，唇甲青紫，烦躁不安，舌暗紫苔白腻，脉沉细欲绝。

治法：温阳益气，利水平喘。

常用药物：人参、黄芪、太子参、炮附子、肉桂、干姜等补益宗气，温阳散寒；车前子、泽兰、檀香、猪苓、茯苓、乌药等利水消肿；葶苈子、防己、大腹皮等理气以助消除水肿。

角药举例：

1）人参、黄芪、太子参

人参甘微苦温，功效大补元气，复脉固脱，补脾益肺，生津养血，安神益智；黄芪甘温，补中益气，升阳举陷，生津养血，行滞通痹，为甘温益气要药；太子参甘苦性平，功能益气健脾，生津润燥，养阴之中有清火之效。三者同用，大补元气，补益肺脾，扶助宗气。

2）炮附子、肉桂、干姜

附子辛甘而热，性质纯阳燥烈，上助心阳，中温脾阳，下补肾阳，能回阳救逆，补火助阳，散寒止痛；肉桂甘辛性热，能温补肝肾，补火助阳，引火归原，益火消阴，温经通脉，散寒止痛；干姜辛热，长于温中散寒止痛，健运脾阳，回阳通脉，温肺散寒化饮。三者合用，温心脾肾之阳，温化水湿，鼓舞宗气运行。

3）车前子、泽兰、檀香

车前子甘寒，能清热利湿，利水通淋，通过利小便而实大便，同时能清肝明目，清肺化痰；泽兰苦辛性温，善活血调经，散瘀消肿，又能利水，行而不峻；檀香辛温，善调肺气，理脾气，利胸膈，有理气调中、散寒止痛之效。三者同用，利肺中水饮，行胸中滞气，宜用于水饮泛滥，胸膈闷胀者。

4）猪苓、茯苓、乌药

猪苓甘淡性平，渗湿气，利水道，消水肿；茯苓甘淡而平，甘以补脾，淡以渗泄，能益心脾之气，化凌心水湿；乌药辛温，能行气止痛，宣通肺气，宽中顺气，又可温肾散寒，缩尿止遗。三者同用，通调水道，行气化饮，利水消肿。

5）葶苈子、防己、大腹皮

葶苈子苦辛性寒，专泻肺中水饮及痰火，能止咳平喘，开肺气壅滞，通利水道而消肿；防己苦寒，长于祛风除湿通络，通痹止痛，又善清湿热，宣壅滞，利小便；大腹皮辛温，有行气宽中、宣肺利水消肿之效。三者合用，泻肺中痰饮，平喘，宣肺气，调水道。

五、病案举例

患者女，68 岁。

2006 年 4 月 28 日初诊：患者因"胸闷胸痛月余"来诊。患者 1 个月前因急性心肌梗死合并急性心衰入住医院 ICU 监护治疗，经抗凝、抗血小板聚、扩血管、利尿以及益气活血利水等中医治疗后，好转出院，出院仍有双侧胸腔积液，右侧偏多，未行治疗。就诊时胸闷痛发作，间中气促，活动后明显，时有咳嗽，咯少量白黏痰，纳差，稍有口干，无口苦，间中稍有恶心，大便尚调，双下肢稍肿。既往：高血压病、慢性肾功能不全、慢性贫血病史。查体：右下肺呼吸稍弱，未及干湿啰音，HR 98 次 / 分，律不齐，可闻及早搏，心尖部可闻及 2 级收缩期杂音，双下肢轻度可凹陷性水肿。舌质淡暗，舌苔薄白，稍腻，脉小滑略促，重按无力。

中医诊断：心衰病。

西医诊断：冠心病、急性心肌梗死、心功能不全；慢性肾功能不全、肾性贫血；高血压病。

状态分析：患者年老体弱，脏腑机能衰退，气血亏虚，停饮留瘀，病损日久，一朝心脉痹阻，心阳骤损，"阳微阴弦"之势更甚，阳微则脏腑失养，气阳两虚，阴弦则停饮不消，瘀血不化。病性属本虚标实，本虚为气阳两虚，标实为血瘀饮停，病位主在心肾，兼及脾肺。本病本虚为主，约占状态要素七成，气虚阳虚并重；实为瘀水及停饮，约占三成，瘀血停饮并重。脏腑相关因素：心肾相关，累及脾之运化及肺之宣降。

治法：西医继续维持单硝酸异山梨酯扩张冠状动脉，小剂量呋塞米、螺内酯利尿，阿司匹林抗血小板聚积，美托洛尔控制心律治疗。中医治法：补益肺脾，活血利水。

处方：生黄芪 30g，太子参 15g，人参 10g，炒麦芽 15g，鸡内金 5g，苏梗 15g，炒白术 15g，茯苓 15g，法半夏 10g，丹参 10g，桔梗 10g，薏苡仁 30g，三七 6g，乳香 6g，没药 6g。14 剂，水煎服，每日 1 剂。

2006 年 5 月 12 日二诊：患者药后病情稳定，一般活动可，活动后仍有气促，无咳嗽及咳痰，夜间基本可平卧，纳差，大便稍不成形，无肢体水肿。右下肺呼吸稍弱，肺底少许细湿啰音。HR 76 次 / 分，律不齐，可闻及早搏，心尖部可闻及 2 级收缩期杂音。舌质淡暗，舌苔薄白稍腻，脉略滑而不齐。状态分析：水饮渐化，正气有所恢复；继续补益肺脾，兼以活血利水。停用西药利尿剂，适当增加中药利水之品。

处方：生黄芪 30g，太子参 20g，三七 6g，炒麦芽 15g，鸡内金 5g，苏梗 15g，白术 15g，茯苓 15g，丹参 10g，炒薏苡仁 15g，葶苈子 15g，泽兰 10g，乳香 6g，没药 6g。14 剂，水煎服，每日 1 剂。

2006 年 5 月 26 日三诊：患者近日症状平稳，可缓慢行走，夜间无阵发性呼吸困难，纳食一般，二便调。双肺呼吸音清，未及干湿啰音。舌质淡暗，舌苔薄白，脉略细。状态分析：病势趋于平稳，正气渐复，邪势渐衰。继以前法治疗。

处方：生黄芪 30g，太子参 20g，三七 6g，炒麦芽 15g，鸡内金 5g，苏梗 15g，白术 15g，茯苓 15g，丹参 10g，炒薏苡仁 15g，葶苈子 15g，泽兰 10g，乳香 6g，没药 6g，檀香 5g。7 剂，水煎服，每日 1 剂。

治疗后患者病情好转出院。

第三章　消化系统疾病

第一节　功能性消化不良

一、概述

消化不良是指位于上腹部的一个或一组症状，主要包括上腹部疼痛、上腹部烧灼感、餐后饱胀和早饱感，还可包括如上腹部胀气、恶心、呕吐及嗳气等其他症状。功能性消化不良（functional dyspepsia，FD）是指具有慢性消化不良症状，但其临床表现不能用器质性、系统性或代谢性疾病等来解释的一种功能性胃肠病。中医古籍中并无功能性消化不良这一病名，根据其症状，可以与"痞满""胃痛""嘈杂""嗳气""呃逆""呕吐"等病相对应。

1. 流行病学

功能性消化不良是临床上最常见的一种功能性胃肠病。由于诊断标准等因素不同，因此世界各地的发病率报道也不尽相同，以上腹痛为标准的消化不良患病率为7%～45%，以上消化道症状为标准的消化不良患病率为23%～45%，以罗马Ⅰ标准调查的患病率为18%～38%，以罗马Ⅱ标准调查的患病率为24%左右。根据系统评价的调查显示，功能性消化不良的总患病率为11.5%～14.5%。欧美流行病学调查表明，普通人群中有消化不良症状者占19%～41%，占消化内科门诊量的50%左右。发达国家消化不良发病率较发展中国家低，提示经济水平、地理环境可能是功能性消化不良的影响因素。调查显示本病中国发病率为20%～30%。

有调查显示女性较男性更易患功能性消化不良，但没有确切的发病年龄。此外，教育、居住环境、经济条件、职业等因素是否对患功能性消化不良有影响也难以得出确切的定论，有待进一步探索和研究。

2. 疾病特点

功能性消化不良具有慢性、复发性、难以缓解性的特点，不仅明显影响患者的生活质量，而且也造成了相当高的医疗费用支出。而功能性消化不良具体的发病机制一直是困扰众多学者的难题。目前多数学者认为胃动力异常、内脏高敏感性、社会心理学因素、幽门螺杆菌、遗传、胃酸过度分泌、环境、饮食及生活方式与功能性消化不良的发生有关，且脑－肠轴、自主神经系统和胃肠激素在其中可能起着重要的作用。

3. 中医认识

本病多由禀赋不足、脾胃虚弱，饮食不节、食滞胃肠，情志不畅、肝气郁结，内伤外感、湿热中阻、日久失治、寒热错杂或虚火内盛、胃阴不足等所致。诸多原因导致脾胃损伤，脾气虚弱，运化失司，形成食积、湿热、瘀血等病理产物，阻于中焦，气机阻滞，升降失常，而出现脘腹胀满、疼痛、嘈杂、嗳气等一系列症状。

路志正教授认为脾胃病应当以"持中央，运四旁；怡情志，调升降；顾润燥，纳化常"为治疗原则，魏玮教授在其理论基础上，总结并提出了"补先天，壮后天，抵挡邪毒，通利经络"的治疗方法，强调治疗疾病的核心是固护后天之本——脾胃，调整脾胃气机运化，同时还应当重视疏肝气，宣肺气，养心气，调畅情志，活血通络。董建华教授在脾胃病治疗中着重强调"通法"，并提出了脾胃病通降理论，运用理气通降、化瘀通络、通腑泻热等方法辨证施治。

张声生教授等以"寒、热、虚、实"为基本纲领，将所采集的 565 例功能性消化不良患者重新辨证，分为实热证 – 脾胃湿热证、虚寒证 – 脾胃虚弱（寒）证、寒热错杂证、虚实夹杂证 – 脾胃气滞证四大证型，并选用自拟方分证治疗，疗效显著。邓贵成主任使用"和降法"辨证施治：将脾胃湿热证治以分消走泄，开上、畅中、渗下三焦同治，并结合脾阴胃阳失衡而致虚实夹杂、寒热错杂等证治提出温中、养阴的治疗方法。迟莉丽教授认为功能性消化不良病位在脾胃，并与心、肝密切相关，提出了肝心脾胃同调同治的方法，以脏腑同治为核心。

针刺可以通过调节脑 – 肠轴功能活动来调节脑肠肽的分泌，其分泌的神经递质被称为脑肠肽，又叫胃肠激素，对胃肠的功能活动起重要的作用，能够调节进食、食欲及消化；还可以调节大分子代谢物的水平以调节胃肠道对脂类物质的消化吸收，改善胃功能。

二、诊断

功能性消化不良的诊断采用罗马 Ⅲ 诊断标准，可分为 2 个亚型，即：餐后不适综合征（PDS）和上腹痛综合征（EPS）。

功能性消化不良诊断标准：病程至少 6 个月，近 3 个月满足以下诊断标准且至少具备下列 1 个症状：①餐后饱胀。②早饱；③上腹痛；④上腹烧灼感。同时无器质性原因可解释上述症状（包括上消化道内镜检查结果）。

1. 餐后不适综合征（PDS）诊断标准

病程至少 6 个月，近 3 个月满足以下诊断标准且至少具备下列 1 个症状：①每周发作数次，进常规量饮食后出现餐后饱胀。②每周发作数次，因早饱感而不能进常规量饮食。

患者可同时具有以下症状：①上腹胀气或餐后恶心或大量嗳气。② EPS 症状。

2. 上腹痛综合征（EPS）诊断标准

病程至少 6 个月，近 3 个月满足以下诊断标准且需同时具备下列所有条件：①每周至少 1 次有中度上腹痛或烧灼感。②疼痛间歇发作。③不向胸部或腹部其他部位发射。④排气或排便后不能缓解。⑤不符合胆囊及肝、胰、壶腹括约肌功能障碍标准。

患者可同时具有以下症状：①疼痛为烧灼样，但不是胸骨后。②疼痛可在餐后诱发或减轻，但空腹时亦发生。③可同时具有 PDS 症状。

三、病机状态分析

1. 基本病机

脾虚气滞，胃失和降为该病基本病机。本病发生多与饮食不当、外邪入侵、情志不佳等有关。脾主升清，胃主通降，以脾升胃降来概括机体整个消化系统的生理功能，各种因素损伤中气，脾胃虚弱，脾失运化，胃失和降，导致胃肠功能紊乱诱发疾病。

脾胃同居中焦，为气机运化之枢纽，脾主升清，胃主降浊，共司水谷的纳化吸收，脾之纳运如常，则胃气调畅。如胃气不降，则糟粕不能下行，其在上则胸闷哽噎、在中则胃脘胀痛、在下则大便秘结；若胃气不降反升，可致嗳气呃逆、恶心呕吐、反酸烧心等；若脾气不升，则不能运化精微，可致餐后脘闷，食后思睡、腹胀腹泻、消瘦乏力、精神倦怠等；若脾气不升反降，则中气下陷，症见腹部坠胀，肛门坠胀。中焦气机顺畅，尚赖肝之调达，若肝气郁结，侮脾犯胃，影响中焦气机运行，亦致本病。因此，本病病位在胃，主要涉及肝、脾二脏，脾虚气滞，胃失和降为该病基本病机。

2. 当前病机

本病病性属本虚标实之态，脾虚为本，气滞、食积、寒湿、湿热、瘀阻等为标，病初以邪实为主，久则虚实夹杂，寒热错杂。

脾主运化升清，胃主消食，脾升胃降，胃以通降为顺。脾胃虚弱，过食过饱，胃中积食，胃消化停滞，则神疲乏力、胃胀、呕恶、纳差甚至胃痛。

如果过食寒冷，中阳不足，则寒湿内生，脾胃虚寒，纳运升降失常，脾胃功能失常，清阳不升，浊阴不降，则可发生胃痛、腹痛、腹胀、早饱、嘈杂、嗳气、恶心等。

若生气恼怒，肝气郁滞，克犯脾胃，脾虚胃滞气滞导致的胃失和降，胃气上逆，可见情志抑郁或急躁易怒，胁肋胀满，吐酸嘈杂，嗳气呃逆，烧心泛酸，肠鸣矢气，大便不畅，甚至腹痛而泻，泻后痛减等。

若过食辛辣烟酒，则湿热中阻，脾胃升降失常，气机不畅，常见脘腹痞满或疼痛，渴不欲饮，食少纳呆，恶心呕吐或嗳气，身体困重，大便秘结或黏滞不爽，舌质红，苔黄厚腻。

该病反复发作日久，则出现寒热错杂、瘀血阻胃，可见胃痛，胃脘痞满，遇冷加重，嘈杂反酸，口干口苦，畏寒肢冷，心烦，嗳气纳呆，或伴有干哕食臭，肠鸣下利，舌暗淡苔薄白或黄腻，脉沉细等。

3. 演变病机

功能性消化不良为中焦不利，脾胃虚弱、肝郁气滞、饮食停滞、痰湿阻滞而成。病初多由外邪、饮食、情志不遂所致，邪犯脾胃，中焦不利，升降失司，病因单一，病机单纯，表现为实证；病久损伤脾胃，中气不足，可由实转虚，如寒邪日久损伤脾阳，热邪日久耗伤胃阴，多见脾胃虚寒、胃阴不足等证候，则属虚证。然脾胃虚弱，健运失司，既可停湿生饮，又可食滞内停，而实邪内阻，又会进一步损伤脾胃，终致虚实并见的复杂病机。

四、状态辨治

1. 治疗原则

西医治疗：主要有抑制胃酸分泌、促胃肠动力、助消化，保护胃黏膜、根除幽门螺杆菌等。有抑郁倾向者，应适时施以心理干预，进行心理疏导，排除一系列诱因，严重者可给予抗抑郁或抗焦虑治疗。

中医治疗：和胃理气，疏肝健脾为治疗原则。根据患者就诊时的具体状态，施以治疗。胃肠动力中药能增强胃肠蠕动，促进排空，具有降逆止呕、消痞除满、健脾和胃及攻积导滞等作用。具体治疗或健脾行气散结，或疏肝理气和胃，或补气健脾散寒，或清热化湿和中，或辛开苦降和胃，同时兼顾化湿清热、祛瘀、消食导滞之法，标本兼治。

2. 西医治疗

复方阿嗪米特肠溶片：有助于消化，促进胆汁分泌、降低肠道黏液气泡表面张力，缓解腹痛及腹胀症状。

多潘立酮、莫沙比利：胃肠动力药，是高选择性的多巴胺拮抗剂。

奥美拉唑、埃索美拉唑：有效抑制胃酸分泌的质子泵抑制剂，对胃蛋白酶分泌也有抑制作用，对用 H_2 受体拮抗剂无效的胃和十二指肠溃疡也有效。

3. 分状态治疗

（1）脾虚气滞态

临床表现：胃脘或胁肋胀满疼痛，纳呆食少，便溏不爽，苔白腻，脉弦或细。本证症状以腹胀为主，可见情绪改变。

治法：健脾和胃，理气消胀。

常用药物：脾虚可予党参、白术、茯苓、茯苓、黄芪、太子参健脾益气；枳壳、陈皮、木香、香橼、甘松、代代花等理气和胃消胀；豆蔻、砂仁、佛手等和胃运胃。

角药举例：

1）党参、白术、茯苓

党参甘平，善补脾益肺，健运中气，升清阳、布津液、生阴血；白术苦甘性温，益气健脾，燥湿利水，止泻；茯苓甘淡性平，能健脾，利水渗湿。诸药合用，健脾培中土，补气养胃，渗湿助运，以复其运化之功。

2）茯苓、黄芪、太子参

茯苓甘淡性平，健脾利水渗湿；黄芪甘温，能补中益气，升阳举陷，生津养血，行滞通痹；太子参甘苦性平，功能益气健脾，生津润燥，养阴之中有清火之效。三药配伍健脾益气，生津养血。

3）枳壳、陈皮、木香

枳壳苦辛酸而性寒，有破气消积、化痰除痞之效；陈皮苦辛性温，芳香醒脾，能行气止痛，健脾和中，又可燥湿化痰，行气止痛，散结消痈；木香辛苦性温，能通行三焦气分，善行中焦脾胃、下焦大肠气滞，有行气健脾、疏肝利胆之效。三药共用，调理中焦气机，化痰消痞。

4）香橼、甘松、代代花

香橼味辛、苦、酸，性温，能疏肝理气止痛，行气宽中消胀，又可消痰止咳；甘松辛甘性温，芳香醒脾开郁，能行气畅中，散寒止痛；代代花辛甘苦而性温，能调气疏肝，理气宽胸，和胃止呕。三者共用疏肝理气，调畅中焦，宽中除胀。

5）豆蔻、砂仁、佛手

豆蔻辛温，能运湿浊，健脾胃，行气化湿，温中止呕；砂仁辛温，能和五脏，长于化湿行气温中，醒脾和胃，止泻止呕；佛手辛、苦、酸，性温，能疏肝解郁，行气止痛，醒脾和胃，导滞消胀，化湿消痰。三药共奏化湿行气、和胃运胃之效。

（2）肝胃不和态

临床表现： 胃脘胀满，痛或不痛，两胁胀满，不欲食，呃逆，嗳气，每因情绪不畅发作或加重。可伴有吐酸嘈杂，嗳气呃逆，烧心泛酸，心烦易怒，喜叹息，大便不畅，或肠鸣矢气，腹痛而泻，泻后痛减，舌淡红，苔薄白或薄黄或白厚，脉弦或弦细。

治法： 理气解郁，和胃降逆。

常用药物： 疏肝常用柴胡、白芍、枳实，木香、苏梗、玫瑰花、川楝子、五灵脂、大腹皮等；消食助消化可用麦芽、鸡内金、神曲等。

角药举例：

1）柴胡、白芍、枳实

柴胡辛苦性寒，能疏散少阳之邪，解表退热，又可疏肝解郁，调经止痛，升举清阳；白芍苦酸性寒，善养血补血，滋肝柔肝，敛阴平肝，缓急止痛；枳实苦、辛、酸而性寒，善破气除痞，消积导滞，又可行气化痰，止痛，助血运，为滑窍泻气之药。

三药合用，可疏肝行气，和血止痛，使血脉通畅、肝气条达，营卫自和。

2）木香、苏梗、玫瑰花

木香辛苦性温，能通行三焦气分，善行中焦脾胃、下焦大肠气滞，有行气健脾、疏肝利胆之效；紫苏梗辛温，能理气宽中，舒郁止痛，使郁滞上下宣行；玫瑰花甘微苦，性温，甘香行气，能疏肝和胃，行气止痛，又可调经止痛。三药配伍，疏肝和胃，调理气机，行气止痛。

3）麦芽、鸡内金、神曲

麦芽甘平，能行气消食，健脾开胃，可疏肝解郁，回乳消胀，其能助胃气上升，又开胃补脾；鸡内金甘平，有消食化积、健运脾胃之效，又能固精缩尿止遗，清利湿热，通淋化石；神曲甘辛性平，善行气消食，健脾开胃，和中止泻，又可散寒解表，其专于消化谷麦酒积。三者相伍，健运脾胃，消食物积滞不化。

4）川楝子、五灵脂、大腹皮

川楝子苦寒，其降泄之性能疏肝泻热，导热下行，又能行气止痛，燥湿杀虫；五灵脂苦、咸、甘而性温，专入肝经血分，通利血脉，散瘀止痛，又可化瘀通经止血；大腹皮辛温，能散无形之滞气，有行气宽中、宣肺利水消肿之效。三药合用，疏肝郁，泻肝热，调肝经，通肝脉。

（3）脾胃虚寒态

临床表现： 胃脘胀满或隐痛，时轻时重，喜温喜按，劳累或受凉后加重，疲乏无力，少气懒言，食少纳呆，可伴恶心呕吐，畏寒肢冷，大便稀溏，舌质淡，苔薄白，脉细或弱或沉。

治法： 温中散寒，健脾和胃。

常用药物： 温中散寒药常用干姜、茴香、白术、高良姜、吴茱萸、豆蔻、党参、荜茇、荜澄茄等；健脾益气仍选用党参、茯苓、白术、黄芪等；和胃用旋覆花、代赭石、香橼等。

角药举例：

1）干姜、茴香、白术

干姜辛热，长于温中散寒止痛，守而不走，能健运脾阳，回阳通脉，温肺散寒化饮，守而不走；茴香辛温，能温肾补火助阳，散寒理气止痛，又可温中止呕；白术苦甘性温，益气健脾，燥湿利水，止泻。三者同用，温中散寒，益气健脾。

2）高良姜、吴茱萸、豆蔻

高良姜辛热，善于温中散寒止痛，和胃止呕，祛沉寒痼冷；吴茱萸辛苦性热，能温经散寒止痛，温中止呕，助阳止泻，既散肝经之寒，又解肝气之郁；豆蔻辛温，善运湿浊，健脾胃，有行气化湿、温中止呕之效。三药配伍，温中焦脾胃，散寒止痛，止胃寒呕呃。

3）党参、荜茇、荜澄茄

党参甘平，善补脾益肺，健运中气，升清阳，布津液，生阴血；荜茇辛热，能温中焦，降胃气，止呕呃，散寒止痛，阳明药也；荜澄茄辛温，温中散寒止痛，行气化滞，温助下元。三药共伍，温中益气，疗阳明浮热。

4）旋覆花、代赭石、香橼

旋覆花苦辛咸性温，入肺消痰除痞，降逆行水，止咳平喘，又善降胃气止呕、止噫；代赭石苦寒，质重长于镇潜肝阳，镇惊安神，又能清肝火，降逆止呃，降气平喘，凉血止血；香橼辛、苦、酸，性温，能疏肝理气止痛，行气宽中消胀，又可消痰止咳。三药合用，平肝降逆，止呃止噫。

（4）脾胃湿热态

临床表现：脘腹痞满或疼痛，渴不欲饮，食少纳呆，可伴有恶心呕吐或嗳气，身体困重，大便秘结或黏滞不爽，小便短黄，舌质红，苔黄厚腻，脉滑或滑数。

治法：清热化湿，理气和中。

常用药物：黄连、栀子、厚朴、蒲公英、败酱草、茵陈等清热化湿；大黄、虎杖、厚朴、金钱草、枳实、大腹皮等理气通腑降逆；浙贝母、瓦楞子、川楝子制酸止痛。

角药举例：

1）黄连、栀子、厚朴

黄连苦寒，清热燥湿，调胃厚肠，泻火解毒，长于清中焦湿热郁结；栀子苦寒，清泄三焦火热，清心除烦，清热利湿，凉血解毒；厚朴苦燥辛温，善运中焦，疏利气机，行气除胀，又可燥中焦湿浊，通积导滞，降肺气、燥湿痰而平咳喘。三药同用，除中焦湿热，清三焦火热，行气通滞。

2）蒲公英、败酱草、茵陈

蒲公英苦、甘，性寒，能够清热解毒，消痈散结，又可清热利湿，利尿通淋；败酱草辛苦性寒，有解毒排脓、活血消痈、祛瘀止痛之效；茵陈苦辛性寒，可祛湿热，利黄疸，善清肝胆之热，兼理肝胆之郁。三药合用，清利胃肠湿热，使湿热邪气从下而去。

3）大黄、虎杖、厚朴

大黄苦寒，性禀直遂，长于下通，能涤荡肠胃，推陈致新，能泻下攻积，清热泻火，凉血解毒，逐瘀通经，利湿退黄；虎杖苦寒，有清热利湿之功，又可清热解毒，活血化瘀，祛风湿，通经络，止咳化痰；厚朴苦燥辛温，善运中焦，疏利气机，行气除胀，又可燥中焦湿浊，通积导滞，降肺气、燥湿痰而平咳喘。三药配伍，通腑下积，针对湿热秘结肠腑之证。

4）金钱草、枳实、大腹皮

金钱草甘咸性寒，能够利湿退黄，清利肝胆，利尿通淋，清热解毒消肿；枳实苦、辛、酸而性寒，善破气除痞，消积导滞，能行气以活血、化痰、止痛，为滑窍泻气之药；大腹皮辛温，能散无形之滞气，有行气宽中、宣肺利水消肿之效。三药合用，通便通腑，治疗大便黏腻不爽。

5）浙贝母、瓦楞子、川楝子

浙贝母苦寒，能清泄肺热，化痰止咳，解毒散结消痈；瓦楞子咸平，能软坚散结，消顽痰，散郁结，去一切痰积、血块、气块，煅后制酸止痛；川楝子苦寒，其降泄之性能疏肝泻热，导热下行，又能行气止痛，燥湿杀虫。三者共伍，化痰散结，制酸止痛。

（5）寒热错杂瘀阻态

临床表现： 胃脘痞满，遇冷加重，嘈杂反酸，口干口苦，嗳气纳呆，或伴有干哕食臭，肠鸣下利，或畏寒肢冷，心烦，舌暗淡苔薄白或黄腻，脉弦细或弦数。

治法： 辛开苦降，活血和胃止痛。

常用药物： 黄芩、半夏、干姜等寒热并用，散结消痞；黄连、附子、吴茱萸等清肝泻火，温中降逆；蒲公英、肉桂、蜀椒等清热解毒，温助脾肾。活血药多选用延胡索、乳香、降香、九香虫、莪术、三棱等；胃阴亏虚可用沙参、麦冬、玉竹等。

角药举例：

1）黄芩、半夏、干姜

黄芩苦寒，功效清热燥湿，泻火解毒，善清中上二焦湿热、肺中实热、少阳郁热，又能凉血止血；半夏辛温，善燥湿化痰，降逆和胃止呕，散结消痞；干姜辛热，长于温中散寒止痛，守而不走，能健运脾阳，回阳通脉，温肺散寒化饮，守而不走。三者共用和胃降逆，散结消痞。

2）黄连、附子、吴茱萸

黄连苦寒，清热燥湿，调胃厚肠，泻火解毒，长于清中焦湿热郁结；附子辛甘而热，性质纯阳燥烈，上助心阳，中温脾阳，下补肾阳，能回阳救逆，补火助阳，散寒止痛；吴茱萸辛苦性热，能温经散寒止痛，温中止呕，助阳止泻，既散肝经之寒，又解肝气之郁。三药配伍，清肝泻火，温中降逆。

3）蒲公英、肉桂、蜀椒

蒲公英苦甘性寒，能够清热解毒，消痈散结，又可清热利湿，利尿通淋；肉桂甘辛性热，能温补肝肾，补火助阳，引火归原，益火消阴，温经通脉，散寒止痛；蜀椒辛散温燥，善温中燥湿，散寒止痛，止呕止泻，能杀虫燥湿止痒，入肺以散寒止嗽，入肾以纳气平喘。三者同用，泻胃肠之火，温助脾肾。

4）延胡索、乳香、降香

延胡索辛苦性温，能活血行气，行血中气滞，气中血滞，专治一身上下诸痛，宣通郁滞，利气通络；乳香辛苦性温，能活血化瘀，通气散滞，消肿止痛；降香辛温，化瘀止血，理气止痛，又能辟秽化浊，和中止呕。三药行气活血，疏通郁滞。

5）九香虫、莪术、三棱

九香虫咸温，气香走窜，能行气止痛，又能温中助阳；莪术辛苦性温，入气血分，能破血散瘀，消癥化积，行气止痛，调经通脉，消积化肿；三棱苦辛性平，破血行气，消散积聚，通经止痛，消食化积。三药共用，入中焦，活血化瘀，行气止痛。

6）沙参、麦冬、玉竹

北沙参甘微苦寒，能养肺阴，补肺气，清肺热，益胃阴，生津液；南沙参甘寒，能养阴清肺，益胃生津，化痰，益气；麦冬甘微苦寒，长于清热养阴，润肺止咳，能益胃生津止咳，润肠，清心除烦，安神定悸；玉竹甘寒质润，长于滋肺胃之阴，润肺胃之燥，生津止渴，养阴而不滋腻恋邪。诸药共伍，养阴益胃，生津润燥。

五、病案举例

患者男，26岁。

2016年6月25日初诊： 患者近1个月无明显诱因出现胃脘胀满，烧心反酸，嗳气频频，纳少，眠可，二便调，舌质红，苔黄腻，脉弦滑。

中医诊断：痞满。

西医诊断：功能性消化不良。

状态分析：青年男性，没有明确的伤食史，然根据其舌红、苔黄腻、脉弦滑，可辨为食滞伤中化湿热，脾运失健。饮食不节，宿食内停，胃纳脾运受阻，食气滞于胃脘，故胃脘胀满；胃不纳降，积食浊气上逆，故反酸，嗳气频频；宿食不化，故纳少；湿热内郁可有烧心，苔黄腻。病位在胃、脾，标实为食滞胃脘化湿热，因实致虚，实占九成，虚占一成。

治法：理气和胃，消食导滞，化湿热健脾。

处方：木香10g，砂仁5g，枳壳12g，旋覆花12g，代赭石10g，陈皮12g，香附10g，大腹皮10g，焦三仙各10g，厚朴10g，茯苓6g，黄连9g，黄芩10g，蒲公英15g。7剂，水煎服，早晚分服。

2016年6月30日二诊： 患者药后烧心、反酸明显改善，胃脘胀满、嗳气渐缓。二便调，舌质稍红，苔黄白腻，脉弦滑。治以初诊方去蒲公英，加白术15g。7剂，水煎服，早晚分服。

药后病情好转。

第二节 慢性萎缩性胃炎

一、概述

慢性萎缩性胃炎为常见的慢性消化系统疾病，是慢性胃炎的一种，以胃黏膜萎缩、胃固有腺体减少为特点。慢性萎缩性胃炎临床表现为上腹部隐痛、胀满、痞闷、嗳气、食欲不振、恶心、呕吐、便溏、贫血、消瘦等症状。根据慢性萎缩性胃炎的临床特征，可将其归属于中医"胃痞""虚痞""痞满""嘈杂""胃脘痛"等范畴。

1. 流行病学

慢性萎缩性胃炎的发病率在不同国家和地区之间存在较大差异，一般与胃癌发病率呈正相关。慢性萎缩性胃炎患病地区以东亚、东欧、南美等地相对较高。本病发病率随年龄增长而逐渐升高，20～50岁人群发病率为10%左右，51～65岁人群则高达50%以上。2011年，我国10个城市30个中心共8907例有上消化道症状经胃镜检查证实的慢性胃炎患者，其中慢性萎缩性胃炎占比为23.2%。慢性萎缩性胃炎本身癌变概率并不高，有报道慢性萎缩性胃炎每年的癌变率为0.5%～1%，伴有异型增生时癌变率更高。

2. 疾病特点

近年来临床诊疗发现慢性萎缩性胃炎发病率逐渐上升，且病情缠绵难愈。病理类型：①化生性萎缩，胃黏膜固有层部分或全部由肠上皮腺体组成。②非化生性萎缩，胃黏膜层固有腺体数目减少，取代成分为纤维组织或纤维肌性组织或炎性细胞（主要是慢性炎性细胞）。胃镜检查可见胃黏膜上皮和腺体萎缩甚至数目减少，随病程的迁延，慢性萎缩性胃炎常伴有肠上皮化生（IM）和不典型增生（ATP），因为其与胃癌的发生发展密切相关，是胃癌的前期病变。

目前相关研究表明本病发病大概与以下诸因素相关：幽门螺杆菌感染；胆汁或十二指肠液反流；吸烟；饮食习惯不规律如缺乏新鲜蔬菜水果、水土中含过多硝酸盐、微量元素比例失调、经常食用霉变、腌制、熏烤和油炸食物，过多摄入食盐等；接触重金属如汞、铜、锌、铅等；自身免疫异常；家族、遗传因素。

3. 中医认识

慢性萎缩性胃炎临床以胃脘疼痛、饱胀、痞闷、嗳气、纳呆等为主要表现，属中医"痞满""胃痞""虚痞""胃脘痛""嘈杂"等范畴。其中以胃脘胀满痞闷为主症者，属于"痞满""胃痞"或"虚痞"范畴；以胃脘疼痛为主症者，属"胃脘痛"范畴；以胃中空虚不适，似痛非痛，似饥非饥，似胀非胀，莫可名状为主要表现者，属"嘈杂"范畴。

中华中医药学会脾胃病分会《慢性萎缩性胃炎中医诊疗共识意见（2009）》，认为本病主要病因为情志失和、饮食不调、外邪犯胃、药物所伤、先天禀赋不足、脾胃素虚等。主要病机：一方面脾失健运，胃失和降，中焦枢机不利，气机升降失调，从而产生气滞、食停、湿（痰）阻、寒凝、火郁、血瘀等各种病理产物，诸郁阻胃，进一步妨碍脾胃气机之升降；另一方面由于脾胃运化功能受损，气血生化乏源，致使胃络失养。慢性萎缩性胃炎病程较长，临床常表现为本虚标实、虚实夹杂之证，本虚主要是脾气虚和胃阴虚，标实主要是气滞、湿热和血瘀。

二、诊断

慢性萎缩性胃炎的临床症状和体征无特异性，一般症状有上腹部不适、胃部疼痛、饱胀、食欲不振、嗳气、恶心、消瘦等，部分患者伴有失眠、焦虑等精神神经症状，确诊主要靠胃镜和胃黏膜组织病理检查。

1. 症状和体征

本病症状和体征无特异性，长期消化不良，伴有胃脘部胀满不适，纳差、乏力、消瘦、贫血等。病程长者，常有慢性浅表性胃炎病史。

2. 胃镜诊断

①黏膜色泽改变：呈淡红色，重者呈灰白色或苍白色，萎缩黏膜的范围可以是弥漫的，也可以是局部的，甚至是小灶的，黏膜变薄而凹陷，境界常不清楚。②血管透见：萎缩期可以见到黏膜内小血管，重者可见到黏膜下的大血管如树枝状。③皱襞变细或消失：由于黏膜萎缩导致黏膜皱襞变细，数量减少甚至消失。④可合并浅表性胃炎的表现：黏膜增多、充血或水肿等。

3. 慢性萎缩性胃炎的病理诊断

慢性胃炎观察内容包括 5 项组织学变化和 4 个分级。5 项组织学变化：幽门螺杆菌感染、慢性炎症（单个核细胞浸润）、活动性（中性粒细胞浸润）、萎缩（固有腺体减少）、肠化生（肠上皮化生）。4 个分级：0 提示无，+ 提示轻度，++ 提示中度，+++ 提示重度。慢性胃炎病理活检显示固有腺体萎缩，即可诊断为慢性萎缩性胃炎。

4. 胃黏膜血清学检测

胃体萎缩者血清胃泌素 G_{17} 水平显著升高，胃蛋白酶原 I 或胃蛋白酶原 I、II 比值降低，在胃窦萎缩者中，前者降低，后者正常；全胃萎缩者则两者均降低。因此，检测血清胃泌素 G_{17} 以及胃蛋白酶原 I 和 II 有助于判断有无胃黏膜萎缩和萎缩部位。

萎缩性胃炎可由幽门螺杆菌感染或自身免疫导致，怀疑自身免疫所致者建议检测血清胃泌素、维生素 B_{12} 以及抗壁细胞抗体、抗内因子抗体等，作为萎缩性胃炎及其分型的辅助诊断。

三、病机状态分析

1. 基本病机

胃腑虚弱，中焦郁滞，是慢性萎缩性胃炎的基本病机。

胃位于腹腔上部，上连食道，下通小肠，承上启下，为三焦之枢纽。胃的主要功能是受纳、消化、吸收饮食，中医称受纳腐熟水谷，素有"太仓""水谷之海"之称，生理特性是主通降。《素问·五脏别论》："夫胃、大肠、小肠、三焦、膀胱，此五者，天气之所生也，其气象天，故泻而不藏，此受五脏浊气，名曰传化之腑，此不能久留，输泻者也。"慢性萎缩性胃炎的关键病机状态，就是胃的功能不全，导致胃的通降功能受损，中焦郁滞。

慢性萎缩性胃炎的主要病理表现为胃黏膜萎缩，固有腺体减少。《素问·阴阳应象大论》曰："阳化气，阴成形。"《临证指南医案》云："太阴湿土得阳始运，阳明燥土得阴自安。"萎缩性胃炎患者胃局部功能上的障碍，落实在形体上的变化，就是现代医学观察到胃微观形态的改变：胃黏膜慢性炎症和胃固有腺体的减少，胃窦部 G 细胞减少，黏膜腺体萎缩消失，黏液细胞、壁细胞、主细胞等受损。临床表现为低酸、低胃液状态，即是胃的"阴质"损伤和"阳气"不足的病变基础。因此慢性萎缩性胃炎的中医基本病机为胃腑虚弱，运化水谷能力减弱。

胃的主要生理功能是受纳腐熟功能和通降排泌功能。胃可以受纳腐熟水谷，《灵枢·营卫生会》载，"中焦如沤"；胃还可以受纳五脏之浊气，《素问·五脏别论》云，"泻而不藏，此受五脏浊气，名曰传化之腑"。由此可见胃在人体中承担着重要的水谷精微和五脏浊气交通排泌的功能，如市场一样，在保持通畅的基础上，完成水谷和浊气的运化，正如《素问·刺禁论》所云，"胃为之市"。慢性萎缩性胃炎在脾胃虚弱的基础上，导致脏腑气化功能不足，形成中焦郁滞的基本病机。

2. 当前病机

慢性萎缩性胃炎病因、病机复杂，病程长久，病势缠绵，且易癌变，患者就诊时常常是"内伤脾胃，百病由生"的状态，即临床表现多样，兼夹疾病复杂，累及脏腑众多，中西医临床治疗困难，因此对于慢性萎缩性胃炎的认识既需要发现局部重点问题，又需要兼顾关联脏腑，还需要兼顾全身状态。慢性萎缩性胃炎本虚标实、虚实夹杂之病机特点，完整认识病机。

慢性萎缩性胃炎病程长，由于患者患病时期、体质、身体状态不同，再加上不同的诱因刺激，因此可产生气滞、食积、湿热和血瘀等诸多兼证。临床就诊时，常常会在脾胃虚弱、中焦郁滞的基本病机基础上掺杂以上兼证，构成错综复杂的当前病机，表现出当前特有的病机特点。

肝胃气滞：肝属木，为刚脏，性喜条达而主疏泄；胃属土，为多气多血之腑，喜濡润而主受纳。胃的受纳腐熟功能最容易受到肝疏泄功能的干扰。一方面由于忧愁思虑，思则气结，胃气壅实，肝气疏泄不及，胃气不得宣通，胃的受纳腐熟功能受损，导致肝胃气滞状态。另一方面，病也可由肝气疏泄太过所致，肝气旺盛，横逆犯胃，导致脾胃气弱，胃的受纳腐熟功能受损。临床可见胃脘胀满，攻撑作痛，痛连两胁，嗳气频作，每因情志因素而痛作，大便不畅，苔薄白，脉弦。

胃腑食积：一方面可因饮食过量，胃纳过盛，脾运不及或饥饱失常，进食无规律饥饱不匀，日久则宿食停滞，胃失和降，气机郁阻，损脾伤胃。《素问·痹论》曰："饮食自倍，肠胃乃伤。"另一方面因为过食生冷或过食肥甘厚味导致宿食不化，郁而化热，使胃失和降，气机滞阻，脾失健运，脾胃气机不和。常见胃脘痞满疼痛，纳谷不香，不思饮食，时时嗳腐吞酸或呕吐酸腐不消化食物，吐后痛减，大便不爽，味道酸臭，舌苔厚腻，脉滑。食积日久蕴结于肠腑，则便秘口臭、腹胀满，舌红苔黄腻。

痰湿阻滞：患者素体肥胖，久坐少动，再因过食肥甘厚味或辛辣之品，以致痰湿中阻，或宿食不化郁而生痰湿，或情绪不畅郁久生痰湿，导致痰湿互结脾胃，阻碍气机。常见胃痛胸闷、呕吐涎液或涎痰、恶心、心下痞满或按压疼痛。若寒湿痰滞则呕吐多为清水痰涎、胃脘胀闷不食；若痰饮内停，水气上犯，则见畏寒眩晕心悸，舌苔白腻，脉象弦滑。

胃阴亏虚：患者素体阴虚，或患热病伤阴，或长期熬夜劳累，或久嗜辛辣烧烤等，胃热郁火，日久耗伤胃阴，胃阴不足，脉络失其濡养，导致胃阴亏虚。可见胃脘灼热嘈杂，或痞胀，或隐痛，或灼痛，饥不欲食，口燥咽干，或口干渴不喜饮，或兼腰酸乏力、手足心热、大便秘结，舌红少苔或光剥，脉多弦细。

胃络瘀血：患者患病日久，或者情绪久郁，气滞日久，血行不畅，血脉凝涩瘀血内结，遂成胃络瘀血。常见胃脘疼痛，痛处拒按，痛有定处，痛如针刺或刀割，食后痛甚，或见吐血便血，舌质紫暗，脉涩。

脾胃虚弱，中焦虚寒：患者或年高体衰，胃病反复日久，脾胃受损，气血渐弱，或久病劳倦过度，均可致脾胃虚弱，中焦虚寒，寒从内生，脉络失于温养。常见面色萎黄或者㿠白，胃脘隐隐作痛，四肢无力，气短困倦，少气懒言，胃脘部喜按喜暖，得食痛减，时呕清水，食少纳差，乏力神疲，四肢欠温，大便稀溏，舌质淡，脉软弱。

本病患者临床表现多样，兼夹疾病复杂，累及脏腑众多，以上各种状态可以交替叠加出现，呈现虚实寒热错杂之证。部分患者出现上皮内瘤变、极少数患者出现癌变，与"毒"邪发病状态相关。"毒"是对机体产生不利影响、来源于外界或体内的各种因素过度累积的统称。胃为水谷之海，多气多血，生理上水谷精气汇聚于此为正气；病理上气滞、食积、痰湿、瘀血停聚于此，这些因素过度聚集不退就化生"毒"邪，"毒"邪对胃黏膜产生持续刺激，出现上皮内瘤变、癌变等。

3. 演变病机

慢性萎缩性胃炎早期发病通常有腺体过度分泌，患者多表现为烧心、反酸等症。因为胃液是由人体津液化生而来，胃液长期的亢盛分泌必将导致人体阴液耗伤。多数慢性萎缩性胃炎患者早年胃酸过度分泌，随着患者年龄增加、自身衰老和疾病发展，正气消耗，毒邪积聚，气滞、食积、痰湿、瘀血停聚于此，这些致病因素对胃黏膜产生刺激，导致亢进的胃腺体功能逐渐减退，胃固有腺体减少，从而逐渐发展为慢性萎缩性胃炎，部分患者出现上皮内瘤变，极少数患者出现癌变。患者经历慢性萎缩性胃炎→胃黏膜上皮化生→胃黏膜上皮内瘤变→胃癌的慢性演变过程。

四、状态辨治

1. 治疗原则

慢性萎缩性胃炎病因、病机复杂，病程长久，病势缠绵且易癌变，患者就诊时常常是"内伤脾胃，百病由生"的状态。治疗要把握脾胃虚弱、中焦郁滞之基本病机，分析脾胃气虚、阴虚、阳虚的程度，考虑气滞、痰湿、瘀血、食积诸"毒"因素的多少，补虚泻实，整体调整，祛邪扶正，治养结合，使脾胃系统运化功能恢复。

萎缩性胃炎病在胃腑中焦，病性本虚标实，治疗上应贯彻平调中焦的原则，升清降浊，燥润相济，平调中焦，使其升降有序，运化、受纳、腐熟、通降功能复常。治胃以通降为要，胃为六腑，属阳明燥土，其为病阳常有余，阴常不足，多实多滞，因而治疗胃腑病证，应时刻着眼于"通泄"，尤以"通"为要，疏其壅塞，消其郁热，导引食浊、痰饮、瘀血下行，保持消化道通畅，即"通则不病"。

2. 西医治疗

现代医学认为慢性萎缩性胃炎治疗目的是缓解症状和改善胃黏膜炎症，治疗应尽可能针对病因，遵循个体化原则。对于严重的慢性萎缩性胃炎或伴有上皮内瘤变者应注意预防其恶变。具体内容包括一般治疗、根除幽门螺杆菌治疗、黏膜保护剂治疗、制酸或抑酸剂治疗、促动力剂治疗、助消化药治疗和其他治疗。

一般治疗：戒烟忌酒，避免使用损害胃黏膜的药物如阿司匹林、吲哚美辛、红霉素等，规律饮食，避免过热、过咸和辛辣刺激食物，积极治疗慢性口、鼻、咽部感染病灶。

根除幽门螺杆菌治疗：应用四联疗法，疗程 10 ～ 14 天，治疗后应复查。

抑制胆汁反流和改善胃动力：促胃动力药如莫沙必利、盐酸伊托必利和多潘立酮等均可增强胃蠕动，减少胆汁反流。

保护胃黏膜：胃黏膜保护剂如硫糖铝、替普瑞酮、吉法酯、瑞巴派特、依卡倍特等可保护胃黏膜屏障、促进胃黏膜糜烂愈合。

助消化药治疗：有明显进食相关的腹胀、纳差等消化不良症状者，可考虑应用消化酶制剂复方阿嗪米特、米曲菌胰酶等各种胰酶制剂等。

其他治疗：有明显精神心理因素的慢性胃炎患者，可用抗抑郁药或抗焦虑药及精神心理疏导干预。

3. 分状态治疗

（1）脾胃虚弱，中焦郁滞，肝胃气滞态

临床表现： 面色萎黄，形体消瘦，纳差食少，乏力困倦，胃脘疼痛，痛连两胁，嗳气频作，痞闷饱胀，舌淡胖，苔白腻，脉弦细。

治法： 健运脾胃，疏肝和胃，通调中焦，调和胃腑气血。

常用药物： 党参、茯苓、白术健运脾胃；柴胡、枳壳、川楝子、青皮、香附、半夏、苏梗、佛手、砂仁、厚朴花、玫瑰花、香橼、绿萼梅等和降胃腑气机，使胃腑气机流转，恢复胃腑受纳、通降的功能；鸡内金、山楂、神曲等健运脾胃，以助纳食消化。

角药举例：

1）党参、茯苓、白术

党参甘平，善补脾益肺，健运中气，升清阳、布津液、生阴血；茯苓甘淡性平，有健脾、利水渗湿之效，可益心脾之气，化凌心水湿；白术苦甘性温，益气健脾，燥湿利水，止泻。三者同用，甘温益气健脾，改善脾胃气虚。

2）柴胡、半夏、枳壳、川楝子

柴胡辛苦性寒，能疏散少阳之邪，解表退热，又可疏肝解郁，调经止痛，升举清阳；半夏辛温，善燥湿化痰，降逆和胃止呕，散结消痞；枳壳苦辛酸而性寒，破气消积，化痰除痞；川楝子苦寒，能疏肝泻热，导热下行，又能行气止痛，燥湿杀虫。药物共伍，疏肝和胃，通调中焦，和解少阳气机，使三焦元气通畅，助胃气恢复。

3）枳壳、苏梗、佛手、青皮

枳壳苦、辛、酸而性寒，破气消积，化痰除痞；苏梗辛温，能理气宽中，舒郁止痛，使郁滞上下宣行；佛手辛、苦、酸，性温，能疏肝解郁，行气止痛，醒脾和胃，导滞消胀，化湿消痰；青皮苦、辛性温，能疏肝理气，破气散结止痛，消积化滞，和胃降气。四药配伍，和降胃腑气机，使胃腑气机流转，恢复胃腑受纳、运化、通降之能。

4）香橼、佛手、绿萼梅

香橼辛、苦、酸，性温，能疏肝理气止痛，行气宽中消胀，又可消痰止咳；佛手辛、苦、酸，性温，能疏肝解郁，行气止痛，醒脾和胃，导滞消胀，化湿消痰；绿萼梅味酸性平，芳香行气，能疏肝解郁，理气醒脾和胃，化痰散结。三味轻灵的理气药组合，理胃气而不燥，和胃而不伤正，偏于行气疏肝，宽中和胃化痰。

5）豆蔻、厚朴花、玫瑰花

豆蔻辛温，善运湿浊，健脾胃，行气化湿，温中止呕；厚朴花味苦性温，专于行气化湿，宽中醒脾和胃；玫瑰花味甘微苦，性温，能疏肝和胃，行气止痛，又可调经止痛。三药组合，理气宽中，醒脾化湿，行气解郁。

（2）中焦郁滞，胃肠食积态

临床表现：胃脘痞满疼痛，纳谷不香，不思饮食，时时嗳腐吞酸，或时常呕吐，呕吐物酸腐不消化，吐后痛减，大便不爽，味道酸臭，舌苔厚腻，脉滑。若伴有食积化热、食积肠道可见口苦口臭、腹胀腹痛、便秘便黏腻，舌苔黄厚腻，脉弦滑。

治法：通畅中焦，健胃消积，清热化湿。

常用药物：枳壳、苏梗、砂仁、薤白、甘松、木香、青皮、陈皮、大腹皮、焦槟榔等和降胃腑气机，使胃腑气机流转，恢复胃腑受纳、通降的功能；鸡内金、炒麦芽、山楂、神曲、莱菔子、谷芽、红曲等消食导滞，健脾开胃，以助纳食消化；枳实、厚朴、大黄、瓜蒌等清热化湿，通导肠腑。

角药举例：

1）砂仁、甘松、木香

砂仁辛温，能和五脏，长于化湿行气温中，醒脾和胃，止泻止呕；甘松辛甘性温，芳香醒脾开郁，能行气畅中，散寒止痛；木香辛苦性温，能通行三焦气分，善行中焦脾胃、下焦大肠气滞，有行气健脾、疏肝利胆之效。三药共伍，调脾胃气机，气行湿化，开胃醒脾。

2）青皮、陈皮，薤白

青皮味苦辛，性温，能疏肝理气，破气散结止痛，消积化滞，和胃降气；陈皮苦辛性温，芳香醒脾，能行气止痛，健脾和中，又可燥湿化痰，行气止痛，散结消痈；薤白辛苦性温，温通滑利，长于散阴寒凝滞，行胸阳壅结，又可通降大肠气滞。三者合用，下气消滞，解中焦郁滞，建议短期应用，收功停药。

3）枳实、大黄、瓜蒌

枳实苦、辛、酸而性寒，善破气除痞，消积导滞，能行气活血，化痰止痛，为滑窍泻气之药；大黄苦寒，性禀直遂，长于下通，能涤荡肠胃，推陈致新，泻下攻积，清热泻火，凉血解毒，逐瘀通经，利湿退黄；瓜蒌甘苦性寒，长于清肺润肺，涤痰宽胸，通胸膈闭塞，又有润肠通便之效。三药共伍，上宣胸肺，中和脾胃，下通大肠，清热利湿，通导郁滞。

4）大腹皮、焦槟榔、厚朴

大腹皮辛温，能散无形之滞气，行气宽中，宣肺利水消肿；槟榔味苦辛性温，杀虫消积，善行胃肠之气，泻下导滞，能行气利水，截疟；厚朴苦燥辛温，善运中焦，疏利气机，行气除胀，又可燥中焦湿浊，通积导滞，降肺气、燥湿痰而平咳喘。三药共伍，涤除胃肠湿热积滞。

5）焦麦芽、焦神曲、焦山楂

炒麦芽甘平，能行气消食，健脾开胃，擅长消化淀粉类食物，可疏肝解郁能助胃气上升，又开胃补脾；神曲甘辛性平，善行气消食，健脾开胃，和中止泻，又可散寒解表，其专于消化谷麦酒积；山楂酸甘性温，善健脾开胃，消油腻肉食积滞，能行气止痛，炒后止泻止痢，入血分通行气血，活血祛瘀。三药配为焦三仙，消食化积，力量柔和，消而不伐，缓缓收功。

6）鸡内金、莱菔子、谷芽、红曲

鸡内金甘平，有消食化积、健运脾胃之效，又能固精缩尿止遗，清利湿热，通淋化石；莱菔子辛苦性平，有消食行气除胀、降气化痰、止咳平喘之效；谷芽甘温，消食和中，健脾开胃；红曲甘温，消食和胃，活血止痛，健脾、燥湿之效。四药配伍，健胃消食导滞，助纳食消化。

（3）脾胃虚寒，痰湿阻滞态

临床表现：面色萎黄或者㿠白，胃脘隐隐作痛，四肢无力，气短困倦，少气懒言，咳吐稠痰，心下痞满，或按压疼痛，四肢欠温，大便稀溏；或畏寒眩晕心悸，舌苔水滑，脉弦滑，为痰饮内停，水气上犯；或呕吐清水痰涎，胃脘胀闷不食，舌淡苔白腻或白滑，脉弦滑或脉软弱。

治法：健脾温阳散寒，化痰化湿和胃。

常用药物：党参、茯苓、白术、黄芪、附子、干姜、桂枝、茴香、丁香、高良姜、吴茱萸等健脾温阳散寒；陈皮、茯苓、法半夏、竹茹、化痰化湿；草果、生姜、干姜、草豆蔻、桂枝等温胃化饮。

角药举例：

1）黄芪、附子、白术

黄芪甘温，能补中益气，升阳举陷，生津养血，行滞通痹；附子辛甘性热，纯阳燥烈，上助心阳，中温脾阳，下补肾阳，能回阳救逆，补火助阳，散寒止痛；白术苦甘性温，益气健脾，燥湿利水，止泻。三者配伍甘温益气，温补脾阳，温化寒湿。

2）干姜、桂枝、茴香

干姜辛热，长于温中散寒止痛，守而不走，能健运脾阳，回阳通脉，温肺散寒化饮，守而不走；桂枝辛甘性温，能通阳扶卫，善宣阳气于卫，畅营血于肌，发汗解肌，又可温经通脉，助阳化气，平冲降逆；茴香辛温，能温肾补火助阳，散寒理气止痛，又可温中止呕，温中快气。三者共用，温中化饮，散寒止痛。

3）丁香、高良姜、吴茱萸

丁香辛温，暖脾胃而行气滞，能温中散寒，降逆止呕止呃，温肾助阳；高良姜辛热，善于温中散寒止痛，和胃止呕，祛沉寒痼冷；吴茱萸辛苦性热，能温经散寒止痛，温中止呕，助阳止泻，既散肝经之寒，又解肝气之郁。三者配伍，温中祛寒，止呕止呃。

4）陈皮、茯苓、法半夏

陈皮苦辛性温，芳香醒脾，能行气止痛，健脾和中，又可燥湿化痰，行气止痛，散结消痈；茯苓甘淡性平，有健脾利水渗湿之效，可益心脾之气，化凌心水湿；法半夏辛温，燥湿化痰，降逆和胃止呕，散结消痞。三者组合，取二陈汤之义，理气燥湿，降气和胃。

5）半夏、草果、生姜

半夏味辛性温，燥湿化痰，降逆和胃止呕，散结消痞功效；草果辛温，性燥烈，能燥湿健脾，温中和胃，善祛寒湿，温化湿浊，温燥中焦，又可化湿涤痰辟秽，消食化积；生姜辛温，能发汗解表，祛风散寒除湿，又可温肺散寒，温胃止呕，化痰除饮，散结利窍，同时有鼓动生发气血之效。三者同用，化饮和胃降逆。

6）桂枝、茯苓、白术

桂枝辛甘性温，能通阳扶卫，善宣阳气于卫，畅营血于肌，发汗解肌，又可温经通脉，助阳化气，平冲降逆；茯苓甘淡性平，能健脾利水渗湿，可益心脾之气，化凌心水湿；白术苦甘性温，益气健脾，燥湿利水，止泻。三者取义苓桂术甘汤，以达温中化饮、健脾利湿之效。

（4）胃阴不足，瘀血阻络态

临床表现：胃脘灼热嘈杂，或痞胀灼痛，痛处拒按，痛有定处，痛如针刺或刀割，饥不欲食，口燥咽干，或口干，渴不喜饮，手足心热，大便秘结，或见吐血便血，舌红少苔或光剥，质紫暗，舌下脉络瘀阻，脉弦细。

治法：活血化瘀，祛瘀生新。

常用药物：沙参、麦冬、玉竹、生地黄、玄参、石斛、白芍、楮实子、黄精，乌梅等养胃滋阴，生津益气；瓜蒌仁、知母、功劳叶、蒲公英滋阴兼清火；赤芍、丹参、郁金、刺猬皮、九香虫、蒲黄、五灵脂、三七、莪术、当归、酒大黄等活血化瘀，通络解毒。

角药举例：

1）沙参、麦冬、玉竹

北沙参甘微苦寒，能养肺阴，补肺气，清肺热，益胃阴，生津液；南沙参甘寒，能养阴清肺，益胃生津，化痰，益气；麦冬甘微苦寒，长于清热养阴，润肺止咳，能益胃生津，润肠，清心除烦，安神定悸；玉竹甘寒质润，长于滋肺胃之阴，润肺胃之燥，生津止渴，养阴而不滋腻恋邪。三药组合可以充盈濡养萎缩之胃体，养有形之胃，补不全之形，有利于胃固有腺体和黏膜的恢复。

2）生地黄、玄参、瓜蒌仁

生地黄甘寒质润，苦寒清热，能清营凉血止血，又可养阴生津；玄参味甘苦咸，性寒，清热凉血，养阴生津润燥，降火解毒利咽，软坚散结；瓜蒌仁甘寒，能润肺化痰滑肠。三药同用，具有滋阴润燥之效，润胃阴之燥，济津液之枯，助胃气下行，使其通降之功复常。

3）白芍、石斛、鸡内金

白芍苦酸性寒，善养血补血，滋肝柔肝，敛阴平肝，缓急止痛；石斛甘寒，善于养胃阴，生津液，止烦渴，能滋肾阴，退虚热，补肝肾，强筋骨，益精明目；鸡内金甘平，消食化积，健运脾胃。三者同用，益胃养血，助胃气运化。

4）黄精、楮实子、乌梅

黄精甘平，善补肺阴，润肺燥，健脾气，补脾阴，滋肾阴，益肾气，安五脏；楮实子甘寒，善补肝肾之阴，又可清肝热，明双目，补肾阴，助肾气，利小便；乌梅味酸涩性平，能敛肺气，止咳嗽，涩肠止泻，善生津液，止烦渴，又可安蛔止痛，和胃止呕。三者同用益脾胃，滋阴生津润燥。

5）知母、功劳叶、蒲公英

知母苦甘性寒，质润不燥，以清润见长，善清肺胃实热，兼有滋阴润燥降火之功；功劳叶苦凉，有养阴清热、补益肝肾之效；蒲公英味苦甘性寒，能清热解毒，消痈散结，疏郁通乳。三者共用，清热滋阴降火。

6）三七、九香虫、刺猬皮

三七甘苦性温，长于化瘀生新，又善止血妄行，能消肿定痛；九香虫咸温，气香走窜，能行气止痛，又能温中助阳；刺猬皮味苦性平，善收敛，能固精缩尿止遗，入血分以收敛止血，入胃能化瘀止痛，降逆和胃。三者共用，通行胃腑血络，和胃止痛，修复萎缩之腺体。

7）赤芍、丹参、郁金

赤芍苦寒，善走血分，除血分郁热，凉血止血；丹参苦寒，能祛瘀止痛，凉血消痈，清心除烦；郁金辛苦性寒，能活血散瘀，行气解郁，清心开窍，顺气降火凉血，清热利湿退黄。三者配伍，直入血分，清胃腑，通血络，祛瘀止痛。

8）五灵脂、蒲黄、三七

五灵脂苦、咸、甘而性温，专入肝经血分，通利血脉，散瘀止痛；蒲黄甘平，长于收敛止血，具止血不留瘀的特点，又能利尿通淋；三七甘苦性温，长于化瘀生新，又善止血妄行，能消肿定痛。三药相伍，祛胃腑陈莝，又防活血太过，含止血之意。

9）莪术、当归、酒大黄

莪术辛苦性温，入气血分，能破血散瘀，消癥化积，行气止痛，消积化肿；当归甘辛性温，有活血止痛、润肠通便之效，为补血圣药；大黄苦寒，性禀直遂，长于下通，能涤荡肠胃，推陈致新，有泻下攻积、清热泻火、凉血解毒、利湿退黄之效，酒制之后活血祛瘀之力增强。三药共用入血分，温通胃腑血络。

五、病案举例

患者女，67 岁，2016 年 3 月 30 日就诊。

患者因胃脘痞满胀痛、嗳气打嗝伴胁肋不适就诊。患者胃中反复不适多年，近 9 个月加重，症见胃中饱胀，食后不易消化，心下有阻塞感，时有打嗝、嗳气，胃脘痞塞不适，得嗳气则稍有缓解。胃中时有烧灼感，纳差食少，性情急躁，失眠多梦，偶兼腰部酸痛，舌色暗红，舌体胖大有齿痕，舌苔薄白，脉弦细。2016年3月22日胃镜报告：食管黏膜光滑，血管网清晰，齿状线不规整，贲门口不松弛；胃底花斑，黏液池清，胃体花斑，角切迹不平，绒毛样变，胃窦绒毛状不平，血管透见，可见散在平坦糜烂，可见散在陈旧出血点，幽门正常。病理诊断：①窦小弯重度萎缩性胃炎，灶性出血，重度肠化，轻度异型增生，灶性中度异性增生，灶性淋巴细胞浸润，异型增生细胞：上皮细胞混（＋），极少数细胞P53基因（＋），部分区域癌胚抗原（＋），少数细胞糖类抗原199（＋），呈散在分布，Ki-67阳性率40%～50%。幽门螺杆菌活检（－）。②窦大弯浅层黏膜轻度慢性炎症伴轻度肠化。幽门螺杆菌活检（－）。③角切迹不平，重度萎缩性胃炎伴重度肠化，轻度异性增生。幽门螺杆菌活检（－）。④体小弯轻度慢性浅表性胃炎，部分表面上皮脱落，黏膜深层见小血管腔部分阻塞。幽门螺杆菌活检（－）。

中医诊断：胃痞。

西医诊断：重度慢性萎缩性胃炎伴糜烂及肠化生。

状态分析：患者因胃脘痞满胀痛、嗳气打嗝伴胁肋不适加重9个月就诊，胃镜检查及病理显示：重度慢性萎缩性胃炎伴糜烂及肠化生。患者病程久，情绪急躁，心理压力大，故易急、失眠多梦。脾胃虚弱，运化无力，故见胃中饱胀，食后不易消化，纳差食少，胃脘阻塞，打嗝嗳气。肝胃不和，肝气犯胃，故嗳气频频，胃脘痞塞不适，得嗳气则稍有缓解，胁肋胀满不适。病久胃阴亏虚，故见胃中时有烧灼感；舌色暗红，舌下脉络瘀阻，为瘀血阻络；舌体胖大，有齿痕，舌苔薄白，为脾胃气虚之态；脉弦细为气虚血瘀之态。

治法：健脾疏肝，养阴和胃活血。

处方：党参15g，白术15g，山药15g，半夏9g，柴胡15，枳实15g，苏梗9g，陈皮9g，丹参15g，黄精15g，白芍9g，玄参9g，乌梅9g，北沙参9g，刺猬皮9g，九香虫9g，山楂12g，炒神曲9g，鸡内金9g。14剂，水煎服，每日1剂，早晚两次温服。

后随症加减，坚持治疗6个月，患者病情明显改善，消化能力明显增强，萎缩基本消失，糜烂痊愈，轻度肠化生，未查到异型增生。

2016年10月25日治疗后胃镜报告及病理诊断显著好转：食管黏膜光滑，血管网清晰，齿状线规整，贲门口不松弛；胃底花斑，黏液池清，胃体不平，角切迹不平，胃窦粗糙不平，幽门正常，全胃蠕动佳。

病理诊断：①窦小弯粗糙不平，轻度慢性非萎缩性（浅表性）胃炎。幽门螺杆菌活检（－）。②窦大弯浅层黏膜慢性炎症伴轻度肠化。幽门螺杆菌活检（－）。③角切迹不平，浅层黏膜慢性炎症伴轻度肠化。幽门螺杆菌活检（－）。④体小弯不平，轻度慢性非萎缩性（浅表性）胃炎。幽门螺杆菌活检（－）。

第三节　慢性腹泻

一、概述

腹泻是指粪便稀薄（含水量超过 85%）、且次数超过 3 次 / 日、排便量超过 200g/ 日。一般将病程＞ 4 周或反复发作者定义为慢性腹泻。可见于肠道感染性疾病、肠道非感染性炎症、小肠吸收不良和运动性腹泻等。慢性腹泻是临床上多种疾病的常见症状，而不是一个独立的疾病，很多疾病都可以引起腹泻的症状。

腹泻在中医古籍中有"下利""泄泻""肠风"等名称，将慢性腹泻归属于泄泻之久泻范畴，病位在脾胃、大小肠，而且与肝、肾、肺相关，体现了中医五脏相关理论，证型多表现为本虚标实，本虚以脾肾虚为主，标实主要为湿热、气滞、血瘀。

1. 流行病学

我国原卫生部疾病预防控制局的调查结果显示，我国每年有 8.36 亿人次患腹泻，其中 5 岁以下儿童占 3 亿人次，腹泻病年发病率约为 0.7 次 / 人，5 岁以下儿童的年发病率平均为 1.9 次 / 人。在我国，1 岁以下婴儿腹泻病被列为死亡原因的第 5 位，1 ～ 4 岁组被列为第 2 位，因此，腹泻病仍是威胁我国儿童健康的一种主要疾病。国外文献报道：发展中国家 5 岁以下儿童急性腹泻病转成迁延性、慢性腹泻的比例高达 3% ～ 20%。

2. 疾病特点

腹泻可以根据病情、病程、病因进行分类。

（1）以病情分类

①轻型：无脱水、中毒症状。②中型：有脱水或轻度中毒症状。③重型：重度脱水或明显中毒症状（烦躁、精神萎靡、嗜睡、面色苍白、高热或体温不升、外周白细胞计数明显增高等）。

（2）以病程分类

①急性腹泻病：病程在 2 周以内。②迁延性腹泻病：病程在 2 周至 2 个月。③慢性腹泻病：病程在 2 个月以上。

（3）以病因分类

①感染性：霍乱、痢疾、其他感染性疾病。②非感染性：饮食性腹泻、症状性腹泻、过敏性腹泻、其他腹泻。

在发病机制方面，腹泻主要涉及 4 种类型：①渗透性腹泻，由肠腔内存在大量高渗食物或药物，体液水分大量进入高渗状态的肠腔所致。②分泌性腹泻，由于肠黏膜受到刺激而致水、电解质分泌过多或吸收受抑制所引起。③渗出性腹泻，又称炎症性腹泻，由肠黏膜的完整性受到炎症、溃疡等病变的破坏而大量渗出所致。④动力异常性腹泻，由于肠道蠕动太快，使肠内容物过快通过肠腔，与肠黏膜的接触时间过短，从而影响消化与吸收，水、电解质吸收减弱，发生腹泻。但在临床上，多数腹泻常常并非由单一机制引起，而是在多种机制共同作用下发生的。

腹泻的特征可归纳为以下几个方面。①临床表现：腹痛，腹泻，其他消化道症状（排便不尽感、直肠坠胀感、排便窘迫感），全身症状如伴有自主神经功能紊乱的表现（失眠、焦虑、心悸等），也有头痛和不明原因的胸痛，但程度较轻。②病因复杂：胃部疾病，如胃癌、萎缩性胃炎等；肠道疾病，如慢性菌痢、肠易激综合征、肠道菌群失调、溃疡性结肠炎、结肠息肉等；肝胆胰疾病，如慢性肝炎、肝硬化、肝内外胆管结石等；全身疾病，如甲状腺功能亢进、糖尿病、慢性肾上腺皮质功能减退、食物及药物过敏。

3. 中医认识

腹泻属中医"泄泻"范畴，历代医籍对本病论述甚详，《黄帝内经》始称为"泄"，并有"濡泄""飧泄""鹜溏"等多种名称，至宋代以后统称为泄泻；张景岳《景岳全书》言，"泄泻……或为饮食所伤，或为时邪所犯……因食生冷寒滞者"，说明其病因；李中梓在《医宗必读》中提出治泻九法，如温肾、燥脾、酸收、固涩、升提等。腹泻的病因有脏腑虚弱、饮食所伤、感受外邪、情志失调等，主要病机涉及脾胃受损、湿浊过盛、脾胃运化功能失调、小肠不能分清泌浊、大肠传导功能失司。

泄泻可分为暴泻和久泻，慢性腹泻的治疗多参考久泻，分为脾胃虚弱证、肝气乘脾证、肾阳虚衰证，分别用参苓白术散加减、痛泻要方加减、四神丸加减进行治疗。湿热型选用葛根芩连汤合四苓散；食积型选用香砂平胃散合保和丸；脾泻（合气虚）型选用益气健脾汤合参苓白术散；肾泻型选用四神丸；土败木贼型选用痛泻要方。治疗上清补兼施、重用风药、通涩相配、寒温并用、肝脾同调以使脾胃生理功能重建，泄泻止，运化行。

针灸治疗在慢性腹泻中较为常用，温针灸和灸法是治疗腹泻的常用和有效方法，俞募配穴、合募配穴、合募俞配穴为治疗腹泻的常见配穴方法，天枢、足三里是治疗腹泻出现频次最高的穴位，可作为针灸治疗腹泻基础方。此外，较为常用的用于慢性腹泻的外治方法还有灸法、敷贴、脐疗、灌肠、推拿、拔罐、穴位注射、足浴等。

二、诊断

诊断慢性腹泻时，必须结合并发症状，如有腹痛，应根据疼痛部位进行分析。通常小肠疾病时疼痛多位于脐周，结肠疾病多位于中下腹，持续上腹痛牵涉到背部者，多考虑胰腺癌或慢性胰腺炎。发热伴贫血，体重减轻多见于炎症性肠病；不发热伴体重减轻，食欲不振者多见于吸收不良综合征、胃肠道肿瘤。双糖酶缺乏及炎症性肠病多见于儿童与青年，结肠癌、胰腺癌引起的腹泻多见于中年与老年男性，功能性腹泻及滥用导泻剂多见于中年女性。

慢性腹泻是一个症状，而不是一个独立的疾病，必须综合病史、体征、化验、结肠镜与X线检查结果进行全面综合分析，方能做出明确的诊断。

1. 病史

首先要注意病史的询问，腹泻是否为第一主诉，然后通过仔细询问，鉴别器质性腹泻与功能性腹泻。

2. 症状

①起病及病程是否符合慢性腹泻的诊断要求。②腹泻次数及粪便性质，慢性腹泻表现为每天排便次数增多，可为稀便，亦可带有黏液、脓血。③腹泻与腹痛的关系，如分泌性腹泻一般无明显腹痛。

3. 体征

腹泻伴明显消瘦者，多提示病变位于小肠，如胃肠道恶性肿瘤、肠结核及吸收不良综合征；伴皮疹或皮下出血者，见于败血症、麻疹、过敏性紫癜等；伴腹部包块者，见于胃肠道恶性肿瘤、肠结核及Crohn病；伴重度失水者，常见于分泌性腹泻，如霍乱、尿毒症；伴关节痛或关节肿胀者，见于系统性红斑狼疮、Whipple病。

4. 辅助检查

实验室检查主要包括粪便检查、血液检查、小肠吸收功能试验、血浆胃肠多肽和介质测定。此外还有一些器械检查可辅助诊断，如超声检查，X线检查，内镜检查等。

血常规、尿常规、粪便常规以及粪便的特殊染色、培养、称重、电解质、渗透压的测定有助于慢性腹泻病因的诊断。粪便检查是诊断慢性腹泻不可缺少的方法，尤其是粪便带血的患者，对确诊直肠癌有重要价值。粪便镜检红细胞、白细胞、吞噬细胞、原虫、蠕虫卵以及粪便的细菌与真菌培养，对诊断肠道感染性腹泻有较大帮助。粪便检查发现抗酸杆菌，再对其进行结核菌培养，可以协助确诊肠结核。

X线检查：如腹部平片、钡餐检查、钡剂灌肠等，可发现胃肠道肿瘤，有助于观察胃肠道黏膜的形态及胃肠动力功能。X线钡餐检查，可以了解全胃肠道运动功能状态，以确定有无器质性病变，可见到胃肠道排空快，肠痉挛，肠黏膜增粗或紊乱，肠段缩短、狭窄，肠间瘘管，结肠带消失或加深，不完全性肠梗阻，充盈缺损等。回盲部或结肠病变应进行钡剂灌肠检查，结肠癌、肠结核、结肠炎、结肠息肉等均可依靠检查确诊。

内镜检查：如乙状结肠镜、结肠镜、小肠镜及活检。乙状镜检查，可以确诊炎性肠道病、结肠癌、慢性菌痢、阿米巴痢疾等。通过乙状镜可以直接窥视直肠、乙状结肠的病变，观察有无黏膜充血、出血、糜烂，肠道溃疡、息肉、肿瘤及狭窄等，并可采用肠拭子涂片镜检或培养，必要时取肠黏膜活组织进行病理检查。

大便稀薄或如水状，无里急后重，一般系小肠疾病所致的腹泻。有长期腹泻史，大便每日不超过 3 次，呈稀薄水状，有时含少量黏液者，应怀疑肠结核、克罗恩病、肠道寄生虫等，亦可能是慢性菌痢、血吸虫病、慢性非特异性溃疡性结肠炎等。粪便内含粪质与脓血，应考虑是慢性菌痢、阿米巴痢疾、血吸虫病、结肠及直肠癌等疾病。粪便呈暗红酱色，则以阿米巴痢疾最为可能。如粪便呈脂肪样、臭味大、量多、气多，则应考虑吸收不良综合征、胰源性腹泻或脂肪性下痢等。血便多见于直肠癌、结肠癌等，也可见于结肠息肉、慢性非特异性溃疡性结肠炎，但应注意与痔核患者粪便带血加以区别。粪便带黏液者，多见于功能性腹泻，如过敏结肠。若粪便带大量黏液，应想到有一种不太多见的疾病，即结肠绒毛腺瘤，这必须依靠结肠镜并作肠黏膜活检确诊。粪便内出现不消化食物，常见于功能性腹泻。

三、病机状态分析

1. 基本病机

慢性腹泻基本病机为脾胃虚弱，湿阻中焦，脾肾两虚。脾和胃相为表里，为气血生化之源，后天之本，机体的消化运动主要依赖于脾和胃的生理功能。脾气充足，则能运化水谷精微，滋养全身；脾气不足，则运化无力，水谷不能化为精微，合污而下则泻。

慢性腹泻与脾虚关系密切，气虚久必及阳，脾阳日衰，损及肾阳，或由于患者先天不足，肾阳本亏，不得温煦脾阳，火不暖土，脾失温运，可致泄泻久治不愈，症见泄泻无度，完谷不化，大便臭味不明显，面白消瘦，纳差乏力，四肢清冷，舌质淡，边有齿痕，苔薄白，脉沉迟或细无力。

2. 当前病机

慢性腹泻其病位在脾、胃、大小肠，脾胃虚弱及脾肾阳虚即为其主导病机，同时兼夹湿热、肝旺、三焦郁滞、阴亏、络瘀等。脾胃居于中焦，脾主升，胃主降，一脏一腑，一阴一阳，相辅相成，乃为升降之枢纽。脾胃居于中焦升其清阳，降其浊阴，摄其所需，排其所弃，为三焦运行枢纽。若中焦脾气不足，升降出入受阻，则导致气滞、湿阻、食积壅阻肠道，水谷之运化不循常道，水谷之精微不能通过脾之转输而上升，反而与浊气相混，扰乱肠道的正常运化而腹泻，进一步累及脾胃，脾气不足，运化无力，肠道气机长期被阻滞，以致腹泻迁延难愈。此即所谓"清气在下，则生飧泄，浊气在上，则生膜胀"。

脾虚健运升清不利则大便时溏时泻，腹痛，大便夹杂黏冻，迁延反复，食少纳呆，食后脘闷不舒，时有恶心。脾阳亏虚累及于肾，"肾为胃关，开窍于二阴，所以二便之开闭，皆肾脏之所主"，肾阳不足，命门火衰，不能腐熟水谷，肾关不固，则阳虚较重，除腹痛即泻外，还可见到怕冷、舌淡、四肢不温、腰膝酸软、神疲乏力、面色萎黄等。湿热内蕴则见口苦而黏，舌质淡，苔黄腻。

若脾虚肝旺，三焦郁滞，肝木克脾土，脾失运化升清，则水湿不化，清阳不升浊阴下降而为泄泻。脾虚失于运化，脾气失和则完谷不化，泄泻时作；肝郁肝旺则肠鸣腹痛，腹痛必泻，嗳腐吞酸，泻则气滞稍缓，故泻后痛减；肝郁脾虚未愈，三焦郁滞，气机不畅，谷气下流，郁滞于下焦，导致升降失常。

三焦郁滞常见上热下寒、瘀血阻络，可见泄泻反复发作甚至见低热、腹痛时作。肝郁气滞日久入络，或脾虚气滞行血无力，或脾肾阳虚日久，阳虚寒凝气滞，均可导致气滞血瘀，瘀阻中焦，清阳不升，瘀阻肠络。

3. 演变病机

慢性腹泻的演变病机为脾阴不足，寒热错杂，血瘀肠络。慢性腹泻病机复杂，病程长，脾虚运化失司，则泻难愈。反复腹泻，气随液脱，久则耗气伤阴，气阴不足。脾气不足则大便稀薄，神萎乏力，不思进食；脾阴不足则皮肤干燥，唇红而干，舌红少津，小便短少。重者阴损及阳，阳损及阴，形成阴阳两虚，寒热错杂，气血失和，反复发作，迁延不愈，病久正虚，病邪逐渐损伤肠络而成瘀，正所谓病久入络、久病成瘀是也。

四、状态辨治

1. 治疗原则

慢性腹泻治当以温肾健脾化湿为核心，针对脾虚肝旺、三焦郁滞、升降失常等多种状态，分别施以抑肝扶脾、疏通三焦、调畅气机等法，同时结合四诊收集的全身具体情况资料针对性治疗。部分慢性腹泻反复发作或先天禀赋不足、久病体虚者，从肾培补元气可获良效。

治疗本病还要结合现代医学诊断，确立慢性腹泻的具体治疗方案，如消化道肿瘤引起的慢性腹泻应当手术切除或化疗，类癌综合征及胃肠神经内分泌肿瘤可用生长抑素或其类似物，严重的非感染性腹泻应急使用止泻药，待病势缓和，方图中药治本，或延缓疾病进展，或改善患者生活质量。腹泻严重者还应预防脱水，纠正脱水，补充电解质，合理用药。

2. 西医治疗

西医治疗主要针对病因，但不少腹泻需根据其病理生理特点给予对症支持治疗。

（1）病因治疗

感染性腹泻需根据病原体进行治疗；乳糖不耐受症和麦胶性肠病需分别剔除食物中的乳糖和麦胶类成分；高渗性腹泻应停止高渗的食物或药物；胆盐重吸收障碍引起的腹泻可用考来烯胺吸附胆汁酸止泻；胆汁酸缺乏引起的脂肪泻，可用中链脂肪代替日常食用的长链脂肪。

慢性胰腺炎可补充胰酶等消化酶；过敏或药物相关性腹泻应避免接触过敏原或停

用有关药物；炎症性肠病可用氨基水杨酸制剂、糖皮质激素及免疫抑制剂等。

（2）对症支持治疗

纠正腹泻引起的水、电解质紊乱和酸碱平衡失调。对严重营养不良者，给予营养支持，如在补充氨基酸时注意补充谷氨酰胺；严重的非感染性腹泻可用止泻药，如双八面体蒙脱石复方樟脑酊、消旋卡多曲等。

3. 分状态治疗

（1）脾肾两虚，湿热中阻态

临床表现：大便时溏时泻，腹痛，大便夹杂黏冻，迁延反复，食少纳呆，食后脘闷不舒，时有恶心，形寒怕冷，四肢不温，腰膝酸软，神疲乏力，面色萎黄，口苦而黏，舌质淡，苔腻或黄腻，脉细弱或濡数。

治法：温补脾肾，清热利湿。

常用药物：脾肾阳虚可选用制附子、肉桂、炒白术、炮姜、桂枝、吴茱萸等温补脾肾；脾胃虚弱，滑脱不尽可选用肉豆蔻、煨诃子、炒补骨脂等涩肠固脱；湿热泄泻者，可选用银花炭、马齿苋、蒲公英、黄连、木香、赤芍清热燥湿解毒。

角药举例：

1）制附子、肉桂、炒白术

附子辛甘性热，纯阳燥烈，上助心阳，中温脾阳，下补肾阳，能回阳救逆，补火助阳，散寒止痛；肉桂甘辛性热，能温补肝肾，补火助阳，引火归原，益火消阴，温经通脉，散寒止痛；白术苦甘性温，益气健脾，燥湿利水，止泻，炒后健脾燥湿止泻之力更甚。三药合用，温补脾肾，除虚寒。

2）炮姜、桂枝、吴茱萸

炮姜味苦、涩，性温，为干姜碳化而成，长于温经止血，温中止痛，其"温脾胃，治里寒水泄，下痢肠澼"；桂枝辛甘性温，能通阳扶卫，善宣阳气于卫，畅营血于肌，发汗解肌，又可温经通脉，助阳化气，平冲降逆；吴茱萸辛苦性热，能温经散寒止痛，温中止呕，助阳止泻，既散肝经之寒，又解肝气之郁。三药配伍温中焦，散寒湿，助阳化气，使脾气健运，泄泻渐止。

3）肉豆蔻、煨诃子、炒补骨脂

肉豆蔻辛温，能温中土之阳，暖脾胃，降浊气，固大肠，止泻痢，有行气止痛、除寒燥湿、开胃消食之功；诃子味苦、酸、涩，性平，煨熟固脾止泻，善涩肠固脱，治肠风下血，能敛肺止咳，利咽开音；补骨脂味辛、苦，性温，补肾壮阳，健骨强腰，固精缩尿，补火助阳，温脾止泻，暖脏腑，益元气。三药合用，温养脾胃，涩肠止泻，适于腹泻将脱之证。

4）银花炭、马齿苋、蒲公英

金银花甘寒，有清热解毒、疏散风热之效，炒炭后寒性略减，有凉血止痢之效；马齿苋酸寒，具清热解毒、凉血止痢之功，善解痈肿热毒；蒲公英味苦、甘，性寒，能清热解毒，消痈散结，疏郁通乳，又可清热利湿，利尿通淋，清肝明目。三药共伍，清热解毒，凉血止痢，防闭门留寇之弊。

5）黄连、木香、赤芍

黄连苦寒，具有清热燥湿、调胃厚肠、泻火解毒之功效，长于清中焦湿热郁结；木香辛苦性温，能通行三焦气分，善行中焦脾胃、下焦大肠气滞，有行气健脾、疏肝利胆之效；赤芍苦寒，善走血分，除血分郁热，凉血止血，又能活血通经，散瘀止痛。三者合用，祛胃肠湿热，调气和血。

（2）脾虚肝旺，三焦郁滞状态

临床表现：腹泻反复发作或加重，或完谷不化，伴有脘腹痞满，嗳腐吞酸，肠鸣腹痛，泻必腹痛，泻后痛缓，舌暗薄白，脉弦细涩。

治法：抑肝扶脾，通调三焦。

常用药物：脾虚湿滞，气机不畅可以用炒白术、陈皮、炒扁豆等；肝郁湿滞可选用炒白芍、柴胡、防风；疏利三焦常用柴胡、桂枝、干姜、葛根；活血通络常用刺猬皮、没药、降香；涩肠止泻用炒山药、煨石榴皮、金银花炭等。

角药举例：

1）炒白术、陈皮、炒扁豆

白术苦甘性温，益气健脾，燥湿利水，止泻，炒后健脾燥湿止泻之力更甚；陈皮苦辛性温，芳香醒脾，能行气止痛，健脾和中，又可燥湿化痰，行气止痛，散结消痈；白扁豆甘温，健脾养胃，化湿和中，止泻止带，能通利三焦，化清降浊，消暑除湿，炒用后长于健脾化湿。三药合用，益气健脾，祛湿理气，实现平补通补，寓补虚而不助邪之意。

2）炒白芍、柴胡、防风

白芍苦酸性寒，善养血补血，滋肝柔肝，敛阴平肝，缓急止痛；柴胡辛苦性寒，能疏散少阳之邪，解表退热，又可疏肝解郁，调经止痛，升举清阳；防风辛甘性温，治风通用，升发而散，能祛风解表，实卫固表，胜湿止痛，息内风而止痉，又可疏肝和脾，升清阳，降浊阴，引血归经。三药合用，取痛泻要方扶土抑木之法，以散肝舒脾，疏调气机。

3）柴胡、桂枝、干姜、葛根

柴胡辛苦性寒，能疏散少阳之邪，解表退热，又可疏肝解郁，调经止痛，升举清阳；桂枝辛甘性温，能通阳扶卫，善宣阳气于卫，畅营血于肌，发汗解肌，又可温经通脉，助阳化气；干姜辛热，长于温中散寒止痛，守而不走，能健运脾阳，回阳通脉，温肺散寒化饮，守而不走；葛根味辛、甘，性凉，能发表解肌，生津止渴，透疹，升阳止泻，通经活络。四药合用，疏利三焦，温阳止泻。

4）刺猬皮、没药、降香

刺猬皮味苦性平，善收敛，能固精缩尿止遗，入血分以收敛止血，入胃能化瘀止痛，降逆和胃；没药辛苦性平，能活血止痛，散瘀消肿，为宣通脏腑、流通经络之药；降香辛温，功效化瘀止血，理气止痛，又能辟秽化浊，和中止呕。三药合用，宣通胃腑血络，化瘀止痛。

5）炒山药、煨石榴皮、金银花炭

山药甘平，补脾气，益胃阴，又补肺气，养肺阴，能补肾涩精，炒后温燥性强；石榴皮味酸涩性温，能涩肠止泻痢，收敛止血，安蛔杀虫止痛，煨后收涩之力增强；金银花甘寒，清热解毒，疏散风热，炒炭后寒性略减，有凉血止痢之效。三药合用涩肠止泻，凉血止痢。

（3）脾阴不足，寒热错杂，血瘀肠络状态

临床表现：肠鸣腹泻，夹有黏液，或伴脓血，口干，口苦，反复口腔溃疡，平时怕风怕冷，手脚冰冷，纳少乏力，面色晦暗；舌质暗红，舌下有瘀斑，苔薄黄腻，脉弦细涩。

治法：益气健脾，养阴补血，逐瘀活血。

常用药物：益气养阴养血常用乌梅、白芍、沙参、党参、石斛、当归、熟地黄、莲子肉、玉竹、黄精、楮实子等；活血通络常用当归、桃仁、炒五灵脂、乌药、刺猬皮、仙鹤草等。

角药举例：

1）乌梅、白芍、沙参

乌梅味酸涩，性平，能敛肺气，止咳嗽，涩肠止泻，善生津液，止烦渴，又可安蛔止痛，和胃止呕，收敛止血，固冲涩漏；白芍苦酸性寒，善养血补血，滋肝柔肝，敛阴平肝，缓急止痛；北沙参甘微苦寒，能养肺阴，补肺气，清肺热，益胃阴，生津液；南沙参甘寒，能养阴清肺，益胃生津，化痰，益气。三药合用，益气养阴，生津养血，涩肠止泻。

2）党参、当归、石斛

党参甘平，善补脾益肺，健运中气，升清阳，布津液，生阴血；当归甘辛性温，有补血调经、活血止痛、润肠通便之效，为补血圣药；石斛甘寒，多功于水土二脏，善于养胃阴，生津液，止烦渴，能滋肾阴，退虚热，补肝肾，强筋骨，益精明目。三者配伍，补益脾阴，养阴血，生津液。

3）当归、熟地黄、莲子肉

当归甘辛性温，补血调经，活血止痛，润肠通便，补中有动，行中有补；熟地黄甘温，能补血滋阴，益精填髓，"安五脏，和血脉……滋补真阴，封填骨髓"；莲子肉味甘、涩，性平，其禀清香之气，得稼穑之味，乃脾之果也，有补脾止泻、止带、益肾涩精、养心安神之效。三药相合，补血滋阴，益脾止泻。

4）玉竹、黄精、楮实子

玉竹甘寒质润，长于滋肺胃之阴，润肺胃之燥，生津止渴，养阴而不滋腻恋邪；

黄精甘平，善补肺阴，润肺燥，健脾气，补脾阴，滋肾阴，益肾气，安五脏；楮实子甘寒，善补肝肾之阴，又可清肝热，明双目，补肾阴，助肾气，利小便。三者同用，滋养脾胃之阴。

5）当归、桃仁、炒五灵脂

当归味甘、辛，性温，能补血调经，活血止痛，润肠通便，补中有动，行中有补；桃仁味苦、甘，性平，入血分，善泄血分之壅滞，能活血通经，祛瘀止痛，可润肠通便，降肺气止咳平喘；五灵脂味苦、咸、甘，性温，专入肝经血分，通利血脉，散瘀止痛，又可化瘀通经止血，炒后理诸血症。三者相伍，活血通肠腑瘀滞，治瘀血阻于肠络。

6）乌药、刺猬皮、仙鹤草

乌药辛温，入肺宣通，入脾宽中，能行气散寒止痛，温肾缩尿止遗；刺猬皮味苦性平，善收敛，能固精缩尿止遗，入血分以收敛止血，入胃能化瘀止痛，降逆和胃；仙鹤草苦涩性平，能收敛止血，止泻止痢，可杀虫补虚，解毒消肿。三者相合，行胃中滞气，温胃中寒凝，化胃中瘀血，止泻止血。

五、病案举例

患者男，51 岁。

2016 年 10 月 14 日初诊：患者间断腹泻 4 年，大便稀溏，日行 5～6 次，在当地医院行中西医结合治疗，腹泻时轻时重，效果不明显。患者 4 年来逐渐消瘦，腹部时有隐痛，伴有脐周肠鸣，面黄肢乏，胸闷心慌，心情抑郁，烦躁，入睡困难，眠浅易醒，胸胁苦满，舌质淡，苔薄白，脉细弦。腹部 B 超、下消化道肠镜、大便培养等，均未见异常。患者有慢性乙肝病史 12 年，在当地医院予中西医结合治疗。

中医诊断：泄泻。

西医诊断：慢性胃肠功能紊乱；慢性乙肝。

状态分析：患者有乙肝病史 12 年，肝脏本已血虚，肝胆经气不畅，疏泄失常，不能运脾，加之脾脏本虚，运化不健，脾肾阳虚，故久泻不愈。肝胆经气不畅，疏泄失常，故心情抑郁、烦躁，脉细弦；肝气横逆侮脾，气滞于中，则腹痛肠鸣；肝失疏泄，脾虚不运，上中二焦气机阻滞，升降失常，故胸胁苦满；久泻不止，脾胃虚弱，气血来源不足，故面色萎黄，肢倦乏力。本病总属本虚标实之证，本虚为气虚与阳虚，标实为气郁，虚实各占五分，虚以脾气阳两虚为主，实为气郁，郁滞三焦。肝郁脾虚，三焦郁滞，中焦运化不健，升降失常。

治法：疏肝益脾，温补脾肾，调畅三焦经络郁滞。

处方：炒防风 10g，炒白术 15g，炒白芍 30g，陈皮 10g，醋柴胡 12g，炒枳壳 12g，炒白扁豆 15g，怀山药 15g，炒薏苡仁 15g，茯苓 12g，炮姜炭 12g，仙鹤草

30g，刺猬皮 9g，生甘草 5g。14 剂，水煎服，每日 1 剂，早晚温服。

2016 年 10 月 28 日二诊：患者服药后 2 天，便次比就诊前增加，每天 7 ～ 8 次，先干后溏。3 天后大便次数逐渐减少，每天 3 ～ 4 次，但大便仍不成型，脐周肠鸣已消失，伴口干，乏力，小腹怕凉，仍有隐痛，腰酸腰疼，右胁下胀闷不舒。

处方：初诊方去防风、陈皮、薏苡仁，加用黄芪 20g，党参 15g 增加健脾补气之力，加用乌药 10g，小茴香 10g 等既有理气功能又有温肾散寒作用的药物，再加葛根 15g，菟丝子 15g 升阳止泻。14 剂，水煎服，每日 1 剂。

药后症情大有改善，每天大便 2 ～ 3 次，便质初硬后溏，腹痛已除。原方合宜，继服 14 剂，大便减少至每天 1 ～ 2 次，成型，稍微乏力，以上方略微出入调整，连服近 2 个月，诸症悉除。

第四节　肠易激综合征

一、概述

肠易激综合征是一种反复腹痛并伴排便次数增多或便秘为主要表现的功能性肠病，且症状至少出现 6 个月、近 3 个月持续存在方可诊断本病。本病缺乏可解释症状的形态学改变和生化检查异常，为消化科的常见病和多发病。根据肠易激综合征具有大便稀溏不成形的临床表现，中医将其归属于"腹痛""泄泻""便秘"等范畴。

1. 流行病学

本病是一种世界范围内的多发病，国外流行病学显示 10% ～ 20% 的成人和青少年具有与肠易激综合征一致的症状。本病亚洲国家的发病率为 5% ～ 10%，我国不同地区患病率有所不同，北京地区居民患病率为 0.82%，广州地区为 5.16%，武汉地区消化科门诊就诊的患者有 10.7% 诊断为肠易激综合征。本病各个年龄段均有发病，但中青年更为常见，老年人肠易激综合征患病率降低，女性患病率略高于男性。在我国，临床上以腹泻型肠易激综合征最为多见，便秘型、混合型和不定型肠易激综合征相对较少。

2. 疾病特点

本病在内镜检查下结肠黏膜无炎症、肿瘤、黑变病等改变，患者也没有特异性的具有鉴别意义的体征。肠易激综合征的症状是由多种病理生理机制所引起的，目前相关的病因包括：胃肠运动障碍、内脏高敏感性、中枢神经系统感知异常、脑 – 肠轴调节异常、肠道感染与炎症反应、精神心理异常等。其中，饮食因素可诱发或加重肠易激综合征症状，肠道感染是中国人发生肠易激综合征的危险因素。

3. 中医认识

先天禀赋不足和（或）后天失养、情志失调、饮食不节、感受外邪等都是本病的发病诱因，脾虚肝郁，湿热阻滞为其主要病机。目前中医治疗本病采取分型辨证论治，对于肝郁脾虚证多选用痛泻要方；脾虚湿盛证多选用参苓白术散；脾胃湿热证多选用葛根黄芩黄连汤；寒热错杂证多用乌梅丸加减。针灸治疗多取足三里、天枢、三阴交，实证用泻法，虚证用补法，脾虚湿盛加脾俞、章门；脾肾阳虚加肾俞、命门、关元，也可用灸法；脘痞纳呆加公孙；肝郁加肝俞、行间。穴位注射、穴位埋线等外治法对改善患者临床症状有一定的帮助。治疗也可采用以神阙穴为主的敷贴疗法：虚性体质用当归、升麻、党参等，实性体质用大黄、黄芪、牡丹皮等，每日 1 次，每次 2～4 小时，7 天一个疗程。

二、诊断

1. 诊断标准

①以腹痛、腹胀、腹泻及便秘等为主诉，伴有全身性神经官能症状如焦虑、激动、抑郁、恐惧等，约半数以上患者存在失眠、多梦、易怒、头晕、头痛等精神症状。②一般情况良好，无消瘦及发热，系统体检仅发现腹部压痛。③多次粪常规及培养（至少 3 次）均阴性，粪潜血试验阴性。④X 线钡剂灌肠检查无阳性发现，或结肠有激惹征象。⑤纤维结肠镜示部分病人肠运动亢进，甚至痉挛，无明显黏膜异常，活检组织学检查基本正常。⑥血、尿常规正常，血沉正常。⑦无痢疾、血吸虫等寄生虫病史，试验性治疗无效。

目前本病的诊断标准采用罗马Ⅲ标准，即反复发作的腹痛或腹部不适，最近 3 个月内每月发作至少 3 天，伴有以下 2 项或 2 项以上：Ⅰ排便后症状改善；Ⅱ发作时伴有排便频率的改变；Ⅲ发作时伴有排便性状的改变。

本病的诊断应建立在排除器质性疾病的基础上，如结肠癌、炎症性肠病、甲状腺疾病、腹腔疾病、细菌过度生长、嗜酸性胃肠炎等。

2. 临床分型

（1）腹泻型

本型最为常见，以水泻、稀溏便为主，多无腹痛，常有肠鸣及稀溏便，每日排便 5～6 次或超过 10 次，情绪异常、受凉等会引发。

（2）便秘型

本型较腹泻型少见，以便秘和腹痛为主，粪便干结或如羊粪状，便时腹痛，或单纯表现为腹痛；可伴精神紧张易急、胃肠胀气、消化不良、失眠及头痛等。

（3）腹泻便秘交替型

本型临床上比较少见，表现为腹泻与便秘交替出现，无规律变化。

（4）黏液便型

本型亦较少见，腹痛排便次数增多，多为糊状便，内中混有数量不等的黏白冻样黏液，有时还可有黏糊之管型排出。

三、病机状态分析

1. 基本病机

肠易激综合征临床发病多与情志有关，患者往往在压力较大、情绪紧张、焦虑的状态下发作，且常具有腹痛即泻，泻后痛减或便秘的特点。基本病机为风气乘脾、肝脾不和、湿邪内盛、湿热内阻。

肝为将军之官，体阴而用阳，主疏泄。情志失调，疏泄太过，厥阴风木过盛，脾气亏虚，运化失常，而发本病。脾主运化，胃主受纳，若因长期饮食失调，劳倦内伤或病久缠绵，均可导致脾胃虚弱，不能受纳水谷和运化精微，运化不及，水谷停滞，清浊不分，混杂而下，而成本病。无论是情志失调、饮食不节导致内伤脾胃，水湿运化失调，而致湿邪下注于肠道成泻，还是外感寒湿，湿邪内盛于胃肠，致肠胃气机受阻，均可致腹痛肠鸣，粪质稀溏。三焦为气机升降之枢纽，又为水液运行通道，三焦郁滞不畅，气化失司必然导致水液代谢失衡，湿热下注于肠。故其基本病机可总结为：风气乘脾、肝脾不和、湿邪内盛、湿热内盛。

2. 当前病机

肝郁脾虚、肝气疏泄太过可导致肠易激综合征的发生。肝为风木之脏，主疏泄而藏血，其气升发，若疏泄太过，则气机下行而成风，风行肠间，故见肠鸣腹痛。脾虚失运，水谷不化精微，湿浊内生，混杂而下，发生泄泻。如湿热壅滞肠道，传导无力，则腹痛、便秘。

肠易激综合征患者特别是青年人，初起时常伴有肝气郁结，以肝郁脾虚较为常见。若进食生冷及受凉后容易出现肠鸣腹痛者，多夹有寒湿；若进食辛辣及饮酒后易诱发者，多伴有湿热；若同时伴有胸胁苦满，食欲减退等症状，则属三焦郁滞不畅。排气、排便臭秽者常夹有食滞，病久或年老体虚者以脾虚较为多见，若出现完谷不化或五更泻者，为脾肾阳虚。

肝气旺盛，克犯脾土，肝郁脾虚，故本病发病常与情志相关，可见急躁心烦，腹中肠鸣辘辘，排气较多，夹有口干苦、食欲欠佳、胸胁苦满、舌苔腻脉弦等症。

脾肾亏虚，常见大便稀溏，完谷不化或黎明即泻，怕风怕冷，腰膝酸软，或腹痛欲便，大便虽软，却排出困难，排便次数增多。三焦不畅，气机不利，寒热阻滞，则见上热下寒，口苦咽干，心烦眠差，舌暗淡胖有齿痕，脉沉细等。

湿热阻滞于肠，大肠传导无力，则腹痛便秘，口苦口臭，心烦易急，眠差。湿热阻滞日久或年老体虚，热伤阴化燥则出现肠道津枯，便秘难结，便如羊粪，腹痛，口干舌燥，舌红苔黄腻少津，脉弦细等。

3. 演变病机

肠易激综合征日久，加之失治误治，脾气亏虚，气不上行，清阳不升，升举无力则中气下陷，临床常见脱肛之症。脾病日久，损伤肾阳，阳气不足，脾失温煦，则阴气更甚，令人洞泄不止。故肠易激综合征的演变病机为中气下陷、肾阳虚衰。

四、状态辨治

1. 治疗原则

肠易激综合征存在肝郁脾虚、湿邪内阻的根本病机，故治以疏肝健脾，利湿清热。同时，结合其寒热虚实之不同，夹食夹瘀之所异，或温化寒湿，或清热利湿通便，或消食导滞，或温肾健脾。

2. 西医治疗

（1）常规治疗

①解痉药物可以改善腹泻型肠易激综合征患者的总体症状，对腹痛疗效明显。②止泻药物可有效改善肠易激综合征的腹泻症状。③益生菌对改善肠易激综合征症状有一定疗效。

（2）非常规治疗

肠易激综合征的处置目标是改善患者症状，提高患者生活质量，治疗策略需个体化。①尽量避免诱发或加重症状的食物，调整相关的生活方式，对改善肠易激综合征症状有益。②认知疗法是肠易激综合征治疗中的必要环节。③抗焦虑抑郁药物可以改善肠易激综合征的症状。

3. 分状态治疗

（1）肝郁脾虚，肠风内生态

临床表现： 此型患者发病常与情志相关，易急心烦，腹中肠鸣辘辘，排气较多，伴口干苦，食欲欠佳，胸胁苦满，舌苔腻，脉弦。

治法： 健脾利湿，疏肝解郁。

常用药物： 健脾利湿常用党参、茯苓、山药；祛湿常用厚朴、砂仁、白芷、葛根等；疏肝祛风常用白芍、防风、羌活、白芷、枳壳、苏梗、香附等；清热化湿多用黄芩、黄连、红藤、白头翁等；制酸止痛止泻常用延胡索、海螵蛸、金樱子等。

角药举例：

1）炒白术、白芍、炙甘草

白术苦甘性温，益气健脾，燥湿利水，止泻，炒后健脾燥湿止泻之力更甚；白芍苦酸性寒，善养血补血，滋肝柔肝，敛阴平肝，缓急止痛；甘草甘平，炙用健脾益气，补益心肺，缓急止痛，生用清热解毒，调和诸药。三者相配，健脾益气，柔肝缓肝，缓急止痛，适用于肠易激综合征肝郁克脾所致腹痛即泻。

2）防风、羌活、白芷

防风辛甘性温，治风通用，升发而散，能祛风解表，实卫固表，胜湿止痛，息内风而止痉，又可疏肝和脾，升清阳，降浊阴，引血归经；羌活辛苦性温，善行气分，舒而不敛，升而能沉，雄而善散，能祛风散寒，除湿止痛；白芷辛温，能解表散寒，通窍止痛，化湿醒浊，祛风止痒，调和肠胃，辟秽解毒，通经理气而疏其滞，破宿血。三药均可散风除湿止痛，用之以除肠中之风气，以合升阳疏风之意。

3）党参、茯苓、山药

党参甘平，善补脾益肺，健运中气，升清阳、布津液、生阴血；茯苓甘淡性平，能健脾，利水渗湿，可益心脾之气，化凌心水湿；山药甘平，补脾气，益胃阴，又补肺气，养肺阴，能补肾涩精。三药合用，益气健脾利湿，对于脾虚泄泻、久痢均有效。

4）厚朴、砂仁、白头翁

厚朴苦燥辛温，善运中焦，疏利气机，行气除胀，可燥中焦湿浊，通积导滞，砂仁辛温，能和五脏，长于化湿行气温中，醒脾和胃，止泻止呕；白头翁苦寒，清热解毒，凉血止痢，善清胃肠湿热及血分热毒。三者合用，行胃肠滞气，祛胃肠湿浊，除满止痛。

5）枳壳、苏梗、香附

枳壳苦、辛、酸而性寒，破气消积，化痰除痞；紫苏梗辛温，能理气宽中，舒郁，止痛，安胎，使郁滞上下宣行；香附味辛、苦、甘、性平，善散肝气郁结，平肝气横逆，行气止痛，理气宽中，调经。三者配伍，调畅气机，疏利肝胆，通利胃肠。

6）葛根、黄芩、黄连、红藤

葛根味辛、甘性凉，能发表解肌，生津止渴，透疹，升阳止泻，通经活络；黄芩苦寒，功效清热燥湿，泻火解毒，善清中上二焦湿热、肺中实热、少阳郁热，又能凉血止血；黄连苦寒，具有清热燥湿、调胃厚肠、泻火解毒之功效，长于清中焦湿热郁结；红藤苦平，长于清热解毒，消痈止痛，散肠中瘀滞，又能行血分，活血散瘀消肿。四药共用，取意葛根黄芩黄连汤，清热升阳止利，添红藤以散肠中瘀滞，宜于肠易激综合征湿热偏盛兼有瘀滞者。

7）延胡索、海螵蛸、金樱子

延胡索味辛、苦，性温，能活血行气止痛，行血中气滞，气中血滞，专治一身上下诸痛，又可宣通郁滞，理气通络；海螵蛸咸、涩性温，为厥阴血分药，收敛止血，固精止带，制酸止痛，收湿敛疮；金樱子味酸、甘、涩，性平，善固精止遗，固肾缩尿，涩肠止泻，入三经而收敛虚脱之气。三者同用，行气血，制酸止痛。

（2）脾肾亏虚，三焦不畅态

临床表现：肠易激综合征患病日久或年老者，常见大便稀溏、完谷不化或黎明即泻，怕风怕冷、腰膝酸软，或腹痛欲便，大便虽软，却排出困难，排便次数增多，舌暗淡胖有齿痕，脉沉细。

治法：健脾补肾，宣畅三焦，行气化湿。

常用药物：燥湿常用苍术、炒白术、茯苓；补肾用炒芡实、益智仁、焦杜仲、补骨脂、吴茱萸、肉豆蔻、仙茅、淫羊藿、仙鹤草、紫河车、肉桂、炮姜、小茴香、艾叶炭等；涩肠止泻常用金樱子、石榴皮、乌梅等；行气化湿常用绵草薢、蚕沙等。

角药举例：

1）苍术、炒白术、茯苓

苍术味辛、苦，性温，善燥脾湿，健脾气，散风寒，祛湿邪，走而不守；白术苦甘性温，益气健脾，燥湿利水，止泻，炒后健脾燥湿止泻之力更甚；茯苓甘淡性平，能健脾，利水渗湿，可益心脾之气，化凌心水湿。三者配伍，健脾益气，燥湿利水止泻。

2）炒芡实、益智仁、焦杜仲

芡实味甘、涩，性平，乃补脾肾之药，善健脾除湿，涩肠止泻，益肾固精，除湿止带；益智仁辛温，温补中兼收涩之性，能温肾壮阳，固精缩尿，温脾止泻，摄涎止唾；焦杜仲甘温，善补益肝肾，助火壮阳，强筋壮骨，调理冲任，固经安胎。三者合用，脾肾同治，温阳利湿止泻，尤适用于肠易激综合征反复发作者。

3）补骨脂、吴茱萸、肉豆蔻

补骨脂味辛、苦，性温，有补肾壮阳、健骨强腰、固精缩尿、补火助阳、温脾止泻、纳气平喘等功效，暖脏腑，益元气；吴茱萸辛苦性热，能温经散寒止痛，温中止呕，助阳止泻，既散肝经之寒，又解肝气之郁；肉豆蔻辛温，能温中土之阳，暖脾胃，降浊气，固大肠，止泻痢，有行气止痛、除寒燥湿、开胃消食之功。三药共伍，温肾助阳止泻，宜于泻下日久，肾阳虚衰者。

4）仙茅、淫羊藿、仙鹤草

仙茅辛热，善补命门之火，补益肝肾，强筋骨，祛寒湿，温煦脾土以止泻，温助下元以定喘下气；淫羊藿辛甘性温，益精气，补肾阳，强筋骨，祛风湿，真阳不足者宜之；仙鹤草苦、涩，性平，能收敛止血，止泻止痢，可杀虫，补虚，解毒消肿。三药合用，温肾阳，补肾精，宜于肾阳亏虚久泻。

5）功劳叶、生麦芽、紫河车

功劳叶苦凉，有清虚热、益肝肾、祛风湿之效，能调养血气，无伤中之患；麦芽甘平，能行气消食，健脾开胃，可疏肝解郁，回乳消胀，其能助胃气上升，又开胃补脾；紫河车甘、咸，性温，禀受人之精血，为血肉有情之品，善补益肝肾，助阳填精，益气养血，补肺纳气，治五劳五伤。三者合用，补益精血，调养五脏，宜于久泻食欲不振者。

6）肉桂、炮姜、小茴香

肉桂甘辛性热，能温补肝肾，补火助阳，引火归原，益火消阴，温经通脉，散寒止痛；炮姜味苦、涩，性温，为干姜碳化而成，长于温经止血，温中止痛，其"温脾胃，治里寒水泄，下痢肠澼"；小茴香辛温，为温中快气之药，能温肾补火助阳，散寒理气止痛，理中焦而开胃止呕。三者合用，祛腹中诸寒，宜于受凉或进食生冷后易腹泻者。

7）金樱子、石榴皮、乌梅

金樱子味酸、甘、涩，性平，善固精止遗，固肾缩尿，涩肠止泻，入三经而收敛虚脱之气；石榴皮味酸涩性温，能涩肠止泻痢，收敛止血，安蛔杀虫止痛，煨后收涩之力增强；乌梅味酸涩性平，能敛肺气，止咳嗽，涩肠止泻，善生津液，止烦渴，又可安蛔止痛，和胃止呕，收敛止血，固冲涩漏。三者共伍，涩肠止泻，宜于肠易激综合征便次过多，滑脱不禁者。

8）萆薢、蚕沙、红藤

萆薢苦平，长于渗湿，苦能降下，能利湿分清泌浊，祛风除湿通痹；蚕沙甘辛性温，为风湿之专药，能祛风除湿，和胃化浊；红藤苦平，长于清热解毒，消痈止痛，散肠中瘀滞，又能行血分，活血散瘀消肿。三者合用，利湿祛浊，行肠中瘀滞。

9）艾叶炭、黄连、炮姜炭

艾叶苦、辛，性温，能暖气血，温经止血，散寒调经，温中止痛，炒炭后辛散之性大减，温经止血力强；黄连苦寒，具有清热燥湿、调胃厚肠、泻火解毒之功效，长于清中焦湿热郁结；炮姜味苦、涩，性温，为干姜碳化而成，长于温经止血，温中止痛，炒炭后功专止血温经，固涩止血力强。三者寒温并用，温经止血，厚肠止泻。

（3）湿热阻滞，肠道津亏态

临床表现：腹痛便秘，口苦口臭，心烦易急，眠差，或见便秘难结便如羊粪，腹痛，口干舌燥等，舌红苔黄腻少津，脉弦细。

治法：清热化湿，通腑泻下。

常用药物：大黄、芒硝、黄芩等泻热通便；芦荟、虎杖、全瓜蒌等清热化湿；生地黄、沙参、麦冬、石斛、玉竹、玄参等养阴润燥；当归、火麻仁、郁李仁、桃仁等养血润肠；川楝子、厚朴、枳实、大腹皮等理气通腑。

角药举例：

1）大黄、芒硝、黄芩

大黄苦寒，性禀直遂，长于下通，能涤荡肠胃，推陈致新，有泻下攻积、清热泻火、凉血解毒、逐瘀通经、利湿退黄之效；芒硝咸苦性寒，主五脏积聚，久热胃闭，有泻热通便、润燥软坚、荡涤肠胃之效；黄芩苦寒，功效清热燥湿，泻火解毒，善清中上二焦湿热，肺中实热，少阳郁热，又能凉血止血。三者合用，峻下热结，荡涤肠胃。

2）芦荟、虎杖、全瓜蒌

芦荟苦寒，既泻下通便，又清肝火，除烦热，杀虫疗疳；虎杖苦寒，有清热利湿之功，又可清热解毒，活血化瘀，祛风湿，通经络，止咳化痰；瓜蒌甘苦性寒，长于清肺润肺，涤痰宽胸，通胸膈闭塞，又有润肠通便之效。三者配伍，泻下通便，清肠腑湿热积聚。

3）生地黄、沙参、麦冬

生地黄甘寒质润，苦寒清热，能清营凉血止血，又可养阴生津；北沙参甘微苦寒，能养肺阴，补肺气，清肺热，益胃阴，生津液；南沙参甘寒，能养阴清肺，益胃生津，化痰，益气；麦冬甘微苦寒，长于清热养阴，润肺止咳，能益胃生津止咳，润肠，清心除烦，安神定悸。三者相合，养阴益气，生津液，润肠燥。

4）石斛、玉竹、玄参

石斛甘寒，善于养胃阴，生津液，止烦渴，能滋肾阴，退虚热，补肝肾，强筋骨，益精明目；玉竹甘寒质润，长于滋肺胃之阴，润肺胃之燥，生津止渴，养阴而不滋腻恋邪；玄参味甘、苦、咸，性寒，入血清热凉血，又能养阴生津润燥，降火解毒利咽，软坚散结。三者同用，养胃阴，生津液，濡润大肠。

5）当归、火麻仁、郁李仁、桃仁

当归味甘、辛，性温，能补血调经，活血止痛，润肠通便，补中有动，行中有补；火麻仁甘平，质润多脂，能润肠通便，滋养补虚，专利大肠气结便闭；郁李仁辛、苦、甘，性平，专治大肠气滞，燥涩不通，润中兼行，能下气利水消肿；桃仁味苦、甘，性平，入血分，善泄血分之壅滞，能活血通经，祛瘀止痛，可润肠通便，降肺气，止咳平喘。四药配伍，养血润肠通便。

6）川楝子、厚朴、枳实、大腹皮

川楝子苦寒，其降泄之性能疏肝泻热，导热下行，又能行气止痛，燥湿杀虫；厚朴苦燥辛温，善运中焦，疏利气机，行气除胀，又可燥中焦湿浊，通积导滞，降肺气、燥湿痰而平咳喘；枳实苦、辛、酸而性寒，善破气除痞，消积导滞，能行气以活血、化痰、止痛，为滑窍泻气之药；大腹皮辛温，能散无形之滞气，有行气宽中、宣肺利水消肿之效。四药合用，利肠道气机，通肠腑积滞。

五、病案举例

病案一

患者女，43岁。

2014年6月5日初诊：患者被诊断肠易激综合征2年，现饮食稍有不慎即腹泻，伴脐周疼痛，晨起明显，曾服用益生菌、中草药治疗，症状缓解不明显，特意来京就诊。现大便不成形，每日一次，便前腹痛，便后痛减。时有头晕头痛，颈项僵直，小便可，偶有耳鸣，嗜睡多梦，四末凉，偶有肢体发麻，肩关节疼痛，食欲可，汗出较多，月经周期规律，痛经，量可，血块较多，色黑，舌红苔薄，脉细滑。

中医诊断：泄泻。

西医诊断：肠易激综合征。

状态分析：中年女性，更年期阶段，忧思抑郁，易生气，气机不利，肝失条达，横逆侮脾，气滞于中则腹痛，脾运无权，水谷下趋则为泄泻，且病史2年，脾胃虚弱；肝气上逆，故头痛头晕，偶有耳鸣；肝郁脾虚，气机不利，气不行则血留为瘀，血瘀阻络，经络不通则痛，故可见颈项僵直、肩关节疼痛等表现，血瘀胞宫，可见痛经、血块较多、色黑等；腹泻日久，损伤中阳，出现四末凉，脉细等表现。本病属本虚标实之证本虚为气虚、阳虚，占状态要素五成，标实以肝郁血瘀为主，占状态要素五成。病位在肠，与肝、脾有关，病属肝郁脾虚，三焦郁滞，寒热错杂。

治法：健脾化湿，疏肝行气，调畅三焦，清上温下，兼以活血养血。

处方：白扁豆10g，炒山药15g，木香6g，姜半夏9g，砂仁6g，桂枝6g，炒白芍10g，苏梗15g，益智仁9g，艾叶炭9g，黄连9g，炮姜炭10g，炒白术15g，当归尾10g，延胡索10g，海螵蛸20g，葛根10g，高良姜6g，香附9g，防风9g。21剂，水煎服，每日1剂。

半年后患者来诊，告知服药1周后大便已成形，其余诸症亦见减轻，服药3周后诸症大减，又继服上方2周后停药，现进生冷及辛辣后几无腹泻症状。

病案二

患者男，55岁。

2014年10月24日初诊：患者大便溏泻不成形5年，受凉后腹痛伴大便次数增多，周身乏力，腰膝酸软，小便泡沫较多，浑浊如絮，夜尿3～4次，食欲及睡眠可，舌红苔白腻，脉沉细。

中医诊断：泄泻。

西医诊断：慢性肠易激综合征。

状态分析：本次发病为外感寒湿之邪，侵袭肠胃，脾失健运，升降失调，水谷不化，清浊不分，故大便溏泻不成形，寒湿内盛，肠胃气机受阻，则腹痛；患者腹泻日久，脾胃虚弱，气血来源不足，故周身乏力；久泻又使肾中精气亏损，故见腰膝酸软，尿中白浊，夜尿频多。本病属本虚标实之证本虚为阳虚，脾肾阳虚为主，占状态要素九成，标实为寒湿，占状态要素一成。病位在肠，与脾、肾有关，内有脾肾阳虚，外有寒湿侵袭，共成泄泻。

治法：健脾利湿，补肾填精。

处方：砂仁6g，茯苓30g，绵萆薢15g，蚕沙10g，赤芍15g，炮姜9g，益智仁9g，防风9g，全蝎6g，鸡内金6g，焦杜仲10g，仙茅10g，淫羊藿10g，仙鹤草30g，功劳叶15g，金樱子10g，炒芡实15g，生麦芽30g，姜半夏9g，巴戟天10g。7剂，水煎服，每日1剂。

2014年10月31日二诊：患者药后大便较前成形，每日1～2次，便前仍有腹痛，小便泡沫已无，夜尿减少为2次，乏力明显改善，口干苦，伴胃脘灼热不适，舌偏红苔薄黄，脉弦细，有化热之趋势。

处方：在初诊方基础上加柴胡 10g，黄芩 10g 以清解三焦。7 剂，水煎服，每日 1 剂。

第五节 溃疡性结肠炎

一、概述

溃疡性结肠炎是一种以腹痛、腹泻、黏液脓血便为主要表现且病因尚未明确的慢性非特异性结肠炎症性疾病。就本病腹痛、黏液脓血便、里急后重等症状特点而言，应将本病归为中医"痢疾""滞下""肠澼"等范畴。

1. 流行病学

本病在西方国家相当常见，欧洲与北美溃疡性结肠炎发病率约为（10 ～ 20）/10 万，患病率达（100 ～ 200）/10 万。我国近年报道的溃疡性结肠炎病例数增加，基于多家医院病例统计推测，溃疡性结肠炎的患病率为 1.16/10 万。目前溃疡性结肠炎已成为消化系统的常见疾病及慢性腹泻的主要原因。本病可发生于任何年龄，发病高峰年龄为 20 ～ 49 岁，男女性别差异不大。

2. 疾病特点

本病临床症状主要表现为血性腹泻和黏液脓血便，可伴腹痛，其症状的轻重取决于结肠病变的范围和严重程度。本病多累及直肠、乙状结肠，可逆行向近端结肠发展，甚至累及全结肠及末端回肠，病变分布呈连续性。本病通常缓慢起病，反复发作，迁延不愈，亦有少数呈暴发性起病，病情危重。本病除肠道外，还可伴随其他器官、系统受累，出现肠外表现或全身症状，如与肠道炎症和人体白细胞抗原易感性相关的外周关节炎、结节性红斑、坏疽性脓皮病、原发性硬化性胆管炎、眼葡萄膜炎、强直性脊柱炎、骶髂关节炎等肠外表现以及贫血、低蛋白血症、中毒性巨结肠及癌变等并发症。溃疡性结肠炎活动期典型的内镜下特征为连续弥漫性浅表性炎症病变，表现为砂纸样颗粒感外观的脆性黏膜伴浅小溃疡形成，易擦拭出血，夹杂斑片样黏膜出血，覆盖黏液脓性渗出物，少数严重情况下出现较深的融合性溃疡。溃疡性结肠炎慢性期可出现黏膜萎缩，炎性假性息肉、黏膜桥、肠壁纤维化及肠管短缩等。溃疡性结肠炎发病机制尚未完全阐明，流行病学研究显示遗传因素、环境因素、免疫调节紊乱等多因素参与了本病的发病过程，发病呈现明显的种族差异和家族聚集性。

3. 中医认识

目前认为溃疡性结肠炎的病因与外感湿热、饮食不节、情志失调、过度劳累、先天禀赋相关。本病病位在大肠，与肝脾肾相关，表现为气血同病、本虚标实、寒热错杂，气血受损，湿热瘀阻为溃疡性结肠炎发病的始动环节。本病初发时以实证为主，疾病迁延不愈，反复发作，则见正气耗伤，虚象日增，最终伏邪未尽，积垢未除，又因脾胃失养、气血受损而加重，出现虚实夹杂，寒热错综之象。

就溃疡性结肠炎腹痛、黏液脓血便、里急后重等症状特点而言，应将本病归为中医"痢疾""滞下""肠澼"等范畴。就溃疡性结肠炎的发病特点而言，其症状间断发作，活动期、缓解期交替出现的慢性复发型，应属中医痢疾之"休息痢"；症状持续不能缓解的慢性持续型，则属中医痢疾之"久痢"。

近年来，中医药治疗溃疡性结肠炎逐渐从单纯辨证论治向辨病与辨证相结合、口服与灌肠相结合等复合治疗方向发展。根据我国2017溃疡性结肠炎中医诊疗专家共识意见，本病可分为大肠湿热证、热毒炽盛证、脾虚湿蕴证、寒热错杂证、脾肾阳虚证、阴血亏虚证等类型。除口服中药外，还推荐中药灌肠治疗，有助于较快缓解症状，促进肠黏膜损伤的修复。

二、诊断

参照2018年炎症性肠病诊断与治疗的共识意见，本病的诊断主要结合临床表现、实验室检查、影像学检查、内镜检查和组织病理学表现进行综合分析，在排除感染性和其他非感染性结肠炎的基础上进行诊断。若诊断存疑，应在一定时间（一般是6个月）后进行内镜及病理组织学复查。

1. 临床表现

持续或反复发作的腹泻、黏液脓血便，伴腹痛、里急后重和不同程度的全身症状，病程多在4周以上，其中黏液脓血便是溃疡性结肠炎最常见的症状，可有皮肤、黏膜、关节、眼、肝胆等肠外表现。不超过6周病程的腹泻需要与多数感染性肠炎相鉴别（如细菌性痢疾、阿米巴痢疾、慢性血吸虫病、肠结核等）。

2. 结肠镜检查

结肠镜检查并黏膜活组织检查（以下简称活检）是溃疡性结肠炎诊断的主要依据。结肠镜下溃疡性结肠炎病变多从直肠开始，成持续性、弥漫性分布。轻度炎症的内镜特征为红斑、黏膜充血和血管纹理消失；中度炎症的内镜特征为血管形态消失，出血黏附在黏膜表面，糜烂，常伴有粗糙呈颗粒状的外观及黏膜脆性增加（接触性出血）；重度炎症内镜下则表现为黏膜自发性出血及溃疡。本病缓解期可见正常黏膜表现，部分患者可有假性息肉形成或瘢痕样改变。对于病程较长的患者，黏膜萎缩可导致结肠袋形态消失，肠腔狭窄以及炎（假）性息肉。伴巨细胞病毒感染的溃疡性结肠炎患者内镜下可见不规则、深凿样或纵行溃疡，有些部位伴大片状黏膜缺失。

3. 黏膜活检

隐窝基底部浆细胞增多被认为是溃疡性结肠炎最早的光学显微镜下特征，具有较高的预测价值。

（1）活动期

①固有膜内有弥漫性、急性、慢性炎症细胞浸润，包括中性粒细胞、淋巴细胞、浆细胞、嗜酸性粒细胞等，尤其是上皮细胞间有中性粒细胞浸润（即隐窝炎），乃至形成隐窝脓肿。②隐窝结构改变，隐窝大小、形态不规则，分支、出芽，排列紊乱，杯状细胞减少等。③可见黏膜表面糜烂、浅溃疡形成和肉芽组织。

（2）缓解期

①可见黏膜糜烂或溃疡愈合。②固有膜内中性粒细胞浸润减少或消失，慢性炎症细胞浸润减少。③隐窝结构改变可保留，如隐窝分支、减少或萎缩，可见潘氏细胞化生（结肠脾曲以远）。

4. 其他检查

无条件行结肠镜检查的单位可行钡剂灌肠检查。检查所见主要表现：①黏膜粗乱和（或）颗粒样改变。②肠管边缘呈锯齿状或毛刺样改变，肠壁有多发性小充盈缺损。③肠管短缩，袋囊消失呈铅管样。

肠腔狭窄致结肠镜无法通过时，可应用钡剂灌肠、CT 结肠成像检查显示结肠镜未及部位。

5. 临床分型分期程度及并发症

本病按发病类型可分为初发型和慢性复发型，按病情可分为活动期和缓解期，按严重程度可分为轻、中、重度。肠外表现包括关节损伤（如外周关节炎、脊柱关节炎等）、皮肤黏膜表现（如口腔溃疡、结节性红斑和坏疽性脓皮病）、眼部病变（如虹膜炎、巩膜炎、葡萄膜炎等）、肝胆疾病（如脂肪肝、原发性硬化性胆管炎、胆石症等）、血栓栓塞性疾病。溃疡性结肠炎并发症包括中毒性巨结肠、肠穿孔、下消化道大出血、上皮内瘤变以及癌变。

三、病机状态分析

1. 基本病机

脾肾亏虚、湿热瘀血阻滞于肠道，致大肠传导失司为本病的基本病机。

溃疡性结肠炎具有明显的种族差异性和家族聚集性，其发病之本源于患者先天禀赋不足，素体脾肾亏虚。脾虚失运，则水湿、水谷不化；肾失温煦，则胃不能腐熟水谷。大多溃疡性结肠炎患者精神压力较大，情绪易波动，经常处于紧张焦虑状态，脾在志为思，长期精神紧张、思虑过度均可伤脾，致脾虚运化不利；患者常因工作、生活劳累或作息不规律而导致疾病发生或复发，劳倦耗伤气血，脾胃更虚，食入不消，清浊不分而致病情反复。

湿热瘀阻是本病反复发作、迁延不愈的根本原因。溃疡性结肠炎常于夏秋季节发病或复发，概因夏秋季节湿热当令，加之脾胃运化功能偏弱，导致中气虚损，运化无力，受纳失司，谷停为滞，水停为湿，日久化热，湿热积滞蕴结肠中，日久气滞血瘀，肠之血络瘀滞。溃疡性结肠炎临床常见腹痛，腹痛性质以刺痛为主，且部位固定不移，脓血便色多暗红，且舌暗伴瘀点、瘀斑，均为瘀血内阻之象，其肠镜表现亦有病变部位黏膜充血水肿、血管网模糊、甚则糜烂、溃疡等血行不畅、瘀血阻络之象。瘀血长期存留局部，致新血不生，同时阻滞气机，使积滞不得下，导致疾病反复发作，迁延不愈。

2. 当前病机

脾肾亏虚、湿热邪毒熏灼、瘀血凝滞于肠腑脂膜而成溃疡性结肠炎。湿热邪毒与瘀血常相互影响：湿热羁留于肠道不除，则血行不畅，瘀血更甚；瘀血不除，则气机不畅，肠腑运动失调，而湿热更难清除。湿热与瘀血共同为患，使邪气内伏，伺机复发，疾病缠绵不愈。

溃疡性结肠炎急性发作，常为湿热毒盛、肠络瘀滞状态，湿热蕴积肠道，血败肉腐，肠络瘀滞，腑气不通，可见腹痛、下利脓血。进食葱、蒜、韭菜、茴香、香菜等辛香发散之品，或多食生冷如水果、凉拌菜或不洁、隔夜食品，过多进食牛羊肉、鱼虾海鲜等发物以及饮酒均可导致溃疡性结肠炎复发或病情加重。进食辛辣刺激及辛香温热走窜之品，易生湿热，耗伤人体气血；食用牛羊肉及鱼虾海鲜等食品则会加重胃肠积滞；酒本为湿热之品，饮酒使湿热内聚，最终导致伏邪未尽，积垢未除，复因伤气耗血、积滞内停而加重。临床常出现腹痛明显、腹泻多次、大便黏液脓血增多、舌暗红苔黄厚腻等症状。

溃疡性结肠炎病久反复发作与情绪有关，焦虑抑郁都会诱发，可见肝郁犯脾、湿热瘀阻状态，肝在志为怒，恼怒可令肝气疏泄失常，肝郁克犯脾土致中焦虚损可加重运化不利、受纳失司，不良情绪还会进一步加重脾胃虚弱。临床可见易急，眠差，忧思过虑，胁胀，口干口苦，纳差，腹痛，腹泻，下利脓血，舌暗红苔黄腻，脉弦。

湿热久蕴，瘀血阻滞肠络，反复下利脓血，可耗伤阴血，导致阴血亏虚、湿热瘀阻状态。可见腹痛腹泻，泻下脓血，血多于脓，口干咽燥，心慌心悸，乏力纳差，面色萎黄，舌红苔少，脉细数。

本病慢性反复发作进入缓解期，腹痛便脓血不显著，此时脾气亏虚、肾阳不足、寒热错杂态为著。常见神疲乏力，食欲不振，怕风怕冷，腰膝酸软冷凉，腹痛隐隐，上腹胀满，大便次数增多，完谷不化，大便白多赤少或以黏冻为主，五更泄泻，排便急迫或排便不爽，舌体胖大有齿痕，舌苔黄腻，脉沉细无力。

3. 演变病机

溃疡性结肠炎演变病机为湿热日久、中气下陷、中焦虚寒、脾肾亏虚。溃疡性结肠炎初发时以实证为主，疾病迁延不愈，反复发作，则见正气耗伤，虚象日增。湿热未尽，积垢未除，食入不消，清浊不分，注入有伏邪积垢之肠道，则见大便溏薄，黏液增多，甚则泻下急迫为水样；脾气虚弱，气血生化乏源，不能上荣于面，则见面色晦暗萎黄；气血不能充达肢体、肌肉，故见肢体倦怠，神疲乏力；中气亏虚，脾气虚损，升举无力，气机下陷，降多升少，可导致清浊升降失调，清阳不升，浊阴不降，故可并见少腹胀满重坠，便意频频，亦可形成胃下垂、脱肛等中气下陷病证；病久脾阳受损，运化无权，水饮留于肠间，则见肠鸣辘辘；阳虚阴盛，寒从中生，故见腹部恶寒。脾虚不能制水，水湿壅盛，必损其阳，脾虚及肾，肾阳亦衰，肾阳不足，不能温煦脾土，脾阳益虚，故本病发展到后期，可以进一步损耗中气，进而出现中气下陷，中阳虚损，甚则脾肾亏虚的病机变化，整个病变过程中，肠道所伏之湿热血瘀始终存在。

四、状态辨治

1. 治疗原则

溃疡性结肠炎分急性加重活动期、缓解期进行治疗，口服用药与局部灌肠用药相结合，采用健脾益气、温肾活血、清热利湿、解毒活血等法。治疗针对溃疡性结肠炎本虚标实、证候错综、变证百出、反复发作的病机特点，在治疗上需结合疾病的分期、分段、分级等不同状态，采用相应的治法及给药途径。本病的治疗还需在生活起居上悉心调养，使脾胃肾气充实，湿热得化，气血调和，方能防止疾病复发。

2. 西医治疗

（1）活动期的治疗

活动期治疗分为轻度、中度、重度三个层次，内科保守治疗无效应考虑手术。

轻度：首选氨基水杨酸制剂。

中度：氨基水杨酸制剂仍是首选药物，若足量使用而症状控制不佳，尤其是病变较广泛者，应及时增加口服糖皮质激素。对于激素无效或依赖者，可增加硫唑嘌呤和6- 巯基嘌呤在内的免疫抑制剂。当激素和上述免疫抑制剂治疗无效时，可考虑增加英夫利西单克隆抗体（infliximab，IFX）治疗。

重度：重度溃疡性结肠炎病情重、发展快，处理不当会危及生命。应收治入院，积极治疗。

（2）缓解期的维持治疗

氨基水杨酸制剂：活动期应用氨基水杨酸制剂或激素诱导治疗缓解后，继续以氨基水杨酸制剂维持，用原诱导缓解剂量的全量或半量，如用柳氮磺吡啶维持，剂量一般为 2 ～ 3 g/日，并应补充叶酸。远段结肠炎以美沙拉秦局部用药为主（直肠炎用栓剂，每晚 1 次；直肠乙状结肠炎用灌肠剂，隔天至数天 1 次），联合口服氨基水杨酸制剂效果更好。硫嘌呤类药物：用于激素依赖者、氨基水杨酸制剂无效或不耐受者、环孢素或他克莫司有效者，剂量与诱导缓解时相同。IFX：以 IFX 诱导缓解后继续 IFX 维持。维持治疗的疗程：氨基水杨酸制剂维持治疗的疗程为 3～5 年或长期维持；对硫嘌呤类药物和 IFX 维持治疗的疗程目前尚未达成共识，视患者具体情况而定。

（3）外科手术治疗

绝对指征：大出血、穿孔、癌变以及高度疑为癌变；相对指征：积极内科治疗无效的重度溃疡性结肠炎或合并中毒性巨结肠内科治疗无效者，宜更早行外科干预。内科治疗疗效不佳和（或）药物不良反应已严重影响生命质量者，可考虑外科手术。

3. 分状态治疗

治疗过程中首先需要分辨正虚、邪实所占比例。可能影响正气亏虚的因素包括患者年龄，溃疡性结肠炎病程的长短，是否存在过度劳累、熬夜、压力大等相关因素，是否合并其他慢性病也是需要考虑的内容。而是否存在过食生冷、肥甘厚味、辛辣刺激、不良情绪刺激等诱因则是帮助辨别患者邪实轻重的重要依据。溃疡性结肠炎相关分级、分期及病变范围的大小也有助于我们对疾病的状态进行判断，一个重度活动期的全结肠型溃疡性结肠炎患者，其邪实所占比例常常高于缓解期仅累及直肠的患者。

本病治法依其基本状态所决定的固有病机而定：治疗上扶正以益气健脾温肾为主，根据病位在脾、在肾之不同，气、血、阴、阳虚损之所异而有所侧重，祛邪以清化湿热、调气行血为核心，兼顾通因通用、消积导滞之法，注意疏肝或养阴。在采用口服药物的同时，还应当配合灌肠药物使用，加强清热除湿、活血祛瘀之功。

（1）脾肾亏虚，寒热错杂态

临床表现： 多见于年老、体虚、久病者，神疲乏力，食欲不振，怕风怕冷，腰膝酸软冷凉，腹痛隐隐，上腹胀满，大便次数增多，完谷不化，白多赤少，或以黏冻为主，五更泻泄，排便急迫或排便不爽，舌体胖大有齿痕，舌苔黄腻，脉沉细无力。

治法： 健脾温肾，化湿清热。

常用药物： 黄芪、党参、茯苓、白术、杨枝、山药、莲子肉、芡实、炮姜、小茴香、肉桂、肉豆蔻、吴茱萸等健脾温肾；薏苡仁、砂仁、草豆蔻、黄连、红藤、白头翁、石榴皮、乌梅等化湿热收涩止泻。

角药举例：

1）黄芪、党参、甘草

黄芪甘温，能补中益气，升阳举陷，生津养血，行滞通痹；党参甘平，善补脾益肺，健运中气，升清阳，布津液，生阴血；甘草甘平，炙用有健脾益气、补益心肺、缓急止痛之效，生用清热解毒，调和诸药。三者同用，补脾益气以固后天之本，托毒生肌，疗痈肿疮毒，促进肠道溃疡愈合。

2）茯苓、白术、桂枝

茯苓甘淡性平，能健脾利水渗湿，可益心脾之气，化凌心水湿；白术苦甘性温，益气健脾，燥湿利水，止泻；桂枝辛甘性温，能通阳扶卫，善宣阳气于卫，畅营血于肌，发汗解肌，又可温经通脉，助阳化气。三药合用，取苓桂术甘汤之意，温阳利水化饮，健脾利湿，宜于溃疡性结肠炎肠鸣辘辘，尤在进食生冷及受凉后明显，属痰饮为患者。

3）山药、莲子肉、芡实

山药甘平，补脾气，益胃阴，又补肺气，养肺阴，能补肾涩精；莲子肉味甘、涩，性平，其禀清香之气，得稼穑之味，乃脾之果也，有补脾止泻止带、益肾涩精、养心安神之效；芡实味甘、涩，性平，乃补脾肾之药，善健脾除湿，涩肠止泻，益肾固精，除湿止带。三药均平补脾肾，益气而敛脾肾之精兼养阴，擅疗久泻久痢。

4）薏苡仁、砂仁、草豆蔻

薏苡仁甘淡性凉，为清补淡渗之品，能利水渗湿，健脾补中，清热解毒；砂仁辛温，能和五脏，长于化湿行气温中，醒脾和胃，止泻止呕；草豆蔻辛温，功专脾胃，辛散滞气，温燥湿浊，能燥湿行气，温中散寒，醒脾和中止呕，辟秽除瘴。三者配伍，降胃阴而下食，达脾阴而化谷，呕吐与泄泻皆良，调上焦酸腐，利下气秽浊。

5）炮姜、小茴香、肉桂

炮姜味苦涩，性温，为干姜碳化而成，长于温经止血，温中止痛；小茴香辛温，能温肾补火助阳，散寒理气止痛，理中焦而开胃止呕；肉桂甘辛性热，能温补肝肾，补火助阳，引火归原，益火消阴，温经通脉，散寒止痛。三药同用，温助脾肾，散寒理气止痛，宜于腹部畏寒而痛者。

6）肉豆蔻、吴茱萸、黄连

肉豆蔻辛温，能温中土之阳，暖脾胃，降浊气，固大肠，止泻痢，有行气止痛、除寒燥湿、开胃消食之功；吴茱萸辛苦性热，能温经散寒止痛，温中止呕，助阳止泻，既散肝经之寒，又解肝气之郁；黄连苦寒，清热燥湿厚肠，泻火解毒，长于清中焦湿热郁结。三者配伍，辛开苦降，降逆止呕，温脾止泻。

7）石榴皮、乌梅、红藤、白头翁

石榴皮味酸涩，性温，能涩肠，止泻痢，收敛止血，安蛔杀虫止痛，煨后收涩之力增强；乌梅味酸涩，性平，能涩肠止泻，又可和胃止呕；红藤苦平，长于清热解毒，消痈止痛，散肠中瘀滞，又能行血分，活血散瘀消肿；白头翁苦寒，有清热解毒、凉血止痢之效，善清胃肠湿热及血分热毒。诸药同用，化肠道湿热，清肠中瘀热，收涩止泻。

（2）湿热内阻，气滞血瘀态

临床表现：腹痛，里急后重，下痢赤白脓血，赤多白少，排便不畅，肛门灼热，小便短赤，可伴有发热，舌质红，苔黄腻，脉滑数或浮数。

治法：清热利湿，消积导滞，行气活血（止血）。

常用药物：黄连、黄芩、苦参、苍术、黄柏、草河车、马齿苋、白蔹、红藤、秦皮、地锦草、翻白草、蒲公英等清热化湿解毒，消除肠道溃疡；炒山楂、焦槟榔、木香等行气止痛；三七、蒲黄、五灵脂、炮姜、棕榈炭、血余炭、艾叶炭、九香虫、仙鹤草、功劳叶、生地榆、槐角、大蓟等活血止血。

角药举例：

1）黄连、黄芩、苦参

黄连苦寒，清热燥湿，调胃厚肠，泻火解毒，长于清中焦湿热郁结；黄芩苦寒，功效清热燥湿，泻火解毒，又能凉血止血；苦参苦寒，退热降泄，荡涤湿火，能清下焦湿热，利膀胱气化，通利小便。三药配伍，令肠中湿热得清，邪气得除，宜于溃疡性结肠炎湿热俱重者。

2）苍术、黄柏、草河车

苍术味辛苦性温，善燥脾湿，健脾气，散风寒，祛湿邪，走而不守；黄柏苦寒，能清热燥湿，善清大肠湿热而止泻痢，可泻火解毒；草河车苦涩性寒，能清热解毒，消痈散结，凉血止痢，兼涩肠止泻。三者同用，标本兼治，燥脾除湿洁其源，清肠利湿清其流，宜于溃疡性结肠炎伴有肛瘘及肛周湿疹者。

3）马齿苋、白蔹、红藤

马齿苋酸寒，具清热解毒、凉血止痢之功，善解痈肿热毒；白蔹苦辛性寒，有清热解毒、消痈散结、敛疮生肌、消肿止痛之效，为肿痛疮家要药；红藤苦平，长于清热解毒，消痈止痛，散肠中瘀滞，又能行血分，活血散瘀消肿。三者合用，清肠道湿热，化肠中瘀滞，收敛生肌止血，宜于溃疡性结肠炎湿热灼伤血络者。

4）秦皮、地锦草、翻白草

秦皮苦涩性寒，既清热燥湿解毒，又收涩止痢止带，能清肝泻火，明目退翳；地锦草辛平，能清热解毒，止痢疗痈，利湿退黄，既凉血止血，又活血散瘀，止血而不留瘀；翻白草甘涩性平，有清热解毒、止痢、止血之效。三者同用，清热化湿，凉血止痢止血。

5）炒山楂、焦槟榔、木香

炒山楂酸甘性温，善健脾开胃，消油腻肉食积滞，能行气止痛，炒后止泻止痢，入血分通行气血，活血祛瘀，炒用活血力量增强，焦用消食导滞更佳；槟榔味苦辛，性温，善行胃肠之气，泻下导滞，能行气利水，炒后药性缓和；木香辛苦性温，能通行三焦气分，善行中焦脾胃、下焦大肠气滞，有行气健脾、疏肝利胆之效。三者合用，除积以行气，导滞以和血，宜于积滞未除，泻痢不爽而见里急后重、排便不畅、肛门坠胀者。

6）三七、蒲黄、棕榈炭

三七甘苦性温，长于化瘀生新，又善止血妄行，能消肿定痛；蒲黄甘平，长于收敛止血、活血行瘀，具止血不留瘀的特点；棕榈炭苦涩性平，善收敛止血，且止泻止带，能引血归经，止上下失血，止下血尤良。三者同用，止血妄行又化瘀生新，宜于赤多白少，久泻久痢者。

7）血余炭、艾叶炭、九香虫

血余炭苦平，有收敛止血之效，且可消瘀，止血不留瘀，入下焦血分，能化瘀利尿，补阴利水；艾叶苦辛性温，能暖气血，温经止血，散寒调经，温中止痛，炒炭后辛散之性大减，温经止血力强；九香虫咸温，气香走窜，能行气止痛，又能温中助阳。三者配伍，温经止血，通行血络，化瘀血、生新血，宜于溃疡性结肠炎大便赤多白少，遇寒加重者。

8）生蒲黄、五灵脂、炮姜

蒲黄甘平，收敛止血，活血行瘀，具止血不留瘀的特点；五灵脂味苦、咸、甘，性温，专入肝经血分，通利血脉，散瘀止痛，又可化瘀通经止痛；炮姜味苦涩，性温，为干姜碳化而成，长于温经止血，温中止痛。三者合用，活血祛瘀，温中止痛，宜于溃疡性结肠炎腹痛日久，疼痛绵绵，遇寒加重者。

（3）肝郁犯脾，湿热瘀阻态

临床表现： 易急，眠差，忧思过虑，胁胀，口干口苦，纳差，腹痛，腹泻，下利脓血，舌暗红苔黄腻、脉弦。

治法： 疏肝健脾，化湿热活血。

常用药物： 柴胡、防风、枳壳、香附、升麻、葛根等疏肝理气；黄芪、党参、茯苓、白术、山药、莲子肉、芡实等健脾益气；马齿苋、蒲公英、车前草等清热化湿；仙鹤草、功劳叶、棕榈炭、乳香、没药、延胡索等活血散瘀，理气止痛。

角药举例：

1）柴胡、防风、枳壳

柴胡味辛、苦，性寒，能疏散少阳之邪，解表退热，又可疏肝解郁，调经止痛，升举清阳；防风辛甘性温，治风通用，升发而散，能祛风解表，实卫固表，胜湿止痛，息内风而止痉，又可疏肝和脾，升清阳，降浊阴，引血归经；枳壳味苦、辛、酸，性寒，有破气消积、化痰除痞之效。三者合用，散肝舒脾，升阳胜湿。

2）升麻、葛根、香附

升麻味辛、甘，性寒，能发表透疹，泻热解毒，善清头面火毒，引清阳上升，升阳举陷；葛根味辛、甘，性凉，能发表解肌，生津止渴，透疹，升阳止泻，通经活络；香附味辛、苦、甘，性平，善散肝气郁结，平肝气横逆，有行气止痛、理气宽中之效。三者配伍疏肝理气，托举清阳止泻。

3）马齿苋、蒲公英、车前草

马齿苋味酸性寒，具清热解毒、凉血止痢之功，善解痈肿热毒；蒲公英味苦、甘，性寒，能清热利湿解毒，消痈散结；车前草苦、辛，性寒，能清热利湿，解毒通淋，活血止血。三者同用，清利肠道湿热。

4）仙鹤草、功劳叶、棕榈炭

仙鹤草味苦、涩，性平，能收敛止血，止泻止痢，可杀虫，补虚，解毒消肿；功劳叶味苦，性凉，有清虚热、益肝肾、祛风湿之效，能调养血气，无伤中之患；棕榈炭味苦涩，性平，善收敛止血，止泻止带，能引血归经，止上下失血。三者同用，专于收敛止血，止泻止痢。

5）乳香、没药、延胡索

乳香味辛、苦，性温，能活血化瘀，通气散滞，消肿止痛；没药味辛、苦，性平，能活血止痛，散瘀消肿，为宣通脏腑、流通经络之药；延胡索味辛、苦，性温，能活血行气止痛，行血中气滞，气中血滞，专治一身上下诸痛，又可宣通郁滞，利气通络。三者配伍，通气化滞，活血化瘀止痛。

（4）阴血亏虚，湿热瘀阻态

临床表现：腹痛腹泻，泻下脓血，血多于脓白，口干咽燥，心慌心悸，乏力纳差，面色萎黄，舌红苔少，脉细数。

治法：养阴补血，清热化湿活血。

常用药物：生地黄、玉竹、黄精、赤芍、白芍、龙眼肉、阿胶、当归、楮实子等养阴养血；金银花、连翘、大黄炭、黄连、马齿苋、艾叶炭、三七粉、珍珠粉、白及粉等清热化湿，活血止血。

角药举例：

1）生地黄、玉竹、黄精

生地黄甘寒质润，苦寒清热，能清营凉血止血，又可养阴生津；玉竹甘寒质润，长于滋肺胃之阴，润肺胃之燥，生津止渴，养阴而不滋腻恋邪；黄精甘平，善健脾气，补脾阴，滋肾阴，益肾气，安五脏。三者合用，甘凉清润，滋养胃肠阴血，润肠燥。

2）赤芍、白芍、龙眼肉

赤芍苦寒，善走血分，除血分郁热，凉血止血，又能活血通经，散瘀止痛；白芍苦酸性寒，善养血补血，滋肝柔肝，敛阴平肝，缓急止痛；龙眼肉甘温，善补益心脾，益气养血安神，不滋腻，无壅滞之弊。三者合用，养血和血，缓急止痛，兼清血热。

3）阿胶、当归、楮实子

阿胶甘平，可滋阴润燥，又具补血止血之效；当归味甘、辛，性温，能补血调经，活血止痛，润肠通便，补中有动，行中有补；楮实子甘寒，善补肝肾之阴，又可清肝热，明双目，补肾阴，助肾气，利小便。三者合用，以补肠中血亏，养血润燥。

4）金银花、连翘、大黄炭

金银花甘寒，清热解毒，散痈消肿，疏散风热，解毒利咽，凉血止痢；连翘苦而微寒，轻清上浮，透里达表，善清心火，解散上焦之热，同时宣畅气血，散热毒血积气聚，拔毒外达；大黄苦寒，性禀直遂，长于下通，能涤荡肠胃，推陈致新，能泻下攻积，清热泻火，凉血解毒，逐瘀通经，利湿退黄，炒炭之后泻下作用极微，并有止血之效。三者合用，泻肠中积滞，清肠内热结气聚，兼止血。

5）黄连、马齿苋、艾叶炭

黄连苦寒，具有清热燥湿、调胃厚肠、泻火解毒之功效，长于清中焦湿热郁结；马齿苋酸寒，具清热解毒、凉血止痢之功，善解痈肿热毒；艾叶苦辛性温，能暖气血，温经止血，散寒调经，温中止痛，炒炭后辛散之性大减，温经止血力强。三者寒温并用，清利肠中湿热兼以止血。

6）三七粉、珍珠粉、白及粉

三七甘苦性温，长于化瘀生新，又善止血妄行，能消肿定痛；珍珠甘咸性寒，质重沉降，安神定惊，清心肝之热，明目消翳，又可敛疮生肌，止血止遗。白及味苦、甘、涩，性寒，质极黏腻，性极收涩，功能收敛止血，生肌，消散痈肿。三药既可内服，也可灌肠使用，具有显著的止血敛疮之功，宜于溃疡性结肠炎活动期镜下表现溃疡较多者。

外用灌肠药：常用马齿苋、苦参、白及粉、三七、生地榆、槐花、煅牡蛎、诃子、珍珠粉、白及粉、煅龙骨、青黛、诃子、五倍子等药物，保留灌肠 1 小时许，每日 1～2 次。

五、病案举例

病案一

患者男，41 岁。

2014 年 6 月 27 日初诊：患者腹痛伴黏液脓血便反复发作 3 年余，3 年前于当地医院行肠镜及病理检查，诊断为溃疡性结肠炎，病变范围乙状结肠以下至直肠。曾口服"艾迪莎"治疗年余后腹痛缓解，大便未见黏液脓血，现已停药近半年。患者 1 个月前进食羊肉后再次出现腹痛，大便次数增多，可见较多脓血，伴肛周下坠，灼热不适，自服"艾迪莎"，每日 1g，症状未见缓解，现每日排黏液脓血便 6～7 次，每次量约 50mL，里急后重，左下腹持续隐痛，排便后症状缓解不明显，偶有腹胀，无发热，无恶心呕吐，纳食尚可，夜寐安，周身倦怠乏力，腰酸痠，小便调，色黄，形体偏瘦，舌淡红，苔黄厚腻，舌下有瘀斑，脉濡，尺脉弱。

中医诊断：痢疾。

西医诊断：溃疡性结肠炎。

状态分析：中年男性，本次发病正值夏季，诱因为进食羊肉，考虑夏季暑热流行，加之羊肉为辛热之品，进食后易化湿生热，故见肛门下坠伴灼热不适；湿热灼伤肠腑脂膜而见脓血便，结合舌脉辨其状态属溃疡性结肠炎活动期，湿热为患；湿热之邪毒积滞肠中，气血被阻，气机不畅，血瘀于内，可见舌下有瘀斑；疾病反复发作 3 年，病程较长，损伤脾胃，受纳无权，脾气虚弱，健运失职，故见腹胀；脾气虚，化源不足，不能充达机体、肌肉，故周身倦怠乏力；久痢不愈，损伤中阳，脾肾阳虚，则腰酸惫，伴有舌淡、尺脉弱等征象。此为本虚标实之证，本虚以脾气虚及脾肾阳虚为主，占状态要素四成，标实以湿热为主，兼气滞、瘀血，占状态要素六成，病位在肠，与脾肾有关。

治法：健脾清热利湿，行气活血导滞。

处方：

①口服方：白扁豆 10g，山药 15g，银花炭 10g，木香 6g，砂仁 3g，黄连 10g，姜半夏 10g，艾叶炭 10g，赤芍 10g，炒白芍 15g，阿胶珠 15g，生地榆 30g，仙鹤草 30g，功劳叶 15g，炮姜炭 10g，熟大黄 6g，焦杜仲 15g，补骨脂 10g，枸杞子 10g，巴戟天 15g。7 剂，水煎服，每日 1 剂。

②灌肠方：马齿苋 60g，苦参 30g，白及粉 15g，整三七 10g，生地榆 30g，槐花 15g，煅牡蛎 30g，诃子 10g。水煎 100mL，保留灌肠，每日一次。

2014 年 7 月 4 日二诊：患者药后每日排便 3～4 次，脓血较前减少，肛门仍感灼热，仍有里急后重感，左下腹隐痛减轻，现排便前仍有腹部不适，乏力略改善，舌偏红，苔厚腻，舌下有瘀斑，脉细滑尺弱。

处方：

①口服方：初诊方去半夏，加焦三仙各 15g。7 剂，水煎服，每日 1 剂。

②灌肠方：初诊方去苦参，加青黛 10g。7 剂，水煎 100mL，保留灌肠。

2014 年 7 月 11 日三诊：患者药后大便每日 2 次，色黄，不成形，黏液脓血明显减少，无腹痛及里急后重，倦怠乏力好转，偶有上腹部胀满，口干，舌淡红，苔黄腻，舌下有瘀斑，脉濡弱。

处方：

①口服方：二诊方去赤芍、地榆、杜仲、补骨脂、枸杞子、巴戟天，加石斛 15g，7 剂。水煎服，每日 1 剂。

②灌肠方不变继用。

病案二

患者男，54 岁。

2013 年 11 月 16 日初诊：患者 3 年来肠鸣腹泻，大便日行 6～7 次，夹有黏液，无鲜血，口干、口苦、反复口腔溃疡，平时畏风畏寒，手脚冰冷，纳少乏力，面色晦暗，口唇紫暗，舌质暗红，舌下有瘀斑，苔薄黄腻，脉弦细。肠镜检查：溃疡性结肠炎。

中医诊断：痢疾。

西医诊断：溃疡性结肠炎。

状态分析：患者肠鸣腹泻 3 年，病史较长，且纳少乏力，属脾阳不足；平时畏风畏寒，手脚冰冷，纳少乏力，阳虚则寒，故为阳虚表现，属肾阳虚；还伴有口干、口苦、反复口腔溃疡，苔薄黄腻，脉弦细，为肝胆湿热；湿热内盛阻滞气机，可见腹痛肠鸣；气不行则血留为瘀，可见面色晦暗，口唇紫暗，舌质暗红，舌下有瘀斑。本病本虚为阴阳两虚，占状态要素四成，标实为湿热，占状态要素六成，其病位在肠，与肝胆、脾肾有关，为上热下寒、血瘀肠络状态。

治法：通畅三焦，清上温下，养阴通络。

处方：柴胡 10g，黄芩 15g，炒枳壳 15g，怀山药 15g，莲子肉 30g，乌梅 10g，黄连 10g，桂枝 20g，桑枝 30g，生石膏（先煎）30g，党参 20g，川椒 6g，炮姜炭 10g，五灵脂 10g，乌药 10g，防风 10g。14 剂，每日 1 剂，水煎服。

2013 年 11 月 30 日二诊：患者药后大便日行 3 ～ 4 次，仍有畏风畏寒，肠鸣已减轻，口干、口苦，口腔溃疡已愈，脉弦细，舌质红，舌苔薄腻。

处方：初诊方加炒扁豆 30g，当归 15g，银花炭 15g，煨木香 10g。14 剂，每日 1 剂，水煎服。

2013 年 12 月 14 日三诊：患者药后大便日行 1 ～ 2 次，肠鸣消失，手脚已温热，纳食增加，体重增加 1kg。

处方：二诊方去掉桂枝、桑枝、生石膏，继服 14 剂。后诸证好转。

第六节　非酒精性脂肪性肝病

一、概述

脂肪性肝病简称脂肪肝，指由于各种原因引起的肝细胞内脂肪堆积过多（≥ 5%）的病变。肥胖、酒精、代谢、营养不良、胰岛素抵抗、药物、病毒、感染等多种病因均可以导致脂肪肝。

成人非酒精性脂肪性肝病是指无其他原因（如大量饮酒）导致的肝脏脂肪沉积，伴有或不伴有炎症和纤维化，是一种与胰岛素抵抗和遗传易感性密切相关的代谢应激性肝脏损伤，包括非酒精性单纯性脂肪肝、非酒精性脂肪性肝炎。非酒精性脂肪肝可能进展为肝硬化，且可能是隐源性肝硬化的一个重要原因。

1. 流行病学

非酒精性脂肪肝在全球均有发病，患病率为 6% ～ 35%（中位数为 20%）。亚太地区非酒精性脂肪肝的患病率约为 5% ～ 30%，具体取决于所研究的人群。美国的流行病学资料显示非酒精性脂肪肝的患病率以及其在慢性肝病中所占的比例均呈现逐渐增加的趋势：非酒精性脂肪肝患病率在 1988 ～ 1994 年为 5.5%，1999 ～ 2004 年为 9.8%，2005 ～ 2008 年则为 11%，这些时期内非酒精性脂肪肝在慢性肝病中所占比例分别为 47%、63% 和 75%。

非酒精性脂肪肝的主要危险因素包括：向心性肥胖、2 型糖尿病、血脂代谢异常和代谢综合征。非酒精性脂肪肝患者，尤其是非酒精性脂肪性肝炎患者，常伴有肥胖、体循环高血压、血脂代谢异常、胰岛素抵抗或显性糖尿病等代谢综合征中的一个或多个。

2. 疾病特点

目前一般认为胰岛素抵抗是可能导致肝脏脂肪变、脂肪性肝炎的重要因素。胰岛素抵抗造成能量消耗减少、储积增多，脂肪生成增加、降解减少，造成肝脏脂肪贮存量过多（≥ 5%），游离脂肪酸增加，导致肝脏线粒体功能下降，肝细胞凋亡，出现氧化应激损伤。Kupffer 细胞被激活后释放细胞因子会刺激星状细胞活化，使胶原生成增多，破坏减少，导致纤维化。通过肝肠循环，肠道产生过多的胆汁酸并进入肝脏，刺激肝脏中 FXR 受体活化，导致脂肪合成增加。此外，关于本病还有"二次打击"学说、"氧化应激学说"等相关理论。

大部分非酒精性脂肪肝患者无不适症状，多数因发现氨基转移酶异常而就诊。本病体格检查中可见肝脏肿大的相关体征；实验室检查可见谷草转氨酶（AST）和谷丙转氨酶（ALT）轻度或中度升高，碱性磷酸酶（ALP）可能升高至正常值上限的 2 ～ 3 倍，血清白蛋白和胆红素水平通常正常，还可能出现血清铁蛋白浓度或转铁蛋白饱和度升高；腹部超声显示肝脏回声增强；CT 显示肝脏密度降低；MRI 显示脂肪信号增强。

3. 中医认识

"十一五"期间，国家中医药管理局中医肝病协作组将非酒精性脂肪肝的中医病名确定为"肝癖（痞）"，中医学根据患者不同的临床表现将本病归于"胁痛""肝胀""肝痞""肝癖""肝着""肥气"等范畴。其病机责之于起居无常、情志失调、过食肥甘厚腻、少劳安逸、久病体虚，导致肝失疏泄，脾失健运，肝脾肾三脏功能失调，湿热痰郁结于肝。本病为本虚标实之症，本虚为脾肾虚，标实为气滞、痰凝、血瘀。酒精在中医中属于生湿热之毒，因此，在酒精性脂肪肝的治疗中还应该考虑到湿热在整体状态中的病理作用。

二、诊断

凡具备下列①～④项或第⑥项任一条件即可诊断为非酒精性脂肪性肝病。

①无饮酒史或饮酒折含乙醇量每周小于 140 克（男性）或 70 克（女性）。②排除肝脂肪变的其他原因（饥饿、肠外营养、药物、妊娠）。③不合并慢性肝病（乙肝、丙

肝、自身免疫性肝病、血色病、Wilson病、布加综合征）。④血清转氨酶升高，并以ALT为主，常伴有谷胺酰转移酶、甘油三酯水平增高。⑤肝脏影像学表现符合弥漫性脂肪肝的影像学诊断标准。⑥肝脏组织学改变符合脂肪性肝病的病理学诊断标准。

三、病机状态分析

1. 基本病机

脂肪肝的中医基本病机为气机运行失司导致肝脾肾三脏功能失调，气滞痰凝湿阻于肝。

脂肪肝病位在肝，易传脾及肾。肝主疏泄，推动着机体气机的运行，初期肝失疏泄，肝郁犯脾，脾失健运，水谷精微不能运化，体生湿浊，湿浊凝聚成痰，痰湿阻滞，血液运行不畅，脉络阻滞形成瘀血，瘀血又可进一步影响气血运行和水津输布，如此恶性循环，最终痰瘀互结，相搏于肝，日久发为本病。

2. 当前病机

应结合体质状态、基础疾病、舌脉等辨别当前病机状态，确认肝气郁滞、脾虚、阳虚、湿热、痰浊、血瘀以哪个为主。

非酒精性脂肪肝的病机多为肝之疏泄失常，气机运化停滞，脾虚不运水湿停留而生痰浊。肝之疏泄不利、脾失健运、肾失蒸腾、肝胆湿热等为内因，再加上过食肥甘厚腻，痰浊内生，导致脂代谢失常，脂肪沉积于肝细胞内。

（1）肝郁脾虚，升清降浊不利

肝主疏泄，肝气疏泄正常，推动气机升降有序。肝气犯脾，脾虚生化乏力，则生湿浊。脾为后天之本，气血生化之源。《丹溪心法》中指出："肥白之人，沉困怠堕是气虚。"《景岳全书》云："何以肥人反多气虚？盖人之形体，骨为君也，肉为臣也。肥人者，柔胜于刚，阴胜于阳也。且肉以血成，总皆阴类，故肥人多有气虚之证。"

脾气主升，若脾气虚弱不能升清，浊气不得下降，心、肝、肺等脏无法有效化生气血，久而久之，气血亏虚；肝藏血，肝之阴血不足会导致肝失疏泄，进一步影响脾胃运化功能，湿浊内生而致脂肪肝的发生，表现为食后腹胀，腹泻便溏，舌淡苔白，脉缓而细。

（2）痰湿蕴积，肝胆湿热

湿邪之为病，其性重着黏滞，易阻遏阳气。湿邪困脾，阻遏清阳，则头身困重；水湿内停，则肢体浮肿，小便短少。如为寒湿困阻，肝胆疏泄失常，则面目晦暗，舌体胖大，苔白腻或白滑，脉濡缓；如为湿热交阻，下迫大肠，则大便溏泄不爽。肝胆湿热，湿遏热伏，郁蒸于内，口苦胁胀急躁，舌红苔黄腻，脉弦数。

（3）瘀浊内蕴，阳化乏力

痰湿内阻，气机不利，久则瘀血内生，瘀血与痰湿合则瘀浊内蕴，更加阻滞气机运行。《景岳全书》指出："津液者血之余，行乎脉间，流通全身，如天之清露，若血浊气滞，则凝聚而为痰。""阳化气、阴成形"瘀浊停聚于肝脏，表现为胁胀胁痛，脘痞纳呆，口苦欲呕，转氨酶升高，舌苔厚腻，脉沉弦涩。

3. 演变病机

随着疾病的进展，疾病状态会随之演变。病入血分，瘀血阻于肝之脉络，日久不愈，长期停滞则瘀热、热毒内生，逐渐演变为肝纤维化、肝硬化及肝癌，属于中医积聚、鼓胀、癥瘕的范畴。脂肪肝感受外邪，湿热化毒可生肝脓疡。

四、状态辨治

1. 治疗原则

治疗本病应采取综合性治疗措施，中医治以益气健脾，化湿祛痰，西医上采取降血脂治疗，并配合生活方式干预。中医药治疗要针对个体，避免过于补益、疏肝理气药使用不足而造成的壅补滋腻现象，另外，培补脾气是一个缓慢的过程，不可操之过急。医生和患者均需要有充分的心理预期。要重视患者教育，明确告知脂肪肝与运动的关系，合理增加运动量，积极控制体重、血糖和胆固醇水平，有助于改善脂肪肝。

2. 中西医联合降脂治疗

西药降脂治疗常选择他汀类或贝特类药物，可达到明确的降脂目标；

3. 分状态治疗

（1）肝郁气滞，脾气虚弱，升降失常态

临床表现：面色萎白，语声低微，四肢无力，嗳气腹胀，食少便溏，舌淡，脉细缓。

治法：疏肝健脾，升清化浊。

常用药物：多选用蚕沙、仙鹤草、功劳叶、柴胡、枳壳、升麻等，再酌情辅以苏梗、香附、佛手、木香、砂仁、枳实、厚朴等理气的中药。柴胡疏肝散、逍遥散、四君子汤等是常用的基础方。

角药举例：

1）蚕沙、仙鹤草、功劳叶

蚕沙甘辛性温，能祛风除湿，和胃化浊；仙鹤草苦涩性平，能收敛止血，止泻止痢，可杀虫，补虚，解毒消肿；功劳叶苦凉，有清虚热、益肝肾、祛风湿之效，能调养血气，无伤中之患。三药合用化湿降浊，益气扶正。

2）瓜蒌、苏梗、枳壳

瓜蒌甘苦性寒，长于清肺润肺，涤痰宽胸，通胸膈闭塞，又有润肠通便之效；紫苏梗辛温，能理气宽中，舒郁止痛，使郁滞上下宣行；枳壳苦、辛、酸而性寒，破气消积，化痰除痞。三者合用，理气降气，引食浊瘀滞下行，邪从下出。

3）香橼、香附、佛手

香橼辛、苦、酸，性温，能疏肝理气止痛，行气宽中消胀，又可消痰止咳；香附味辛、苦、甘，性平，善散肝气郁结，平肝气横逆，有行气止痛、理气宽中、调经之效；佛手辛、苦、酸，性温，能疏肝解郁，行气止痛，醒脾和胃，导滞消胀，化湿消痰。三者配伍，调节肝胃，疏肝理气，和胃宽中。

（2）痰湿不化，肝胆湿热态

临床表现： 脘腹痞满，肢体浮肿，沉重酸痛，口干口苦胁胀，大便黏腻，舌淡胖苔腻滑，脉沉弦或滑。

治法： 燥湿化痰，清利湿热。

常用药物： 若痰湿不化，浊在肝，宜芳香化湿，药用陈皮、半夏、茯苓等，湿在下焦，宜淡渗利湿，药用茯苓、通草、车前子等。但芳香、苦温、淡渗之品，均易伤阴，故在祛湿的同时，常加用芦根之类的药物，生津而不留湿，养阴而不敛邪，燥润相济，共同达到阴阳平衡的治疗目的。若肝胆湿热蕴结，宜清热化湿，多用茵陈、金钱草、虎杖等。

角药举例：

1）陈皮、半夏、茯苓

陈皮苦辛性温，芳香醒脾，能行气止痛，健脾和中，又可燥湿化痰，行气止痛，散结消痞；半夏味辛性温，有燥湿化痰、降逆和胃止呕、散结消痞功效；茯苓甘淡性平，能健脾利水渗湿，可益心脾之气，化凌心水湿。三药相使相助，既健脾和胃又化已生之痰湿。

2）苍术、厚朴、薏苡仁

苍术味辛、苦，性温，善燥脾湿，健脾气，散风寒，祛湿邪，走而不守；厚朴苦燥辛温，善运中焦，疏利气机，行气除胀，又可燥中焦湿浊，通积导滞，降肺气、燥湿痰而平咳喘；薏苡仁甘、淡性凉，为清补淡渗之品，能利水渗湿，健脾补中，通利关节，缓和拘挛，又可清肺金之热，利肠胃之湿，清热解毒散结。三药配伍，既健脾气，燥脾湿，又行气利湿，祛胃肠湿浊。

3）茯苓、通草、车前子

茯苓甘淡性平，能健脾利水渗湿，可益心脾之气，化凌心水湿；通草甘淡性寒，气味俱薄，淡渗清降，导热下行，清热利水消肿，又可通气上达而下乳；车前子甘寒，能清热利湿，利水通淋，利小便而实大便，同时能清肝明目，清肺化痰。三药同用，清热利湿，导下焦湿热经小便出。

4）茵陈、金钱草、虎杖

茵陈苦辛性寒，可清湿热、利黄疸，善清肝胆之热，兼理肝胆之郁；金钱草甘咸性寒，能利湿退黄，清利肝胆，利尿通淋，清热解毒消肿；虎杖苦寒，有清热利湿之功，又可清热解毒，活血化瘀，祛风湿，通经络，止咳化痰。三药合用，清肝胆湿热蕴结，导湿热从二便出。

（3）瘀浊内蕴，阳气不振

临床表现： 胁胀，头晕目眩，或呕吐痰涎，肢体麻木，舌暗苔腻，脉涩。

治法： 活血化浊理气。

常用药物： 柴胡、香附、当归，丹参、三七、泽兰，玫瑰花、酒大黄、木香等。

角药举例：

1）柴胡、香附、当归

柴胡辛苦性寒，能疏散少阳之邪，解表退热，又可疏肝解郁，调经止痛，升举清阳；香附味辛、苦、甘，性平，善散肝气郁结，平肝气横逆，有行气止痛、理气宽中之效；当归味甘、辛，性温，能活血止痛，润肠通便，补中有动，行中有补。三者合用，恢复肝之疏泄，理气活血。

2）丹参、三七、泽兰

丹参苦寒，能活血通经，祛瘀止痛，凉血消痈，清心除烦；三七甘苦性温，长于化瘀生新，又善止血妄行，能消肿定痛；泽兰苦辛性温，善活血调经，散瘀消肿，又能利水，行而不峻。三者同用，活血通脉，利水去浊。

3）玫瑰花、酒大黄、木香

玫瑰花味甘微苦，性温，甘香行气，能疏肝和胃，行气止痛，又可调经止痛；大黄苦寒，性禀直遂，长于下通，能涤荡肠胃，推陈致新，有泻下攻积、清热泻火、凉血解毒、逐瘀通经、利湿退黄之效，酒制之后，活血祛瘀力增强；木香辛苦性温，能通行三焦气分，善行中焦脾胃、下焦大肠气滞，有行气健脾、疏肝利胆之效。三者合用，疏肝和胃，又行气活血化瘀，通便去浊。

4）全蝎、决明子、泽泻

全蝎辛平，性善走窜，能搜风通络，止痉，攻毒散结；决明子甘、苦、咸，性寒，既清泄肝火，平抑肝阳，又疏风热，清头目，益肾阴，且润肠通便；泽泻甘淡性寒，能利水渗湿，行痰饮，清利膀胱湿热，泻肾之虚火。三者配伍，通行肝络，清泄肝火，利湿去浊。

五、病案举例

病案一

患者男，61岁。

患者检查发现脂肪肝10年。刻下自觉口干，睡眠欠佳，平素体胖少动，进食快，大便每日1次，黏腻不畅，舌暗苔白腻，脉弦细。既往有吸烟史30年，饮酒史20年，每日饮白酒1两左右。

中医诊断：肝癖。

西医诊断：脂肪肝。

状态分析：脂肪肝多由肝郁气滞、肝胆湿热所致。患者平素嗜好吸烟饮酒，饮食不节，积湿蕴热，大便黏腻不畅，苔腻；肝胆湿热蕴结，气失疏泄，络脉失和，瘀血阻滞，可见舌暗红；患者病史较长，迁延日久，口干且体胖舌淡，说明气虚，津液运行不畅。病属本虚标实，本虚为气虚，占状态要素两成，标实为湿热与气滞，占状态要素八成，其病位在肝胆，肝胆湿热蕴结，气机阻滞，瘀血阻络。

治法：疏肝理气，清利湿热，兼活血祛瘀通络。

处方：三七 6g，天麻 15g，全蝎 6g，赤芍 12g，苍术 15g，厚朴 15g，薏苡仁 15g，虎杖 15g，柴胡 10g，香附 10g，当归 15g，丹参 15g，泽兰 10g，泽泻 15g，蚕沙 10g，功劳叶 15g。14 剂，水煎服，每日 1 剂。

病案二

患者男，45 岁。

患者体检发现脂肪肝、血脂代谢异常 1 年。平素精神睡眠可，尿中泡沫多，尿黄，大便不畅，舌暗红，苔黄厚，脉弦。既往有吸烟史 20 年，每日 20 支。

中医诊断：肝癖。

西医诊断：脂肪肝；血脂异常。

状态分析：患者为中年男性，诉因家事而心情不畅，其病肝气不舒，有情志为诱因，平素饮食偏爱肥甘厚腻，少动多坐，喜熬夜，存在肝郁脾肾虚气滞的表现。目前主要表现为尿黄，大便不畅，舌苔黄厚，为湿热蕴结的表现，且病程较短，以气分热为主。本病本虚以脾肾两虚为主，占状态要素两成，标实为湿热与气郁，湿热为主，占状态要素八成，其病位在三焦气分，与肝、脾、肾有关。

治法：清利三焦湿热，兼疏肝理气。

处方：黄连 10g，黄芩 15g，熟大黄 6g，姜半夏 10g，厚朴 10g，藿香 10g，佩兰 10g，枳壳、枳实各 15g，瓜蒌 30g，赤芍 15g，草薢 15g，晚蚕沙 10g，苦参 15g，芦根、茅根各 30g，生石膏 30g，苍术、白术各 15g。14 剂，水煎服，每日 1 剂。

同时给予绞股蓝皂苷联合血脂康口服治疗降血脂，并对患者生活方式进行干预。

第七节 胆 结 石

一、概述

胆结石又称胆石症，指胆道系统（包括胆囊与胆管）的任何部位发生结石的疾病，包括胆囊结石、肝内胆管结石、肝外胆管结石，是胆道系统的常见病症，是由于胆汁郁积、胆道感染或胆固醇代谢失调所引起的一种临床病症。

胆道是胆汁生成、储存、排送入肠的通道，若胆道系统本身解剖构造或者胆汁成分有所变异，会在胆道系统任何部位形成固体结晶，即胆结石，可能引起胆囊炎，甚至造成胆道阻塞，出现胆绞痛、黄疸，进一步刺激胆道系统，可衍生癌变。依据结石化学成分不同，可将结石分为胆固醇结石、胆色素结石、混合型结石以及钙质结石。

1. 流行病学

胆结石为世界范围最常见的胆道系统疾病之一，其发病率在亚洲地区为 3.1%～10.7%，在西方国家为 5.9%～21.9%，在我国为 8%～10%。20 世纪我国曾开展 2 次胆石症调查，显示胆结石约占同时期普外科住院患者的 11.5%；多见于 50 岁以上的女性；女：男约 2.57∶1；约 80% 的单一部位结石分布于胆囊，以胆固醇类结石为主，而以胆色素类为主的胆管结石仅占 10%。在 2010 年至 2011 年间，上海地区胆石症流行病学调查发现，上海地区胆石症总体患病率 7.02%，胆囊切除率为 2.48%，呈升高趋势，40 岁以上人群是胆石症高发人群。随着人口老龄化及饮食结构的改变，胆结石的发病率不断上升，老年人发病率高达 40%，女性发病率约为男性的 2～3 倍，35～55 岁人群更易罹患。

2. 疾病特点

胆结石的临床表现取决于结石的大小和部位，是否引起胆道感染、胆道梗阻以及梗阻的部位和程度。约有 50% 的胆囊结石患者终身无症状。胆结石患者最常见症状为胆绞痛（右上腹疼痛持续半小时以上），通常无发热，如有发热，则常提示有胆囊炎或胆管炎。其他症状包括上腹痛及进食油腻或煎炸食物后出现恶心、腹胀、大便伴泡沫和腐臭味等。胆结石的并发症有胆囊炎、急性胰腺炎、梗阻性黄疸及急性胆管炎等，其中，急性胰腺炎和胆管炎可能成为危及生命的并发症。急性胆道感染失治、误治可形成细菌性肝脓肿；胆石症迁延日久可致胆汁性肝硬化、肝萎缩；胆道狭窄不解除，终成胆汁性肝硬化、门脉高压；胆结石与胆囊癌、胆管癌关系密切，胆结石进一步刺激胆道系统可衍生癌变。

胆结石、慢性胆囊炎表现为间断右上腹或胃脘部隐痛，向右肩背放射，多因生气或进食油腻引发或加重，有时可突发右上腹绞痛（这是因为结石嵌顿所致）。胆结石伴急性胆囊炎、胆管炎表现为起病急，右上腹或胃脘疼痛，向右肩背放射，进食则腹痛加重，或发热、寒战、呕吐，有时出现黄疸，腹部超声提示胆囊或胆管内强回声。腹部 X 光检查提示胆囊高密度影。

3. 中医认识

中医学将胆结石归属于中医"胆胀""胁痛""黄疸"等范畴。胆汁来源于肝之精气，乃肝之余气，泄于胆，聚而为，其生理功能主要是贮藏排泄胆汁。胆为六腑之一，以通为顺，胆汁的化生和排泄由肝的疏泄功能控制和调节，肝失疏泄，胆汁化生失常、排泄不畅，瘀滞日久，聚而成石，则形成胆结石。2017 年《胆石症中西医结合诊疗共识意见》提出，胆石症病位在肝胆，涉及脾脏，病理因素与痰、湿、瘀、热密切相关，治以清热、化湿、疏肝、利胆、活血等。

二、诊断

胆结石的诊断主要依据病史、症状、体征及 B 超检查、腹部 X 线平片等明确诊断。诊断要点：①反复发作右上腹胀痛或绞痛，伴恶心、呕吐，常在劳累或进食油腻饮食后发作。发作时可伴发热，发作间期多无症状或仅表现为餐后上腹饱胀、打嗝、嗳气等消化不良症状。②急性发作期多有上腹部压痛或局限性腹膜炎体征，莫菲氏征阳性，约 20% ～ 30% 患者出现黄疸，发作间期一般无阳性体征。③B 超提示胆囊肿大或萎缩、胆囊壁增厚、胆囊或胆管结石。腹部 X 线平片、CT 提示胆囊或胆管结石。④急性发作期有白细胞计数和中性粒细胞升高，胆红素或转氨酶轻度升高。

三、病机状态分析

1. 基本病机

肝胆疏泄失常，胆失通降，胆汁郁结，形成结石，结石阻塞，胆腑不通为本病基本病机。

三焦者，为元气之别使、水液之通途，气推动着水液的运行，气能流动津液。三焦通行元气与水液，与血行密切相关。胆结石为病，或因于气机郁滞而排泄不利，或因于湿热内闭而排泄受阻，或因于胃肠积滞而胆汁郁积，或因于瘀血停滞而胆管不通，此皆影响到胆汁的顺利排泄。胆汁与气血、湿热等邪气交互搏结，内阻不通则发为"胁痛""胆胀"，外泛肌肤则发为"黄疸"，病虽不同，病机则一，皆"不通为患"也，故基本病机为三焦郁滞、肝胆疏泄失常。

2. 当前病机

胆结石的发病阶段可分为急性发作期与静止期，急性发作期病变主要在肝胆，以肝气郁滞、胆气受阻、湿热内蕴、痰湿阻滞、气滞血瘀等邪实病机为主；静止期发病特点是虚实夹杂，本虚标实，既有肝胆气郁、肝胆湿热、痰湿阻滞、气滞血瘀，又兼有阴虚、阳虚、气虚、气滞、痰湿、血瘀等。在临床上也可以出现两种或者两种以上状态相互夹杂的情况。

（1）肝胆气郁态

情志失调，忧思暴怒，七情内伤，肝郁气滞，胆气受阻，胆汁瘀滞，郁久化火，火灼津液，以致胆汁浓缩，形成结石。表现为右胁胀痛或心下痞满，疼痛、闷胀反复发作，因情志变化而增减，胸闷不舒，食少纳差，食后饱胀，打呃嗳气，恶心呕吐，厌油腻，口干口苦，体温正常或伴有低热，多无巩膜或皮肤黄染，大便干结或艰难，舌质红，苔薄黄，脉弦。

（2）肝胆湿热态

肝失疏泄，克犯脾胃，影响脾胃升降、运化功能，脾胃功能失调，在胃则上逆而不降，在脾则聚湿生热而反逆犯肝胆，使胆道气机失于通降，即所谓"土壅木塞"。忧虑本多伤脾，过食肥甘之物，也易恣生湿热而损伤脾胃，脾伤则失健运，湿热内聚，酝酿熏蒸，横逆犯肝胆，肝失疏泄，胆汁排泄受阻。湿热之邪，郁阻中焦，气失宣畅，湿热交蒸，逆犯肝胆，而使湿热郁阻胆腑，再兼肝火趁热相结，致胆腑热浊壅盛，气血凝滞，煎熬成石。表现为右上腹剧痛，向背部放射，可出现发热，口苦咽干，心烦喜呕，身目发黄，尿少色黄，大便秘结，小便黄赤，舌苔黄腻、脉滑数，可伴有血清天冬氨酸转移酶（AST）、丙氨酸转移酶（ALT）升高等肝功能损害。

（3）痰湿阻滞态

肝胆疏泄功能失调，直接影响脾胃的消化吸收，或饮食不节，劳倦伤脾，导致脾胃虚弱，脾胃升降功能失常，水谷精微不能正常运化，则易聚而为痰。痰浊聚于胆腑，胆汁排泄不畅，日久痰凝络阻，结石乃成。痰湿阻滞证的胆结石患者在临床上常出现脘胁胀痛、厌油、恶心欲吐等痰湿中阻之象，胸脘痞闷、嗳气、纳差、身倦乏力等脾胃虚弱，升降失常的征象，并且多数患者常因饮食不慎而反复发作。

（4）气滞血瘀态

肝郁日久，而致气滞血瘀，阻于脉络，故胆结石患者常常兼有气滞血瘀之征，表现为右上腹刺痛或绞痛，阵发性加剧，痛处固定，拒按，夜间痛甚，胁下或有包块，可有不同程度的巩膜、皮肤黄染，舌紫暗或有瘀斑，脉沉涩。

（5）肝阴亏虚态

《黄帝内经》曰："年四十而阴气自半也。""五十岁，肝气始衰，肝叶始薄，胆汁始灭，目始不明。"胆石症反复发作，浊邪久恋，累及于肝，阴血暗耗，或因治疗时过用或妄用辛燥苦寒之品，克伐脾胃，劫伤肝阴，均可导致中老年胆结石患者肝阴亏虚。《金匮翼·胁痛统论》云："肝虚者，肝阴虚也。阴虚则脉细急，肝之脉贯膈布胁肋，阴虚血燥，则经脉失养而痛。"肝阴亏虚多见于中老年胆结石患者，常表现为胁痛隐隐，悠悠不休，遇劳加重，头目眩晕，口干口苦，五心烦热，少寐多梦，双目干涩，视物昏花，大便干结，舌尖红起刺，或有裂纹，少苔，脉细数。

3. 演变病机

胆结石随着病情演变进展可出现热毒蕴结的危重症，也可久病迁延不愈而出现积聚血瘀，引发癌病。

（1）热毒蓄积

热毒蓄积是胆结石之危证，即胆结石引起胆道急性梗阻、感染、胆道蓄脓、积水、坏疽、穿孔等。三焦气机郁结，或肝郁气逆，郁久化火，横逆犯脾乘胃，聚湿生热，湿热阻塞胆道，可形成湿热蓄结证；如湿热蕴结不解，热极成毒或直接感受疫毒、秽浊之邪，则可形成热毒蓄结证。表现为在右胁肋部剧痛拒按、恶心呕吐等急性胆囊炎诸症加重的基础上，进一步出现高热寒战，神昏谵语或身发瘀斑，吐血衄血，舌红绛或深红无苔、苔黄燥或有芒刺，脉弦滑或沉微欲绝等热毒内陷、邪扰心窍之危象。

（2）积聚血瘀

气为血帅，若肝气郁结，气机不畅，则血行瘀阻或湿热壅滞肝胆，日久则热与血结，最终可成积或聚，而胆石形成后又可导致瘀血之证，互为因果。胆石症久病，迁延不愈可出现胆汁性肝硬化，表现为腹大坚满，胁腹刺痛，脉络怒张，手掌赤痕，大便色黑，舌质紫红或有紫斑，脉细涩。胆结石与胆囊癌、胆管癌关系密切，胆结石进一步刺激胆道系统可衍生癌症。

四、状态辨治

1. 治疗原则

胆结石的基本病机是三焦郁滞，肝胆疏泄失常。故治疗以疏利三焦，疏肝利胆，因势利导，以恢复胆腑之生理功能，所以在辨证论治的过程中必须时时着眼于一个"通"字。治疗胆结石需结合患者当前病机以及病情所处阶段辨证论治，区分处于胆结石急性发作期还是静止期。急性发作期病变主要在肝胆，以肝胆气郁、湿热内蕴、痰湿阻滞、气滞血瘀、热毒蓄积等邪实为主，治疗以祛邪为主，应辨证采用通利之法，临证结合疏肝理气、清热化湿、运脾化湿、燥湿化痰、活血化瘀、泻火解毒、通腑排石等法。静止期发病特点是虚实夹杂，本虚标实，兼有阴虚、阳虚、气虚、气滞、痰湿、血瘀等，治宜标本兼治，祛邪扶正并重。

2. 西医治疗

（1）胆石症的药物治疗

胆汁酸溶石治疗：溶石疗法指口服胆酸类药物，如鹅去氧胆酸和熊去氧胆酸，从而扩大体内的胆汁酸池以溶解胆囊结石，此法又称胆酸疗法。

胆绞痛治疗：选用非类固醇类抗感染药物（如双氯芬酸、吲哚美辛）治疗胆绞痛，另外也可用解痉药（如丁基东莨菪碱），若症状严重，可用阿片类药物（如丁丙诺非）。

抗生素治疗：急性胆囊炎、胆管炎或合并菌血症、脓毒症、脓肿或穿孔者，可使用敏感抗生素。

（2）手术治疗

根据患者的具体情况，选择合适的手术时机，制定适合患者的个体化手术方案。目前胆结石手术方式有传统开腹手术，包括胆总管探查、取石和引流手术，胆囊切除手术，胆囊造口手术，肝胆总管重建手术，肝胆总管吻合术等；腹腔镜手术，包括腹腔镜下胆囊切除手术；腹腔镜胆总管切开手术；经十二指肠镜手术治疗。胆囊结石手术应在具有明显症状的 72 小时内进行，此时胆囊炎引起的粘连不十分紧密。

（3）危重症治疗

对于急性胆囊炎或慢性胆囊炎急性发作病人，出现右胁肋部剧痛拒按、恶心呕吐为主要症状时，当予西药解痉止痛、抗生素抗感染。少数急性胆囊炎患者可发展为梗阻性化脓性胆囊炎，甚至并发败血症或中毒性休克，属胆道疾患中的急危重症，其来势迅猛，变化甚速，临床表现为在急性胆囊炎诸症加重的基础上，进一步出现高热寒战、神昏谵语或身发瘀斑等。此时当在应用西药抗感染、抗休克、输液支持等疗法的基础上，酌情选用安宫牛黄丸、牛黄清心丸、羚羊角散、至宝丹等中成药。

胆结石可能引起胆道急性梗阻、感染、胆道化脓、积水、坏疽、穿孔等危急症候。临床上对胆结石重症应足够重视，特别是危重病例，治疗上要中西医结合，若不宜于内科保守治疗者，应及时手术。

重症患者或伴有严重恶心呕吐患者应禁食，有条件应下胃管行胃肠减压，输液营养支持，维持水电解质平衡。

3. 分状态治疗

（1）肝胆气郁态

临床表现： 右胁胀痛或心下痞满，疼痛、闷胀因情志变化而增减，反复发作，胸闷不舒，食少纳差，食后饱胀、打呃嗳气、恶心呕吐，厌油腻，口干口苦，体温正常或伴有低热，多无巩膜或皮肤黄染，大便干结或艰难，舌质红，苔薄黄，脉弦。

治法： 疏肝利胆。

常用药物： 柴胡、黄芩、枳壳、香附、白芍、青皮、陈皮、郁金、枳实、大黄、金钱草、海金沙、鸡内金等。

角药举例：

1）柴胡、黄芩、枳壳

柴胡辛苦性寒，能疏散少阳之邪，解表退热，又可疏肝解郁，调经止痛，升举清阳；黄芩苦寒，功效清热燥湿，泻火解毒，善清中上二焦湿热、肺中实热、少阳郁热，又能凉血止血；枳壳苦、辛、酸而性寒，有破气消积、化痰除痞之效。三药升降相伍，和解少阳，疏利肝胆气机。

2）柴胡、香附、枳壳

柴胡辛苦性寒，能疏散少阳之邪，解表退热，又可条达肝气，疏肝解郁，调经止痛，升举清阳；香附味辛、苦、甘，性平，善散肝气郁结，平肝气横逆，有行气止痛、理气宽中、调经之效；枳壳苦、辛、酸而性寒，有破气消积、化痰除痞之效。三药合用，遵"木郁达之"之旨，行疏肝理气之效。

3）柴胡、枳实、白芍

柴胡辛苦性寒，能疏散少阳之邪，解表退热，又可疏肝解郁，调经止痛，升举清阳；枳实苦、辛、酸而性寒，善破气除痞，消积导滞，能行气以活血、化痰、止痛，为滑窍泻气之药；白芍苦酸性寒，善养血补血，滋肝柔肝，敛阴平肝，缓急止痛。三者同用，既疏肝利胆导滞，又柔肝止痛。

4）青皮、陈皮、郁金

青皮味苦、辛，性温，能疏肝理气，破气散结止痛，消积化滞，和胃降气；陈皮苦辛性温，芳香醒脾，能行气止痛，健脾和中，又可燥湿化痰，行气止痛，散结消痛；郁金辛苦性寒，能活血散瘀，行气解郁，清心开窍，顺气降火凉血，清热利湿退黄。三药配伍，理肝胆气机，调气活血。

（2）肝胆湿热态

临床表现： 右上腹剧痛，向背部放射，疼痛拒按，手不可近，或可触及痛性包块，发热或寒热往来，口苦咽干，恶心呕吐，不思纳食，可伴有身目发黄，小便短黄，大便秘结或黏滞不爽，舌红苔黄腻，脉弦滑或滑数。同时可见血清 AST、ALT 升高等异常。

治法： 清热利湿，通腑利胆。

常用药物： 茵陈、栀子、龙胆草、郁金、柴胡等清利肝胆湿热；大黄、虎杖、瓜蒌、枳实等通腑导泻利湿热，金钱草、海金沙、鸡内金等清热利湿排石。

角药举例：

1）茵陈、栀子、大黄

茵陈苦辛性寒，可清湿热、利黄疸，善清肝胆之热，兼理肝胆之郁；栀子苦寒，有清泄三焦火热、清心除烦、清热利湿、凉血解毒之功效；大黄苦寒，性禀直遂，长于下通，能涤荡肠胃，推陈致新，有泻下攻积、清热泻火、凉血解毒、逐瘀通经、利湿退黄之效。三者取意茵陈蒿汤，以清利湿热，前后分消，使湿热从二便出。

2）龙胆草、栀子、郁金

龙胆草苦寒，能清热燥湿，善清下焦湿热，又能泻肝胆实火，平息肝风，清肝和胃；栀子苦寒，清泄三焦火邪，能清心除烦，清利肝胆湿热而退黄疸，利膀胱湿热而通小便，又可凉血止血，消肿止痛；郁金辛苦性寒，能活血散瘀，行气解郁，清心开窍，顺气降火凉血，清热利湿退黄。三药合用，疏利肝胆湿热，清泄肝胆火热。

3）虎杖、瓜蒌、大黄

虎杖苦寒，有清热利湿之功，又可清热解毒，活血化瘀，祛风湿，通经络，止咳化痰；瓜蒌甘苦性寒，长于清肺润肺，涤痰宽胸，通胸膈闭塞，又有润肠通便之效；大黄苦寒，能涤荡肠胃，推陈致新，有泻下攻积、清热泻火、凉血解毒、逐瘀通经、利湿退黄之效。三药相合，泻热导滞，通腑利胆，使湿热蕴结从大便而出。

4）柴胡、枳实、大黄

柴胡辛苦性寒，能疏散少阳之邪，解表退热，又可条达肝气，疏肝解郁，调经止痛，升举清阳；枳实苦、辛、酸而性寒，善破气除痞，消积导滞，能行气以活血、化痰、止痛，为滑窍泻气之药；大黄苦寒，能涤荡肠胃，推陈致新，泻下攻积，清热泻火，凉血解毒，利湿退黄。三者取意大柴胡汤，以清泄少阳郁热，内泻湿热结聚。

5）金钱草、海金沙、鸡内金

金钱草甘咸性寒，能够利湿退黄，清利肝胆，利尿通淋，清热解毒消肿；海金沙甘咸性寒，其体滑而降，能清利小肠及膀胱湿热，通淋止痛；鸡内金甘平，有消食化积、健运脾胃之效，又能固精缩尿止遗，清利湿热，通淋化石。三者合为三金，以清热利湿，消石排石。

（3）痰湿阻滞态

临床表现：胁肋胀满或胀痛，常因饮食不慎而反复发作，胸脘痞闷，嗳气，纳差，厌油腻，有时恶心欲吐，身倦乏力，大便黏滞不爽，舌淡胖，苔厚腻，脉滑。

治法：疏肝健脾，除湿化痰。

常用药物：藿香、苍术、佩兰等芳香化湿；柴胡、黄芩、半夏等和解少阳；茵陈、瓜蒌、薏苡仁等导泻湿热；厚朴、苏子、苏梗、枳壳等疏利气机。

角药举例：

1）藿香、苍术、茵陈

藿香辛温，善理中州湿浊，能散表寒、运脾胃、调中焦、化湿浊，和中止呕，化浊辟秽，通利九窍；苍术味辛、苦，性温，善燥脾湿，健脾气，散风寒，祛湿邪，走而不守；茵陈苦辛性寒，可清湿热、利黄疸，善清肝胆之热，兼理肝胆之郁。三药配伍，能利湿化浊，健脾醒脾。

2）柴胡、黄芩、半夏

柴胡辛苦性寒，能疏散少阳之邪，解表退热，又可条达肝气，疏肝解郁，调经止痛，升举清阳；黄芩苦寒，功效清热燥湿，泻火解毒，善清中上二焦湿热、肺中实热、少阳郁热，又能凉血止血；半夏味辛性温，有燥湿化痰、降逆和胃止呕、散结消痞之功效。三药配伍，可以和解少阳，开降气机，和胆胃。

3）黄芩、瓜蒌、半夏

黄芩苦寒，功效清热燥湿，泻火解毒，善清中上二焦湿热、肺中实热、少阳郁热，又能凉血止血；瓜蒌甘苦性寒，长于清肺润肺，涤痰宽胸，通胸膈闭塞，又有润肠通便之效；半夏味辛性温，有燥湿化痰、降逆和胃止呕、散结消痞之功效。三药合用，辛开苦降，化痰热郁结。

4）苍术、薏苡仁、厚朴

苍术味辛、苦，性温，善燥脾湿，健脾气，散风寒，祛湿邪，走而不守；薏苡仁甘、淡，性凉，为清补淡渗之品，能利水渗湿，健脾补中，通利关节，缓和拘挛，又可清肺金之热，利肠胃之湿，清热解毒散结；厚朴苦燥辛温，善运中焦，疏利气机，行气除胀，又可燥中焦湿浊，通积导滞，降肺气、燥湿痰而平咳喘。三者合用，健运脾气，行气利湿导滞。

5）苏子、苏梗、枳壳

紫苏子辛温，主疏泄，善开肺郁，下气清痰，止咳平喘，能润肠通便；紫苏梗辛温，能理气宽中，舒郁止痛，能使郁滞上下宣行；枳壳苦、辛、酸而性寒，有破气消积、化痰除痞之效。三药合用，可理气降气，化痰，通畅三焦气机。

（4）气滞血瘀态

临床表现： 右上腹刺痛或绞痛，阵发性加剧，痛处固定，拒按，夜间痛甚，胁下或有包块，可有不同程度的巩膜、皮肤黄染，面色晦暗，女子月经不调，经色紫暗有块，或痛经闭经，舌紫暗，有瘀斑瘀点，脉弦细或沉涩。

治法： 疏肝利胆，行气化瘀。

常用药物： 赤芍、白芍、丹参、郁金、桃仁、红花等疏利肝胆，活血化瘀；虎杖、大黄、瓜蒌等通导瘀滞；川楝子、延胡索、木香等疏肝理气。

角药举例：

1）虎杖、赤芍、白芍

虎杖苦寒，有清热利湿之功，又可清热解毒，活血化瘀，祛风湿，通经络，止咳化痰；赤芍苦寒，善走血分，除血分郁热，凉血止血，又能活血通经，散瘀止痛；白芍苦酸性寒，善养血补血，滋肝柔肝，敛阴平肝，缓急止痛。三药合用，能活血化瘀，柔肝止痛。

2）丹参、郁金、瓜蒌

丹参苦寒，能活血通经，祛瘀止痛，凉血消痈，清心除烦；郁金辛苦性寒，能活血散瘀，行气解郁，清心开窍，顺气降火凉血，清热利湿退黄；瓜蒌甘苦性寒，长于清肺润肺，涤痰宽胸，通胸膈闭塞，又有润肠通便之效。三药配伍，活血行气，化痰瘀胶结。

3）川楝子、延胡索、白芍

川楝子苦寒，能疏肝泻热，导热下行，又能行气止痛，燥湿杀虫；延胡索味辛、苦，性温，能活血行气止痛，行血中气滞，气中血滞，专治一身上下诸痛，又可宣通郁滞，利气通络；白芍苦酸性寒，善养血补血，滋肝柔肝，敛阴平肝，缓急止痛。三药合用，疏肝柔肝，行气活血止痛。

4）桃仁、红花、木香

桃仁味苦、甘，性平，入血分，善泄血分之壅滞，能活血通经，祛瘀止痛，可润肠通便，降肺气，止咳平喘；红花辛温，善活血祛瘀，调经通脉，消癥止痛，为血中气药；木香辛苦性温，能通行三焦气分，善行中焦脾胃、下焦大肠气滞，有行气健脾、疏肝利胆之效。三药合用，化血瘀，行气滞，气血同调。

（5）肝阴亏虚态

临床表现： 胁痛隐隐，悠悠不休，遇劳加重，头目眩晕，口干口苦，五心烦热，少寐多梦，双目干涩，视物昏花，大便干结，舌尖红起刺或有裂纹，少苔，脉细数。

治法：滋阴柔肝，疏肝利胆。

常用药物：生地黄、枸杞子、白芍、女贞子、旱莲草、黄精、沙参、麦冬、五味子等养血补肝，滋阴柔肝。

角药举例：

1）生地黄、枸杞子、白芍

生地黄甘寒质润，苦寒清热，能清营凉血止血，又可养阴生津；枸杞子甘平，善补肾益精，养肝明目，又可补血生营，强筋健骨；白芍苦酸性寒，善养血补血、滋肝柔肝、敛阴平肝、缓急止痛。三药合用，滋水涵木，益阴养肝，养血柔肝。

2）女贞子、旱莲草、黄精

女贞子甘、苦，性凉，能滋补肝肾，兼清虚火，益阴培本，明目乌发；墨旱莲甘、酸，性寒，善滋阴益肾养肝，入血分而凉血止血，味酸以收敛杀虫，消肿止痒；黄精甘平，补肺阴，润肺燥，健脾气，补脾阴，滋肾阴，益肾气、安五脏。三药合用，滋补肝肾，养阴益精。

3）沙参、麦冬、五味子

北沙参甘微苦寒，养肺阴，补肺气，清肺热，益胃阴，生津液；南沙参甘寒，能养阴清肺，益胃生津，化痰益气；麦冬甘微苦寒，长于清热养阴，润肺止咳，能益胃生津止咳，润肠，清心除烦，安神定悸；五味子酸甘温，其实五味皆具，专收肺气而滋肾水，有收敛固涩、益气生津、补肾宁心之效。三药相伍，益气养阴，又敛阴生津。

4. 中药溶石利胆

胆结石为患，错综复杂，临证须辨证与辨病相结合，使用中药排石应重视现代医学检查手段，在明确其病变性质、特点的基础上辨治，分清轻重缓急，以免延误病情。常用的溶石利胆药物有金钱草、海金沙、鸡内金、郁金、威灵仙、大黄、莪术、炮山甲等。金钱草味甘、咸，微寒，归肝、胆、肾、膀胱经，功能清利湿热，排石通淋，可用于治疗胆结石、肾结石、输尿管结石、膀胱结石，用于治疗胆结石时，常配伍柴胡、黄芩、半夏、枳实、茵陈等。海金沙味甘咸寒，能清利湿热，利尿排石。鸡内金能消食开胃，通淋化石，熟用适于消食开胃，生用适于健脾化石。郁金能活血祛瘀，行气解郁，利胆退黄。威灵仙其性善走，《开宝本草》认为其"宣通五脏，去腹内冷滞、心膈痰水、久积癥瘕、疝癖气块"。郁金、威灵仙二者皆具有利胆解痉、排石溶石之功。大黄苦寒沉降，有泻血分实热、下胃肠积滞、推陈致新的作用，能攻下通腑，清热除湿，活血通经，既可通腑降浊，活血化瘀，又可排石。莪术能破血行气止痛，消积散结。炮山甲能消肿化脓、散瘀通络、活血镇痛。

现代药理研究发现，海金沙有抑制结石生成、抑菌、利胆排石的作用；金钱草有松弛胆囊平滑肌、利胆排石、抑制结石形成、镇痛、抗感染等作用；鸡内金有化石溶石、增强胆囊收缩、促进胆汁排泄、分泌的作用；郁金具有保肝利胆、调节免疫、降血脂、抗氧化等多种作用，郁金能够促进胆汁分泌排泄，抑制胆囊中微生物繁殖；大黄不但具有抑菌、抗感染、抗病毒作用，而且有利胆功能，可增加胆汁中胆红素和胆汁酸含量，达到缓解腹痛的目的，还能疏通胆小管及微细小管内胆汁的淤积，并增加胆管的舒缩功能，促进胆汁分泌、排泄。

五、病案举例

病案一

患者男，63 岁。

2000 年 1 月 11 日初诊：患者右胁痛 1 年，曾于外院就诊，诊为胆结石，服药后可缓解，纳眠可，大便调，偶有头晕，舌暗苔薄黄，脉弦滑，平素心情郁闷，嗜食肥甘。高血压病史 1 年，查血压 155/95mmHg。心电图示完全右束支传导阻滞。

中医诊断：胁痛。

西医诊断：胆结石。

状态分析：患者平素心情郁闷，嗜食肥甘。心情郁闷，肝气不舒，肝郁气滞，胆气受阻，络脉失和，故胁痛；肝失疏泄，克犯脾胃，影响脾胃升降、运化功能，脾胃功能失调，在胃则上逆而不降，在脾则聚湿生热而反逆犯肝胆，使胆道气机失于通降，即所谓"土壅木塞"；忧虑本多伤脾，脾伤则湿聚酿热，过食肥甘之物，也易恣生湿热而损伤脾胃，脾伤则失健运，湿热内聚酝酿熏蒸而横犯肝胆，肝失疏泄，胆汁排泄受阻，同时湿热内阻，清阳不升，故时有头晕；胆汁留滞与肝之郁火相搏而形成胆热，湿热熏蒸不散则使胆汁混浊，煎炼凝结成石。患者舌暗苔薄黄，脉弦滑为肝气不舒、湿热内蕴之象。本病本证为肝郁脾虚，标证为湿热内蕴，本多标少，本为肝郁脾虚，占状态要素七成，标为湿热内蕴，占状态要素三成。脏腑相关因素：肝、脾、胆同病，肝郁脾虚、胆腑湿热并见。

治法：疏肝健脾，理气止痛，清热化湿利胆。

处方：柴胡 15g，枳壳、枳实各 12g，川楝子 10g，羚羊角粉 0.6g，生石决明 30g，牛膝 15g，瓜蒌 30g，赤芍、白芍各 12g，延胡索 10g，生牡蛎 30g，黄芩 15g，牛蒡子 15g，茯苓 15g，虎杖 15g，鸡内金 6g，青皮、陈皮各 10g，甘草 6g，党参 10g，丹参 12g。6 剂，水煎服，每日 1 剂。

后复诊胁痛、头晕消失。

病案二

患者女，50 岁。

2001 年 3 月 27 日初诊：患者右胁刺痛，昼轻夜重，口苦，面色晦暗，便秘，舌质暗，有瘀斑瘀点，苔黄腻，脉弦细。既往经色紫暗有血块，有胆结石病史。

中医诊断：胁痛。

西医诊断：胆结石。

状态分析：患者患胆结石多年，肝失疏泄，胆汁淤积，日久肝胆失疏，气滞血瘀，脉络滞塞，故见右胁刺痛，昼轻夜重，便秘，口苦；气滞血瘀，瘀血内阻，耗伤营血，失于濡养，故面色晦暗；肝藏血，主疏泄，肝失疏泄，气滞血瘀，故月经紫暗有血块；患者苔黄腻为肝失疏泄，脾失健运，湿浊内阻所致，舌质紫暗、有瘀斑瘀点，脉弦细均为肝气不舒、气滞血瘀之象。其本证为肝失疏泄，胆气郁滞，占状态要素四成，标证为气滞血瘀，瘀血内阻，占状态要素六成。脏腑相关因素：肝胆同病，涉及血络，肝胆失疏、气滞血瘀并见。

治法：活血化瘀，通络止痛，佐以疏肝理气。

处方：赤芍 12g，益母草 15g，红花 6g，五灵脂 10g，熟大黄 9g，川楝子 15g，土鳖虫 6g，蒲黄炭 10g，制桃仁 6g，虎杖 15g，郁金 10g，黄芪 10g，萆薢 10g，蚕沙 10g，枳壳 15g，当归 10g，知母 10g。7 剂，水煎服，每日 1 剂。

2002 年 4 月 24 日二诊：患者服前方后胁痛减轻，口苦，舌暗有瘀斑，苔薄腻略黄，脉细濡。治以初诊方加用丹参活血调经，祛瘀止痛。7 剂，水煎服，每日 1 剂。

服二诊方后患者胁痛消失，口苦改善。

第四章　泌尿系统疾病

第一节　尿路感染

一、概述

尿路感染简称尿感，是一种临床上较为常见的疾病，主要由病原体在人体机体的尿路内部生长繁殖，尿道黏膜或者其他尿道组织被侵犯而引起。尿路感染的主要表现有小便频急，淋沥不尽，尿道涩痛，或腰痛、恶寒发热等。中医将尿路感染归属于"淋证""热淋""血淋""劳淋"等病证范畴。

1. 流行病学

尿路感染是仅次于呼吸道感染的第二大感染性疾病，可分为上尿路感染和下尿路感染。其中上尿路感染主要包括肾盂肾炎等疾病，而下尿路感染则主要是指尿道炎以及膀胱炎等疾病。本病好发于育龄女性，男女比例约为1：8，超过50%的女性在一生中至少有过1次尿路感染。女性如果得了尿路感染，大约30%会在半年内复发。55岁以上男性常有前列腺疾患（增生、肥大、肿瘤），尿路感染的机会明显增加，我国70岁以上群体的尿路感染发病率已达到33.3%，而80岁以上老年人的发病率则高达50%。

2. 疾病特点

尿路感染按部位可分为上尿路感染（肾盂肾炎、输尿管炎）和下尿路感染（膀胱炎、尿道炎）。急性肾盂肾炎可引起败血症、弥散性血管内凝血、成人呼吸窘迫综合征等，危及生命。慢性肾盂肾炎可引起高血压和慢性肾功能衰竭。根据有无基础疾病，本病还可分为复杂性尿感和非复杂性尿感。

本病的感染途径主要有两个：一是上行感染，见于95%的尿路感染患者，二是血行感染，占尿路感染的3%以下，由细菌及病原体经体内感染灶侵入血液到达肾脏及尿路引起感染。尿路感染大多数由单一细菌引起，革兰氏阴性杆菌是主要致病菌，其中以大肠杆菌最多见，克雷白杆菌、假单胞菌属和变形杆菌属感染则常见于复发性尿路感染。容易引起尿路感染的因素有体液免疫和细胞免疫功能下降，全身抵抗力下降；因前列腺增生、膀胱颈梗阻或尿路结石、肿瘤等导致尿流不畅，使细菌易于在尿路繁殖；留置导尿管及膀胱镜检查、泌尿道手术引起局部黏膜损伤；糖尿病、免疫性疾病等慢性疾病，长期卧床、营养不良、滥用抗生素等，易导致条件致病菌感染。

3. 中医认识

中医学将尿路感染归属于中医"淋证"范畴。朱丹溪在《丹溪心法》中提出："淋有五，皆属乎热。"刘完素《素问玄机原病式》曰："淋，小便涩痛也。热客膀胱，郁结不能渗泄故也。"认为热邪或湿热邪气侵袭膀胱而致淋。也有医家提出肾气本虚而继受外邪侵袭，膀胱气化功能失司，热克膀胱，因此有"肾虚膀胱热"导致淋证的观点。中医认为尿路感染的病因可归结为外感六淫、内伤饮食、情志不遂、房室宿疾、卫生不洁、久病劳伤等。其主要病机为湿热蕴结下焦，肾虚和膀胱气化不利，气机不畅。尿路感染的病位在下焦的肾与膀胱，而发病原因与各个脏腑都有关。治疗上，急则清热除淋，缓则补益虚损。

二、诊断

尿路感染的诊断主要依据病史、症状、体征、血常规、尿常规、尿液细菌学检查等明确诊断。

1. 膀胱炎

急性膀胱炎：临床见尿频、尿痛、尿急、排尿不畅、下腹部不适等膀胱刺激症状；尿常规见脓尿、血尿；尿培养见细菌阳性。

频发性膀胱炎：可分为复发和重新感染，症状同上，往往是有特殊菌感染及轻度混合性感染或有易感因素存在。

2. 急性肾盂肾炎

泌尿系统表现：尿频、尿急、尿痛等膀胱刺激征，腰痛和（或）下腹部痛；腹部上输尿管点或肋腰点压痛，肾区叩痛阳性。

全身症状：寒战、高热，伴有全身酸痛、头痛、恶心、呕吐、食欲不振等，尿常规见脓尿、血尿；尿培养见细菌阳性；血常规常伴有血白细胞计数升高和血沉增快。

3. 慢性肾盂肾炎

慢性肾盂肾炎常由于复杂性尿路感染迁延不愈所致，根据基础病因可分三个类型：①伴有反流的慢性肾盂肾炎（反流性肾病）。②伴有阻塞的慢性肾盂肾炎（梗阻性慢性肾盂肾炎）。③特发性慢性肾盂肾炎。其中前两种类型尤为常见。

慢性肾盂肾炎的病程经过很隐蔽。临床表现分为以下三类：①尿路感染表现，仅少数患者可间歇发生症状性肾盂肾炎，但更为常见的表现为间歇性无症状细菌尿和（或）间歇性尿急、尿频等下尿路感染症状，腰腹不适和（或）间歇性低热。②慢性间质性肾炎表现，如高血压，多尿，夜尿增加，易发生脱水。③慢性肾脏病的相关表现。

4. 不典型尿路感染

①以全身急性感染症状为主要表现，而尿路局部症状不明显。②尿路症状不明显，而主要表现为急性腹痛和胃肠道功能紊乱的症状。③以血尿、轻度发热和腰痛等为主要表现。④无明显的尿路症状，仅表现为背痛或腰痛。⑤少数人表现为肾绞痛、血尿。⑥完全无临床症状，但尿细菌定量培养，菌落≥105/mL。

三、病机状态分析

1. 基本病机

湿热内蕴、三焦气化失司，水液代谢失常为本病基本病机。

尿路感染之根本在于湿热内蕴、水液运行不畅，邪无出路。三焦为水液运行的主要通道，《素问·灵兰秘典论》云："三焦者，决渎之官，水道出焉。"本病与下焦关系最为密切，《类经·藏象类》曰："下焦不治，则水乱二便。"同时三焦总司全身气机和气化功能，人体的津液代谢是多脏腑密切配合下，以三焦为通道而进行的，水液的输布与排泄须以气机、气化为动力，而气的运行又必须以水液为载体。

外邪侵袭尿路，湿热内蕴膀胱，三焦气化失司，水液代谢失常，则出现小便频数短涩、淋沥刺痛、小腹拘急隐痛等尿路感染的表现。尿路感染早期即有三焦枢机不利的病理表现，如湿热之邪未及时除尽，则易变生热毒、瘀血，伤及气血阴阳，或日久内伏，易为外邪触动，必致旧病复发成为难治之症。故湿热内蕴、三焦气化失司，水液代谢失常是尿路感染的基本病机所在，因此清热化湿、疏利三焦当贯穿本病治疗始终。

2. 当前病机

尿路感染主要有膀胱湿热、肝郁气滞、脾肾亏虚、瘀血阻滞四种状态。尿路感染初起或在急性发作阶段多属实证，以湿热蕴结膀胱、三焦气化不利为主，久病或复发多属虚证，以脾虚、肾虚、气阴两虚为主，同时还可兼有血瘀、痰湿，其病虚实夹杂。本病在临床上也可以出现两种或者两种以上状态相互夹杂的情况。故辨证时要审查虚实标本，扶正祛邪，治宜标本兼治，祛邪扶正并重。

（1）膀胱湿热态

起居潮湿或冒雨涉水，湿热外邪侵袭机体，秽浊邪气从下窍上犯膀胱，酿生湿热；情志失调，肝郁化火，气火郁于下焦，循经下注膀胱过食肥甘厚腻，积湿生热，下注膀胱。王肯堂指出，"淋证必由热生湿，湿生则水液浑，凝结而为淋"，突出了湿热是尿路感染的主要病因病机。总之，湿热邪气蕴结膀胱，肾和膀胱气化失职，水道不利而发为本病，其病位在膀胱与肾。肾主水，维持机体水液代谢；膀胱为州都之官，有储尿与排尿功能。两者脏腑表里相关，经络互相络属，共主水道，司决渎。膀胱湿热，水道不利，故出现小便频数短涩、淋沥刺痛、小腹拘急隐痛等尿路感染的表现。

湿性重浊黏腻，其性趋下，湿与热合，病程缠绵，易耗伤人体正气，变生他邪，且易招致外感，更是尿路感染迁延难愈和复发的重要因素。临床上，一要辨发热，无论外感还是内伤，湿热邪气浸淫人体都表现出一派湿热之相，侵犯下焦则见尿黄赤短涩，阴部潮湿，腰部及下腹疼痛；湿热中阻则食欲不振，嗳腐吞酸，口苦口黏等；湿热壅肺，热邪灼津，则令人口渴，喜饮，但饮水不多或饮不得舒，还可见咳嗽、吐黄痰。二要验舌苔，临床上主要以色泽、润燥、厚薄等方面辨别性质，因湿与热轻重不同，故舌苔也有所不同：热重于湿者，以黄腻苔为主；湿重于热者，则以白腻为主，也可兼见黄苔，临床还可见白厚而黏腻苔，切勿认为是寒湿。三要审二便，湿热之邪侵袭膀胱，故小便淋沥短涩，热痛，甚者出现血尿，大便黏腻不爽，便溏臭秽。四要查部位，湿热毒邪侵袭人体可有腰骶部疼痛，同时兼见咽部充血，扁桃体肿大等热毒之象。

（2）肝郁气滞，肝火炽盛态

肝为风木之脏，体阴而用阳，肝主疏泄，能调畅气机，风木主动、主生发，肝疏泄功能直接影响情志气机。若七情过极，恼怒伤肝，气机郁滞不畅，复加肝火炽盛，火郁下焦膀胱，则引发淋证；足厥阴肝经环绕阴器，肝经湿热循经下行，导致"膀胱热"，出现尿道滞涩、灼痛；湿热之邪经肝脉入精室，湿热与阴精结合，久而成败精；肝经气滞，久而血瘀，瘀阻精室，瘀浊阻滞成败精，而致淋证。症见小便涩滞刺痛，淋沥不畅，常随情志变化增剧或减轻，少腹胀痛，心烦满闷，胁肋作胀，舌苔薄黄，脉弦。

（3）瘀血阻滞态

"久病入络，久病必瘀"，尿路感染病程日久，反复治疗，肾气亏虚，由气及血，气不行血，肾络痹阻至瘀；若情志郁结或湿热内蕴，阻碍气机，可灼伤血络而成瘀，即朱丹溪所谓的"湿热伤血""湿热熏蒸而为瘀"。本态尤以老年男性患者多见，多伴前列腺增生或尿路畸形、尿路结石等，症见尿频急，淋沥不畅，尿道涩痛，小腹坠胀刺痛，舌暗或有瘀斑，脉沉弦或涩。

（4）脾肾亏虚态

尿路感染初起或在急性发作阶段多属实证，以湿热蕴结，气化不利为主，久病或复发多属虚证，以肾虚、脾虚、气阴两虚为主，亦可出现虚实夹杂的证候。若久病耗气伤阴，脾气亏虚，不能升清降浊，中气下陷，气不摄津，膀胱失约，津液不藏，而发生尿频、尿后余沥不尽等症；肾为封藏之本，若肾气亏虚，则膀胱固摄不利，气化失常，开合失职，同样也会出现尿频、尿急等症。症见小腹胀满，小便艰涩，尿后余沥不尽，且症状反复发作，时作时止，遇劳即发，伴有腰酸，头晕，神疲乏力，纳呆，面浮肢肿。

3. 演变病机

随着病情进展，尿路感染可出现热毒蕴结的危重症。尿路感染重症可并发败血症，出现高热、寒战、休克，甚至伴有心、脑、肾缺血的临床表现，如少尿、氮质血症、酸中毒及循环衰竭等，其病势凶险，因湿热下注膀胱，蕴结不解，热极成毒或直接感受疫毒、秽浊之邪而成。

尿路感染反复发作，肾元受损，气化失司，水湿内停，外溢肌肤，而成水肿；久则脾肾阳虚，甚则肾气衰竭，水毒潴留，可见"肾劳""关格"。

四、状态辨治

1. 治疗原则

尿路感染的基本病机是湿热内蕴、三焦气化失司，水液代谢失常。故治疗以清热化湿，疏利三焦，分清泌浊为基本原则，以恢复三焦正常功能，使三焦通利，气化有司，水道通畅。所以在辨证论治的全过程必须时时着眼于一个"通"字。

尿路感染的发生发展是一个动态变化的过程，在不同的阶段，病证表现及患者体质等都有所不同，辨证时要注意审查证候的虚实标本，扶正祛邪。初起气化失司，湿热蕴结者，宜清热利湿，通利三焦；病久脾肾亏虚，气虚阴虚，气化无权者，宜扶正为主；虚实夹杂者，宜标本兼治。

个人生活习惯的调护对本病的恢复也有重要影响：预防感冒，锻炼身体，增强机体免疫力；饮食宜清淡，避免辛辣刺激而助热；注意休息，保证饮水量，多排尿，有利于细菌的排出；保持会阴部的清洁，避免使用尿路器械和留置导尿管等。

2. 西医治疗

西医多采用抗生素治疗。尿路感染使用抗生素的方法：①急性单纯性膀胱炎病原菌绝大多数为大肠埃希菌，治疗用左氧氟沙星，疗程 7～10 天。②急性肾盂肾炎患者病情较轻者口服左氧氟沙星片或莫西沙星，疗程 10～14 天。伴有发热等全身中毒症状者，宜选用静脉给药如左氧氟沙星、莫西沙星、头孢二代或三代等，热退后根据药敏结果改为口服给药，总疗程 14 天。③复杂性尿路感染病原菌耐药程度较高，需依据细菌培养及药敏结果选用抗感染药物。门诊治疗适用于轻、中度感染患者，治疗给予口服抗感染药物，疗程 10～14 天。重度感染或（和）疑及菌血症者需住院治疗，根据药敏结果调整抗感染药物，疗程 14～21 天。④通过手术方式积极治疗引起或加重尿路感染的尿路梗阻性疾病，包括尿路结石、肿瘤、狭窄、先天性畸形，神经源性膀胱，重度前列腺增生等。

3. 分状态治疗

（1）膀胱湿热态

临床表现：尿频、尿急、尿痛、尿血，腰痛，小腹拘急疼痛，发热恶寒，口干口苦，大便干，舌质红，苔黄腻，脉滑数。

治法：清热利湿通淋。

常用药物：清热利湿通淋常用栀子、大黄、泽泻；清热燥湿，散结通淋常用黄柏、知母、夏枯草；清热解毒，利尿通淋常用车前子、蒲公英、鱼腥草；清热化湿，利尿通络常用龙胆草、大黄、土茯苓；清热利湿，利尿通淋常用泽泻、茯苓、猪苓；清热泻火，利水通淋常用萹蓄、瞿麦、滑石；排石通淋常用金钱草、海金沙、鸡内金。

角药举例：

1）栀子、大黄、泽泻

栀子苦寒，清热利湿，凉血解毒，能泻火、通利三焦，使湿热之邪从小便而出；大黄苦寒，清热泻火，泻下攻积，能荡涤胃肠瘀热，使湿热从大便而下；泽泻味甘淡，性寒，利水渗湿，泻热，化浊降脂，使湿热之邪从肾和膀胱导邪外出。三者合用，清热利湿。

2）黄柏、知母、夏枯草

黄柏苦寒，清热燥湿，泻火除蒸，解毒疗疮，其性苦寒沉降，泻火解毒力强，长于清下焦湿热，为肾经血分药；知母苦寒泻火而不燥，甘寒质润滋阴而不腻，以清润为长，下则润肾燥而滋阴，上则清肺金泻火，乃肺肾二经气分药。两药相须而行，合用清泄下焦湿热而不伤阴，治下焦湿热所致淋证、泻痢及妇女带下等。夏枯草苦寒，清肝泻火，明目，散结消肿。三者合用，清热燥湿散结。

3）车前子、蒲公英、鱼腥草

车前子甘寒，利水清热，明目祛痰，能治小便不通、淋浊、带下、尿血、暑湿泻痢等症，《神农本草经》言其"主气癃，止痛，利水道小便，除湿痹"；蒲公英味甘微苦，性寒，清热解毒，消肿散结，其性甘寒清解，能解毒利尿；鱼腥草味辛，性微寒，能清热解毒，消痈排脓，利尿通淋。三者合用，清热解毒，利尿通淋，且蒲公英、鱼腥草二药皆为药食两用，虽有寒凉之性而无苦寒败胃之弊。

4）龙胆草、大黄、土茯苓

龙胆草苦寒，苦能燥湿，寒可清热，性沉而降，功专泻肝胆实火，清下焦湿热，常用于肝胆实火或下焦湿热所致的目赤肿痛、胸胁刺痛、黄疸等；大黄苦寒，能荡涤肠胃瘀热，清化湿热。二药相配，清热化湿功效显著。土茯苓味甘淡，性平，能解毒除湿，通利关节，《本草正义》云："土茯苓，利湿去热，能入络，搜剔湿热之蕴毒。"三药合用，有清热化湿，利尿通络之功。

5）泽泻、茯苓、猪苓

泽泻甘淡性寒，能利水渗湿泻热，可用于小便不利、水肿、泄泻、淋浊等；茯苓味甘淡性平，能利水渗湿，健脾宁心，用于水肿尿少、痰饮眩悸、脾虚食少、便溏泄泻、心神不安、惊悸失眠等；猪苓味甘淡，性平，能利水渗湿，治小便不利、水肿、泄泻、淋浊、带下等。茯苓、猪苓淡渗利湿，可增强泽泻利水泻热之力。三药合用，加强湿热之邪从小便排出。

6）萹蓄、瞿麦、滑石

萹蓄味苦微寒，其性苦降下行，通利膀胱，能清膀胱湿热，利水通淋；瞿麦苦寒沉降，通心经而破血，利小肠而导热，故有利水通淋之功，为治淋常用药，尤以血淋、热淋为宜。萹蓄、瞿麦相须为用，可增强导热下行、利水通淋止痛之力，兼有化瘀通经之效。滑石善滑利窍道，清热渗湿，利水通淋，《药品化义》谓之："体滑主利窍，味淡主渗热。"三药出自《太平惠民和剂局方》的八正散，具有清热泻火，利水通淋之功效。

7）金钱草、海金沙、鸡内金

金钱草味甘咸，性微寒，功能清利湿热，排石通淋，可用于治疗胆结石、肾结石、输尿管结石、膀胱结石等；海金沙味甘咸，性寒，能清利湿热，利尿排石，用于热淋、石淋、血淋、膏淋等；鸡内金甘平，能消食开胃，通淋化石，熟用适于消食开胃，生用适于健脾化石，可用于泌尿系结石及胆结石，并能加强金钱草、海金沙排石通淋之功。三药合用，排石通淋，可用于尿中有砂石或泌尿系结石者。

（2）肝郁气滞，肝火炽盛态

临床表现：小便涩滞刺痛，淋沥不畅，常随情志变化增剧或减轻，少腹胀痛，心烦满闷，胁肋作胀，舌苔薄黄，脉弦数。

治法：疏肝理气，清热泻火。

常用药物：疏肝理气，清利三焦通淋常用柴胡、黄芩、枳壳；疏肝理气，行气利水，活血止痛常用乌药、川楝子、石韦；调畅三焦，理气破结，行水通淋常用木香、枳实、大腹皮。

角药举例：

1）柴胡、黄芩、枳壳

柴胡味苦辛，性微寒，功能轻清上升，和解退热，疏肝解郁，升举阳气；黄芩苦寒，苦以燥湿，寒以泻热，清泄少阳相火。两药相伍，柴胡升清解郁，黄芩降浊泻火，共起升清降浊、和解少阳、解郁退热、调和表里的作用，从而使肝胆气机调畅，内蕴郁热得消。枳壳味苦辛酸，性微寒，能理气宽中，行滞消胀，具有苦降下行的理气功效，能疏导郁滞的肝气。三药合用，一升，一清，一降，能疏肝理气，清利三焦。

2）乌药、川楝子、石韦

乌药辛温，行气止痛，温肾散寒，能温阳化气以助膀胱气化而通利小便；川楝子又称金铃子，味苦性寒，行气疏肝，清泄肝火；石韦味甘苦，性微寒，有利尿通淋、清肺止咳、凉血止血的功效，《神农本草经》言其"主劳热邪气，五癃闭不通，利小便水道"。三药合用，可以疏肝理气，行气利水，活血止痛。

3）木香、枳实、大腹皮

木香味辛苦，性温，有行气止痛、健脾消食之功，为三焦宣滞要剂，能调畅三焦气机，《本草纲目》言其主"心腹一切滞气。和胃气，泄肺气，行肝气。凡气郁而不舒者，宜用之"；枳实味苦辛酸，性微寒，破气消积，化痰散痞，能除胸胁痰癖，逐停水，破结实，消胀满；大腹皮味辛，性微温，能行气宽中，行水消肿，用于湿阻气滞，脘腹胀闷，大便不爽，水肿胀满，脚气浮肿，小便不利等。三者合用，能调畅三焦气机，理气破结，行水通淋。

（3）瘀血阻滞态

临床表现： 尿频急，淋沥不畅，尿道涩痛，小腹坠胀刺痛，舌暗或有瘀斑，脉沉弦或涩。

治法： 活血化瘀通淋。

常用药物： 行气活血，散瘀止痛利尿常用当归、川芎、赤芍；活血祛瘀，利尿消肿常用桃仁、红花、益母草；活血调经，祛瘀止痛，利尿通淋常用丹参、皂角刺、小蓟。

角药举例：

1）当归、川芎、赤芍

当归味甘辛，性温，能补血活血，调经止痛，为血药也，其身养血而中守，其梢破血而下流，全用活血而不走，补血活血效佳；川芎辛温，行气开郁，祛风燥湿，活血止痛，能活血行气，畅通气血，为血中气药；赤芍味苦，性微寒，清热凉血，散瘀止痛，能祛瘀行滞，活血通经。三药合用，一守、一走、一散，能行气活血，散瘀止痛。

2）桃仁、红花、益母草

桃仁味苦，性平，质润，"苦以泄滞血""体润能润肠燥"，有活血祛瘀、润肠通便之功，凡瘀血诸证皆可用，尤善治局部有形瘀血；红花辛散温通，小剂量长于活血通经，大剂量长于祛瘀止痛，催生下胎，适用于各种瘀血阻滞之证，为内外妇伤各种活血方中常用之品。两药伍用，出自《医宗金鉴》桃红四物汤，活血祛瘀之力倍增，并有活血生新、消肿止痛之功。益母草味苦辛，性微寒，活血调经，利尿消肿，清热解毒，用于月经不调、痛经经闭、恶露不尽、水肿尿少等。三药合用，既能化血瘀，又能利水。

3）丹参、皂角刺、小蓟

丹参味苦微辛，性微寒，能活血调经，祛瘀止痛，凉血消痈，清心除烦，养血安神，《本草从新》言："丹参补心，去瘀生新……功兼四物"；皂角刺辛温，温通行散，其性锐猛，攻毒败毒，托里排脓；小蓟味甘苦，性凉，能凉血止血，祛瘀消肿，其甘凉入血分，功擅清热凉血止血，又可利尿通淋，尤宜于尿血、血淋之症。三药合用，起助气化、通脉络、利小便的功效。

（4）脾肾亏虚态

临床表现： 小腹胀满，小便艰涩，尿后余沥不尽，且症状反复发作，时作时止，遇劳即发，伴有腰酸、头晕、神疲乏力、纳呆，面浮肢肿，舌质淡，边有齿痕，苔白，脉沉细。

治法：补肾健脾。

常用药物：补肾健脾益肺，通调水道常用杜仲、黄精、山萸肉；养阴清热利水，治肾阴虚膀胱湿热常用猪苓、阿胶、六一散；健脾运湿，助阳化气利水常用桂枝、茯苓、泽泻；补气生精，助膀胱气化常用黄芪、枸杞子、白术、泽泻。

角药举例：

1）杜仲、黄精、山萸肉

杜仲味甘，性温，能补肝肾，强筋骨，安胎元，又能益肺气，润肺通水道而行湿，使小便气化有出；黄精味甘，性平，润肺滋阴，补脾益气，黄元御言黄精能"补脾胃之精，润心肺之燥"，其能补中益气，除风湿；山萸肉味酸，性温，能补益肝肾，收敛固涩，其气平能益肺，通调水道而祛除寒湿、湿热。三药合用，补肾健脾益肺，通调水道而通淋。

2）猪苓、阿胶、六一散

猪苓味甘淡，性平，利水渗湿，治小便不利、水肿、泄泻、淋浊、带下等；阿胶甘平，能补血滋阴润燥，既益已伤之阴，又防诸药渗利重伤阴血；六一散由滑石、甘草组成，滑石味淡，性寒，质重而滑，淡能渗，寒能清热，重能下降，滑能利窍，上能清水源，下利膀胱水道，除三焦内蕴之热，少佐甘草和其中气，并可缓和滑石寒之性。猪苓、阿胶、滑石三药出自《伤寒论》猪苓汤，具有利水养阴清热之功效，与甘草合用能养阴清热利水，适用于肾阴虚膀胱湿热。

3）桂枝、茯苓、泽泻

桂枝辛甘温，辛甘发散可解表，温阳可助膀胱气化，使气化则水自行，能温运脾阳，化湿利水；茯苓味甘淡，性平，药性平和，利水而不伤正气，为利水渗湿要药，又能健脾以运化水湿，还能安神助眠，常用于小便不利、水肿及饮停等水湿证；泽泻味甘淡，性寒，甘淡渗湿利水，效似茯苓，性寒能泄肾及膀胱之热，其渗泄之功大于猪苓。三药取自《伤寒论》五苓散，诸药合用，既可淡渗以利水湿，又可健脾以运水湿，还能助阳化气以行水湿，适用于尿路感染，脾肾阳虚，水湿内停，小便不利者。

4）黄芪、枸杞子、白术、泽泻

黄芪味甘，性微温，补诸虚劳不足，壮元气，益脾胃，能补气升阳，利水消肿，适用于水肿尿少；枸杞子甘平，能滋补肝肾精气；白术甘温，能补气健脾，燥湿利水，适用于水湿内停、痰饮水肿等证；泽泻甘淡，性寒而降，能直达肾与膀胱，利水渗湿。四药合用，精气互生，能补气生精，助膀胱气化而利水。

五、病案举例

患者男，29 岁。

2000 年 3 月 21 日初诊：患者尿频尿痛反复发作 2 年，加重 1 周。患者 2 年来尿频、尿痛、排尿不畅、尿不尽反复发作，每年发病 2～3 次，每于工作劳累后加重，于外院诊断为泌尿系感染，予相关药物治疗，服药稍缓，停药更作。就诊时诉小便频、灼热涩痛、色黄、排尿不畅、有尿不尽感、大便干、会阴潮湿、多汗，舌红苔黄腻，脉细涩。

中医诊断：淋证。

西医诊断：泌尿系感染。

状态分析：患者劳倦伤气，脾气亏虚，中焦运化不行，三焦气机不利，湿热内生，膀胱气化失司故尿频、尿痛、排尿不畅而有尿不尽感；会阴潮湿多汗为肝经湿热循经下流；舌红苔黄腻，脉细涩为气虚气滞、湿热内蕴之象。本病本虚为脾气虚，标实为湿热下注，虚少实多，虚为脾气虚，占状态要素三成，实为湿热下注，占状态要素七成，脏腑相关因素：脾、肝、膀胱、三焦同病，气虚、湿热下流并见。

治法：清热利湿，行气开滞，兼健脾益气，固本防复。

处方：瓜蒌 30g，龙胆草 6g，枳实 15g，土茯苓 30g，生白术 15g，瞿麦 10g，肉苁蓉 30g，桃仁 9g，熟大黄 9g，虎杖 15g，当归 15g，枸杞子 15g，郁李仁 6g，茅根、芦根各 15g。7 剂，水煎服，每日 1 剂。

2000 年 3 月 28 日二诊：患者服用前方后小便涩痛、频数、排尿不畅减轻，自觉小腹坠胀，大便溏，每日 2～3 次，舌暗红，苔黄腻，脉细涩。于初诊方中加木香 6g，大腹皮及大腹子各 10g，增强行气逐水之力。7 剂，水煎服，每日 1 剂。

2000 年 4 月 7 日三诊：患者药后小便尿痛消失，仍有尿不尽感，大便次数增多，便稀不成形，肠鸣矢气，腹不胀，口干黏不苦，疲乏，易外感，舌红苔黄腻，右脉弦滑，左脉滑缓。治用初诊方去行气逐水之品，加赤芍、白芍各 15g，益智仁 9g，党参 10g，增扶正之功，挽清利之弊。14 剂，水煎服，每日 1 剂。

服用前方后小便基本正常，大便每日一行，尿常规复查正常。

第二节　慢性肾炎综合征

一、概述

慢性肾炎综合征（chronic nephritic syndrome，CKD）简称慢性肾炎，是一种临床概念，以蛋白尿、血尿、高血压、水肿为基本临床表现。本病可有不同程度的肾功能减退，其起病方式各有不同，病程较长，进展缓慢，最终有可能发展为慢性肾衰竭。

中医学将慢性肾小球肾炎归属于"水肿""尿浊""尿血"等范畴。水肿是体内水液潴留，泛滥肌肤，表现以头面、眼睑、四肢、腹背甚至全身浮肿为特征的一类病症。尿浊是以小便浑浊，白如泔浆，尿时无涩痛不利感为主症的病症。尿血是以小便色红，或混有血液，或夹有血丝，排尿时无疼痛为主症的一类病症。

1. 流行病学

本病是我国常见慢病之一。由北京大学第一医院肾内科王海燕教授牵头的"中国慢性肾脏病流行病学调查"结果于 2012 年 3 月在 Lancet 上刊出，调查结果显示，我国 18 岁以上的成年人群中 CKD 的患病率为 10.8%。其中肾功能正常或轻度下降的CKD1 ～ 2 期患者占全体 CKD 患者的 84%。至 2016 年流行病学研究显示，其患者已高达 1.195 亿，高于糖尿病患者（1.139 亿），仅次于高血压患者（2.54 亿）。CKD的致残致死率增幅排在所有疾病之首，CKD 导致的伤残率在 1990 ～ 2016 年增加了63%。预计到 2040 年，CKD 引起的早死率将从 2016 年的第 16 位上升至第 5 位。而1990 ～ 2016 年间，全球 CKD 导致的死亡增加了 98%。

2010 年前，慢性肾炎居我国终末期肾脏病发病原因之首，2010 年住院患者的糖尿病肾病百分比低于肾小球肾炎所占百分比，分别为 0.82% 和 1.01%，但随着疾病谱的变迁，这一数据也发生了变化，据统计，2015 年，住院患者的糖尿病肾病与肾小球肾炎所占百分比分别为 1.10% 和 0.75%。

2. 疾病特点

确诊本病需根据病理诊断，其病理类型多样，疾病预后与临床症状轻重及病程时间无明确相关性，与病理类型直接相关。慢性肾炎临床常见病理类型：①系膜增生性的肾小球肾炎，包括 IgA 增生性的肾小球肾炎和非 IgA 的肾小球肾炎。②系膜毛细血管性肾小球肾炎。③膜性肾病。④局灶阶段性肾小球硬化。根据其病理特点，又有一些特殊的分型，如新月体性肾炎，IgA 肾病等。本病病情进展到后期，虽有不同类型的病理变化，但均可转化为程度不同的肾小球硬化、相应肾单位的肾小管萎缩、肾间质纤维化。

3. 中医认识

中医学将慢性肾炎归属于"水肿""尿血""尿浊"等范畴。慢性肾炎病因复杂多样，其病机特点属本虚标实。《素问·六节藏象论》云："肾者，主蛰，封藏之本，精之处也。"肾主水，主封藏与纳气，然肾气亏虚，肾失封藏与纳气，精微物质外泄，则表现为水肿、蛋白尿与血尿等。《素问·至真要大论》指出："诸湿肿满，皆属于脾。"脾主运化，然脾脏虚损，脾失运化，脾气虚耗，脾不升清，谷精不循常道，谷气下流，精微下注，则生"尿浊""水肿"，即所谓"中气不足，溲便为之变"。本病本虚以脾肾两脏亏虚最为关键，具体主要包括脾阳（气）虚、肾阴虚、肾阳虚以及阴阳两虚。脾阳（气）虚主要表现为气短乏力，纳呆，精神不振，腹胀便溏；肾阴虚则主要表现为腰膝酸软，盗汗，五心烦热；肾阳虚则表现为腰膝酸冷，畏寒肢冷。标实则是指湿热、风湿、瘀血等。湿热引起者，多表现为周身乏困，胸腹胀闷，纳差，舌苔黄腻，脉滑数；风湿引起者，多表现为发热，小便多泡沫，四肢关节酸胀疼痛，颜面眼睑水肿明显，舌红苔黄腻，脉滑数；因瘀所致者，可见腰痛，面色黧黑，肉眼或镜下血尿，舌质暗，脉细涩。治疗以标本兼顾。

二、诊断

1. 临床表现

①水肿：多数慢性肾炎患者在整个疾病过程中有不同程度的水肿，轻者颜面明显，重则进展至下肢及全身。②高血压：部分患者以高血压为首发症状，轻者 140～160/95～100mmHg，重者达到或超过 200/110mmHg，高血压持续时间及程度与预后密切相关。③尿异常改变：水肿期间尿量减少，常有夜尿及低比重尿，至尿毒症期可出现少尿或无尿，并可出现不同程度的蛋白尿和血尿。④贫血：患者出现中度以上贫血表明病情严重，终末期可见重度贫血。⑤肾功能不全：肾小球滤过率下降，肌酐清除率降低。

2. 影像学检查

B 超：双肾可缩小，双肾实质或肾盂病变。

3. 诊断要点

①起病缓慢，病情迁延，时轻时重，肾功能逐步减退，后期出现贫血、电解质紊乱，血尿素氮、血肌酐升高等。②有不同程度的水肿、蛋白尿、血尿、管型尿、贫血及高血压等表现。③可因呼吸道感染等原因诱发本病急性发作，出现类似急性肾炎的表现。

4. 分级标准

病情的轻重主要从尿蛋白、肾功能、水肿、高血压、血瘀证等方面判断。

轻度：①尿蛋白持续 +～++，或 24h 尿蛋白定量在 1g 以内，肾功能正常。②浮肿不明显或无，血压正常。③伴或不伴血瘀证的临床表现。

中度：①尿蛋白检查持续 ++～+++，或 24h 尿蛋白定量在 1～2g 之间，肾功能正常。②浮肿可轻可重，可有高血压。③有血瘀证的临床表现。

重度：①尿蛋白检查持续 +++～++++，或 24h 尿蛋白定量在 2.1～3.5g 之间，血清白蛋白低于 30g/L。②肾功能不正常（血肌酐 133～442μmol/L）。③明显浮肿及高血压。④有明显血瘀证表现。

病人尿常规检查异常（蛋白尿、血尿）、伴或不伴有水肿、高血压病史达 3 个月，无论有无肾功能损害，均应考虑本病，在除外继发性肾小球肾炎及遗传性肾小球肾炎后，临床可诊断为慢性肾炎。

慢性肾炎的病理诊断需要依赖于肾穿刺病理活检，对于无穿刺禁忌患者均需行肾穿刺病理活检术，明确病理类型，以指导治疗方案的确定，判断预后。

三、病机状态分析

1. 基本病机

慢性肾炎临床上多以水肿为主要症状，水肿是全身气化功能障碍的一种表现。其发病的基本病理变化为肺失通调，脾失转输，肾失开阖，三焦气化不利，其病位在肺、脾、肾、三焦，而关键在肾。《素问·水热穴论》指出："勇而劳甚，则肾汗出，肾汗出逢于风，内不得入于脏腑，外不得越于皮肤，客于玄府，行于皮里，传为胕肿。"

脾主运化，水液的吸收、转输和布散均需依赖脾的运化方能实现；肺为水之上源，可宣发肃降，通调水道。肺脾肾三脏相互配合，共同维持体内水液代谢的平衡。病理状态下，肺失宣降，通调水道功能失职，再加外感风寒或风热之邪，风水相搏则发病，出现尿少、水肿等症；而脾气虚损，运化失调，或肾阳不足，关门不利，水泛为肿，甚则水液上逆，则会导致肺气不足，宣降功能失调，出现疲乏倦怠、少气懒言、咳嗽、喘逆等症。肾主一身元阴元阳，为五脏阴阳之根，肾中阴阳亏虚，则五脏阴阳俱虚。若肾阳不振，气化不行，一方面可影响脾阳，使脾阳亦亏虚，另一方面可使水液停积，上逆于肺，形成水肿。

三焦为水液运行之道路，具有运行水液、疏通水道之作用。《灵枢·营卫生会》云："上焦如雾，中焦如沤，下焦如渎。"即指上焦肺、中焦脾胃、下焦肾的代谢水液状态。《素问·灵兰秘典论》中"三焦者，决渎之官，水道出焉"的论述说明人体水液的代谢出入以三焦为通道实现。三焦中水液流动同时伴有气机的升降和人体气化的完成，气行推动水行，水液气化不利，停滞则为水肿。

2. 当前病机

肾元亏虚，三焦气化不利，邪气外袭，以致感受湿热、水湿，病久导致血瘀内停等不同状态，各状态可以兼夹出现。

肾元亏虚：肾主水，能升清降浊，肾阳温化水液，负责水液的蒸腾气化，肾气虚衰，阳不化气，水湿下聚，常见腰膝以下水肿，按之凹陷不易恢复，腰为肾之府，肾虚水气内盛，故见腰痛酸重，肾阳不足，膀胱气化不利，尿量减少，小便不利；命门火衰，不能温煦，故四肢厥冷，神疲怯寒；肾元亏虚，阳气不足则见舌淡胖苔白、脉沉细或沉迟无力。

三焦气化不利：水液运行依靠三焦气化完成，气行则水行，气滞则水停。肝气郁结，气机郁滞，三焦不畅，气化不利，水液停滞则为水肿；肝气郁滞，症见胸胁胀满或胀痛，善太息，抑抑不乐；肝郁乘脾，则中气不运，腹满食少，呕恶痛泻，或脘痛嘈杂，吞酸吐苦；气机郁滞，气化不利，水液不能排出，则见尿少或小便淋沥不畅、腿肿、面浮等。

下焦湿热：肾元亏虚感受外来湿热之邪，偏嗜肥甘厚腻或脾胃失健，湿邪内生，郁而化热，均可导致湿热内蕴。湿热侵袭膀胱，则膀胱气化不利，小便异常，水液停滞，临床可见水肿，小便不利、小便涩痛甚至血尿等；湿热内蕴则易耗伤阴液，肾阴亏虚则见口干咽干、手足心热、盗汗等。下焦湿热常见于急性水肿、慢性肾炎急性加重期。

水湿内盛：肾元亏虚，久居湿地或冒雨涉水，水湿内侵，抑遏肾元及脾阳，致使水液运化不利。脾虚失运，可出现乏力倦怠、全身困重、胸闷纳呆、泛恶；肾元亏虚，阳气不振则乏力、肢冷、腰酸、小便短少；水湿上犯于肺，肺失宣降可见气喘气短；湿浊内停可见舌苔白腻，脉沉缓。水湿内盛常见于慢性水肿即慢性肾炎迁延期。

瘀血阻络：肾元亏虚日久，三焦疏泄不利水液代谢障碍，气血运行受阻，易致瘀血内生，气血失于流通，血脉不畅则瘀血内生，血脉闭阻可加重病情，致使病深至痼。瘀血内阻可见面色黧黑或晦暗，腰痛固定，多为刺痛，腰痛静则加重，动则减轻，肌肤甲错，四肢麻木，或有神志异常，妇女见月经量少色暗，或有瘀块，舌质紫暗或有瘀斑瘀点，脉细涩。瘀血阻络常见于慢性肾炎迁延期和后期。

3. 演变病机

本病在发病初期，多仅表现为肾气亏虚，肾气虚，则肾精封藏功能失常，肾中精微物质外泄，肾中精气所含的两种成分即肾阴肾阳失调，或肾阳亏虚，或肾阴不足，或肾阴阳两虚。因肾为先天之本，肾中阴阳为五脏阴阳之根，肾中阴阳失调，病久必会迁延他脏，形成多脏阴阳失调。脏腑功能失调，津液代谢障碍，气血运行受阻，三焦疏泄不利，易致瘀血内生，全身脉络瘀阻，气血失于流通，相关脏腑器官失去濡养而发生诸多变证。病变后期，阴阳俱虚，脾肾衰败，浊毒内停，危及生命。

四、状态辨治

1. 治疗原则

慢性肾炎治疗应以防止或延缓肾功能进行性恶化、改善或缓解临床症状以及防治并发症为主要目的。本病目前尚不能根治，为终身疾病，需要终身治疗。

慢性肾炎具体治疗应视阴阳虚实不同而异，急性水肿以祛邪为主，治以清热化湿，利尿消肿，同时兼顾肾元亏虚；慢性肾炎迁延日久，当以扶正为主，治以健脾温肾，同时配合利水祛湿、养阴、活血祛瘀等，对于虚实夹杂者则当兼顾，攻补兼施。

2. 西医治疗

（1）积极控制高血压和减少尿蛋白

积极控制高血压和减少蛋白尿是两个重要的环节，尿蛋白＞1g/日者，血压应控制在125/75mmHg以下；尿蛋白＜1g/日者，血压应控制在130/80mmHg以下。治疗首选可延缓肾功能恶化、具有肾保护作用的降压药物，一般首选血管紧张素转换酶抑制剂和血管紧张素Ⅱ受体拮抗剂。但肾功能损害至血肌酐＞265μmol/L者慎用此类药，并须注意高钾血症的副作用，血压不能达标者可加用其他降压药联合治疗。

（2）必要时使用利尿剂

有水肿、容量依赖性高血压或者心力衰竭者，可行利尿治疗，轻者可使用噻嗪类利尿药，或联合保钾利尿药，重者可用袢利尿药。

（3）限制食物中盐分的含量，适当限制食物中蛋白及磷的摄入量

慢性肾炎患者应严格限制食物中盐分的摄入量，一般应＜6g/日，有严重高血压或水肿明显者，盐的摄入量应减少至3～4g/日。如果患者已出现肾功能异常，则需适当控制食物中蛋白及磷的摄入量。

（4）糖皮质激素及细胞毒性药物

慢性肾炎早期应该针对其病理类型给予相应的治疗，抑制免疫介导炎症、抑制细胞增殖、减轻肾脏硬化。常用的细胞毒药物有环磷酰胺、苯丁酸氮芥、神经钙调蛋白抑制剂（环孢素A、他克莫司）、吗替麦考酚酯、来氟米特、利妥昔单抗等，具体使用需要结合患者具体病理类型指定方案。

（5）避免加重肾脏损害的因素

感染、劳累、妊娠及肾毒性药物均可损害肾脏，导致肾功能恶化，应予以避免。

（6）肾脏替代治疗

慢性肾炎发展至终末期，出现肾功能衰竭者，需要行肾脏替代治疗（透析），清除体内毒素及代谢废物、水分等，维持生命。

（7）手术治疗

对于慢性肾炎晚期，已出现肾功能衰竭患者，可行肾移植手术。

3. 分状态治疗

慢性肾炎的治疗，应以培补肾元为主，兼以疏导气化、清热利湿、利水渗湿、活血化瘀，以三焦脏腑为切入点，运用疏利三焦的方法治疗，通过调整人体表里、内外状态的平衡，使气化条达，血脉通畅。

（1）肾元亏虚态

临床表现：面浮身肿，腰以下尤甚，按之凹陷不起，心悸气促，腰部冷痛酸重，尿量减少或小便不利，四肢厥冷，神疲怯寒，面色㿠白，舌淡胖，苔白，脉沉细或沉迟无力。

治法：温肾助阳，化气行水。

常用药物：附子、肉桂、白术、山萸肉、桂枝、杜仲、葫芦巴、干姜等温肾助阳；白芍、茯苓、泽泻、牛膝、车前子、猪苓等利水消肿。

角药举例：

1）附子、肉桂、白术

附子辛热，上能助心阳通血脉，下能补肾阳以益火，又可回阳救逆挽救散失之元

阳，还可散寒止痛，温肾助阳效佳；肉桂辛甘热，温补命门之火，益阳消阴，又能散寒止痛，温通经脉，引火归原，与附子配伍，温肾助阳效佳，能温阳化气利水；白术苦甘温，能补气健脾，燥湿利水，又能止汗安胎，为健脾补气要药，治痰饮水肿之良药。三药配伍，附子、肉桂可加强白术利水之功，白术可增强附桂温阳化气之效，共达温肾助阳、化气利水作用。

2）附子、茯苓、白芍

附子辛热，为回阳救逆、温经止痛之"圣药"，温元阳，化寒湿；茯苓味甘淡，性平，能渗中焦之湿，利水消肿，兼具健脾之功效，祛邪的同时兼顾脾胃；白芍味苦酸，性微寒，既能养血和营，敛阴柔肝，平抑肝阳，又能清降肺气，利小便，《本草经集注》言其"散恶血，逐贼血，去水气，利膀胱大小肠"，与附子同用，收敛元阳。茯苓、附子温燥，白芍喜静善收敛，三药阴阳相济、刚柔并用，相反相成，能收敛元阳，通利小便。

3）山萸肉、桂枝、泽泻

山萸肉味酸，性微温，既能补精，又可助阳，能补益肝肾以利水，收敛固涩，治小便不禁；桂枝辛甘温，具有发汗解肌、温通经脉、助阳化气功效，《医宗金鉴·删补名医方论》云，"用桂之辛温，宣通阳气，蒸化三焦以行水也"；泽泻甘淡寒，甘淡渗湿利水通淋效似茯苓，寒能降泄肾及膀胱湿热，能渗湿健脾，长养五脏。三药合用，山萸肉、桂枝性温，补益肝肾，化气利水，泽泻性寒，制约萸桂温燥之性而渗利膀胱水湿。

4）杜仲、牛膝、车前子

杜仲甘温，补肝肾，强筋骨，安胎，《神农本草经》载其"补中，益精气……久服轻身，耐老"；牛膝苦酸平，补肝肾，强筋骨，活血祛瘀，利尿通淋，引血下行，逐血气伤，久服轻身耐老；车前子甘寒滑利，能利尿通淋，分清浊可利水湿，又能清肝明目，清肺化痰，治疗咳嗽痰多、肝热目赤等证，久服亦轻身耐老。三药合用，能补肝肾，强筋骨，利尿通淋，还能轻身减重耐老。

5）胡芦巴、干姜、猪苓

胡芦巴苦温，温肾阳，逐寒湿，黄元御言其"泻湿驱寒，破瘕消疝""苦温下行，治水土湿，腹胁满胀"；干姜辛热，温中散寒，温肺化饮，回阳救逆，可助脾土，温肾火，降肺气，并能逐风湿痹，治肠澼下痢；猪苓味甘淡，性平，渗泄利水作用较茯苓强，善治水肿，《神农本草经》载其"利水道""久服轻身，耐老"。三药配伍，胡芦巴、干姜性温，可温补脾肾，助猪苓渗泄利水，猪苓性甘淡，利水渗湿，能增强胡芦巴、干姜温阳化气功效。

（2）气机气化停滞态

临床表现：水肿、面浮肿，小便不利，尿少或小便淋沥不畅，胸胁胀满或胀痛，善太息，抑抑不乐，或腹满食少、呕恶痛泻，或脘痛嘈杂、吞酸吐苦，或见胸闷喘息，舌苔淡白，脉弦。

治法：疏转气机，促进气化。

常用药物：柴胡、黄芩、桂枝、香附、枳壳、陈皮、乌药、木香、大腹皮等疏转气机；茯苓、桂枝、白术、猪苓、泽泻、冬瓜皮等疏导气化，促进水液排出。

角药举例：

1）柴胡、黄芩、桂枝

柴胡味苦辛，性微寒，疏肝解郁，和解退热，升举阳气，能去胃肠结气，饮食积聚，推陈致新；黄芩苦寒，清热燥湿，泻火解毒，主诸热黄疸，泄利，逐水，下血闭；桂枝味辛甘，性温，发汗解表，温经，通阳散寒，温降肺气化饮。三药合用，柴胡配伍黄芩，清解少阳之热，桂枝通阳散寒，温化水饮，共奏和解少阳，温化水饮之功，该角药配伍在《伤寒论》中亦用于治疗少阳兼水饮证，临床主要用于邪在少阳伴有肾性水肿者。

2）香附、枳壳、陈皮

香附味辛、微苦、微甘，性平，有行气、调经止痛、消肿的功效，除了疏肝解郁还能行脾气，可以治疗肝气郁结导致的胁痛、腹痛等；枳壳味辛苦酸，性微寒，善于行肝气之郁结，为疏肝解郁、行气止痛的要药；陈皮味辛苦，性温，具理气降逆、调中开胃、燥湿化痰之功，气味芳香，长于理脾肺之气，既能行散肺气壅遏，又能行气宽中，用于肺气壅滞、胸膈痞满及脾胃气滞、脘腹胀满等症。

3）乌药、木香、大腹皮

乌药辛温，行气止痛，温肾散寒，辛温为阳，阳能破阴，可消湿热抑塞之气，主膀胱肾间寒水之气；木香味辛苦，性微寒，行气止痛，解毒消肿，《神农本草经》载其"主淋露"；大腹皮味苦辛，性微温，能疏通关格，除胀满，祛壅滞，消浮肿，化湿浊，利小便。三药合用，能行气温阳，疏转气机，通利小便而消肿。

4）茯苓、桂枝、白术

茯苓甘淡平，利水渗湿，健脾安神，药性平和，利水而不伤正，为渗湿要药，能补脾气而利小便；桂枝辛甘温，发汗解表，温经通阳，能温运脾阳，助气化而利水湿，能增强茯苓利水渗湿之功效；白术味苦甘，性温，补气健脾，燥湿利水，止汗安胎，为治痰饮水肿之良药，李中梓言其"除湿利水道，进食强脾胃"。三药取自《金匮要略》苓桂术甘汤，温阳化饮又健脾，桂枝性偏温，善于温阳化气，增强茯苓、白术利水之功，茯苓、白术能利水道、消痰饮，增加桂枝通阳之效。

5）猪苓、泽泻、冬瓜皮

猪苓甘淡平，其利水渗湿作用效较茯苓强，能利膀胱水道，治小便不利，水肿等证；泽泻甘淡寒，渗湿利水，效似茯苓，又善泻下焦肾及膀胱湿热；冬瓜皮味甘，性微寒，利水消肿，兼能清热，善治热性水肿、腹泻、痈肿。三药合用，利水渗湿效佳，又能泻热，善治湿热水肿。

（3）下焦湿热态

临床表现：水肿，面浮，眼睑浮肿，尿少，小便不利，小便涩痛甚至排尿困难，血尿，少腹拘急胀痛，口苦，呕恶，或口干咽干，手足心热，盗汗，舌苔黄腻或舌红少津，脉滑数。

治法：清热化湿，利尿养阴。

常用药物：小蓟、垂盆草、香加皮、车前子、通草、瞿麦等清热化湿，利尿通淋，消肿；萆薢、晚蚕沙、土茯苓、虎杖、淡竹叶、猪苓等化湿利尿，解毒消肿；生地黄、地骨皮、车前草、冬葵子等养阴化湿清热，利尿消肿。

角药举例：

1）小蓟、垂盆草、香加皮

小蓟甘凉，凉血泻热止血，兼可利尿，擅治血尿，解毒消痈，治热毒疮痈；垂盆草味甘淡微酸，性凉，清热解毒，消痈散肿，清热利湿，《中医药大辞典》载其"清热利湿，有降低谷丙转氨酶作用"，治疗肝炎活动性水肿；香加皮味苦，性芳香，祛风湿，强筋骨，能治风湿性关节炎、水肿小便不利。三药合用，清热利尿，解毒消肿，又能祛风湿，善治心、肝源性湿热水肿。

2）车前子、通草、瞿麦

车前子味甘，性微寒，清热利尿，通淋渗湿，止泻，明目祛痰，《神农本草经》载其"主气癃，止痛，利水道小便，除湿痹"，临床用于治疗热淋涩痛、水肿胀满、暑湿泄泻、目赤肿痛和痰热咳嗽等；通草味甘淡，性微寒，清热利水，通乳，治疗小便不利，淋沥涩痛；瞿麦苦寒，既能清热利湿，利水通淋，又能活血通经。三药配伍，清热利湿而通淋，活血利水而通经，治疗湿热及湿热瘀血水肿。

3）萆薢、晚蚕沙、土茯苓

萆薢苦平，可利湿泄浊，祛风除痹；晚蚕沙性温，有祛风湿、和胃化湿的作用，治疗风湿寒痹证以及风湿热痹证；土茯苓甘淡平，可解毒除湿，通利关节，《本草正义》载："土茯苓，利湿去热，能入络，搜剔湿热之蕴毒。"三药配伍，萆薢、晚蚕沙清热利湿，和胃化湿，土茯苓能"搜剔湿热之蕴毒"，共达分清化浊渗湿之效。

4）虎杖、淡竹叶、猪苓

虎杖性寒，味微苦，具有祛风利湿、散瘀止痛、止咳化痰之功，是利水渗湿常用药物，用于关节痹痛，湿热黄疸，经闭，癥瘕等证；淡竹叶甘淡寒，长于清心及小肠湿热而利尿通淋，又能清心泻热，除烦止渴，黄元御言其"利水去湿，泻热除烦"；猪苓甘淡平，渗泄利水作用较茯苓强，善治身肿胀满，利水道，消鼓胀。三药合用，利水渗湿泻热，通利水道，治下焦湿热水肿。

5）生地黄、地骨皮、车前草、冬葵子

生地黄味苦甘，性寒，清热凉血，养阴生津，能逐血痹，填骨髓，长肌肉；地骨皮味甘淡，性寒，凉血除蒸，清肺泻热；车前草甘寒，清热解毒，利水渗湿，长于下血，治疗水肿小便不利、淋证等；冬葵子甘寒，滑窍而开癃闭，利水而泻膀胱。四药配伍，生地黄、地骨皮功擅凉血清热治血淋，车前草、冬葵子功擅清热利水泻膀胱，共达清除下焦湿热之功效。

（4）水湿内盛态

临床表现：全身水肿，下肢明显，身体困重，胸闷纳呆，泛恶，小便短少，气短乏力，或有气喘，神疲纳差腹胀，舌苔白腻，脉沉缓。

治法：益气健脾，利水消肿。

常用药物：黄芪、党参、白术、沙苑子、山药、黄精等益气健脾；用茯苓、猪苓，泽泻、车前子、冬瓜皮、白茅根等利水消肿。

角药举例：

1）黄芪、党参、白术

黄芪味甘，性微温，补气升阳，益卫固表，利尿，托毒排脓，敛疮生肌，为补气行水首选药物，《本经疏证》云其"直入中土而行三焦，故能内补中气……中行营气……下行卫气……故凡营卫间阻滞，无不尽通，所谓源清流自洁也"；党参甘平，补中益气，生津养血，能补益脾胃，促脾胃运化水湿，并增强黄芪补气行水之效；白术味苦甘，补气健脾，燥湿利水，止汗安胎，李中梓言其能"除湿利水道，进食强脾胃"。三药均可补气行水，健运脾胃，消除水肿。

2）沙苑子、山药、黄精

沙苑子甘温，补肾固精，养肝明目，性降而补，益肾利水；山药甘平，益气养阴，补肺脾肾，水肿其本在肾，其标在肺，其制在脾，山药能补肺脾肾而消水肿，李中梓言其能"补阴虚，消肿硬，健脾气，长肌肉"；黄精甘平，润肺滋阴，补脾益气，能补脾气，益脾阴，促脾健运化。三药配伍，健脾益肾，益气行水消肿。

3）泽泻、猪苓、茯苓

泽泻甘寒，利水渗湿，通利小便，可入肾中补命门火之不足，助肾阳蒸腾下焦积蓄的水液；猪苓甘淡，《本草秘录》中载"猪苓专功于行水，凡水湿在膀胱……必须用猪苓以利之"，利水之功较泽泻更强，通利下焦，可治水热互结证；茯苓甘平，渗湿利小便，还有健脾之功效，祛邪的同时兼顾脾胃，《医方考》言，"猪苓质枯轻清之象也，能渗上焦之湿；茯苓味甘，能渗中焦之湿；泽泻味咸，润下之性也，能渗下焦之湿"。三药均为利水渗湿药，能从上、中、下三方面祛除水湿。

4）车前子、冬瓜皮、白茅根

车前子甘寒滑利，利水通淋，分清浊而止泻，又能清肝明目，清肺化痰，《本草经解》载其"主气癃，止痛，利水道，通小便，除湿痹"；冬瓜皮甘微寒，利水消肿，兼能清热，治热性水肿效佳；白茅根甘寒，凉血止血，清热利尿，黄元御言其能"清金止血，利水通淋"。三药均甘寒滑利，共奏清热利水消肿之功。

（5）瘀血阻络态

临床表现：全身水肿，少尿甚或无尿，面色黧黑或晦暗，腰痛固定，多为刺痛，或静则加重，动则减轻，肌肤甲错，四肢麻木，或有神志异常，妇女见月经量少色暗，或有瘀块，舌质紫暗或有瘀斑瘀点，脉细涩等。

治法：活血利水。

常用药物：丹参、水蛭、黄芪、川芎、牛膝、泽兰、蝼蛄、益母草、白茅根、王不留行、刘寄奴、马鞭草等活血化瘀，以助利水行水。活血药常配合益气药同用，即所谓气行则血行。

角药举例：

1）丹参、水蛭、黄芪

丹参味苦，性微寒，可活血调经，祛瘀止痛，凉血消痈，除烦安神，《本草纲目》载其"能破宿血，补新血"；水蛭咸苦平，可破血通经，逐瘀消癥，逐恶血瘀血，破血瘕积聚；黄芪味甘，性微温，可补气健脾，升阳举陷，益卫固表，为补气诸药之最。在丹参、水蛭二味逐瘀的基础上佐以补气药黄芪，化瘀生新之力增强，且使瘀去新生而不伤正。

2）川芎、牛膝、泽兰

川芎辛温，为活血祛瘀的常用药物，具有活血行气、祛风止痛的功效，其辛温香燥，走而不守，既能行散，上行可达颠顶，又入血分，下行可达血海；牛膝苦酸平，活血祛瘀，补肝肾，强筋骨，利尿通淋，引血下行，黄元御言其"利水开淋，破血通经"；泽兰味苦辛，性微温，活血祛瘀，行水消肿，治大腹水肿，头面四肢水肿。三药均入血分，合用能活血祛瘀行水，使血行水亦行而消除水肿。

3）蝼蛄、益母草、白茅根

蝼蛄咸寒，通利大小便，消水肿，黄元御言其"利水消胀，开癃除淋""清利膀胱湿热，消水病胀满、小便淋沥"；益母草味辛苦，性微寒，活血祛瘀，利尿消肿；白茅根甘寒，清热利尿，凉血止血，能利小便，下五淋，治尿血，与益母草合用，利尿消肿作用增强。三药配伍，共达活血祛瘀、利尿通淋之效。

4）王不留行、刘寄奴、马鞭草

王不留行苦平，活血通经，下乳，利尿活血效佳，善通血脉而行瘀；刘寄奴苦温，破血通经，散瘀止痛，能治血海经闭，产后瘀阻腹痛，善行瘀血化癥结；马鞭草味苦甘，性寒，祛瘀通经，消癥瘕疝肿，其苦能降浊，善破瘀血，消积化滞，止泻痢。三药均能活血通经，善行瘀血，共用达化瘀行水、利尿消肿之效。

五、病案举例

病案一

患者男，49岁。

2010年1月12日初诊： 患者3天前受凉后出现咳嗽、发热，体温最高达37.7℃，鼻塞，流浊涕，口干咽燥，乏力明显，畏寒，腰酸腿软，双下肢水肿明显，舌暗淡苔白厚腻，脉弦细。既往有慢性肾炎病史10年，在笔者门诊规律随诊近4年，尿蛋白波动在±～+，双下肢水肿不明显。来诊后复查尿常规：蛋白++。

中医诊断：感冒；水肿。

西医诊断：急性上呼吸道感染；慢性肾炎。

状态分析：本例患者有慢性肾炎病史10年，肾关不固，肾浊反复，脾肾两虚，赖药石之助而症状不显，此次来诊为慢性脾肾亏虚状态下感受外邪，正邪相争，耗伤正气，虚实并见。脾肾亏虚，阳气不足，又外邪袭表，则脾肾阳气更虚，故畏寒、乏力、腰酸腿软，下肢水肿；肾阳不足，气化不利，三焦缺少动力，津液不能上承，故口干咽燥；邪正交争，正气本弱，故发热而热不高，外邪袭于清窍，故鼻塞，流浊涕；舌暗淡苔白厚腻，脉弦细为脾肾阳气不足，三焦运化不利，浊邪不化之象。本病本虚为脾肾阳气虚，标实为外邪袭表，湿浊不化，虚多实少，虚为脾肾阳气虚，占状态要素七成，实为外邪袭表，湿浊不化，占状态要素三成，脏腑相关因素：肺、脾、肾同病，内伤脾肾阳虚与外邪袭表并见。

治法：温肾健脾益气，兼以解表行气化浊。

处方：柴胡15g，桂枝6g，黄芩15g，姜半夏9g，杏仁9g，瓜蒌30g，牛蒡子15g，白芍12g，赤芍12g，知母9g，浙贝母9g，黄芪15g，当归6g，防风9g，白术12g，猪苓20g，茯苓20g，桑白皮15g，百部10g，紫菀15g，白芷10g，地龙15g。5剂，水煎服，每日1剂。

2010年1月18日复诊： 患者体温恢复正常，鼻塞、流涕症状基本消失，咳嗽、畏寒、腰酸腿软、双下肢水肿明显减轻，仍觉咽干少津，舌暗淡苔薄白，脉细。此为表证大解，气虚气化未复。治以初诊方去桂枝、桑白皮、紫菀，加党参12g。5剂，水煎服，每日1剂。

2010年1月23日患者再次就诊时外感症状全部消失。

病案二

患者男，56岁。

2011年3月15日初诊： 患者鼻塞，流清涕，干咳无痰，口干不欲饮，乏力明显，畏寒喜暖，手足发凉，腰膝酸软，双下肢水肿，纳呆，小便清长，大便溏泄，舌淡暗，边有齿痕，苔白腻，脉沉细。患者于20余年前检查发现尿蛋白阳性，未予重视及治疗，2 年前因乏力、纳差至我院就诊，查血常规：RBC 2.89×10^{12}/L，HGB 92g/L；尿常规尿蛋白（＋）；肾功能：BUN 9.3mmol/L，Cr 207μmol/L。诊断为慢性肾炎、慢性肾功能不全。平素口服金水宝胶囊、尿毒清颗粒治疗。

中医诊断：肾衰；感冒。

西医诊断：慢性肾衰竭。

状态分析：本例患者有慢性肾炎病史 20 余年，病程较长，又不重视，至症状明显时肾功能已经出现异常，脾肾阳气久病而虚，阳气亏虚，不能运化水液，三焦阻滞，后期阳损及阴，出现气血阴阳俱虚，同时内生瘀血、湿浊。脾肾阳虚，故乏力明显，畏寒喜暖，手足发凉，腰膝酸软，纳呆，小便清长，大便溏泄；阳气既虚，卫表不固，外邪易犯，故鼻塞，流清涕，干咳无痰；瘀血痰湿阻于内，故口干不欲饮；舌淡暗，有齿痕，苔白腻，脉沉细，为脾肾阳虚、湿浊不化之象。本病本虚为脾肾阳气虚，占状态要素七成，实为瘀血湿浊外邪，占状态要素三成。脏腑相关因素：肺、脾、肾同病，脾肾阳虚与瘀血湿浊外邪并见。

治法：温通脾肾，益气活血，佐以解表。

处方：柴胡 15g，桂枝 9g，黄芩 10g，姜半夏 9g，黄芪 20g，当归 10g，川芎 12g，炒白扁豆 20g，白芍 12g，赤芍 12g，防风 9g，白术 12g，仙鹤草 30g，功劳叶 30g，牛膝 30g，杜仲 12g，黄连 9g，砂仁 6g，百部 10g，紫菀 15g，地龙 15g。5 剂，水煎服，每日 1 剂。

2011 年 3 月 21 日二诊：患者鼻塞流涕症状基本消失，仍觉乏力，口干明显，咳嗽明显好转，手足转温，腰膝酸软，双下肢水肿减轻，进食仍较差，小便尚可，大便成形，舌淡暗苔薄白，脉沉细。此时外感已解，阳气兼复，饮食不佳，需阴阳并补。于初诊方中加入南沙参 10g，北沙参 10g，炒麦芽 15g，山药 10g。14 剂，水煎服，每日 1 剂。

2011 年 3 月 9 日三诊：患者药后诸症均明显减轻，仍时觉乏力及腰膝酸软，口干喜热饮，进食好转，舌淡暗，苔薄白，脉沉细。复查尿常规尿蛋白 ±；肾功能：BUN 8.1mmol/L，Cr 168μmol/L。治以二诊方加紫河车 15g。继服 1 周，诸症均明显好转。

第五章 代谢性及血液系统疾病

第一节 单纯性肥胖

一、概述

肥胖症是一种由多种因素引起的慢性代谢性疾病，以体内脂肪细胞的体积和细胞数增加致体脂占体重的百分比异常增高并、脂肪在身体局部多沉积为特点。单纯性肥胖患者全身脂肪分布比较均匀，没有内分泌紊乱现象，也无代谢障碍性疾病，其家族往往有肥胖病史。评估肥胖的方法有很多，但较简便且常用的方法为体重指数（BMI），计算公式：BMI= 体重 / 身高^2（kg/m^2）。2000 年世界卫生组织颁布的《亚太区肥胖的重新定义和处理》手册指出，亚洲成年人可根据 BMI 的数值诊断肥胖：BMI ≥ 23.0kg/m^2 为超重，其中 23.0 ～ 24.9kg/m^2 为肥胖前期；BMI ≥ 25.0kg/m^2 可诊断为单纯性肥胖，其中 25.0 ～ 29.9kg/m^2 属于 I 度肥胖，≥ 30.0kg/m^2 为 II 度肥胖。

1. 流行病学

目前，肥胖症已成为世界第四大医学社会问题，过于肥胖也是导致死亡的原因之一。目前我国有 1.5 亿人超重，20 岁以下人群中有超过 2000 万是肥胖症，肥胖和超重人群的数量和比例都在逐渐上升。据统计，单纯性肥胖症是冠心病、高血压病、高脂血症、糖尿病等多种疾病发病的重要因素。同时，笨重肥胖的体型会严重影响患者外貌，给患者带来自卑、焦虑或者是抑郁等心理状态。

2. 疾病特点

单纯性肥胖症，其脂肪多集中在腹部、臀部、背部，尤以腹部最为明显。由于过多的脂肪增加了身体的负荷，所以肥胖引发的并发症比较多，最常见的是高血压、动脉硬化、冠心病、高脂血症、脂肪肝、糖尿病等，影响人体健康。本病病因与诸多因素有关，最常见的有：①遗传因素：父母中有一人肥胖，则子女有 40% 的概率肥胖，如果父母双方皆肥胖，子女肥胖的概率可升高至 70% ～ 80%。②社会环境因素：现今社会物质条件极大丰富，食物种类繁多，过度饮食是造成肥胖的主要原因。③心理因素：现代社会发展节奏加快，很多人压力较大，选择用吃来缓解压力，饮食过量可导致肥胖。④与运动有关的因素：现今生活节奏加快，不少人没时间运动，体力劳动减少，使得人体消耗热量的机会减少，从而形成肥胖。

3. 中医认识

中医认为，肥胖的病因主要是机体摄入过多，脾胃运化不及，滋生痰湿，如《素问·通评虚实论》明确指出："肥贵人，则高粱之疾也。"《脾胃论》曰："能食而肥……油腻、厚味，滋生痰涎。"所以在中医理论中常有"肥人多痰""肥人湿多"之说。《石室秘录》总结说："肥人多痰，乃气虚也，虚则气不能运化，故痰生之。"肥胖的病机是本虚标实，脾虚为本，痰湿为标，脾失健运，痰浊内聚。过度摄入食物导致脾胃功能减弱，不能运化饮食、水液，久之可转变为体内的痰浊，内聚而成肥胖。

二、诊断

我国肥胖的诊断标准：BMI 的正常上限为 24kg/m^2，24 ～ 28kg/m^2 为过重，≥ 28kg/m^2 为肥胖。国外肥胖的诊断标准：BMI 的正常上限为 25kg/m^2，25 ～ 30kg/m^2 为过重，≥ 30kg/m^2 为肥胖。

单纯性肥胖：全身脂肪分布比较均匀，没有内分泌紊乱现象，也无代谢障碍性疾病，其家族往往有肥胖病史。

继发性肥胖：通过皮质醇节律结合小剂量地塞米松抑制试验可以除外库欣综合征，甲状腺功能检查有助于除外甲状腺功能减退症。

相关检查：脑核磁 MRI 可发现由于下丘脑摄食中枢病变导致的肥胖症。3 小时葡萄糖耐量试验有助于判断肥胖患者糖耐量状态，血脂、肝肾功能、性腺轴功能、呼吸睡眠监测、心功能、肝脏和血管彩超有助于筛查肥胖症患者相关的并发症如脂肪肝、呼吸睡眠暂停综合征和动脉粥样硬化等。

三、病机状态分析

1. 基本病机

肥胖基本病机为摄入过多食物，机体不能代谢运化，脾胃功能失司，水谷精微输布运化失常，湿痰浊蓄积壅滞致使膏脂内停。

患者摄食过多，导致脾胃功能失常，气机失调，湿痰浊内生。水谷津液之输布运化依赖肺、脾、肾以及肝之疏泄、三焦气化功能的正常，肺、脾、肾、肝健运，三焦通畅则水湿运化周流通畅。若肺、脾、肾以及肝之疏泄、三焦气化功能失常，则水谷精微停滞化，为湿痰浊，蓄积体内日久而成肥胖。本病日久可对身体产生一定影响，《物理论》云："谷气胜元气，其人肥而不寿……元气胜谷气，其人瘦而寿。"

《素问·宣明五气》云："久卧伤气。"久卧、久坐等均可导致气虚，气虚运化无力，输布失调，痰湿浊停滞，膏脂内聚，使人肥胖。内伤七情，气机运行不利，脏腑气机升降失常，影响肺脾肾三焦气机气化功能，也常引起湿痰浊停滞，发生肥胖。

肥胖既有本虚证又有标实证，本虚标实相互联系并存。

2. 当前病机

过度摄入饮食水谷，脾虚失运、肺、脾、肾、三焦水谷精微输布失常、水湿运化失司，肝郁气滞、肝胃郁热等，导致湿痰浊化为膏脂，内停壅聚。

（1）脾气亏虚，湿浊内阻

长期过度摄入饮食水谷，脾胃需要超负荷运转消化食物，日久则被耗伤。若脾气不足，水谷精微不能正常输布运化，水液代谢停滞，化湿阻碍气机，湿滞停留而变成浊，湿浊壅聚成膏脂，蓄于肌肤，则体态肥胖臃肿，肢体沉重；脾气虚则神疲乏力，脘腹胀满或大便黏腻不爽，身困嗜睡汗多；湿浊停滞则头昏胸闷，痰多口淡，四肢麻木臃肿；妇女则伴有带下清稀，月经量少错后；舌质淡，舌体胖大边有齿痕，苔薄白腻，脉沉细濡或弦滑。

（2）肝郁胃热，痰浊内蕴

患者常"多食而肥"，性情急躁，肝郁气滞，克犯脾土，脾气亏虚；肝胆疏泄失调，郁而化热。肝郁胃热则多食贪食，胃强脾弱，脾虚不能运化输布水谷精微，化生痰浊，痰浊内蕴则发为肥胖，形体结实肥胖，肝胃蕴热则面红恶热，口臭唇赤咽干，烦躁易急，多食消谷善饥，小便黄；肝胃蕴热，胃肠排泄不利，则大便秘结；舌红苔黄腻或黄燥，脉弦滑。

（3）脾肾两虚，痰瘀内蕴

中年之后，人体由盛转衰，运动消化代谢功能逐渐低下。脾肾阳气不足，水湿不运，痰瘀渐生，不能正常化气行水，通调水道湿浊内聚，溢于肌肤则肥胖。脾虚不运气、不布津，聚而成痰浊，痰浊阻滞，则血行不畅，瘀阻经络；气能行血，若气虚运血无力，则血行迟缓，也能直接引起血瘀。痰湿浊壅阻，气血运行障碍，可致气血瘀滞；气滞血瘀，反过来又可阻碍水液的正常输布、代谢，加重痰湿形成。脾气亏虚，则肥胖虚浮，气短乏力，精神萎靡，嗜卧懒散；肾阳不足则形寒肢冷，腰背酸软，性欲减退，阳痿，夜尿多；痰瘀内阻则气短，动则喘息，痰多稀涎，或有胸痛身痛，口唇暗紫；舌质紫暗，舌体胖，舌边齿痕，苔白或滑，脉沉细无力。

3. 演变病机

身体肥胖，气行迟涩，血流黏稠，常并发血瘀。脾胃不和、脾肾气虚或肝胆失调，不仅造成膏脂痰浊、水湿停蓄，也使气机升降失常，脉道不利，肥胖日久，可发生痰瘀互阻或气滞血瘀。血瘀可累及心、肺、肝、肾多个脏腑，并发眩晕、胸痹、中风等。

四、状态辨治

1. 治疗原则

肥胖病可继发心、脑、肾、肝、胆等疾病，积极治疗肥胖症可以预防并发症的发生或加重。

肥胖总以益气健脾，祛湿化痰为法。"胖人多痰湿"，从状态辨治主要是虚实夹杂，实证在于痰湿，虚证在于气虚，在脏腑以脾气不足为主，兼有肾虚、三焦气化不利、肝胆疏利失调，实证多为胃肠蕴热、气滞血瘀、痰瘀内阻等。因而治疗以益气健脾、温肾化气、祛湿化痰、疏肝泻热、化浊活血等为主。

2. 西医治疗

西药有食欲控制类药物，通过神经调节作用抑制食欲，帮助患者控制饮食，对于合并高血脂、高血糖的患者，可选用降糖降脂药配合治疗。对于病情严重的患者，可行手术治疗。

此外，改善生活方式对本病的治疗也起关键作用。①适当减少摄入膳食热量：摄入热量低于消耗热量，产生负平衡时体脂逐步分解，体重逐步下降。先考虑消减主食，用低热值食品代替高热值食品，少吃或不吃巧克力、奶油冰激凌、糖果等。②增加健康食品摄入：增加日常饮食中的蔬菜、豆类及豆制品等，用家禽肉、瘦肉代替肥肉，用鸡蛋、牛奶、豆制品代替高糖高脂食物，补充各种维生素。③增加运动量：多参加体育活动，如步行、慢跑、有氧操、舞蹈、骑自行车、游泳、跳绳、爬楼梯等。④保持生活规律：不熬夜，保持充足睡眠，合理调节心理压力，保持稳定情绪，不吸烟、不酗酒。

3. 分状态治疗

（1）脾气亏虚，湿浊内阻态

临床表现： 体态肥胖臃肿，肢体沉重，神疲乏力，头晕，胸闷，痰多，口淡，脘腹胀满不适，大便黏腻，身困嗜睡，汗多，四肢麻木或肿，妇女伴有带下清稀，月经量少错后。舌质淡红胖大，苔薄白或腻，脉沉细濡或弦滑。

治法： 健脾化痰，燥湿化浊。

常用药物： 茯苓、党参、白术、黄芪、太子参、砂仁等益气健脾；陈皮、半夏、茯苓、竹茹、苍术、石菖蒲、泽泻、车前子、胆南星、决明子、冬瓜皮、枳椇子、瓜蒌等化痰祛湿化浊。

角药举例：

1）茯苓、党参、白术

茯苓甘淡平，利水渗湿，健脾助运，安神，其药性平和，利水而不伤正，健脾而不生湿，能燥脾土，消痰饮；党参甘平，补中益气，生津养血，治疗脾胃虚弱，运化无权，气血两亏，体倦乏力之证；白术苦温，补气健脾，燥湿利水，《长沙药解》言其"最益脾精，大养胃气，降浊阴而进饮食……升清阳而消水谷"。三药合用，取四君子汤、参苓白术散之意，可健脾益气，燥湿利水而减肥。

2）黄芪、太子参、砂仁

黄芪味甘，性微温，补气升阳，益气固表，利水消肿，能补肺脾之气，并具利尿退肿之功；太子参味甘微苦，性平，补而能清，可补气生津，益气养胃健脾；砂仁辛温，化湿行气，温中安胎，辛温暖胃，可消宿食，黄元御言其能"降胃阴而下食，达脾阳而化谷""调上焦之腐酸，理下气之秽浊"。三药合用，能补气升阳，健脾助运，温脾消食，利尿消肿而减肥。

3）陈皮、半夏、茯苓

半夏辛散温燥，能运脾燥湿，涤痰除垢，解痰湿之恋脾，又能温化痰饮，清肃肺脏，疗饮邪之贮肺，既清其源，又涤其器，为祛痰湿之要药；陈皮苦温燥湿，能上泻肺邪，清肃肺脏，以降气逆，中燥脾湿，和中气，下疏肝木，润肾燥，为利气消痰之要药；茯苓甘淡性平，甘补淡渗，能益气健脾，通调水道，输津于膀胱而利小便，助脾运化水湿，以杜蕴湿生痰之源，补而不峻，利而不猛，既能扶正，又能祛邪。三药配伍，相使相助，半夏得陈皮之助则气顺痰消，化痰湿之力增；陈皮得半夏之辅，则痰除而气自下，理气和胃之功著，半夏、茯苓，一温燥化湿降逆治标，一淡渗利湿和中治本，三药共达燥湿化痰、健脾和胃之功。

4）竹茹、苍术、石菖蒲

竹茹味甘，性微寒，清热化湿，除烦止呕，既可清热化痰而肃肺，又可清胃止呕而降胃，肺胃同治，清湿热化痰；苍术辛苦温，芳香燥烈，燥湿健脾作用强，辛散温燥，能祛风湿，疗风寒湿痹，《神农本草经》载其能"除热，消食""久服轻身延年，不饥"；石菖蒲辛温，具芳香开窍、宁心安神之功，兼具化湿和胃、豁痰辟秽之效，能开隧窍瘀阻，除神志迷塞，消心下伏梁，逐经络湿痹。三药配伍，化痰除湿，化浊消食。

5）泽泻、车前子、胆南星

泽泻甘淡寒，甘淡渗湿利水，效似茯苓，性寒能泄肾及膀胱之热；车前子甘寒滑利，利水通淋，分清浊而止泻，清肝明目，清肺化痰，《神农本草经》载其"利水道小便，除湿痹，久服轻身耐老"；胆南星味苦酸，性平，燥湿化痰，祛风止痉，能利水道，下气破坚积，磨积聚癥瘕消痈肿。三药合用，既能利水通淋，化痰除湿，又能消坚破积。

6）决明子、冬瓜皮、枳椇子、瓜蒌

决明子味甘苦，性微寒，清肝明目，润肠通便，并具有一定的降低血胆固醇和降血压功效，《神农本草经》载其"久服益精光，轻身"；冬瓜皮甘微寒，利水消肿，兼能清热，治水肿，腹泻，痈肿；枳椇子涩苦微甘，解酒积，治消渴，除烦安神，又能健脾；瓜蒌甘寒，皮者清肺化痰，利气宽胸，仁者润肺化痰，滑肠通便，全用功效兼具。四药合用，利水消肿，化痰消积。

（2）肝胃积热，痰浊内蕴态

临床表现： 形体结实肥胖，面红，恶热烦躁，口臭唇赤咽干，多食消谷善饥，小便黄，大便秘，舌红苔黄腻或黄燥，脉弦滑。

治法： 疏肝清胃，化痰泻热。

常用药物：柴胡、枳壳、香附、合欢皮、玫瑰花、夏枯草等疏肝理气；黄连、炒栀子、厚朴、连翘、败酱草、蒲公英、茵陈等清热泻胃；泽泻、车前子、大黄、虎杖、胆南星、瓜蒌、天竺黄等清热化痰。

角药举例：

1）柴胡、枳壳、香附

柴胡味苦辛，性微寒，疏肝解郁，升举阳气，和解退热，《神农本草经》言其"去肠胃中结气，饮食积聚……推陈致新，久服轻身"；枳壳味辛苦酸，性微寒，开胃进食，下气消痞，能去胃中隔宿之食，削腹内连年之积，疏皮毛胸膈之病；香附味辛微甘，性平，疏肝理气，调经止痛，能降肺气，开郁结，久服益气，与柴胡配伍疏肝解郁，调理气机效增。三药配伍，疏肝解郁，降气消积，除宿食内积而减肥。

2）合欢皮、玫瑰花、夏枯草

合欢皮甘平，安神解郁，活血消肿，能消痈肿，轻身明目；玫瑰花味甘微苦，性温，行气解郁，疏肝和胃，和血散瘀，与合欢皮配伍，行气疏肝解郁效增；夏枯草苦温，清肝胆郁热，消瘰疬，散瘿结气，治脚肿湿痹，并能轻身。三药合用，行气解郁，祛湿活血消结，轻身减肥。

3）黄连、炒栀子、厚朴

黄连大苦大寒，性燥，寒能清泻心胃肝胆实火，燥肠胃积滞之湿热，为治疗湿热郁结之主药；栀子苦寒，泻火通利三焦，使湿热之邪从小便而出，炒用则可减其苦寒之性；厚朴辛苦温，辛能散结，苦能下气，温能燥湿，善除胃中滞气而燥脾家湿郁，以行气除湿。三药配伍，相辅相成，苦辛并进，分利湿热。

4）连翘、败酱草、蒲公英、茵陈

连翘苦微寒，清热解毒，消痈散结，能泻六经之血热，散诸肿之疮疡，利小肠；败酱草味辛苦，性微寒，清热解毒，消痈排脓，祛瘀止痛，善治内痈，最排痈脓；蒲公英苦甘寒，清热解毒，消痈散结，又利湿排脓，能化热毒，散滞气；茵陈苦微寒，苦泄下降，功专清利湿热而退黄疸，能祛风湿热，久服轻身。四药合用，清热解毒，消痈散脓，降泄胃肠，轻身减重。

5）泽泻、车前子、大黄

泽泻甘淡寒，利水渗湿，效似茯苓，又能泻热，性寒能泻肾及膀胱湿热，《神农本草经》载其"久服耳目聪明，不饥，延年轻身"；车前子甘寒，利水通淋，止泻，清肝明目，清肺化痰，能利水道，除湿痹，久服轻身耐老；大黄苦寒，泻下攻积，清热泻火，解毒，活血祛瘀，能下阳明燥结，除太阴湿蒸，通经脉破癥瘕，消痈疽排脓血。四药配伍，清利湿热痰壅，破除瘀血癥积，轻身减肥。

6）虎杖、胆南星、瓜蒌、天竺黄

虎杖苦寒，能活血祛瘀以通经，又通络定痛，还能清热利湿解毒，化痰止咳；胆南星苦酸平，燥湿化痰，息风止痉，治胃逆肺阻，胸膈壅满，痰涎胶塞，消积聚癥痕、痈疽肿痛；瓜蒌甘寒而润，善清肺燥，能清肺胃之热而化痰，利气散结以宽胸，又能润肠通便，治肠燥便秘；天竺黄甘寒，清热化痰，清心定惊，用于痰热痰壅之证。四药配伍，能祛邪逐痰，清化痰热而减重。

（3）脾肾两虚，痰瘀内阻态

临床表现：体态肥胖虚浮，腰背酸软，气短气喘，动则喘甚，形寒肢冷，精神萎靡，嗜卧懒散，性欲减退，阳痿，夜尿多，痰多稀涎，或有胸痛身痛，口唇暗紫等，舌质紫暗，舌体胖，舌边有齿痕，苔白或滑，舌下脉络瘀阻，脉沉细无力。

治法：温补脾肾，化痰活血。

常用药物：党参、吴茱萸、肉桂、桂枝、茯苓、山药、附子、干姜、白术等健脾温肾化气；苍术、半夏、防己、丹参、三七、川芎、桃仁、红花、当归等化痰活血化瘀。

角药举例：

1）党参、吴茱萸、肉桂

党参甘平，补中益气，生津养血，用治中气不足，脾胃虚弱，体倦乏力，运化无力等；吴茱萸味辛苦，性热，温中散寒，疏肝解郁，又燥湿降逆，黄元御言其"温中泻湿，开郁破凝，降浊阴而止呕吐，升清阳而断泄利"；肉桂味辛甘，性热，补火助阳，散寒止痛，温通经脉，能温运阳气，消除寒积，《神农本草经》载其"久服轻身不老，面生光华"。三药合用，温补脾肾，消散寒积瘀血而减肥。

2）桂枝、茯苓、山药

桂枝辛甘温，有和营、通阳、利水、下气、行瘀、补中之功，《神农本草经》载其"久服通神，轻身不老"；茯苓甘淡平，健脾渗湿，药性平和，利水而不伤正，久服安魂养神；山药甘平，健脾益肾，益气养阴，久服耳目聪明，轻身不饥，延年。三药共奏健脾利湿、益肾温阳之功效，常用于治疗阳气虚滞，水湿积聚之证，且均为药食同源类药物，久服能轻身减肥，延年益寿。

3）附子、干姜、白术

附子辛热，回阳救逆，补火助阳，散寒止痛，上温心阳，下补肾阳，挽救散失之元阳，为补火助阳第一要药；干姜辛热，温中回阳，助脾胃阳气，温肺散寒，能化痰饮，利肺气，燥肾湿，引药入血；白术味苦甘，性温，补气健脾，燥湿利水，止汗安胎，为补气健脾之要药，治脾虚不运化，水湿停留，痰饮水肿，黄元御言其"最益脾精，大养胃气，降浊阴而进饮食……升清阳而消水谷"。四药合用，健脾温肾，化气利水，化痰降浊，减重轻身。

4）苍术、半夏、防己

苍术味辛苦，性温，芳香燥烈，燥湿健脾，祛风湿，主治风寒湿痹，《神农本草经》载其"久服轻身延年，不饥"；半夏辛温，温燥之性能燥湿化痰，又能辛散消痞，化痰散结，降逆和胃；防己味辛苦，性寒，善祛风湿而止痛，又能利水，清下焦湿热，能除邪，利大小便。三药合用，燥湿祛痰，消痞散结而减重。

5）丹参、三七、川芎

丹参味苦，性微寒，活血祛瘀止痛，凉血消痈，通经养血，清心除烦安神，李中梓言其能"破结除瘕，消痈散肿"；三七味甘微苦，性温，化瘀止血，活血定痛，为伤科要药，化瘀止血力强，且止血不留瘀；川芎辛温，活血行气，祛风止痛，为血中之气药，其味辛能润以治急，性温能缓以治挛，与三七配伍，三七能加强川芎行气活血之功，川芎能增强三七活血化瘀之效。三药配伍，行气活血化瘀力强，能消散痈肿，又能避免瘀血留滞。

6）桃仁、红花、当归

桃仁苦平，活血祛瘀之力强，能治癥瘕痞块，又能润燥滑肠，治肠燥便秘，《神农本草经》载其"主瘀血，血闭，癥瘕，邪气"；红花辛温，秉辛散温通之性，能活血化瘀消滞，通调经脉，治疗多种瘀血阻滞为患或血行不畅之证；当归辛甘温，补血活血，善治血虚血瘀疼痛，辛甘而润，能润肠通便。三药取自《医宗金鉴》桃红四物汤，桃仁、当归活血祛瘀，润肠通便，并能加强红花化瘀消滞之效，共达活血祛瘀，通便减重之功。

其他治法：

针灸：针灸刺激可以通过对人体经络的直接作用来治疗肥胖。针刺治疗常用穴：足阳明胃经穴位及任脉穴位，如梁门、太乙门、天枢、水道、丰隆、足三里、合谷等穴，每日 1 次，每次留针 20 分钟，10 天为一疗程。

五、病案举例

患者女，15 岁。

2017 年 2 月 28 日初诊：患者为求减重就诊，身高 160cm，体重 90kg 左右，就诊时见：形体肥胖臃肿，肢体沉重，易疲乏，身困嗜睡，痰多口黏，出汗明显，活动及进食后尤甚，大便偏稀，受凉后易腹泻，时有白带清稀，月经尚规律，舌淡红，苔白腻，脉沉滑。既往体健，平素嗜食肥甘油炸食物。

中医诊断：单纯性肥胖。

西医诊断：单纯性肥胖。

状态分析：患者为青春期女孩，饮食不均衡，嗜食肥甘厚味，酿湿生痰，损伤脾胃，脾失健运，湿浊蓄积体内，故见形体肥胖臃肿；运化失司，浊阴下降，故见大便偏稀，受凉后加重脾气、脾阳受损，故易腹泻；脾主四肢，脾气亏虚，四肢失去约束及荣养，故见肢体沉重，易疲乏；痰浊蒙蔽，清阳不升，故见身困嗜睡；脾气亏虚，津液失于约束，故见汗出明显；活动及进食后更损脾气，加重脾胃负担，故见汗出更甚；湿浊下注则可见白带清稀。以上结合舌淡红苔白腻，脉沉滑之象，辨为脾气亏虚，湿浊内阻态。本病属本虚标实，本虚为脾虚，占状态要素三成，实为痰、湿、浊内阻，占状态要素七成。脏腑相关因素：脾、胃、肠同病，脾虚与湿浊内阻并见。

治法：健脾化痰，燥湿减肥。

处方：茯苓 15g，党参 10g，白术 12g，黄芪 15g，砂仁 6g，陈皮 9g，姜半夏 9g，竹茹 10g，胆南星 6g，苍术 9g，石菖蒲 9g，瓜蒌 15g，泽泻 10g，冬瓜皮 9g，枳椇子 6g，枳实 9g。14 剂，水煎服，每日 1 剂。

2017 年 3 月 14 日二诊： 患者药后出汗较前减轻，进食后汗多，痰多口黏较前好转，体重有所下降，近日学习压力大。辨为脾气亏虚、湿浊内阻兼有肝郁态，治以健脾化痰，燥湿减肥，兼以疏肝解郁。治在初诊方基础上加醋柴胡 15g，黄芩 10g，赤芍、白芍各 12g，郁金 9g，香附 6g。14 剂，煎服法同前。

2017 年 3 月 28 日三诊： 患者药后出汗明显减轻，进食后汗出减少，体重下降，遵前法守上方继续治疗 1 个月。后随访诸症好转，体重明显下降。

第二节 贫 血

一、概述

贫血是指人体外周血红细胞容量减少，低于正常范围下限的一种常见的临床症状。由于红细胞容量测定较复杂，临床上常以血红蛋白（Hb）浓度来代替。我国血液病学家认为在我国低海拔地区，成年男性 Hb < 120g/L，成年女性（非妊娠）Hb < 110g/L，孕妇 Hb < 100g/L 就有贫血。贫血属于中医的"虚劳""血虚""萎黄"等范畴，常见面色苍白、头晕耳鸣、倦怠乏力、心慌气短等表现。

1. 流行病学

造成贫血的原因有很多，临床应详细询问现病史和既往史、家族史、营养史、月经生育史及危险因素暴露史等，耐心寻找贫血的原发病线索或发生贫血的遗传背景。细菌感染、疟原虫感染、缺乏造血原料、造血器官功能障碍、或慢性失血等均可造成贫血。营养史和月经生育史对铁、叶酸或维生素 B_{12} 等造血原料缺乏所致的贫血有辅助诊断价值。放射线、化学毒物、药物、病原微生物等暴露史对造血组织受损和感染相关性贫血的诊断至关重要。

发病率：地中海贫血（thalaseemia，TM）在我国南部患病率最高，从南到北呈下降趋势，其中 α-TM、β-TM 和 α 合并 β-TM 的总体患病率分别为 7.88%、2.21% 和 0.48%。妊娠期贫血的发病率相对较高，研究显示妊娠期贫血的患病率约为 41.8%。巨幼细胞性贫血（megaloblastic anemia，MA）在老年人中较常见，有研究显示在 > 65 岁的老年人中，贫血发生率约为 23.4%，其中 MA 约占 30%。慢性肾脏病引起的贫血也较为多见，有研究显示非透析慢性肾脏病患者贫血的患病率为 51.5%，男性 51.3%，女性 48.7%，随着慢性肾脏病病情进展，贫血患病率逐渐增高，1～5 期分别为 22.4%、30.0%、51.1%、79.2% 及 90.2%。缺铁性贫血在儿童中相对常见，WHO 研究显示全世界约有 20 亿人存在贫血，其中 43% 发生在 0～5 岁儿童，婴儿缺铁性贫血患病率高达 20.5%。广东省有研究显示城市居民贫血粗患病率为 10.7%，男、女性粗患病率分别为 7.4%、13.0%，老年人和妊娠期妇女是贫血患病的高危人群。

2. 疾病特点

贫血引起的缺氧常导致神经组织损害常，出现全身乏力、心慌气短、头晕等症状，贫血时机体会通过神经、体液调节对血容量进行重新分配，相对次要的脏器如皮肤、黏膜供血减少，引起皮肤、黏膜苍白。缺氧还会引起多系统症状和损害。

贫血有不同的分类，按贫血进展速度分急、慢性贫血；按红细胞形态分大细胞性贫血、正常细胞性贫血和小细胞低色素性贫血；按血红蛋白浓度分轻度、中度、重度和极重度贫血；按骨髓红系增生情况分增生性贫血（如溶血性贫血、缺铁性贫血、巨幼细胞性贫血等）和增生低下性贫血（如再生障碍性贫血）。临床上有单纯的缺铁性贫血，大部分是继发于失血过多或者铁吸收障碍引起的贫血。很多时候贫血是复杂疾病的一个症状，需要先确定病因，才能进行有效治疗。继发性贫血常见肾性贫血、胃肠手术后贫血、肿瘤相关性贫血、自身免疫性溶血性贫血、妊娠贫血、慢性萎缩性胃炎导致的贫血、感染或慢性病性贫血、儿童缺铁性贫血、免疫风湿性疾病导致的贫血等。

3. 中医认识

贫血临床表现为面色苍白，身倦无力，心悸，气短，眩晕，精神不振，脉细，为"血虚"或"虚劳亡血"。人体血液为营阴，"中焦受气取汁，变化而赤是谓血"，血的生成来源于水谷之精气，心主血，肝藏血，脾统血，而这些脏腑功能的充分发挥，又有赖于肾之命火温照。因此，心、肝、脾、肾功能衰弱，均可导致贫血。贫血之形成不外乎内外因素。外邪六淫与温热侵入机体，深入化血之机，导致新血无生；内因七情失节、饮食失宜、妊娠失调等，引起造血之机受阻、失血过多而发生贫血。

二、诊断

1. 临床表现

病变轻时症状可能不明显，较重时会出现面色苍白、头晕耳鸣、倦怠乏力、心慌气短等表现。

皮肤黏膜：皮肤、黏膜苍白，皮肤粗糙、缺少光泽甚至形成溃疡，毛发干燥，匙状甲。溶血性贫血可引起皮肤黏膜黄染。

神经系统症状：头晕、耳鸣、失眠、多梦、记忆减退、注意力不集中等。小儿贫血时可有哭闹不安、躁动甚至影响智力发育。

呼吸循环系统：气急气促、呼吸困难、心率加快。轻度贫血上述症状仅活动后加重，重度贫血平静时亦有；长期贫血，心脏超负荷工作且供氧不足，会导致贫血性心脏病，甚至出现心律失常和心功能不全。

消化系统：消化功能减弱、腹部胀满、食欲降低等。长期慢性贫血可合并胆道结石和脾大。长期缺铁性贫血可有异嗜症。巨幼细胞性贫血或恶性贫血可引起舌炎、舌萎缩、牛肉舌、镜面舌等。

泌尿生殖及内分泌系统：血管外溶血出现无胆红素的高尿胆原尿；血管内溶血出现血红蛋白尿和含铁血黄素尿，重者可出现游离血红蛋白堵塞肾小管而引起少尿、无尿、急性肾衰竭。长期贫血可减弱男性特征，女性表现为闭经或月经过多。

2. 检验检查

血常规检查：血红蛋白和红细胞计数可以确诊有无贫血及贫血严重程度，是否伴白细胞或血小板数量的变化。据红细胞参数（平均红细胞体积、平均红细胞血红蛋白含量及平均红细胞血红蛋白浓度）可对贫血进行红细胞形态分类；网织红细胞计数间接反映骨髓红系增生及代偿情况；外周血涂片可观察红细胞、白细胞、血小板数量或形态改变等。

骨髓检查：骨髓细胞涂片反映骨髓细胞的增生程度、细胞成分、比例和形态变化。骨髓活检反映骨髓造血组织的结构、增生程度、细胞成分和形态变化。

贫血机制检查：缺铁性贫血可进行铁代谢及引起缺铁的原发病检查；巨幼细胞性贫血可进行血清叶酸和维生素 B_{12} 水平测定及原发病检查；溶血性贫血检查可见游离血红蛋白升高、结合珠蛋白降低、血钾升高、间接胆红素升高等，或进行红细胞膜、酶、珠蛋白、自身抗体或 PNH 克隆等检查；还可对骨髓造血细胞的染色体、抗原表达、细胞周期、基因等检查。

三、病机状态分析

1. 基本病机

贫血以虚证为本，因虚致病，脾肾亏虚，精血虚少致气血生化不足，脏腑功能衰退为其基本病机。

"虚"是贫血发病的核心，无论是患者先天禀赋不足，还是久病失养、饮食失调导致脾胃虚弱、肾精不足，失血过多导致精血虚少等，最终均导致气血生化不足、脏腑功能衰退，因虚致病，因病成劳。贫血气血亏虚、阴精亏耗，心、脾、肝、肾等脏腑均会受损。

血为有形之物，血之运行有赖于气，即"气为血之帅，气行则血行，血为气之母，血至气亦至"。气能生血、气能行血、气能统血，血由气而生，而气也必须有血为依附，才能发挥其生化、运动的作用，二者互相依赖又互相促进。血虚则气虚，以脾气亏虚、心气亏虚为主。脾统血，饮食水谷精微由中焦运化变而为赤化而为血，脾虚运化无力，血无化生之源可导致贫血。心主血脉，血由心脏君主之官统帅输送全身，血虚则心脉亏虚，心气不足。

精血同源，肝藏血、肾藏精生髓，肝血亏耗、肾精不足，则生血功能不旺，导致贫血；郁怒忧思过度，肝血暗耗可造成贫血；父母体弱或胎中失养会导致先天禀赋不足，肾精不足，精不化血，出现贫血。各种出血病证量多或者持久皆可致血虚精耗而出现贫血。

2. 当前病机

脾胃不足，化生无源：脾为后天之本，是水谷精微运化之所，若脾胃虚弱，水谷不化精微，必致营血亏虚。血液来源于脾胃运化的食物，故贫血均存在脾胃虚弱的情况，《医方论》载，"亡血之人，脾胃必弱"。脾胃不足，血液化生乏源，导致气血不足，脏腑功能衰退。脾胃虚弱，运化无力，不能正常摄入足够食物或摄入食物不能消化吸收，则常见食少纳差、腹胀便溏；血不濡养肌肤毛发则见面色萎黄、肌肤毛发干枯；血亏气少、脾气虚弱则倦怠乏力、少气懒言；舌质淡，苔薄白，脉细弱均为脾胃不足，化生乏源之象。

心脾两虚，气血不足：贫血始于脾胃亏虚，久则心脾两虚，气血不足。气血相互依附依赖，血液运行依靠气的温煦推动，气行则血行，气为血帅；血承载着气运行，《医论三十篇》载，"血不独生，赖气以生"，《本草求真》载，"血属有形之物，必赖无形之气以为之宰"。气能生血：血液从摄入的饮食转化成水谷精微，从水谷精微转化成营气血液，依靠脾气的运化，气化是血液生化的动力。气能行血：气的推动作用是血液循行的动力，气一方面可以直接推动血行，另一方面又可促进脏腑气机升降，推动血液运行。气能摄血：气对血有统摄作用，使其正常循环于脉管之中而不溢出脉外，气摄血实际即脾统血。贫血心脾两虚、气血不足主要表现为面色苍白、口唇指甲淡白，肢体无力，肌肤干涩，气短懒言，头晕眼花，纳呆食少，心悸心慌，少寐多梦，易感冒，记忆力下降等，女性可出现月经推迟，经量减少，色淡等。舌质淡胖，苔薄白，脉细弱均为心脾两虚，气血不足之象。

肝肾不足，精血亏耗：肾为先天之本，藏精生髓，蕴育人身之元气，为人体之根本，先天之精及后天水谷之精合成肾精。肾精不足，则气血生化无根，《诸病源候论》载，"肾藏精，精者，血之所成也"。先天不足或者后天失养都会导致阴精不足，髓海空虚，营血日渐亏乏，肾精不足则生血功能不旺，导致贫血。肾藏精，肝藏血，精血同源，精血互化，肝所藏之血依靠肾精的补充填补，肾精髓亏则肝血亏耗，肝不藏血则见面色㿠白或苍白无华，倦怠乏力，头晕耳鸣，心悸气短，健忘失眠；肾精化生肾阴肾阳，肾精不足则肾阴肾阳受损，导致肾气温煦无力，则见腰膝酸软，懒言嗜睡，畏寒肢冷，或五更泄泻，男子阳痿、女子月经不调或闭经，舌质淡，苔白或少，脉沉细无力。精血不足，肾阴亏虚，阴亏内热，可见口唇干燥，手足心热，盗汗，虚烦不眠，舌红少苔，脉细沉。

3. 演变病机

贫血日久，血不养心，最易发生胸痹胸痛，甚至气喘水肿，引发心衰。贫血日久，气血亏虚，气不统血则会出血，常见牙龈出血、皮肤瘀斑瘀点等。急性大量失血会发生血亡气脱，出现休克，危及生命。

四、状态辨治

1. 治疗原则

贫血的治疗以补益为核心，益气养血，健脾补肾。在治疗原发疾病的基础上，首先注重益气健脾和胃，补益脾胃，促进食物吸收，使营血生化有源。

气为血之帅，补血要以益气为先，遵气旺血生、阳生阴长之理。《温病条辨·治血论》谓："血虚者，补其气而血自生。"

补肾填精常用纯阴补血之剂，填精补血药性多阴柔滋腻，易滞脾碍胃，出现脘腹痞满、食少纳呆等虚不受补的情况，故应在填精补血药中加入健脾消食药。

若因大失血而致血虚者，则又当着重使用补气药，大补元气以固脱，所谓"有形之血不能速生，无形之气所当急固"。

2. 西医治疗

急性大量失血患者应积极止血，同时迅速恢复血容量并输红细胞纠正贫血。

重度贫血、老年或合并心肺功能不全的贫血患者应输红细胞纠正贫血，改善体内缺氧状态。

营养性贫血，可以通过补充缺乏的营养物质进行治疗，如缺铁性贫血，应补铁及治疗导致缺铁的原发病；巨幼细胞性贫血，应补充叶酸或维生素 B_{12}。

自身免疫性溶血性贫血，采用糖皮质激素等免疫抑制剂治疗。

慢性再生障碍性贫血则以环孢素联合雄激素为主治疗。

遗传性贫血如范可尼贫血，可以采用造血干细胞移植进行治疗。

3. 分状态治疗

（1）脾胃不足态

临床表现：面色萎黄，倦怠乏力，少气懒言，气短心慌，食少纳差，脘腹胀满，便溏，甚至异嗜某种特别物品，舌质淡，苔薄白，脉细弱。

治法：益气健脾，和胃生血。

常用药物：黄芪、党参、炒白术、龙眼、山药、当归、太子参、仙鹤草、茯苓、党参、白扁豆、大枣等益气健脾；豆蔻、砂仁、木香、佛手、鸡内金、焦神曲等健运脾胃，以促进饮食消化。

角药举例：

1）黄芪、党参、炒白术

黄芪味甘，性微温，补肺脾之气，充生化之源；党参甘平，补中益气，生津，《本草正义》言党参"力能补脾养胃，润肺生津，健运中气，本与人参不甚相远。其尤可贵者，则健脾运而不燥，滋胃阴而不湿，润肺而不犯寒凉，养血而不偏滋腻，鼓舞清阳，振动中气，而无刚燥之弊"；炒白术味苦甘，性温，补气健脾，燥湿利水，为补气健脾之要药。三药合用，益气健脾，滋生化之源。

2）龙眼、山药、当归

龙眼甘温，补心脾，益气血，既不滋腻，又不壅气，为滋补良药，有补益气血、养肌肉之功；山药甘平，益气养阴，补肺脾肾，善补益脾之气阴，长养肌肉，且兼涩性，能摄气血，补肾固涩；当归味甘辛，性微温，补血活血，治疗血虚诸证，又善止痛润肠，陶弘景言其能"补五脏，生肌肉"。三药共达补益气血、长养肌肉之功，且补中有行，不滋腻壅气。

3）太子参、仙鹤草、茯苓

太子参味甘微苦，性平，效似人参，能益气生津，补益脾肺，为补气药中清补之品，能补五脏之阳，生阴血；仙鹤草味苦涩，性平，味涩收敛，止血效佳，广泛应用于各种出血及血虚诸证，还能止痢杀虫，能治多种出血、劳伤脱力及跌打、创伤出血；茯苓甘淡平，健脾益气力，利水不伤正，治疗脾虚、水湿证。三药配伍，补中有涩，补中有行，共达补气养血之效。

4）党参、白扁豆、大枣

党参甘平，补中益气，生津养血，又能补气生津，治疗气血亏虚，体倦无力；白扁豆味甘，性微温，为健脾化湿良药，补脾不腻，除湿不燥，培中养胃，补脾止泻；大枣甘温，补中益气，养血安神，调补脾胃，增进食欲，《神农本草经》载其"安中，养脾，助十二经，平胃气，通九窍，补少气少津液，身中不足"。三药合用，补气健脾，生津养血。

5）豆蔻、砂仁、木香

豆蔻辛温，化湿行气，温中止呕，能消寒痰，下滞气，温脾胃，止吐逆，平冲逆，使脾胃升降化源有序；砂仁辛温，芳香醒脾，化湿行气，温中安胎，为醒脾和胃之良药，能行中焦湿阻及脾胃滞气；木香味辛，性微温，行气止痛，解毒消肿，治心腹一切气疾，李中梓言其能"健脾胃，消食积，定呕逆，下痰壅"。三药均为行气健脾之药，善降脾胃，行滞气壅阻，达健胃消食养血之效。

6）佛手、鸡内金、焦神曲

佛手味辛苦，性温，疏肝理气，和中化痰，善疏肝郁，又行脾胃滞气，能治胃脘痞满，食少呕吐；鸡内金甘平，运脾消食力强，又可健胃，固精止遗，黄元御言其能治"酒积食宿，胃反膈噎"；焦神曲味甘辛，性温，消食健胃和中，能开胃消食，破癥结，逐积痰，除胀满。三药均具有健脾消食之效，鸡内金、焦神曲得佛手相助消食运脾之功增，共达健脾运胃、增进饮食之效。

（2）心脾两虚，气血不足态

临床表现： 面色苍白、口唇指甲淡白，肢体无力，肌肤干涩，心悸心慌，少寐多梦，气短懒言，头晕眼花，纳呆食少，易感冒，记忆力下降等，女性可出现月经推迟，经量减少，色淡等，舌质淡胖，苔薄白，脉细弱。

治法： 补益心脾，益气补血。

常用药物： 黄芪、当归、白芍、熟地黄、人参、川芎、党参、阿胶、龙眼肉等。

角药举例：

1）黄芪、当归、熟地黄

黄芪味甘，性微温，补气升阳，益卫固表，能补生生之元气，补形体之不足；当归味辛甘，性温，被称为补血圣药，常和黄芪、人参等有补气作用的中药一起应用，有补气生血的作用；熟地黄甘温质润，补阴益精以生血，为养血补虚之要药，能大补血虚不足，通血脉，益气力，《本草纲目》载："填骨髓，长肌肉，生精血，补五脏内伤不足，通血脉，利耳目，黑须发。"三药合用，益气补血，养心益精。

2）人参、当归、白芍

人参味甘，性平，大补元气，补脾益肺，生津止渴，安神益智，具挽救虚脱之效，《神农本草经》载其"主补五脏，安精神，定魂魄，止惊悸，除邪气"；当归味辛甘，性温，补血活血，止痛润肠，为补血之良品；白芍味苦酸，性微寒，养血敛阴，平抑肝阳，柔肝止痛，善养血调经。当归、白芍取自四物汤，具有养血活血之效，人参能大补元气，补气生血。三药合用，补气生血，养血生津。

3）黄芪、白术、川芎

黄芪甘而微温，补气固表，升阳举陷，能补肺脾之气，使气血生化有源；白术甘苦温，补气健脾，燥湿利水，治疗脾虚气弱，水湿停留不运化之证，为补气健脾之要药；川芎辛温，活血行气，祛风止痛，辛香行散，既能活血祛瘀以调经，又能行气开郁而止痛。三药配伍补中有生，补中有行，共达补气生血、祛瘀通经养血功效。

4）党参、阿胶、龙眼肉

党参甘平，补中益气，生津养血，有"小人参"之称，能治脾胃虚弱，气血两亏，体倦乏力，食少等；阿胶甘平，补血止血，滋阴润肺，为补血止血之良药，可治血虚诸证；龙眼肉甘温，补心脾，益气血，既不滋腻，又不壅气，为滋补良药，《神农本草经》载其"主五脏邪气，安志厌食"。三药均味甘，善补养脾胃，滋补气血，且补而不滞。

（3）肝肾不足，精血亏虚态

临床表现： 面色㿠白或苍白无华，倦怠乏力，腰膝酸软，懒言嗜睡，畏寒肢冷，头晕耳鸣，心悸气短，健忘失眠或五更泄泻，男子阳痿、女子月经不调或闭经，舌质淡苔白，脉沉细无力。或见口唇干燥，手足心热，盗汗，虚烦不眠等，舌红少苔，脉细沉。

治法：补益肝肾，填精益髓生血。

常用药物：鹿茸、鹿角胶、紫河车、枸杞、山药、杜仲、山萸肉、熟地黄、淫羊藿、龟甲胶、益智等补肾填精，壮骨生髓；当归、熟地黄、白芍、阿胶、龙眼肉、大枣、桑椹子、墨旱莲等养血补血益阴；麦芽、谷芽、砂仁等健脾消食，促进血液化生；黄精、百合、石斛、天冬等补肾阴，促精血。

角药举例：

1）熟地黄、紫河车、生麦芽

熟地黄味甘，性微温，养血滋阴，补精益髓，为补血要药，李中梓言其能"活血气，封填骨髓，滋肾水，补益真阴"；紫河车味甘咸，性温，为虚劳要药，又名"人胞"，吴球言其："治男妇一切虚损劳极"；生麦芽甘平，消食和中。三药配伍，熟地黄滋补肾阴，紫河车为动物胚芽，生麦芽为植物胚芽，取其胚芽生生之气，以补虚损之体，共达补益填精之效。

2）鹿角胶、人参、龙眼肉

鹿角胶甘平，补中益气，主伤中劳绝，腰痛羸瘦，为血肉有情之品，温补肝肾，益精养血；人参味甘微苦，性平，大补元气，复脉固脱，补脾益肺生津，安神，为补气之上品；龙眼肉甘温，补心脾，益气血，养肌肉，既不滋腻，又不壅气，为滋补良药。三药合用，补气补血，益精益肾。

3）熟地黄、淫羊藿、龟甲胶

熟地黄味甘，性微温，养血滋阴，补精益髓，能活血气，封填骨髓，滋肾水，补益真阴；淫羊藿味辛甘，性温，补肾壮阳，祛风除湿，滋益精血，益气力，治阴绝不生；龟甲胶味甘咸，性凉，为血肉有情之品，能滋阴养血，止血，治疗血虚萎黄，腰膝酸软。三药配伍，滋肾填精，补养气血。

4）杜仲、山萸肉、益智仁

杜仲甘温，补肝肾，强筋骨，安胎，《神农本草经》记载其"补中，益精气，坚筋骨"；山萸肉味酸，性微温，补益肝肾，收敛固涩，能安五脏，壮元阳，固精髓；益智仁辛温，温脾开胃摄唾，暖肾固精缩尿，能补不足，利三焦，调诸气。三药配伍，补肾壮阳，益气养血。

5）鹿角胶、阿胶、稻芽

鹿角胶甘平，为血肉有情之品，能补肾壮骨，补冲养血，补中益气，黄元御言其能"补肾益肝，敛精止血"；阿胶甘平，为驴皮熬制成的胶块，亦是血肉有情之品，能补血养血，滋阴润肺，为补血良药，可治疗血虚诸证；稻芽甘平，和中消食，健脾开胃，善化积滞，消饮食，治脾胃虚弱。三药配伍，鹿角胶、阿胶均为血肉有情之品，补血肉效佳，稻芽为谷物之芽，生生之力强，鹿角胶、阿胶得稻芽之助，补益效增而不滋腻。

6）黄精、百合、石斛、天冬

黄精甘平，润肺滋阴，补脾益气，补肾益精，能除风湿，安五脏；百合味甘，性微寒，补中益气，润肺止咳，清心安神，肺朝百脉，心主血脉，其能养心肺血脉；石斛味甘，性微寒，养胃生津，滋阴除热，能滋肾阴，清虚热，补五脏虚劳羸瘦，久服厚肠胃；天冬味甘苦，性大寒，清肺降火，滋阴润燥，能养肌肤，益气力，保肺气，强骨髓。四药合用，共达补肺益肾、益气养阴、填精养血之效。

五、病案举例

患者女，60岁。

2000年6月13日初诊：患者贫血1年，1周前查血常规：血红蛋白68g/L，伴有气短，纳差，疲乏，无力，双下肢沉，腰痛，舌红嫩无苔，脉细数。

中医诊断：虚劳。

西医诊断：中度贫血。

状态分析：患者年老体弱，气血两虚，患虚劳之病，而又以阴血虚特为突出，内热已生，出血未见。气血两虚故气短，纳差，疲乏，无力，双下肢沉；肾阴不足，腰为肾之府，故腰痛；舌红嫩无苔，脉细数为气阴血虚、内热潜伏之象。本病本虚为气血肾阴虚，占状态要素九成，标实为虚火血热，占状态要素一成。脏腑相关因素：肝、脾、肾同病，阴血虚与火旺并见。

治法：益气养血滋阴，佐以降火凉血。

处方：生黄芪15g，当归20g，生麦芽30g，紫河车15g，黄精15g，百合15g，龙眼肉20g，沙参15g，生白术15g，炒白芍12g，熟地黄20g，石斛10g，地骨皮15g，栀子10g。4剂，水煎服，每日1剂，早晚分服。

2000年6月28日二诊：患者药后气短、乏力好转，仍有气短无力，心悸，胸闷，口干，大便干。复查血红蛋白80g/L，舌嫩红苔薄，脉沉细。气虚可速回，阴亏不能骤补，虚火已降，津血仍亏。治以初诊方去地骨皮、栀子，加阿胶10g，瓜蒌30g，赤芍15g。21剂，水煎服，每日1剂，早晚分服。

后随访复查血常规血红蛋白正常，诸症好转。

第三节 糖 尿 病

一、概述

糖尿病是一组以高血糖为特征的代谢紊乱综合征，包括糖、蛋白质、脂肪、水及电解质等代谢紊乱，临床可见烦渴、多饮、多尿、体重下降等症状。糖尿病属中医"消渴"范畴，是由于阴亏燥热，五脏虚弱所导致的以多饮、多食、多尿、形体消瘦为特征的疾病。

1. 流行病学

近 30 年来，我国糖尿病患病率显著增加。1980 年全国 14 省市 30 万人口的流行病学资料显示，糖尿病的患病率为 0.67%。2007 至 2008 年，中华医学会糖尿病学分会组织全国 14 个省市进行了流行病学调查，我国 20 岁以上的成人糖尿病患病率为 9.7%。2013 年，我国 18 岁及以上人群糖尿病的患病率为 10.4%。我国现在已经成为糖尿病患病人数最多的国家。2 型糖尿病占总体人群 95% 以上，1 型糖尿病不足 5%。经济发达地区的糖尿病患病率明显高于不发达地区，城市高于农村。肥胖和超重人群糖尿病患病率明显高于正常人群。

糖尿病持续高血糖最易引发血管和神经病变，常易继发心脑血管、肾衰竭、眼部疾病等并发症。根据中华医学会糖尿病学分会慢性并发症调查组报告，在三甲医院中住院的 2 型糖尿病患者并发症的患病率分别为：高血压 34.2%，脑血管病 12.6%，心血管病 17.1%，下肢血管病 5.2%，糖尿病肾病 34.7%。2 型糖尿病患者中 20% ～ 40% 出现糖尿病视网膜病变，8% 视力丧失。

2. 疾病特点

糖尿病以血糖升高为主要特征，当血糖升高到一定程度时，可出现典型"三多一少"的临床症状，即多饮、多食、多尿、消瘦。血糖重度升高时可导致高渗性昏迷、代谢性酸中毒等急性代谢紊乱，甚至危及生命。长期在无明显临床症状的高血糖状态下，也可以出现视网膜病变、肾脏病变和神经病变等微血管病变以及冠心病、脑卒中、下肢动脉供血不足等大血管病变。糖尿病是一种进展性疾病，特别是 2 型糖尿病，随着病程的发展，患者的胰岛细胞功能进行性下降，血糖越来越难控制，需要不断调整治疗方案。对于随时可能出现的并发症，也要给予相应的治疗。

现代医学认为，糖尿病慢性并发症的病理基础是高血糖（糖毒）可使组织器官蛋白质非酶促糖基化，其终末产物沉积于神经组织，造成髓鞘和轴索微管损伤，引起感觉、运动神经传导障碍而致周围神经病变；沉积于肾小球基底膜致毛细血管和肾小球阻塞引起滤过障碍而引发糖尿病肾病；沉积于视网膜微血管，加之糖毒直接损伤内皮细胞，红细胞变形能力下降，血小板黏附和聚集功能增强，致微血管闭塞引起眼底病变。高血糖代谢紊乱可增加多通道活性使山梨醇通路阻滞，肌醇合成减少，Na-K-ATP 酶活性降低，使神经内环境低氧和缺氧，影响神经传导速度，相继导致结构损害；同时也能使肾小球中的山梨醇含量增多，使肾小球的滤过率增加。高血糖还可使血管内皮细胞及中层平滑肌损伤，导致动脉粥样硬化，使管腔狭窄甚至闭塞，引起血流动力学和血液成分的改变、脂代谢的异常、血压的升高等，最终导致心、脑、肾、下肢等大血管的狭窄甚至闭塞。

3. 中医认识

中医中消渴最早见于《素问·奇病论》："此肥美之所发也，此人必数食甘美而多肥也，肥者令人内热，甘者令人中满，故其气上溢，转为消渴。"《黄帝内经》对消渴的病名、病因、病机、证治等方面进行了论述。后世医家在此基础上不断研究发展，逐渐形成了分上、中、下三焦论证的治疗体系。

本病的病因主要有饮食失节，过食肥甘、醇酒厚味、辛辣香燥之品，损伤脾胃，运化失司，积热内蕴，化燥伤津，消谷耗液；情志失调，长期过度精神刺激，导致气机郁结，进而化火，消烁肺胃阴津；房事不节，劳欲过度，损耗阴精，导致阴虚火旺，上蒸肺胃；先天禀赋不足，素体阴虚，是引起消渴的内在因素。

消渴的病机是阴津亏损，燥热偏盛，而以阴虚为本，燥热为标。两者互为因果，阴愈虚则热愈盛，热愈盛则阴愈虚。病变脏腑主要在肺、胃、肾，尤以肾为关键。三脏之中，虽有偏重，但往往相互影响。肺为水之上源，如肺燥伤津，津液失于输布，则胃失濡养，肾失资助；脾胃燥热偏盛，上可灼伤肺津，下可耗伤肾阴；肾阴不足则阴虚火旺，亦可上灼肺胃，终致肺燥、胃热、肾虚并存。本病迁延日久，阴损及阳，可见气阴两虚、阴阳两虚。本病后期，久病入络，血脉瘀滞可见各种并发症。

二、诊断

糖尿病的临床诊断依据是静脉血浆葡萄糖（血糖）升高。血糖的正常值和糖代谢异常的诊断切点主要依据血糖值与糖尿病并发症和糖尿病发生风险的关系来确定。目前，我国采用 WHO（1999 年）糖尿病诊断标准（表 5-1）、糖代谢状态分类标准（表 5-2）和糖尿病分型体系。

表 5-1　糖尿病的诊断标准

诊断标准	静脉血浆葡萄糖（mmol/L）
①糖尿病症状（高血糖导致的多饮、多食、多尿、体重下降、皮肤瘙痒、视力模糊等急性代谢紊乱表现）加随机血糖	≥ 11.1
或	
②空腹血糖	≥ 7.0
或	
③葡萄糖负荷后 2h 血糖	≥ 11.1
无糖尿病症状者，需改日重复检查	

表 5-2　糖代谢状态分类

糖代谢分类	静脉血浆葡萄糖（mmol/L）	
	空腹血糖	糖负荷后 2 小时血糖
正常血糖	< 6.1	< 7.8
空腹血糖受损	6.1 ～ 7.0	< 7.8
糖耐量减低	< 7.0	7.8 ～ 11.1
糖尿病	≥ 7.0	≥ 11.1

糖尿病分为 4 大类，即 1 型糖尿病、2 型糖尿病、妊娠期糖尿病和特殊类型糖尿病。

1 型糖尿病：胰岛素分泌显著下降或缺失，少年发病，常急性起病，临床"三多一少"症状明显，血清 C 肽水平偏低，胰岛细胞抗体、谷氨酸脱羧酶抗体等自身免疫性抗体阳性。有明显家族史，起病较早，初发时可有酮症。

2 型糖尿病：占糖尿病群体的绝大部分，多于成年后起病，一般起病缓慢，半数以上无任何症状，可有全身肥胖或体脂分布异常。

妊娠期糖尿病：是指妊娠过程中初次出现的任何程度的糖耐量异常，不包括妊娠前已知的糖尿病患者。

其他类型糖尿病：包括 β 细胞功能遗传缺陷、胰岛素作用遗传缺陷、胰腺外分泌病等。

三、病机状态分析

1. 基本病机

先天禀赋不足、饮食不节、情志失调、劳倦内伤等导致机体阴津亏损，燥热偏盛，阴虚燥热仅仅是表象，糖毒化热，三焦气化失调，不能输布津液，水液代谢异常是消渴的基本病机，糖毒是本病的关键病理因素。

血糖升高为内生之毒，糖毒是导致肺、胃、肾失调，阴虚燥热的关键。无症状的糖尿病患者，仅有血糖升高，往往无法用阴虚燥热来解释。内生之毒是来源于体内的人体不需要的、甚至有害于机体健康的物质。其来源主要有三方面：一是指机体在代谢过程中产生的各种代谢废物，由于其在生命过程中无时无刻不在产生，因此，它是内生之毒的主要来源，也是机体排毒系统功能紊乱时存留体内危害人体健康的主要因素；二是指那些本为人体正常所需的生理物质，由于代谢障碍超出其生理需要量，转化为致病物质形成毒，如血液中的葡萄糖本是人体代谢所必须的，但是过多则成了糖毒；三是指本为生理性物质，存在于不应存在的部位，也成为一种毒。

糖毒系机体脏腑功能和气血运行失常使人体摄入的营养物质不能及时转化，蕴积体内而化生的内生之毒，它一方面为原有疾病的病理产物，另一方面又是新的病因，既能加重原有病情，又能产生新的病证。糖毒内蕴导致三焦郁滞，气、血、津、液运行受阻，气血不行致瘀，气滞血瘀成癥、成瘕，津液凝聚成湿、成痰。在上述疾病的基础上容易发生瘀、痰、湿、毒等兼夹证候。

2. 当前病机

（1）阴亏内热，气阴两虚

血糖升高，糖毒内蕴，起于饮食不节，过食肥甘及醇酒厚味化为湿热留滞体内，滋脾腻胃，使脾胃受伤，运化无权，更加重肥甘厚味之湿热偏性而酿生成毒，正所谓喻嘉言"醇酒厚味之热毒也"。朱丹溪《丹溪心法》云："酒面无节，酷嗜炙煿……于是炎火上熏，脏腑生热，燥炽盛，津液干焦，渴饮水浆而不能自禁。"刘完素《三消论》云："消渴者……耗乱精神，过违其度……而燥热郁甚之所成也。"五志过极、情志失调是消渴病的发病原因之一，情志不畅，气郁不达，血行滞涩，日久必郁火灼津、瘀毒内结，此即喻嘉言"郁怒横决之火毒也"。若再遇其人辛苦劳累，正气耗损，则更易与酒食、情志之郁毒相合造成机体气血耗伤，阴津有亏而消渴病作。

血糖升高，糖毒内蕴，首先化火耗伤阴津，出现阴亏燥热。高热量、高营养之品摄入过多，代谢不及，糖毒蕴积，与体内湿热之毒相合，耗损阴津，日久则可出现心烦急躁、口干舌燥、舌红苔糙等热毒伤阴之证；若胃肠转输失常，结滞化热，则可使粪毒内攻，上熏心肺，内扰胃肠，出现消谷善饥、渴饮尿黄、大便干结等症；若湿毒阻遏，气机不畅，则可出现脘腹痞闷、饥不欲食等症；阴亏毒热，湿热、血热内蕴，则见皮肤易生疖疮甚或溃烂、舌红或绛红苔少、脉细数等症；津能载气，气能布津，阴津损伤日久，使正气耗脱而致气阴两亏，常见口干口渴、多饮多尿、神疲乏力、少气懒言、自汗盗汗、舌淡红苔薄白、脉细数等症；阴亏日久，阴损及阳，阴阳两虚可见多饮多尿、尿如膏脂，甚则饮一溲一、畏寒、四末不温、面色黧黑、耳轮干枯、乏力自汗、舌淡苔白而干、脉沉细等症。

（2）三焦郁滞，水湿内停

糖毒内蕴，久则三焦不畅、三焦郁滞。三焦不畅是程度轻的三焦郁滞，三焦郁滞是三焦不畅的进一步加重。三焦不畅仅仅表现在气机方面，三焦郁滞则表现出气郁、津停、湿阻、血滞等停滞。三焦为六腑之一，通行元气、水液，运行水谷，是交通身体上下内外的重要通路，具有调节流通全身气水血的功能。三焦就像是一个框架结构，向安置在其上的各个脏腑器官供应或输送气血津液、水谷精微。三焦进行气机气化，以肺、脾、肾为中心，完成水谷精气津液的生化、布散、调节以及废物的排泄等整个代谢功能。《难经》谓三焦"原气之别使也，主通行三气，经历于五脏六腑"，《素问·灵兰秘典论》云，"三焦者，决渎之官，水道出焉"，机体气道、水道的相互关联在三焦得到了统一。三焦既是诸气上下运行的通路，又是全身水液上下输布运行的通道。饮食物经胃的腐熟，脾气的转输而营养全身，并化为精、气、血、津、液，内养五脏，外养四肢百骸、皮毛筋肉。水谷精微物质在体内的生成、输布和代谢等一系列复杂的生理过程，由肺、脾、肾、肝、三焦、胃、膀胱等多个脏腑参与。三焦的通利保证了输布精微物质和津液的道路通畅，使其在体内正常流注布散。

糖毒内蕴，阻滞三焦气机和水液升降代谢，三焦郁滞，气机不利，不能通行诸气，导致气、血、津、精流动障碍。气行则水行，三焦水液代谢，流动不息则为正常之水，滞则为湿，黏稠则为痰为浊。糖毒内蕴，极易耗津伤阴，促进三焦水液产生水湿、痰、瘀、浊等。糖毒内蕴，水湿痰浊又郁滞三焦，致三焦气化失常加剧，肾及膀胱气化失司，则尿频量多，肾虚气化乏力，水液不能代谢排出，发为水肿。三焦郁滞，水湿内停可见尿浊，尿少，肢体浮肿，口淡不渴，纳差懒言，胸闷憋气，大便不通，四末不温，舌淡暗、苔白腻而干，脉沉细。

（3）瘀血内停，痰浊阻滞

糖毒内蕴，津液阴精耗伤，血液均处于高血糖和高凝状态，极易产生瘀血阻滞。《灵枢·五变》云："其心刚，刚则多怒，怒则气上逆，胸中蓄积，血气逆留，髋皮充肌，血脉不行，转而为热，热则消肌肤，故为消瘅。"糖毒蕴积，阴虚燥热伤津损液，耗气灼血，血行不畅，瘀滞不通，久则瘀血不去，新血难生，津血不通，肢体失荣，可见胸闷刺痛，中风偏瘫，或言语不利，肢体麻木疼痛，眼底出血，皮肤斑疹显露，唇舌紫暗，舌有瘀斑，舌下青筋显露或有瘀点、瘀斑。唐容川《血证论》云："瘀血在里则口渴，所以然者，血与气本不相离，内有瘀血，故气不得通，不能载水津上升，是以发渴，名曰血渴，瘀血去则不渴矣。"糖尿病瘀血内阻，气机不畅，津液不布，肺胃失润，或瘀血内结，津液化生不足，阻滞三焦，化生痰浊，瘀血痰浊阻闭经络肢体，清窍肢体失于濡养，可见头晕头痛，肢体麻木、刺痛等。痰瘀阻闭心肺可见脘腹满闷、胸闷、肢体沉重等。

糖毒内蕴，痰瘀阻滞，加重三焦郁滞不利，机体气血阴阳失调，毒邪不解，伏于脏腑，日久不祛，毒浊互结。瘀血内停，脉络瘀阻，若毒邪外趋，攻窜四末，络脉痹阻，肢端失养，则肢体疼痛，甚至因精血亏乏而发现皮肤肌肉溃烂、流脓血、发热、肿胀、疼痛、瘙痒或滋水浸淫等而成脱疽变证。糖毒痰瘀阻闭经脉及脏腑，可致脏腑功能及实质损害而发为变证、坏证。

3. 演变病机

消渴日久，糖毒蕴积，变证百出。其演变病机和体质相关，体质不同，糖毒变证损伤靶位不同，多见于眼、心、脑、肾、下肢等不同部位，糖毒内蕴蓄积是发生兼证、变证的根本。

糖毒蕴积，加上肥美醇酒及情志等外来之毒与体内所遗积化生的内生之毒（如湿毒、热毒、瘀毒、痰毒、粪毒等）共同为患，内攻脏腑，外趋皮肉，使气血逆流，血脉不活，经脉闭阻，导致病情恶化。毒邪致病最易产生变证，《朱氏集验方》中"已毒即归于脏"和《疡科心得集》中"毒气之流行亦无定位。故毒入于心则昏迷，入于肝则痉厥……入于六腑，亦皆各有变象，兼证多端，七恶叠见"，此所谓毒为变因、变由毒生。消渴病糖毒蕴积，痰瘀湿毒互结，"上行极而下，下行极而上"，上行则近肺攻心，冲脑扰神；下行则灼肝劫肾，伤精动风；入气则耗气伤津，入血则动血。气阴两虚，脉络瘀阻，毒邪攻心，则心脉瘀阻，痰浊痹络，使心体受损、心用失常而发为消渴病心病；毒邪冲脑，则气血逆乱，浊毒痹阻脑络，甚则发为卒中；毒劫肝肾，肝木生风，肾体劳衰，肾用失司，甚则肾元衰败，水湿浊毒泛溢，转为气机逆乱之关格；毒邪外趋，攻窜四末，络脉痹阻，肢端失养，则肢体疼痛，甚至因精血亏乏导致皮肤肌肉溃烂、流脓血、发热、肿胀、疼痛、瘙痒或滋水浸淫等而成脱疽；复感邪毒，热邪炽盛，阴液更亏，可殃及骨盆，则脱疽更为凶险，《医学入门》会："能食者，末传痈疽……皆危。"此外，消渴病内生浊毒，毒深正衰，又使机体易稽受各种邪毒攻击，合并多种脏腑、皮肤等感染，如《华佗神医秘方·论痈疮》中"夫痈疽，疮肿之作者，皆五脏六腑，蓄毒不流"的论述，则间接地说明了痈疽疮疡与消渴病内生之毒的关系。

糖毒痰瘀蕴毒，毒邪内攻外趋，正衰毒深，毒深正更衰，五脏、六腑、肌肉、皮肤、脉、筋、骨均是消渴病毒邪流窜的部位。

四、状态辨治

1. 治疗原则

糖尿病的治疗首先是控制血糖，减轻糖毒对机体的损害。《中国2型糖尿病防治指南》推荐三级预防。一级预防目标是控制2型糖尿病的危险因素，预防2型糖尿病的发生；二级预防的目标是早发现、早诊断和早治疗，在已诊断的患者中预防糖尿病并发症的发生；三级预防的目标是延缓已发生的糖尿病并发症的进展、降低致残率和死亡率，并改善患者的生存质量。

糖尿病的治疗重点在于饮食、运动、药物与血糖的平衡问题，解决患者气、血、津、液的流通问题。临床常中西药联合应用，治以滋养阴津、益气活血、消散瘀结、濡润脉道、保护血络。

2. 西医治疗

糖尿病的治疗包括糖尿病的教育管理、血糖监测、营养治疗、运动治疗、药物治疗、手术治疗及各种急慢性并发症治疗等几个方面。

医学营养治疗和运动治疗是糖尿病治疗的基础，如果饮食和运动不能使血糖控制达标则进入药物治疗。

二甲双胍、α-糖苷酶抑制剂（如阿卡波糖、伏格列波糖等）或磺脲类（如格列美脲、格列比嗪、格列喹酮等）可作为单药治疗的选择，其中二甲双胍是单药治疗的首选。

2型糖尿病是一种进展性疾病，对外源性治疗的依赖会越来越大。在单药治疗疗效欠佳时，可采用口服药或口服药与胰岛素联合治疗或胰岛素多次注射治疗。

3. 分状态治疗

（1）阴虚内热态

临床表现：消渴初起时，口干咽燥，渴喜冷饮，尿频尿多，心烦口苦，舌干红，苔黄燥，脉细数。

治法：滋阴清热。

常用药物：玄参、生地黄、石斛、玉竹、黄连、知母、黄芩、水牛角、丹皮、地骨皮、生石膏、知母、大黄、麦冬、沙参、竹叶、栀子等滋阴清热，泻火养阴。黄连苦寒清热，专治消渴，是治疗糖尿病胃热炽盛的首选药物，但用量不宜过大，应小量久服，药效方能持久。

角药举例：

1）元参、生地黄、石斛、玉竹

元参味甘苦咸，性微寒，清热凉血，滋阴泻火解毒，《本草纲目》谓其"滋阴降火，解斑毒，利咽喉"；生地黄味甘苦，性寒，具有清热凉血、养阴生津之功效，用于温热病热入营血出现壮热神昏、吐血衄血，或治温病后期，余热未尽，阴液已伤，夜热早凉；石斛甘寒，养胃阴，生津液，清虚热，止烦渴；玉竹甘平，滋阴润肺，生津养胃，甘平柔润，养肺胃之阴而除燥热，不滋腻敛邪。四药合用，咸寒生津，共同滋润上中下三焦之阴液，清热、生津、止渴，直中糖尿病阴虚热盛的基本病机。

2）黄连、知母、黄芩

黄连苦寒，清热燥湿，泻火解毒，其气味俱降，能入中焦，清中焦湿热而治中消；知母味苦甘，性寒，清热泻火除烦，滋阴润燥降火，叶天士言其"苦清心火，寒滋肾水""苦寒补寒水之不足也"，能补肾水，治下消；黄芩苦寒，清热燥湿，泻火解毒，能清心肺之火热，善治上消；三药配伍，清上、中、下三焦火热，治疗糖尿病三焦热盛者。

3）水牛角、丹皮、地骨皮

水牛角苦寒，清热解毒，凉血定惊，用于伤寒，瘟疫，热入血分之惊狂、谵妄、斑疹、吐衄等；丹皮味苦辛，性寒，清热凉血，活血行瘀，《本草纲目》谓其"治血中伏火，除烦热"，治温热病热入营血，斑疹吐衄；地骨皮甘寒清润，寒而不峻，润而不滞，泻肺滋肾，走上彻下，金水相涵，又能益气，能退三焦气分之虚热而不伤元气。三药合用，清三焦之热，凉血活血，化瘀通络止痛，用于治疗血分有热毒的糖尿病血管并发症。

4）生石膏、知母、大黄

生石膏味辛甘，性大寒，清热泻火，除烦止渴；知母味苦甘，性寒，清热泻火，生津润燥，其甘寒质润，善清肺胃气分实热而除烦止渴，常用于肺胃实证。石膏、知母常相须为用，如白虎汤。大黄苦寒，能泻热通便，凉血解毒，逐瘀通经，用于实热便秘、积滞腹痛、泻痢不爽、实热黄疸、血热吐衄、目赤、咽肿等症，熟大黄泻下力缓，能清除胃肠积滞热毒。三药配伍，清热泻火，解毒生津，治疗糖尿病热毒燥结，胃肠实热者。

5）麦冬、沙参、竹叶、栀子

麦冬味甘微苦，性微寒，润肺养阴，益胃生津，清心除烦，治疗燥热伤肺、胃阴不足之证；沙参味甘，性微寒，清肺养阴，益胃生津，能清肺热，补肺阴，治疗热病伤津，口渴咽干等症；竹叶甘淡寒，清热除烦，利尿，李中梓言其能"解虚烦，治消渴，疗喉痹"；栀子苦寒，清热利湿，泻火除烦，凉血解毒，治疗胃中热气，面赤。四药配伍，清热养阴生津，治疗消渴病燥热伤阴。

（2）气阴两虚态

临床表现： 口干口渴，多饮多尿，神疲乏力，少气懒言，自汗盗汗，舌淡红苔薄，脉弦细数。

治法： 益气养阴。

常用药物： 西洋参、太子参、党参、黄芪、沙参、黄精、山药等益气；生地黄、麦冬、天冬、天花粉、玄参、五味子、熟地黄、山萸肉、知母、枸杞子等药养阴。

角药举例：

1）北沙参、麦冬、天冬

北沙参味甘微苦，性微寒，质润，《本草从新》谓其"专补肺阴，清肺火，治久咳肺痿"，补而不滞，清而不寒，能清肺热，补肺阴，润肺燥；麦冬味甘微苦，性微寒，养阴生津，润肺清心；天冬味甘苦，性寒，清肺火，壮肾水，化痰热，润肺止咳，滋阴降火，生津润燥，止烦渴，通便秘。三药相伍，上清肺热，中养胃阴，下滋肾水，共奏养阴生津、清热润燥之效，用于肺肾阴虚燥热所致的咽干、口渴、便秘等症。

2）西洋参、麦冬、五味子

此三味药化自生脉散之人参、麦冬、五味子，脉者，人之元气，人参之甘寒，泻热火而益元气；麦冬之苦寒，滋燥金而清水源；五味子之酸温，泻丙火而补庚金，兼益五脏之气。人参性温而助火反伤元气，故以西洋参取代人参，治疗气阴不足而内热者。三药合用，西洋参、麦冬甘微苦微寒，养阴生津，润肺清心，五味子酸温，益气生津，补肾宁心，共达甘温益气，苦甘、酸甘化阴之效。

3）黄精、山药、山萸肉

黄精甘平，为服食要药，李时珍谓其得坤土之精粹，故谓之黄精，为补土之圣品；山药甘平，本名薯蓣，能益肾气，健脾胃，止泻痢，化痰涎，润皮毛；山萸肉味酸，性微温，有补肝肾、秘精气之效。三药能补益肺脾肾三脏，治疗久病肺脾肾三脏俱虚之证，并能恢复津液正常运行而治消渴。

（3）三焦郁滞，水湿内停

临床表现：尿浊、尿少，肢体浮肿，口淡不渴，纳差懒言，胸闷憋气，大便不通，四末不温，舌淡暗苔白腻，脉沉细。

治法：畅通三焦，化气行水。

常用药物：柴胡、黄芩、半夏、赤芍、白芍、瓜蒌、桔梗、紫菀、葶苈子、泽泻、猪苓、茯苓、枳实等拨动表里出入、斡旋上下升降及阴阳虚实之枢机，和畅气血，助三焦气机；淫羊藿、紫河车、肉苁蓉、山茱萸、桂枝、干姜等助肾温阳化气行水。

角药举例：

1）半夏、干姜、黄连

半夏辛散温燥，能运脾燥湿，涤痰除垢，解痰湿之恋脾，又温化痰饮，清肃肺脏，疗饮邪之贮肺，既清其源，又涤其器，为祛痰湿之要药；干姜辛热，温中逐寒，回阳通脉，温肺化饮，《神农本草经》谓其"主胸满咳逆上气"；黄连大苦大寒，泻心胃肝胆实火，燥肠胃积滞湿热。三药相合，蕴含辛开苦降的思想，"一开一降，一苦一辛"，升清降浊，斡旋气机，解郁化滞，调畅三焦气机，使气道升降正常，新陈代谢正常，糖脂代谢归于平衡而达降糖之效果。

2）瓜蒌、枳实、芍药

瓜蒌甘寒，其皮清肺化痰，利气宽胸，其仁润肺化痰，滑肠通便，全用功效兼具，有疏利三焦之用；枳实味苦辛酸，性寒，具破气散痞，化痰消积之效，偏于理气、降气；芍药分赤芍、白芍，《本草经疏》载："芍药，赤者利小便散血，白者止痛下气，赤行血，白补血，白补而赤泻，白收而赤散。"三者合用，枳实、芍药调和气血，瓜蒌、枳实通中有降，共达调和气血、疏利三焦气机的作用，用于各种气血失和，水液代谢失调属三焦气化不利者。

3）萆薢、蚕沙、土茯苓

萆薢苦平，祛风利湿，《本草纲目》载"萆薢之功，长于祛风湿，所以能治缓弱、顽痹遗浊、恶疮诸病之属风湿者"；蚕沙辛甘温，可祛风湿，和肠胃，多用于风湿痹痛、吐泻转筋、湿疹等，其为家蚕幼虫的粪便，属于代谢产物，具有泻浊的作用；土茯苓甘淡平，有除湿、利关节、解毒的功效。三药配伍，相辅相成，为利湿化浊之有效角药，用于糖尿病肾病早期、蛋白尿等有湿热征象者。

5）山茱萸、桂枝、干姜

山茱萸酸而微温，补益肝肾，收敛固涩，能温中、除寒湿痹，使湿热从水道下行；桂枝辛甘温，发汗解表，温经通阳，能温通血脉，散寒逐瘀，祛寒湿，开闭塞；干姜辛热，温中回阳，温肺化饮，《神农本草经》载其"逐风湿痹，肠澼，下利"。三药配伍，温补肾阳，化气利水。

（4）瘀血内停，痰浊阻滞

临床表现：脘腹满闷，肢体沉重，头晕头痛，肢体麻木或刺痛，胸闷刺痛，中风偏瘫，或言语不利，眼底出血，唇舌紫暗，舌有瘀斑，舌下青筋显露，苔薄白，脉弦涩。

治法：活血祛瘀，化痰通络。

常用药物：丹参、郁金、红花、川芎、三七、血竭、乳香、没药、马鞭草、苏木、鸡血藤、牛膝、全蝎、蜈蚣、水蛭等活血化瘀通络；瓜蒌、胆南星、浙贝母、陈皮、半夏、茯苓、昆布、海藻等化痰祛湿。

角药举例：

1）丹参、郁金、瓜蒌

丹参味苦，性微寒，活血祛瘀止痛，通经清心除烦；郁金辛苦寒，行气化瘀，清心解郁，利胆退黄；瓜蒌味甘微苦，性寒，清热化痰，宽胸散结，润燥滑肠。三药配伍，总体性味偏寒而辛苦，辛开苦降，肺肠同治，功在活血化瘀，清热化痰，对于痰瘀热结或兼腑气不畅者尤为适宜，针对痰蒙清窍，眩晕、头痛、耳鸣、中风等可用丹参、郁金配菖蒲，开窍豁痰，理气活血，散风祛湿，治疗糖尿病痰瘀阻窍之并发症。

2）三七、血竭、乳香、没药

三七味甘微苦，性温，化瘀止血，活血定痛，为伤科要药，具有止血而不留瘀的特长，黄元御言其"和营止血，通脉行瘀"；血竭甘咸平，内服活血散瘀止痛，外用止血生肌敛疮，专入血分，善破积血；乳香辛苦温，活血止痛，消肿生肌，既能活血化瘀，又能行气散滞；没药苦平，活血止痛，消肿生肌，功效与乳香相似，相须为用可增强活血止痛之效。四药合用，活血化瘀力强，又行气散滞，治疗糖尿病瘀血阻滞证。

3）鸡血藤、牛膝、全蝎、蜈蚣

鸡血藤味苦微甘，性温，行气补血，舒筋活络，既能活血，又能补血，可治疗血瘀、血虚诸证；牛膝味苦酸，性平，活血祛瘀，补肝肾，强筋骨，利尿通淋，引血下行，逐血气伤；全蝎辛平，息风止痉，解毒散结，通络止痛，能逐湿除风，穿筋透节；蜈蚣辛温，效似全蝎，解毒散结，通络止痛，息风止痉效佳。四药配伍，鸡血藤、牛膝行中有补，活血补血，全蝎、蜈蚣为虫类药，性偏于行，通络活血，共同治疗糖尿病血络瘀阻之并发症。

4）陈皮、半夏、茯苓

半夏辛散温燥，能运脾燥湿，涤痰除垢，解痰湿恋脾，又能温化痰饮，清肃肺脏，疗饮邪之贮肺，既清其源，又涤其器，为祛痰湿之要药；陈皮苦温燥湿，上能泻肺邪，清肃肺脏以降气逆，中则燥脾湿，和中气，下则疏肝木、润肾燥，为利气消痰之要药；茯苓甘淡平，甘补淡渗，能益气健脾，通调水道，输津于膀胱而利小便，助脾运化水湿以杜蕴湿生痰之源。三药相伍，陈皮助半夏顺气消痰，半夏辅陈皮除痰降气，共奏燥湿化痰、健脾和胃之功。

5）胆南星、浙贝母、昆布

胆南星为天南星用牛胆汁拌制而成，味苦辛，性凉，清火化痰，镇惊定痫，能化风痰，治疗痰闭昏谵；浙贝母苦寒，化痰止咳，清热散结，黄元御言其能"清金泻肺，消郁破凝"；昆布咸寒，消痰软坚，又能利水，《本草经集注》载其治"瘿瘤聚结气"。三药均善于化痰，能软坚逐痰消凝，治疗糖尿病糖脂代谢异常痰凝痰阻者。

五、病案举例

患者女，32 岁。

2000 年 8 月 16 日初诊：患者口渴、多饮、多尿 3 月余。患者近 3 个月无明显诱因出现口渴、多饮、多尿，每日饮水量约 4000mL，夜尿 3 ~ 4 次，多食易饥，消瘦乏力，查空腹血糖 12mmol/L，诊断为糖尿病，舌暗红，苔薄白，脉细。

中医诊断：消渴。

西医诊断：2 型糖尿病。

状态分析：患者患消渴，阴虚燥热，肺、胃、肾三脏阴虚，上、中、下三消症状均见。燥热在肺，肺燥津伤，故口渴多饮；热郁于胃，故消谷善饥；虚火在肾，肾亏失藏，故多尿而渴；气阴两伤，故消瘦乏力。舌暗红，苔薄白，脉细为阴虚之象。本病例尚未阴损及阳，无阴阳两虚之证，瘀血、痰浊等病理产物所致症状尚未见。本病本虚为阴虚，标实为燥热，虚少实多，虚为肺胃肾阴虚，占状态要素三成，实为燥热，占状态要素七成。脏腑相关因素：肺、胃、肾同病，阴虚与燥热并见。

治法：清热凉血，兼益气滋阴。

处方：黄芪 10g，玄参 15g，生地黄 15g，五味子 9g，竹叶 10g，石膏（先煎）30g，蚕沙（包煎）10g，地骨皮 15g，羚羊角粉（冲）0.6g，生石决明（先煎）30g。7 剂，水煎服，每日 1 剂。

2000 年 8 月 24 日二诊：患者药后检查空腹血糖 8mmol/L，双下肢轻度水肿，纳少，舌偏暗，苔薄白，脉沉。患者阴损及阳，脾肾衰弱，水湿泛溢，需加强健脾利水之力。治以初诊方加大腹皮 10g，桑白皮 15g，陈皮 10g，侧柏叶 30g，山楂 15g，知母 10g。7 剂，水煎服，每日 1 剂，煎服法同前。

2000 年 8 月 31 日三诊：患者药后查空腹血糖 7mmol/L，疲乏，头痛，左腿沉，双下肢水肿，无咽痛，舌暗，苔薄白，脉沉滑。继服二诊方 15 剂，煎服法同前。

服药后症状均消失，嘱继续监测血糖，定期就诊。

第六章　风湿免疫系统疾病

第一节　系统性红斑狼疮

一、概述

系统性红斑狼疮是一种由自身免疫介导的、以免疫性炎症为突出表现的弥漫性结缔组织病，血清中出现以抗核抗体为代表的多种自身抗体升高和多系统受累是其主要特征。

1. 流行病学

系统性红斑狼疮好发于 15 ～ 45 岁年龄段女性，男女发病比例约为 1 : 7 ～ 9。美国多地区的流行病学调查报告显示系统性红斑狼疮的患病率为 14.6 ～ 122/10 万人；我国大样本的一次性调查（＞ 3 万人）显示系统性红斑狼疮的患病率为 70/10 万人，在妇女中则高达 113/10 万人。

2. 疾病特点

系统性红斑狼疮常见临床表现包括鼻梁和双颧颊部呈蝶形分布的特征性红斑；光过敏，脱发，手足掌面和甲周红斑、盘状红斑、结节性红斑，脂膜炎，网状青斑，雷诺现象等皮肤损害；口或鼻黏膜溃疡；对称性多关节疼痛、肿胀（通常不引起骨质破坏）；发热、疲乏等全身症状。

本病多隐匿起病，开始仅累及 1 ～ 2 个系统，表现为轻度的关节炎、皮疹、隐匿性肾炎、血小板减少性紫癜等，部分患者长期稳定在亚临床状态或轻型狼疮，部分患者可由轻型突然变重症，更多的则由轻型逐渐出现多系统损害；也有一些患者起病时就累及多个系统，甚至表现为狼疮危象。系统性红斑狼疮的自然病程多表现为病情的加重与缓解交替。

系统性红斑狼疮持续发展可累及全身多个系统，具体表现：①最常见并发症为狼疮肾炎。50% ～ 70% 的系统性红斑狼疮患者病程中会出现肾脏受累，WHO 将狼疮肾炎肾穿刺病理分为 6 型。②神经精神症状。轻者仅有偏头痛、性格改变、记忆力减退或轻度认知障碍；重者可表现为脑血管意外、昏迷、癫痫持续状态等。③血液系统表现。以贫血和（或）白细胞减少和（或）血小板减少最为常见。④心脏、肺部表现。系统性红斑狼疮常出现心包炎心包积液，可有心肌炎、心律失常及冠状动脉受累，表现为心绞痛和心电图 ST-T 改变，甚至出现急性心肌梗死。肺脏方面常出现胸膜炎、胸腔积液、肺间质纤维化，重症系统性红斑狼疮表现为肺动脉高压和弥漫性出血性肺泡炎。⑤消化系统表现。系统性红斑狼疮可出现肠系膜血管炎、急性胰腺炎、蛋白丢失性肠炎、肝脏损害等。⑥其他表现。包括眼部受累，如结膜炎、葡萄膜炎、眼底改变、视神经病变等。系统性红斑狼疮常伴有继发性干燥综合征，有外分泌腺受累，表现为口干、眼干，常有血清抗 SSB、抗 SSA 抗体阳性。

3. 中医认识

中医古籍中并无狼疮这一病名的记载，近代中医学家根据本病的临床表现将之称为"红蝴蝶疮""热毒发斑""阴毒发斑"等，也有专家认为可以直接采用西医病名。大多数医家认为系统性红斑狼疮发病虽由外感六淫、内伤七情、饮食失节、劳欲过度所引动，然根本病因仍归于先天禀赋不足，正气虚损，肾元不足。大多数医家认可系统性红斑狼疮病机属于本虚标实，肾虚为本，瘀热内结为标。系统性红斑狼疮后期多阴损及阳，累及于脾，以致脾肾阳虚、水湿泛滥、膀胱气化无权而见便溏溲少、四肢清冷、下肢甚至全身水肿。此乃热毒入里燔灼阴血，一方面伤及腠理肌肤、筋骨而出现皮肤红斑和肌肉关节病变；另一方面内伤五脏六腑，致脏腑功能失调，水谷精微运化失常，可表现为阴液亏耗、阴虚内热，并逐渐发展至阴损及阳、阴阳两虚，最终阳虚水泛，甚至阴阳离决。

二、诊断

（1）诊断标准

目前普遍采用美国风湿病学会 1997 年推荐的系统性红斑狼疮分类标准（表 6-1）。该分类标准的 11 项中，符合 4 项或 4 项以上者，在除外感染、肿瘤和其他结缔组织病后，可诊断系统性红斑狼疮。其敏感性和特异性分别为 95% 和 85%。11 条分类标准中，免疫学异常和高滴度抗核抗体更具有诊断意义，免疫学异常即使临床症状不够条件，也应密切随访，尽早作出诊断，从而进行治疗。

表 6-1　美国风湿病学会 1997 年推荐的系统性红斑狼疮分类标准

颊部红斑	固定红斑，扁平或高起，在两颧突出部位
盘状红斑	片状高起于皮肤的红斑，黏附有角质脱屑和毛囊栓；陈旧病变可发生萎缩性瘢痕
光过敏	对日光有明显的反应，引起皮疹，从病史中得知或医生观察到
口腔溃疡	经医生观察到的口腔或鼻咽部溃疡，一般为无痛性
关节炎	非侵蚀性关节炎，累及 2 个或更多的外周关节，有压痛、肿胀或积液
浆膜炎	胸膜炎胸腔积液或心包炎心包积液
肾脏病变	尿蛋白＞ 0.5g/24 小时或 +++，或管型（红细胞、血红蛋白、颗粒或混合管型）

续表

神经病变	癫痫发作或精神病，除外药物或已知的代谢紊乱
血液学疾病	溶血性贫血，或白细胞减少，或淋巴细胞减少，或血小板减少
免疫学异常	抗 ds-DNA 抗体阳性，或抗 Sm 抗体阳性，或抗磷脂抗体阳性（包括抗心磷脂抗体、狼疮抗凝物、至少持续 6 个月的梅毒血清试验假阳性三者中具备一项阳性）
抗核抗体	在任何时候和未用药物诱发"药物性狼疮"的情况下，抗核抗体滴度异常

（2）系统性红斑狼疮病情活动性和病情轻重程度的评估

活动性表现：各种系统性红斑狼疮的临床症状，尤其是新近出现的症状，均可能提示疾病活动。化验检查：抗双链 DNA（dsDNA）抗体滴度增高、血三系减少（需除外药物所致的骨髓抑制）、红细胞沉降率（ESR）增快等。

病情轻重程度的评估：轻型患者虽有疾病活动，但症状轻微，仅表现光过敏、皮疹、关节炎或轻度浆膜炎，无明显内脏损害。中度活动型患者有明显重要脏器受累且需要治疗，BILAG 评分 B 类（≤ 2 系统），或系统性红斑狼疮积分在 10 ~ 14 分。重型系统性红斑狼疮是指狼疮累及重要脏器，任何系统 BILAG 评分至少 1 个系统为 A 类和（或）> 2 系统达到 B 类者，或系统性红斑狼疮 DAI ≥ 15 分。

狼疮危象：狼疮危象是指急性的危及生命的重症系统性红斑狼疮，如急进性狼疮性肾炎、严重的中枢神经系统损害、严重的溶血性贫血、血小板减少性紫癜、粒细胞缺乏症、严重心脏损害、严重性肺炎或肺出血、严重狼疮性肝炎、严重的血管炎等。

三、病机状态分析

1. 基本病机

肝肾不足、阴虚内热、血热血瘀是本病基本病机。系统性红斑狼疮主要由先天禀赋不足，肝肾亏损而成。现代医学认为系统性红斑狼疮是一种具有遗传倾向的疾病，肾中所藏之精被认为是现代医学中携带遗传信息的物质，它决定了一个人体质的强弱以及罹患某种疾病的倾向。若先天禀赋不足，素体肾精亏虚，或后天失于调养，房劳过度，肾精流失，可致肾虚阴亏；亦可因劳累过度，气阴暗耗，致阴精亏虚。

《景岳全书·火证》云："阴虚者能发热，此以真阴亏损，水不制火也。"其次，肝脏功能的失调尤其是肝血的亏虚是导致系统性红斑狼疮发生的重要原因。系统性红斑狼疮多见于育龄期妇女，男女之比为 1：7 ~ 9，这与女子以血为本、以肝为先天的生理特点有关。倘若女子平素月经量较多，又未重视摄生调护，或者产后失调，致精血耗失，百脉空虚，肝肾同源，肝血亏耗则肾水亏枯，肾火无以为养，内火升浮燔灼，最易壮热骤起，突发狼疮。

素体肾阴亏虚，外感六淫，日久羁留不去，或情志太过，肝火妄动等，可生热毒、火毒之邪。热毒内陷，充斥三焦，耗伤阴津是导致本病发生、发展的重要诱因，热毒留恋也是本病反复发作、迁延不愈的首要原因。阴虚内热与外感之毒邪相合可见发热，阴虚阳亢，热毒内陷可致反复发热；热毒内盛，复曝于日，而见光过敏之皮疹、皮肤红斑等表现，毒邪留于经脉气血，累及皮、肌、筋、脉、骨五体，出现盘状红斑、肌炎、血管炎、关节炎等损害。热毒久蕴，入于营血，迫血妄行可见皮肤斑疹；阴亏热毒久蕴，阴血同源，阴亏日久则血虚，血流瘀滞成血瘀，可见舌暗紫、肌肤斑疹瘀暗等。久成阴亏血虚，瘀热毒邪内陷，流窜三焦，内及五脏六腑，外及腠理肌肤、筋骨、血络等。阴亏血虚瘀热毒邪日久，有形之邪闭阻三焦，疏泄不利，从而形成复杂多变的症状。

系统性红斑狼疮后期多阴损及阳，累及于脾，以致脾肾阳虚，水湿泛滥，膀胱气化无权而见便溏溲少、四肢清冷、下肢甚至全身水肿，内伤五脏六腑，致脏腑功能失调，水谷精微运化失常，可表现为阴液亏耗、阴虚内热，并逐渐发展至阴损及阳、阴阳两虚，最终阳虚水泛，甚至阴阳离决。

故肝肾不足、阴虚内热、血热血瘀是本病基本病机。热毒炽盛之证可以相继反复出现，甚或热毒内陷，变证丛生。后期阴损及阳，脾肾亏虚，病情虚实互见，变化多端。

2. 当前病机

本病发病以肝肾不足、阴血亏耗为本，热毒留恋为标。患者个体情况（如体质状态、疾病新久、有无其他病史等）不同，则表现出的病机状态不同。早期出现肝肾阴亏、热毒内陷，充斥三焦，迫血妄行、血热血瘀等不同病机状态。晚期可出现阴损及脾肾阳亏损状态。

先天禀赋不足，肝肾阴虚，外因六淫之邪侵袭肌表，流注肌肤、肌肉、四肢关节，郁久化热，化火成毒，进而内舍五脏六腑，内外合邪而发病，证属本虚而标实。阴虚与邪实互结，使本病临床表现复杂多变，可涉及多个脏器。正虚不复，邪毒内留则导致本病反复发作，缠绵难愈。

早期急性发病以热毒炽盛，邪郁三焦为主要病机，疾病初起，外感六淫化火或情志太过，肝火妄动，销铄津液，可致肾阴受损、肝血内耗，肝肾精血不足，易致阴虚火旺，虚火上炎，热毒入里，留恋不去，充斥三焦，波及营血，迫血妄行，透发于肌肤而为斑，斑色鲜红者热毒较轻，紫暗者热毒重，黑色者热毒极盛。邪毒郁于营血，或热毒炽盛，弥漫三焦，迫血妄行。

迁延期以肝肾阴虚，阴虚火旺为主要病机，疾病持续期间，肝肾不足，耗损阴血，或血热日久，阴血亏虚，虚火伤络。肝血不足，则可出现贫血、血小板减少等表现。阴血既亏，津液亏乏，加之热毒蒸灼，津液更损，故常继发干燥综合征，出现口干、咽干等津液不足之象。

后期多见脾气亏虚，气不摄血，或脾肾阳虚，三焦不利。病情反复发作，劳倦内伤，脾胃虚损，可致气不摄血、气血虚弱、瘀血内阻之态，脾气虚则神怠、四肢乏力、面色㿠白、气短声低、食少纳呆、大便溏泄；血虚血瘀则见斑色暗浅乏润、时起时伏。系统性红斑狼疮反复发作，病久阴损及阳，则三焦气化不利，水液代谢失常。

3. 演变病机

系统性红斑狼疮内舍脏腑，主要表现为肾、心、脾的功能障碍。肾阴不足，阴损及阳，故可出现肾阳不足，阳虚水泛之象，加之三焦疏化不利，水湿泛溢肌肤，流于四肢，稽留脏腑，可见肢体浮肿及浆膜腔积液。本已亏虚，机体失于温煦，可见乏力、面色无华、畏寒肢冷。邪实正盛，阻碍气机可见腹胀满，气机上逆可见呕恶，气化失职则小便不利。肾阳虚衰，水饮凌心，加之毒邪内舍于心，心脉不利，会出现心悸、胸闷等不适，若病情进一步发展，则会导致心脉闭阻，出现胸痛，危及生命。

四、状态辨治

1. 治疗原则

早期诊断和早期治疗，以避免或延缓组织脏器不可逆的病理损害，积极治疗可以使大多数患者病情缓解。中药可明显减轻患者症状，并能有效缓解使用西药所导致的毒副作用，提高患者生存质量。治疗过程中应首辨虚实，次辨寒热，并准确分析虚实、寒热所占的比例。一般来说，初发病、病程较短、较年轻者以邪热炽盛较为多见，而久病缠绵、年事较高者则以阴虚热盛为多见，出现肾炎等并发症者还会伴有三焦疏化不利、阳虚等症状。除此以外，患者的饮食偏嗜、生活习惯及本身体质也会对疾病的状态产生影响。因此，在辨证之时，应当全面评估患者的整体状态，患者当前就诊时所使用的药物也应考虑在内。综合而准确地评估患者的整体状态能有效提高治疗水平。

2. 西医治疗

（1）轻型系统性红斑狼疮药物治疗

抗疟药：常用氯喹每日 0.25g，或羟氯喹每日 0.2 ～ 0.4g。

沙利度胺：对抗疟药不敏感的顽固性皮损可选择，常用量 50 ～ 100mg/日，1 年内有生育意向的患者忌用。

激素及免疫抑制剂：可短期局部应用激素治疗皮疹，但脸部应尽量避免使用强效激素类外用药，小剂量激素（泼尼松 ≤ 10mg/ 日）有助于控制病情；必要时可用硫唑嘌呤、氨甲蝶呤等免疫抑制剂。

（2）中度活动型系统性红斑狼疮药物治疗

激素及免疫抑制剂：泼尼松剂量每日 0.5 ～ 1mg/kg，可联合免疫抑制剂氨甲蝶呤 7.5 ～ 15mg 每周 1 次，或硫唑嘌呤每日 1 ～ 2.5mg/kg，每日常用剂量 50 ～ 100mg。

（3）重型系统性红斑狼疮药物治疗

糖皮质激素：1mg/kg 每日 1 次，病情稳定后 2 周开始以每 1 ～ 2 周减 10% 的速度缓慢减量，每日泼尼松减至 0.5mg/kg 后，减药速度按病情适当调慢；如果病情允许，泼尼松维持治疗的剂量尽量 < 10mg。

环磷酰胺：标准环磷酰胺冲击疗法为 0.5 ～ 1.0g/m^2 体表面积加入生理盐水 250mL 中静脉滴注，每 3 ～ 4 周 1 次。多数患者 6 ～ 12 个月后病情缓解，而在巩固治疗阶段，常需要继续环磷酰胺冲击治疗，延长用药间歇期至约 3 个月 1 次，维持 1 ～ 2 年。

霉酚酸酯（MMF）：每日 1 ～ 2g，分 2 次口服。

环孢素 A：每日 3 ～ 5mg/kg，分 2 次口服。

3. 分状态治疗

早中期以滋补肝肾之阴为基础，佐以解毒清热、通利三焦、凉血和血之法。晚期累及心肾者，采用温阳化气、通行心脉之法。疾病早期的治疗，根据热毒炽盛的程度配合补益肝肾之阴、活血凉血、清热解毒之法，后期出现脾肾亏虚，则应调理阴阳，扶助正气，增强体质，纠正其偏盛偏衰的病象，以提高疗效，预防复发。

（1）热毒炽盛，邪郁三焦态

临床表现：常见于疾病初起，症见高热，面部皮肤斑疹呈紫色或红润明亮，密集成片状，并见面红目赤，口渴，心烦不安，小便赤黄，大便秘结，甚者出现吐血、尿血等症，舌质红，苔黄，脉弦数。

治法：凉血解毒，清化三焦。

常用药物：水牛角、生地黄、牡丹皮清热解毒，凉血散瘀；升麻、鳖甲、生甘草清热解毒，软坚散结；赤芍、白芍、当归凉血活血，补血行血；黄芩、黄连、栀子清热利湿，凉血解毒；生石膏、知母、淡竹叶清热滋阴，除烦利尿；玄参、连翘、大青叶清热解毒，凉血消斑。

角药举例：

1）水牛角、生地黄、牡丹皮

水牛角味苦咸，性寒，能清热凉血，解毒定惊；生地黄味甘苦，性寒，可清热养阴，凉血止血；牡丹皮味苦辛，性微寒，清热凉血，活血化瘀。三药合用取犀角地黄汤之意，水牛角苦咸而寒，凉血清心解毒；生地黄甘苦寒以凉血滋阴生津，既可助水牛角清热凉血止血，又可恢复已失之阴血；丹皮清热凉血，活血散瘀，以防凉血而致血滞。凉血与活血散瘀并用，热清血宁而不耗血动血，凉血止血而不留瘀。

2）升麻、鳖甲、生甘草

升麻味辛甘，性微寒，可发表透疹，清热解毒；鳖甲味咸，性微寒，可滋阴潜阳，退热除蒸，软坚散结；甘草味甘，性平，生品长于清热解毒，补脾益气，润肺生津，缓急止痛。此组角药取升麻鳖甲汤之意，其中升麻入脾胃气分，升清逐秽，辟百邪，解百毒，统治温疬阴阳二病，甘草解络中之毒，鳖甲入营分凉营退热，共达清热解毒、软坚散结之效。

3）赤芍、白芍、当归

赤芍味苦，性微寒，能清热凉血，活血祛瘀；白芍味苦酸，性微寒，养血调经，敛阴止汗，柔肝止痛，平抑肝阳；当归味甘辛，性温，可补血活血，调经止痛，润肠通便。三药配伍，赤芍凉血清热，配白芍养血敛阴以防热毒动血，当归味甘而重专能补血，气轻而辛又能行血，补中有动，行中有补，与赤白芍相合，凉血活血，补血行血。

4）黄芩、黄连、栀子

黄芩味苦，性微寒，功擅清热解毒，泻火止血；黄连亦苦寒，可清热利湿，泻火解毒；栀子味苦，性寒，可泻火除烦，清热利湿，凉血解毒。本组角药化裁自黄连解毒汤，治疗本病火毒充斥三焦者，黄连泻心火，兼泻中焦之火，黄芩泻上焦之火，栀子泻三焦之火，导热下行，引邪热从小便而出，共达清热利湿，凉血解毒之效。

5）生石膏、知母、淡竹叶

生石膏味甘辛，性大寒，可清热泻火，除烦止渴；知母味苦，性寒，能清热泻火，滋阴润燥；淡竹叶味甘淡，性寒，清热泻火，除烦利尿。三者合用取白虎汤之意，石膏辛甘大寒，功善清解，透热出表，以除阳明气分之热，知母苦寒质润，一助石膏清肺胃热，一滋阴润燥，与竹叶相配既增加清热除烦之效，又可引热邪从小便而出。

6）玄参、连翘、大青叶

玄参味甘苦咸，性微寒，清热凉血，滋阴降火，解毒散结；连翘味苦，性凉，可清热解毒，散结消肿；大青叶味苦，性寒，清热解毒，凉血消斑。此组角药从《张氏医通》化斑汤化裁而来，玄参清热解毒，又可凉血降火，配连翘透邪外出，大青叶增强清热解毒之效，三药合用，共达清热解毒、凉血消斑之效。

（2）肝肾阴虚，血瘀火旺态

临床表现：面部斑散在，时轻时重，斑色浅润或紫暗，伴有鼻衄、头晕、心悸、口干咽燥，甚则出现盗汗、手足心热、夜热早凉等症，舌质红或绛，苔少或无苔，脉细数。本态常见于疾病持续迁延期，患者多持续服用激素或免疫抑制剂。

治法：滋补肝肾，养阴清热兼活血。

常用药物：青蒿、鳖甲、知母养阴清热；生地黄、山萸肉、牡丹皮清热凉血；龟甲、龙骨、远志滋阴潜阳，镇惊安神；熟地黄、黄柏、知母滋肾阴，清虚热；柴胡、当归、白芍疏肝养血活血；女贞子、旱莲草、桑椹子滋补肝肾，养阴润燥；山药、茯苓、枸杞子健脾补肾。

角药举例：

1）青蒿、鳖甲、知母

青蒿味苦辛，性寒，可清虚热，除骨蒸，解暑热，截疟，退黄；鳖甲味咸，性微寒，可滋阴潜阳，退热除蒸，软坚散结；知母味苦，性寒，能清热泻火，滋阴润燥。本组角药源自青蒿鳖甲汤，治疗温病后期，阴虚邪伏所致诸症。青蒿苦辛而寒，其气芳香，清热透络，引邪外出，鳖甲咸寒，直入阴分，滋阴退热，即如吴鞠通言"青蒿不能直入阴分，有鳖甲领之入也；鳖甲不能独出阳分，有青蒿领之出也"，知母苦寒质润，滋阴降火，助鳖甲养阴退虚热，三药配伍，滋清兼备，标本兼顾，清中有透。

2）生地黄、山萸肉、牡丹皮

生地黄味甘苦，性寒，可清热养阴，凉血止血；山萸肉味酸涩，性微温，补益肝肾，收涩固脱；丹皮味苦辛，性微寒，清热凉血，活血散瘀，以防凉血而致血滞。生地黄滋阴清热凉血，山萸肉补养肝肾并能涩精，牡丹皮清泄相火，并制山萸肉之温涩，三药配伍，酸甘化阴，兼清虚热，气温而主补，味酸而主敛，益精气而强阴。

3）龟甲、龙骨、远志

龟甲味咸甘，性微寒，滋阴潜阳，益肾强骨，养血补心；龙骨味甘涩，性平，可镇惊安神，敛汗固精，止血涩肠，生肌敛疮；远志味苦辛，性温，能安神益智祛痰。此组角药均入手足少阴经，龟者介虫之长，阴物之至灵者也，龙者鳞虫之长，阳物之至灵者也，借此二物之阴阳补人身之阴阳，远志苦泻热而辛散郁，能通肾气，上达于心，强志益智，又龟能补肾，龙能镇肝，三药合用使痰火散而心肝宁，邪热清而阴精得复。

4）熟地黄、黄柏、知母

熟地黄味甘，性微温，可滋阴补血；黄柏味苦，性寒，清热燥湿，泻火除蒸；知母味苦，性寒，能清热泻火，滋阴润燥。本组角药源自大补阴丸，熟地黄滋阴补血，壮水制火以培本；黄柏苦寒泻相火以坚阴；知母苦寒质润，上清肺热，下制肾水。三药同用，培本清源，标本兼顾。

5）柴胡、当归、白芍

柴胡味辛苦，性微寒，和解表里，疏肝解郁，升阳举陷，退热截疟；当归味甘辛，性温，可补血活血，调经止痛，润肠通便；白芍味苦酸，性微寒，养血调经，敛阴止汗，柔肝止痛，平抑肝阳。肝脏体阴而用阳，本组角药用于系统性红斑狼疮阴血耗伤，肝气不舒，以柴胡疏肝解郁，配当归养血活血，芍药柔肝止痛，以养肝体、合肝用。

6）女贞子、旱莲草、桑椹子

女贞子味甘苦，性凉，可滋补肝肾，明目乌发；旱莲草味甘酸，性寒，能滋补肝肾，凉血止血；桑椹子味酸甘，性寒，补血生津，滋阴润燥。该组角药出自二至丸，女贞子甘苦而凉，善能滋补肝肾之阴，旱莲草甘酸而寒，补养肝肾之阴，又凉血止血，二药性皆平和，补养肝肾而不滋腻，故成平补肝肾之剂，配桑椹子增益滋阴补血之力，共奏滋补肝肾，益下荣上，益阴止血之功。

7）山药、茯苓、枸杞子

山药甘平，可健脾补肺，固肾益精；茯苓味甘淡，性平，能利水渗湿，健脾，宁心；枸杞子味甘，性平，滋阴润肺，补肝明目。三药合用，山药平补脾肾，益气而敛脾精，兼具养阴之效，与枸杞相配可补脾肾之阴，与茯苓相配则健脾祛湿，令补而不腻。

（3）气血虚弱，瘀血内阻态

临床表现： 斑色暗浅乏润，时起时伏，伴神惫、四肢乏力、面色㿠白、气短声低、食少纳呆、大便溏泄等气血亏虚之象，舌质淡，脉虚。该型多由劳倦内伤，脾胃虚损，气不摄血而致。此型多见于系统性红斑狼疮反复发作，方选归脾汤合黄连阿胶汤化裁。

治法： 健脾益气，补血活血。

常用药物： 人参、黄芪、炒白术健脾益气，补气养血；当归、龙眼肉、大枣益气生津，气血双补；茯神、远志、酸枣仁养血安神，宁心助眠；木香、焦槟榔、麦芽益气健脾，疏肝和胃；黄连、黄芩、生甘草清热解毒，健脾养血；阿胶、白芍、鸡子黄交通心肾，滋阴泻火。

角药举例：

1）人参、黄芪、炒白术

人参味甘微苦，性平，可大补元气，复脉固脱，补脾益肺，生津，安神；黄芪味甘，性微温，补气固表，托毒排脓，利尿，生肌；白术味苦甘而性温，健脾益气，燥湿利水，止汗。此组角药配伍以益气健脾为主，人参、黄芪、白术均为甘温之品，擅补脾益气以生血，使气旺而血生，此所谓有形之血不能速生，赖补气以养血。

2）当归、龙眼肉、大枣

当归味甘辛，性温，能养血活血，和血止痛，疗痈疽疮疡；龙眼肉味甘，性温，可补益心脾，养血安神；大枣味甘，性温，补脾和胃，益气生津，调营卫，解药毒。系统性红斑狼疮久病气血亏虚，心脾不足，当归、龙眼肉、大枣甘温补血养心，又健脾和营，与人参、黄芪、炒白术角药相配则可气血双补。

3）茯神、远志、酸枣仁

茯神味甘淡，性平，可宁心安神，利水；远志味苦辛，性温，安神益智，祛痰消肿；酸枣仁味酸甘，性平，能养肝宁心，安神敛汗。三药均可宁心安神，本型患者多夜不得寐，可用此组角药安神定志以助睡眠。

4）木香、焦槟榔、麦芽

木香味辛苦，性温，功可行气止痛，健脾消食；槟榔味苦辛，性温，擅消食导滞；麦芽味甘，性平，生品健脾和胃，疏肝行气，炒用行气消食回乳，炒焦则消食化滞。此组角药辛香而散，理气醒脾见长，与大量益气健脾药配伍，既可复中焦运化之功，又能防大量益气补血药滋腻碍胃，使全方补而不滞，滋而不腻。

5）黄连、黄芩、生甘草

黄连味苦，性寒，可清热燥湿，泻火解毒；黄芩味苦，性寒，能清热燥湿，泻火解毒，止血；生甘草味甘，性平，可清热解毒。此组角药以味苦之黄连、黄芩泻心火，使心气下交于肾，正所谓"阳有余，以苦除之"，配伍味甘之生甘草清热解毒又能和中，可防健脾养血诸补益药物助热化火，但生甘草用量宜少，3～6g即可。

6）阿胶、白芍、鸡子黄

阿胶味甘，性平，可补血滋阴，润肺止血；白芍味苦酸，性微寒，养血调经，敛阴止汗，柔肝止痛，平抑肝阳；鸡子黄味甘，可滋阴润燥，养血息风。三药配伍，能滋肾阴，使肾水上济于心，正所谓"阴不足，以甘补之"，与黄连、黄芩、生甘草角药合用，心肾交合，水升火降，共奏滋阴泻火、交通心肾之功，使心烦自除，夜寐自安。

（4）脾肾阳虚，三焦不利态

临床表现：斑疹多发于四肢，症轻则斑如针点，重则斑呈片状，斑色红而润，间或并发腹痛、腰痛、水肿、小便不利等症，舌质淡苔腻，脉浮或弦细。多见于系统性红斑狼疮合并狼疮肾炎，常使用激素维持量或加用免疫抑制剂治疗。

治法：温补脾肾，疏化三焦。

常用药物：茯苓、白术、桂枝温阳化气，健脾利水消肿；桂枝、白芍、甘草调阴和阳，温通经脉；柴胡、黄芩、法半夏和解表里，调畅三焦；人参、生姜、大枣扶正固本，生津护胃；白豆蔻、杏仁、薏苡仁行气化湿，分消三焦；滑石、通草、淡竹叶清热除烦，祛湿利尿。

角药举例：

1）茯苓、白术、桂枝

茯苓味甘淡，性平，能利水渗湿，健脾，宁心；白术味苦甘而性温，健脾益气，燥湿利水，止汗；桂枝辛甘温，可发汗解肌，温通经脉，助阳化气，平冲降气。此组角药源自苓桂术甘汤，茯苓、白术相须为用，健脾以运化水湿，桂枝通阳化气，利水除饮以消肿。

2）桂枝、白芍、甘草

桂枝辛甘温，可发汗解肌，温通经脉，助阳化气，平冲降气；白芍味苦酸，性微寒，养血调经，敛阴止汗，柔肝止痛，平抑肝阳；甘草甘平，生品具有清热解毒之效。此组角药化裁自桂枝汤，桂枝辛温，辛能散邪，温从阳而扶卫；芍药酸寒，酸能敛汗，寒走阴而益营；甘草甘平，调和中气、表里，兼调和诸药。以桂、芍相须，借甘草调和阳表阴里、气血营卫，并行不悖，刚柔相济。

3）柴胡、黄芩、法半夏

柴胡味辛苦，性微寒，和解表里，疏肝解郁，升阳举陷，退热截疟；黄芩味苦，性寒，可清热解毒而止血；半夏辛温，燥湿化痰，降逆止呕，消痞散结。邪在少阳，经气不利，郁而化热，柴胡苦平，透解邪热，疏达经气，黄芩清泄邪热，法半夏和胃降逆，使邪气得解，少阳得和，上焦得通，津液得下，胃气得和，三焦通畅。

4）人参、生姜、大枣

人参味甘微苦，性平，可大补元气，复脉固脱，补脾益肺，生津，安神；生姜味辛，性微温，能解表散寒，温中止呕，温肺止咳，解毒；大枣味甘，性温，补脾和胃，益气生津，调营卫，解药毒。三药配伍，人参扶助正气以固其本，生姜、大枣和胃气，生津以护脾胃。对于系统性红斑狼疮久病而过用清热解毒凉血之品、脾胃虚弱之象已现者，尤其需要加用此组角药。

5）白豆蔻、杏仁、薏苡仁

白豆蔻味辛，性温，可化湿行气，温中止呕；杏仁味苦，性温，能祛痰止咳，平喘润肠；薏苡仁味甘，性微寒，利水消肿，健脾祛湿，清热排脓。该角药选自三仁汤，杏仁宣利上焦肺气，气行则湿化，白蔻仁芳香化湿，行气宽中，畅中焦之脾气，薏苡仁甘淡性寒，渗湿利水而健脾，使湿热从下焦而去。三仁合用，宣上、畅中、渗下三焦分消而令湿邪得去。

6）滑石、通草、淡竹叶

滑石味甘淡，性寒，可利尿通淋，清热解暑，祛湿敛疮；通草味甘淡，性微寒，能清热利尿，通气下乳；淡竹叶味甘淡，性寒，清热除烦利尿。三药配伍可用于湿热内蕴，症见小便短赤或淋沥涩痛，但气味俱薄，作用缓弱，可配木通、滑石等，用治湿温病症，可配薏苡仁、白蔻仁、竹叶等。

五、病案举例

病案一

患者女，39岁。

2013年1月29日初诊：患者乏力伴关节疼痛8年，尿少伴全身浮肿1个月。患者8年前无明显诱因出现周身乏力伴关节酸痛，于他院诊断为"系统性红斑狼疮多关节炎"，1个月前劳累后出现尿少，腹泻，伴全身浮肿，他院诊断为"系统性红斑狼疮、狼疮性肾炎肾功能不全、低蛋白血症、腹腔积液、胸腔积液、重度骨质疏松"，予口服泼尼松每日50mg、利尿、补充人血白蛋白、降压、纠正电解质紊乱治疗2周后，患者体重下降3kg，水肿略减轻。现治疗为甲强龙40mg每日1次静脉点滴，氢氯噻嗪50mg每日1次，呋塞米40mg隔日1次，吲达帕胺片2.5mg每日1次，盐酸特拉唑嗪片2mg每日1次，非洛地平缓释片5mg每日1次，碳酸钙片0.2g每日2次，人血白蛋白10g静脉点滴隔日1次。就诊时症见全身浮肿，双下肢按之如泥，卧床不起，失眠，心悸，大便不畅，口唇淡暗，舌淡红，苔水滑，脉弦细。血压：150/90mmHg，双肺呼吸音低，心率98次/分，律齐。全腹膨隆，移动性浊音阳性，双下肢重度可凹性水肿。血常规：WBC 7.4×10⁹/L，Hb 78g/L；尿常规：蛋白++++；24h尿蛋白定量10g；生化：K 3.37mmol/L，BUN 24.5mmol/L，Crea 255Ummol/L，ALB 17g/L。

中医诊断：水饮。

西医诊断：狼疮性肾炎；肾功能不全；系统性红斑狼疮；低蛋白血症；腹腔积液；胸腔积液；贫血；高血压1级；重度骨质疏松。

状态分析：患者女性，女子以血为先天，血虚则筋脉失养，病久三焦气机郁滞，气不化水，气不流津，水气泛溢。水液泛溢肌肤，故见周身浮肿；水气泛溢，水饮凌心，故见心悸；心神受扰，故见失眠；三焦气机郁滞，腑气不通，故大便不畅；口唇淡暗，舌淡红，苔水滑，脉弦细，亦为之表现。三焦、脾、肾、心、肠同病，血虚气机不利，水气泛滥。病属本虚标实，本虚以血虚为主，占状态要素一成，标实以三焦气机郁滞、水气泛溢为主，共占九成。

治法：疏利三焦，化气行水，兼以益气补血。

处方：柴胡12g，桂枝10g，熟大黄5g，黄芩15g，赤芍、白芍各12g，猪苓、茯苓各20g，煨木香6g，枳壳、枳实各12g，泽泻15g，瓜蒌30g，生黄芪15g，当归10g，生姜皮9g，阿胶珠15g，黄连6g，吴茱萸3g，制半夏10g，生白术15g，桑白皮15g。14剂，水煎服，每日1剂。

2013年2月11日二诊：患者药后浮肿明显减轻，已能下床行走，入睡困难且易醒，纳少，四末不温，腿有瘀斑，大便不爽，舌淡苔薄白，脉弦细。血压正常，复查血常规：Hb 97g/L，生化：BUN、Crea已近正常。

状态分析：患者水困日久，破伤正气，水湿血瘀兼气郁，呈现化火之势，经治疗浮肿明显减轻，阴阳两虚之象逐渐表露，阴虚无以敛阳，阳不入阴，火热上炎，故见入睡困难且易醒，阳虚无以温养四末故见四末不温，难以温养血脉故见腿有瘀斑，脾阳失运则见大便不爽，参合舌脉属本虚标实，虚为阴阳两虚，占状态的二成，实为水湿血瘀兼气郁化火，占八成。脏腑相关因素：三焦、脾、肾、心同病，气机不利，气不布津、气不行血、气郁化火。

治法：疏利三焦，化湿利水，养血止血，育阴清热。

处方：①醋柴胡12g，桂枝10g，山药15g，生黄芪15g，黄芩15g，草薢10g，晚蚕沙（包煎）10g，当归10g，阿胶珠15g，艾叶炭10g，全瓜蒌30g，生白术15g，枳壳15g，赤芍、白芍各20g，猪苓、茯苓各20g，仙鹤草30g，功劳叶15g，虎杖15g，五味子9g，黄连6g，鸡蛋黄（冲）1枚。若大便不通加肉苁蓉30g，知母10g，生首乌30g。14剂，水煎服，每日1剂。

②中成药：七叶神安片、枣仁安神液。

2013年2月26日三诊：患者眠差，腿上瘀斑变暗，手指不温，大鱼际软萎，视物模糊，目内眦色淡，大便时稀，舌略红，苔黄略腻，脉沉细滑。耳穴：三焦、脾、肾等部位压痛明显。

状态分析：患者久病，阴阳两虚，肾主水，久病肾阳不能温煦，无力温化水湿，加之气机不利，气不布津，湿气久困脾，脾失健运，故见目内眦色淡、大鱼际软萎、大便时稀；三焦郁滞，气机不利，阳气被遏，不能通达四末，故手指不温；气郁化火，火扰心神，故见眠差；火灼双目，故见视物模糊；本虚标实，虚实夹杂。本虚为阴阳两虚，占状态的五成，标实为水湿气滞化火，占五成。脏腑相关因素：三焦、脾、肾、肺、心同病，三焦郁滞，气机郁滞，水行不利。

治法：疏利三焦，化湿和中，清宣郁火，宣肺利水，温肾通阳。

处方：①醋柴胡 12g，桂枝 10g，山药 15g，生黄芪 15g，黄芩 15g，萆薢 12g，晚蚕沙（包煎）12g，当归 10g，阿胶珠 15g，艾叶炭 10g，生白术 15g，桑白皮 15g，枳壳 15g，赤芍、白芍各 20g，猪苓、茯苓各 20g，仙鹤草 30g，功劳叶 15g，虎杖 15g，五味子 9g，黄连 6g，鸡蛋黄（冲）1 枚，炮附子 3g，细辛 1g，炙麻黄 3g，连翘 12g，赤小豆 15g。7 剂，水煎服，每日 1 剂。

②耳穴压豆：三焦、脾、肾、神门、枕。

病案二

患者女，29 岁。

2006 年 5 月 13 日初诊：患者关节肿痛反复发作 3 年，加重伴发热恶寒 5 天。患者三年前因关节肿痛于他院诊断为系统性红斑狼疮，目前每日口服泼尼松 50mg 治疗。患者 5 天前无明显诱因出现发热恶寒，清晨 6 点起体温开始上升至 37℃，午后 2 点体温达到峰值，为 37.5～37.7℃，同时伴有手指及腕踝部关节肿痛，受凉可出现雷诺现象，口干欲饮，无咽痛，无鼻塞流涕，无咳嗽咯痰，大便每日 1 次，小便调，食欲可，眠差，周身乏力明显，舌尖边红，苔薄黄，脉浮数。查体：面色潮红，两颧有红色皮疹，手指关节微肿，无畸形，局部皮色正常，触之皮温正常。双肺呼吸音粗，未闻及干湿啰音。血常规：WBC $7.2×10^9$/L，NEUT% 50%，LYM% 40%。

中医诊断：痹证。

西医诊断：系统性红斑狼疮。

状态分析：患者曾受风湿之邪侵袭，邪气痹阻于关节，故见关节肿痛；患者为年轻女性，气血较盛，三焦气机不利，热郁于三焦，故见低热、面色潮红；热与手指关节部位的风湿之邪相合，故见关节肿痛加重；风邪袭表，故见恶寒；受凉后，寒遏热伏，故出现雷诺现象；三焦气机不利，热郁于内，内窜营分，血从肌肤血络而出，故见两颧红色皮疹；邪热郁于内，煎熬津液，故见口干欲饮；热扰心神，故见失眠；三焦气机郁滞，气化受阻，周身之气不能布达，故见周身乏力，此非气虚；舌尖边红，苔薄黄，脉浮数为此证之象。病位在关节、三焦等。本病气机郁滞为本，热郁三焦兼有风湿之邪痹阻络脉。气郁为本，占状态要素三成；热郁三焦兼风湿之邪痹阻络脉为标，占状态要素七成。

治法：疏利三焦，清热凉血，透邪外出，疏风通络。

处方：柴胡 10g，黄芩 15g，青蒿 30g，生石膏（先煎）30g，忍冬藤 30g，淡豆豉 15g，赤芍 15g，紫草 15g，桂枝 10g，芦根、茅根各 30g，防风 10g，当归 10g，虎杖 15g，生甘草 3g。7 剂，水煎服，每日 1 剂。

2006 年 5 月 20 日二诊：患者已无发热，体温 36℃，神清，精神可，手指、腕踝关节肿痛缓解，手指雷诺现象未发作，面部及发际部位红色皮疹消退，大小鱼际及甲沟红斑颜色变浅，无咽喉疼痛，大便可，小便色黄，纳可，睡眠改善，舌边尖红，苔薄黄，脉浮数。

状态分析：患者气分热象已去，仍有部分热邪郁于营血，故见鱼际及甲沟红斑；风湿之邪仍痹阻络脉，故见手指、关节肿痛；患者久病，热邪耗气伤阴，当顾护气阴。此时本病为虚实夹杂，本虚为气阴亏虚，占状态要素的二成；实为气机郁滞，热伏营血，风湿之邪痹阻络脉，占八成。病位在关节、三焦。

治法：疏利三焦，清热凉血，疏风通络，益气养阴。

处方：柴胡 15g，黄芩 15g，桂枝 6g，桑枝 30g，丹皮 12g，水牛角片 30g，知母 10g，路路通 10g，广地龙 15g，全蝎 6g，丝瓜络 10g，姜半夏 10g，党参 15g，生黄芪 15g，生地黄 15g，赤芍 12g，荷叶 10g。7 剂，水煎服，每日 1 剂。

2006 年 5 月 27 日三诊：患者无发热恶寒，颜面丘疹退去，色素沉着减退，雷诺现象未发作，无关节肿痛，纳食可，二便可，睡眠安，舌尖变红，苔黄略厚腻，脉滑数。状态病机要素较前变化不大，继续前方思路。

处方：柴胡 15g，黄芩 15g，生地黄 15g，赤芍 12g，丹皮 12g，水牛角片 30g，知母 10g，桑枝 30g，广地龙 15g，全蝎 6g，路路通 10g，丝瓜络 10g，姜半夏 10g，桂枝 6g，党参 15g，黄芩 15g，荷叶 10g，酒大黄 5g。7 剂，水煎服，每日 1 剂。

药后追访诸症好转。

第二节　类风湿关节炎

一、概述

类风湿关节炎是一种以关节滑膜炎为特征的慢性全身性自身免疫性疾病。滑膜炎持续反复发作，可导致关节内软骨和骨的破坏，关节功能障碍甚至残疾。本病以慢性、对称性、多滑膜关节炎和关节外病变为主要临床表现，好发于手、腕、足等小关节，反复发作，呈对称分布。早期有关节红肿热痛和功能障碍，晚期关节可出现不同程度的僵硬畸形，并伴有骨和骨骼肌的萎缩，还会累及心、肺、眼等全身多系统。类风湿关节炎的全身性表现还有发热、疲乏无力、心包炎、皮下结节、间质性肺炎、胸膜炎、动脉炎、周围神经病变等。

1. 流行病学

类风湿关节炎的患病率随着年龄增长而逐渐增加，65 岁以上或 70 岁以上老年人患病率最高，女性略高于男性。本病在我国的发病率为 0.36% ～ 0.42%，全球的发病率约为 0.5% ～ 1.0%，有研究显示成年居民男性本病患病率为 0.2%，女性患病率为

0.6%。危险因素：①遗传因素。家族研究显示一级亲属患病的危险性要比无亲属关系的个体高 2 ～ 4 倍，双生儿研究显示当同卵双生儿中有一方患类风湿关节炎，则同卵双生者中另一方有 12% ～ 15% 发生类风湿关节炎的可能，异卵双生者中另一方有 3% ～ 4% 的可能性，遗传度为 60%（遗传因素占疾病全部发病的比例）。②激素及生育因素。与男性相比，类风湿关节炎更常见于女性；妊娠期类风湿关节炎常可自发缓解。③营养等因素。大量摄入烘焙或烤制的鱼类，特别是富含油脂的鱼类如鲑鱼和鳟鱼，可减缓类风湿关节炎进展。研究显示血清中含硒水平较高可防止类风湿关节炎的发生。大量吸烟可增加发生类风湿关节炎的危险性。类风湿关节炎患者生存期普遍缩短，并且每经过一个 10 年的跨度，死亡率的总体危险性就会增加 1.3 ～ 2 倍。与一般人群相比，类风湿关节炎患者更常死于感染和心血管疾病。

2. 疾病特点

关节腔早期滑膜炎，滑膜充血、水肿，大量单核细胞、浆细胞、淋巴细胞浸润，有时有淋巴滤泡形成，并覆有纤维素样沉积物。滑膜炎进一步发展，滑膜细胞、成纤维细胞增生，血管炎发生，关节韧带和肌腱中胶原基质的侵蚀作用破坏关节腔，上下面融合，发生纤维化性强硬、错位，甚至骨化，功能完全丧失，相近的骨组织也产生废用性的稀疏。

本病初发时患者先有几周到几个月的疲倦乏力、体重减轻、胃纳不佳、低热和手足麻木刺痛等前驱症状。随后发生某一关节疼痛、僵硬，随之关节肿大，日渐疼痛。开始时可能 1 ～ 2 个关节受累，往往是游走性，后发展为对称性多关节炎，关节的受累常从四肢远端的小关节开始，之后再累及其他关节。近侧的指间关节最常发病，呈梭状肿大，其次为掌指、趾、腕、膝、肘、踝、肩和髋关节等，晨间关节僵硬，肌肉酸痛。日久病变关节僵硬、畸形，膝、肘、手指、腕部都固定在屈位。手指常在掌指关节处向外侧成半脱位，形成特征性的尺侧偏向畸形。严重活动阶段约 10% ～ 30% 患者在关节的隆突部位出现皮下小结，坚硬如橡皮。关节炎可发生多系统损害，少数患者（约 10%）在疾病活动期有淋巴结及脾肿大；眼部可有巩膜炎、角膜结膜炎；肺部可有弥漫性肺间质纤维化、胸膜炎、类风湿尘肺病；心脏受累主要影响二尖瓣引起瓣膜病变；也可见周围神经病变和慢性小腿溃疡；偶可发现淀粉样变。

3. 中医认识

本病归属中医历节风、骨骺痹、尪痹、骨痹、鸡爪风、鹤膝风、坐骨风等范围。《圣济总录》卷十："历节风者，由血气衰弱，为风寒所侵，血气凝涩，不得流通关节，诸筋无以滋养，真邪相搏，所历之节，悉皆疼痛，故为历节风也。痛甚则使人短气汗出，肢节不可屈伸。"《素问·长刺节论》："病在骨，骨重不可举，骨髓酸痛，寒气至，名曰骨痹。"焦树德教授提出类风湿关节炎为尪痹。本病多由经络气血亏损，风邪寒湿外袭，阴寒凝滞阻闭关节而成。

二、诊断

西医诊断标准：①晨僵，每天至少持续 1 小时，病程至少 6 周。②有 3 个或 3 个以上的关节肿胀，病程持续至少 6 周。③有腕、掌指、近端关节肿胀，至少 6 周。④对称性关节肿胀，至少 6 周。⑤有皮下结节。⑥X 线检查至少有骨质疏松和关节间隙的狭窄。⑦类风湿因子含量升高。有上述 7 项中 4 项者，即可诊断为类风湿关节炎。

三、病机状态分析

1. 基本病机

正气不足，风、寒、湿等邪外袭，痰瘀痹阻关节，为类风湿关节炎的基本病机。

本病由于正气不足、风寒湿外邪侵袭、痰瘀痹阻关节而成，邪气滞留肢体筋脉关节，经脉闭阻不通则疼痛肿胀。《素问·痹论》云："风、寒、湿三气杂至，合而为痹也。其风气胜者为行痹，寒气胜者为痛痹，湿气胜者为著痹也。"《黄帝内经》云："血气皆少则无须，感于寒湿则善痹，骨痛。""血气皆少则无毛……善痿厥足痹。""粗理而肉不坚者，善病痹。"本病内因为禀赋素亏，营血虚耗，气血不足，肝肾亏损或病后、产后，正气不足，加之外邪乘虚而入，阻遏营卫，壅滞经络，深入筋骨，促使病情加重。居处潮湿、冒雨涉水、气候骤变等而感受风寒湿热之邪，以致邪侵人体，注于经络，留于关节，痹阻气血而发病。其发展趋势由早期的关节疼痛肿胀僵硬，渐至关节变形、肢体失用，病情呈现由表及里、由浅入深、内舍于脏腑、由局部至全身的渐进性过程。

2. 当前病机

人的禀赋体质不同，易感邪气及感邪后邪气的转化趋势也不同。素体脾肾阳虚则易受寒湿，即使外受风热也容易化寒化湿；素体肝肾阴虚则易受湿热，即使外受寒湿也容易化热。《类证治裁·痹证》云："痹久必有湿痰败血瘀滞经络。"本病多病程长、反复发作，寒湿停滞、湿热蕴积均可导致血脉运行不畅，关节络脉痹阻，正如叶天士所云，"久发频发之恙，必伤及络，络乃聚血之所，久病必瘀闭。"

痰瘀交阻是本病发病的病理因素，蕴积日久不除则化毒。关节血瘀、痰凝等互结互病，积久蕴毒，渐至毒损络脉败坏形体，甚则循经络侵袭内在脏腑。痰瘀毒邪在病变的初期仅见于病变的局部或有限的几个靶点（关节、筋膜、肌肉等），毒邪不除，局部病变继续加重，外邪反复侵犯肢体关节，袭入络脉，招引内邪，痰、瘀、毒互结，关节废痿不用，引发心、肺等脏腑病变。本病在不同发病阶段虽有寒、热、虚、实之别，然而总以腠理、筋膜、骨节之中痰浊血瘀毒邪阻络所致血气或津液痹阻不通为共同病变特点。

（1）寒湿痹阻，脾肾阳虚

素体脾肾阳虚，外受寒湿客犯关节，机体不能祛除外邪，寒邪凝滞收引，不通则痛，可见肢体关节冷痛沉重。水湿停聚于关节故关节肿胀、屈伸不利。寒湿停滞耗伤阳气，故遇寒痛增，得温则减，恶风畏寒。寒湿痹阻，脾肾阳虚，则腰膝酸软、下肢无力、足跟疼痛。

（2）湿热痹阻，肝肾阴虚

素体肝肾阴虚，则易受湿热，即使外受寒湿也容易化热。湿热外侵，客于关节，湿热蕴积则关节红肿热痛，湿邪留滞则肢体肿胀困重、屈伸不利、晨僵或见皮下结节，低热或身热不扬。肝肾阴虚则腰酸腿软，形体消瘦，头晕耳鸣，五心烦热，颧红盗汗，舌红苔黄厚而干，脉细数。

（3）寒热错杂，痰瘀闭阻

风寒湿热反复侵犯关节，迁延日久，寒热错杂，可见关节肿胀疼痛、扪之局部发热，遇寒加重。痰瘀痹阻则见关节刺痛，部位固定不移，痛处拒按，日轻夜重，关节屈伸不利，甚则僵直、变形、局部肿胀或有硬结、瘀斑，肢体活动不利、晨僵，舌质暗或有瘀斑，苔白腻，脉弦滑。

（4）痰瘀化毒，气血不足，阴阳亏虚

风寒湿热反复侵犯关节，痰瘀闭阻，日久化毒。痰瘀化毒，耗气伤血，脾肾阳虚、肝肾阴亏日久，脾虚生化不足则气血亏虚。痰瘀毒邪耗伤气血阴阳，可导致气血阴阳亏虚。可见骨节变形，酸痛无力，时轻时重，活动后更甚，肢体麻木，肌肉萎缩，面黄少华，女子经闭、男子阳痿等，舌淡胖，有齿痕，苔白，脉细微。

3. 演变病机

正虚风寒湿热等外邪侵袭、痰瘀痹阻关节化毒，痰瘀毒不仅痹阻关节经脉也是造成其他损伤的重要致病因素。毒邪一方面阻滞气血，生痰生瘀，影响气血运行，导致气滞血瘀，影响人体脏腑的状态而致人体阴阳失调，另一方面还可以损伤人体正气，耗气伤津，导致人体正气虚衰，降低正气抗邪能力，毒邪流窜脏腑而引起心、肺、眼等病变发生。

四、状态辨治

1. 治疗原则

正虚风、湿、寒三气杂至，对人体产生各种不利的影响，治疗上，外风以散寒散风逐邪为主，内毒则以通畅络脉为主。本病之要，当注重化痰活血，调节络脉使之通达，以"通"的治疗方法，排毒外出，减少各种不利因素对机体的损伤，使邪去而正自安，达到治疗目的。在用药上可选辛香之品、虫类搜剔之品，其中辛味之品功善走窜无处不到，既可引其他诸药入络，又可透邪外达，既可走表，又可入里。同时在治疗后期还应时时注意祛邪而不伤正，顾护人体气血阴阳，通补并用。

2. 西医治疗

止痛抗感染药：布洛芬、双氯芬酸钠、吲哚美辛、阿司匹林、萘普生、氯芬那酸、水杨酸制剂等，止痛但不能阻止炎症进展。

金制剂：口服金制剂是一种磷化氢金的羟基化合物金诺芬，剂量为 6mg 每日 1 次，2～3 个月后开始见效，对早期病程短的患者疗效较好。注射用硫代苹果酸金钠：第 1 周 10mg 肌注，第 2 周 25mg，若无不良反应，以后每周 50mg，总量达 300～700mg 时多数病人即开始见效，总量达 600～1000mg 时病情可获稳定改善，维持量每月 50mg。

青霉胺：第一个月每天口服 250mg，第二个月每次 250mg，每日 2 次。无明显效果第三个月每次 250mg，每日 3 次。每日总剂量达 750mg 为最大剂量。多数在 3 个月内临床症状改善，症状改善后用小剂量维持，疗程约 1 年。

肾上腺皮质激素：经止痛抗感染、青霉胺、金制剂等治疗效果不好，症状重，影响日常生活，可在原有药物的基础上加用小剂量皮质类固醇，奏效不著可酌情增加，症状控制后应逐步减量至最小维持量。

免疫抑制剂：适用于其他药物无效的严重类风湿关节炎，常用的有硫唑嘌呤，每次 50mg，每日 2～3 次，环磷酰胺每次 50mg，每日 2 次。症状或实验室检查有所改善后逐渐减量，维持量为原治疗量的 1/2～2/3，连续用 3～6 个月。

羟氯喹：显效慢，可作为水杨酸制剂或递减皮质类固醇剂量时的辅助药物。每次口服 250～500mg，每日 2 次。

左旋咪唑：免疫调节抑制炎症，剂量为第 1 周 50mg，每日 1 次，第 2 周 50mg，每日 2 次，第 3 周 50mg，每日 3 次。

雷公藤、帕夫林：为中药雷公藤、白芍提取物，有一定免疫调节作用。

3. 分状态治疗

（1）寒湿痹阻，脾肾阳虚态

临床表现： 关节冷痛沉重、肿胀、屈伸不利，腰膝酸软，下肢无力，足跟疼痛，气候剧变则痛剧，遇寒痛增，得温则减，恶风畏寒，舌淡苔白，脉沉紧。

治法： 温补脾肾，祛寒除湿通络。

常用药物： 川乌、羌活、独活、威灵仙、海风藤、木瓜、蚕沙、伸筋草、寻骨风、青风藤、徐长卿等祛风寒湿；附子、干姜、肉桂、焦白术、桂枝、骨碎补、川断、补骨脂、淫羊藿等温补脾肾之阳。

角药举例：

1）川乌、独活、威灵仙

川乌辛温，能除寒湿痹，止咳逆上气，破积聚，疗寒热，黄元御言其"开关节而去湿寒，通经络而逐冷痹，消腿膝肿疼"；独活辛苦温，其辛散苦燥善祛风湿止痛，发散风寒湿邪而解表，李中梓言其"主新旧诸风湿痹，颈项难伸，腰背酸疼，四肢挛痿"；威灵仙味辛咸，性温，祛风湿，通经络，止痹痛，可升可降，于经络无所不入。三药合用，祛风散寒除湿，通络止痛，契合类风湿关节炎风寒湿阻络之病机。

2）木瓜、寻骨风、徐长卿

木瓜酸温，舒筋活络，化湿和胃，治疗风湿痹痛，吐泻转筋，脚气肿痛，能治筋挛骨痛；寻骨风味辛苦，性平，祛风湿，通络，止痛，《饮片新参》载其"散风痹，通络，治骨节痛"；徐长卿辛温，祛风止痛，止痒，其祛风止痛效优，广泛用于风湿痛痹。三药配伍，祛风湿，通经络，止痹痛。

3）附子、干姜、羌活

附子辛热，补火助阳，散寒止痛，《神农本草经》载其"破癥坚积聚，血瘕，寒湿踒躄，拘挛膝痛，不能行步"；干姜辛热，温中回阳，温肺化饮，能除风湿痹，肠澼下痢，与附子配伍，散寒止痛效增；羌活味辛苦，性温，解表散寒，祛风胜湿，止痛，用于风寒湿邪侵袭导致的肢节疼痛、肩背酸痛，尤以上半身疼痛者更宜。三药配伍，温中散寒，除湿止痛。

4）肉桂、焦白术、川断

肉桂辛甘热，补火助阳，散寒止痛，温通经脉，治疗寒湿痹痛，李时珍其"温中，坚筋骨，通血脉，理疏不足"；焦白术苦甘温，补气健脾，燥湿利水，主风寒湿痹，利腰脐间血；川断味苦辛，性微温，补肝肾，行血脉，续筋骨，疗金疮痈疡，治筋骨折伤。三药合用，肉桂、焦白术散寒除湿，增强续断续筋接骨之效，续断辛温，增强肉桂、焦白术除湿散寒之功，固本培元，标本兼顾。

（2）湿热痹阻，肝肾阴虚态

临床表现： 关节红肿热痛，尤以四肢小关节肿势显著，肢体困重，晨僵，皮下结节，或关节变形不可屈伸，筋脉拘急牵引，日轻夜重，腰膝酸软无力，形体消瘦，头晕耳鸣，低热或身热不扬或五心烦热，颧红盗汗，舌红苔黄厚而干，脉细数。

治法： 滋补肝肾，清热祛湿通络。

常用药物： 杜仲、川断、桑寄生、当归、牛膝、生地黄、熟地黄、白芍等滋补肝肾；黄柏、连翘、薏苡仁、苍术、滑石、秦艽、防己、桑枝、豨莶草、络石藤、穿山龙、老鹳草、土茯苓、肿节风等清热祛湿通络。

角药举例：

1）杜仲、川断、桑寄生、秦艽

杜仲甘温，补肝肾，强筋骨，安胎元，《玉楸药解》载"杜仲去关节湿淫，治腰膝酸痛，腿足拘挛，益肝肾，养筋骨"；川断味苦辛，性微温，补肝肾，行血脉，续筋骨，能止能行，有回虚补损、接骨续筋之力；桑寄生苦平，祛风湿，强筋骨，补肝肾，安胎，黄元御言其"驱逐湿痹，治腰痛背强，筋痿骨弱"；秦艽味苦辛，性微寒，祛风湿，舒筋络，清虚热，治中风瘫痪、湿家筋挛骨痛。四药取独活寄生汤之意，外祛风散寒除湿，内补肝肾强筋骨。

2）熟地黄、白芍、牛膝、肿节风

熟地黄甘微温，养血滋阴，补精益髓，李中梓言其"活血气，封填骨髓，滋肾水，补益真阴"；白芍味苦酸，性微寒，养血敛阴，柔肝止痛，平抑肝阳，能通顺血脉，散恶血，逐贼血，除血痹，破坚积；牛膝苦酸平，活血祛瘀，补肝肾，强筋骨，引血下行，利尿通淋，主湿痿痹，四肢拘挛，膝通不可屈伸，逐血气伤；肿节风味苦辛，性微温，《中医药大辞典》载其"抗感染消炎，祛风通络，活血散结"，治疗风湿痹痛，跌扑损伤，肿瘤等。四药配伍，填精补髓，活血散结，通络止痛。

3）黄柏、连翘、滑石、苍术

黄柏苦寒，清热燥湿，泻火解毒，退虚热，主五脏肠胃中结热；连翘味苦，性微寒，清热解毒，消痈散结，能泻六经之血热，散诸肿之疮疡；滑石味甘淡，性寒，清热解暑，利水通淋，能行积滞，逐凝血，化食毒，利小便；苍术辛苦温，燥湿健脾，祛风湿，《神农本草经》载其"主风寒湿痹，死肌，痉，疸"。四药配伍，清热祛湿，通络解毒，治疗类风湿关节炎湿热阻络者。

4）防己、桑枝、穿山龙、土茯苓

防己苦辛寒，祛风湿，止痛，利水，善祛风湿而止痛，散痈肿恶结；桑枝苦平，祛风通络，利关节，治疗筋骨酸痛，四肢麻，消痈疽，利小便；穿山龙甘苦温，祛风除湿，舒筋通络，活血止痛，治疗风湿痹病，关节肿胀，疼痛麻木，跌扑损伤；土茯苓甘淡平，解毒除湿，利关节，黄元御言其"壮筋骨而伸拘挛，利关节而消壅肿"。四药合用，解毒除湿，活血止痛，治疗类风湿关节炎湿毒阻络者。

（3）寒热错杂，痰瘀痹阻态

临床表现：关节刺痛，部位固定不移，痛处拒按，日轻夜重，局部肿胀或有硬结、瘀斑，关节扪之局部发热，遇寒加重，屈伸不利，僵硬变形，肌肉萎缩，舌暗，有瘀斑，苔白或黄腻，脉弦滑。

治法：寒热并用，化痰活血通络。

常用药物：乌梢蛇、防风、蛇蜕、羌活、苍术、防己、晚蚕沙等祛寒化湿；桂枝、附子、干姜等温通散寒；黄芩、秦艽、知母、黄柏、忍冬藤等清热化湿；法半夏、白芥子、天南星、皂角刺等化痰通络；当归、川芎、乳香、没药、桃仁、红花、鸡血藤、牛膝、全蝎等活血通络。

角药举例：

1）乌梢蛇、防己、晚蚕沙

乌梢蛇咸平，穿筋透络，逐痹祛风，属于较平和的虫类药，能祛风湿，通督脉；防己味苦辛，性寒，祛风湿，止痛，利水，治寒湿痹痛，主风寒温疟热气诸痛，疗中风手脚挛急；晚蚕沙味甘辛，性温，祛风除湿，和胃化浊，主风湿痹痛，肢体不遂。

三药配伍，祛风除湿，散寒止痹。

2）桂枝、附子、干姜、忍冬藤

桂枝辛甘温，发汗解表，温经通阳，能舒筋脉之急挛，利关节之壅阻，通经络而开闭塞；附子辛热，补火助阳，散寒止痛，陶弘景言其"破癥坚积聚，血瘕，寒湿踒躄，拘挛膝痛，不能行步"；干姜辛热，温中回阳，温肺化饮，能逐风湿痹，肠澼，下利；忍冬藤甘温，清热解毒，疏风通络，治疗痈疽疮疡，风湿热痹，关节红肿热痛。四药配伍，温经通络，开痹止痛。

3）法半夏、天南星、皂角刺

法半夏辛温，燥湿化痰，降逆止呕，消痞散结，其辛散消痞，化痰散结，治疗顽痰郁结；天南星味苦辛，性温，燥湿化痰，祛风止痉，治疗风痰留滞经络引起的手足顽麻，半身不遂；皂角刺辛温，消肿排脓效佳，未溃者发散，已溃者排脓。三药配伍，能除顽痰痈肿，治疗风痰留滞经络导致的类风湿关节炎。

4）秦艽、知母、黄柏

秦艽味苦辛，性微寒，祛风湿，舒筋络，清虚热，风湿痹证无问新久、偏寒偏热均可使用；知母味苦甘，性寒，清热泻火，滋阴润燥，能除邪气，补不足，疗浮肿，下水气；黄柏苦寒，清热燥湿，泻火解毒，退虚热，善除中焦脾胃湿热，燥湿坚肾。三药合用，祛风清热除湿，治疗类风湿关节炎属风湿热者。

5）乳香、没药、全蝎

乳香味辛苦，性温，为乳香树伤口渗出的树脂凝固而成，活血止痛，消肿生肌，功擅活血伸筋，既能活血化瘀，又能行气散滞，治心腹疼痛，消痈疽结肿；没药苦平，亦为没药树伤口渗出的树脂凝固而成，效似乳香，功偏散血化瘀，常与乳香相须为用，活血止痛功效增强；全蝎辛平，为虫类药，善搜剔络中邪气，息风止痉，解毒散结，通络止痛。三药合用，共达活血散瘀、通络伸筋之效。

（4）痰瘀化毒，气血不足，阴阳亏虚态

临床表现：骨节酸痛无力，肢体麻木或关节变形，活动不利，肌肉萎缩，面黄少华，女子经闭、男子阳痿等，舌淡胖，有齿痕，苔白，脉细微。

治法：补益气血阴阳，解毒蠲痹通络。

常用药物：蕲蛇、五加皮、狗脊、桑寄生、千年健、鹿衔草、天山雪莲、天仙藤等祛风湿强筋骨；半夏、陈皮、白芥子等化痰；蜈蚣、全蝎、水蛭、土鳖虫、夏天无、姜黄等化瘀通络，搜风解毒；黄芪、党参、当归、白芍、黄精、石斛、枸杞、鹿茸、仙茅、淫羊藿、续断、补骨脂等补益气血阴阳。

角药举例：

1）蕲蛇、五加皮、狗脊

蕲蛇味甘咸，性温，祛风，通络，定惊，黄元御言其"通关透节，泄湿祛风"，能疗骨节疼痛，祛皮肤之风；五加皮辛温，祛风湿，强筋骨，能逐湿开痹，起痿伸挛，治疗风湿痹痛，筋骨痿弱；狗脊味苦甘，性温，补肝肾，强筋骨，祛风湿，《神农本草经》载其"主腰背强，关机缓急，周痹，寒湿，膝痛"。三药合用，祛风湿，强筋骨，通络止痛。

2）鹿衔草、天山雪莲、天仙藤

鹿衔草苦平，祛风除湿，主治风湿痹，历节痛，逐水治痿厥；天山雪莲味微苦，性温，温肾助阳，祛风胜湿，活血通经，主治阳痿，腰膝痿弱，风湿痹痛；天仙藤苦温，祛风湿，通络，治肢节痹痛，流气活血，治风劳心腹疼痛。三药均擅祛风湿，共达祛风除湿、活血通络止痹之效。

3）蜈蚣、全蝎、夏天无

蜈蚣辛温，息风止痉，解毒散结，通络止痛，能堕胎破积，拔脓消肿；全蝎辛平，效似蜈蚣，既能解毒散结，又能通络止痛，常与蜈蚣相须为用；夏天无味苦微辛，性温，活血通络，行气止痛，治疗类风湿关节炎、坐骨神经痛。三药配伍，全蝎、蜈蚣均为虫类药物，功擅搜剔透络，夏天无为罂粟科植物伏生紫堇全草，功擅祛风湿止痛，共达祛风除湿、解毒散结、通络止痛之效。

4）土鳖虫、水蛭、姜黄

土鳖虫咸寒，破血逐瘀，续筋接骨，疗伤止痛，黄元御言其"善化瘀血，最补损伤"；水蛭味咸苦，性平，功擅破血逐瘀，力专效宏，其破血逐瘀之力较土鳖虫更强，能治经闭癥瘕；姜黄辛苦温，破血行气，通经止痛，辛散温通，外散风寒，内行气血，能治风湿痹痛。三药配伍，土鳖虫、水蛭功擅破血散瘀，姜黄善于破血行气，并能加强土鳖虫、水蛭破血逐瘀之效，通中有行，气血并治，使气血畅通，瘀痹自消。

5）当归、白芍、黄精、石斛

当归味甘辛，性温，补血活血，止痛，润肠，又能散寒，补五脏，生肌肉，疗疮疡金创；白芍味苦酸，性微寒，养血敛阴，柔肝止痛，平抑肝阳，《神农本草经》载其"除血痹，破坚积寒热疝瘕，止痛，利小便"；黄精甘平，润肺滋阴，补脾益气，补中益气，除风湿，安五脏，能补脾胃之精，润心肺之燥；石斛味甘，性微寒，养胃生津，滋阴除热，主伤中，除痹，下气，补五脏虚劳。四药配伍，滋阴养血，用于治疗类风湿关节炎日久津血虚耗者。

6）鹿茸、仙茅、淫羊藿、续断

鹿茸味甘咸，性温，补肾阳，益精血，强筋骨，李中梓言其"主益气滋阴，强志补肾，理虚羸，固齿牙，止腰膝酸疼，破流血作痛"；仙茅辛热，温肾壮阳，祛寒除湿，能壮肾阳，祛寒湿，治腰膝冷痹，腰足挛痹不能行；淫羊藿味辛甘，性温，补肾壮阳，祛风除湿，治疗风寒湿痹，肢体麻木，坚筋骨，消瘰疬；续断味苦，性微温，补肝肾，行血脉，续筋骨，补而不滞，疗金创痛伤，跌扑损伤。四药合用，温肾壮阳，散寒除湿，续筋接骨，止痹痛。

其他治疗

外敷疗法：本法是将药物外敷于局部或穴位，将新鲜骨碎补 3～5 根捣烂敷患处，有促进局部血液循环、散寒祛湿、消肿止痛的作用，每次 5～10 分钟即可见效，适用于关节冷痛者。

五、病案举例

病案一

患者女，54 岁。

2000 年 2 月 28 日初诊：患者患类风湿关节炎 10 余年，手指关节及膝关节冷痛，口干鼻干，易生口疮，颈肩不适，手指胀痛明显，晨僵，大便每日 2～3 次，偏干，舌淡红，苔薄黄，脉弦滑。

中医诊断：痹证。

西医诊断：类风湿关节炎。

状态分析：患者中年女性，风湿痹阻关节日久，见手指关节等疼痛僵硬；素体阴虚，久生内热，故见口干鼻干、大便干、易生口疮；阴虚日久，内热煎熬阴血而成瘀，故可见疼痛。本病为本虚标实，本虚为阴虚，占状态要素的四成；标实为风湿瘀血痹阻关节，阴虚生内热，占状态六成。病位在手指关节、膝、颈肩。

治法：祛风湿，止痹痛，养阴清热，通络活血。

处方：秦艽 10g，威灵仙 10g，羌活、独活各 15g，夏天无 10g，姜黄 10g，牛膝 15g，乌梢蛇 6g，姜黄 10g，虎杖 15g，广地龙 15g，全蝎 6g，银花 15g，石斛 15g，生地黄 15g，玄参 15g，赤芍 15g，地骨皮 15g，知母 10g。14 剂，水煎服，每日 1 剂。

2000 年 3 月 14 日二诊：患者手指关节、膝关节冷痛略减，颈肩不适，手指胀痛明显，晨僵，口干鼻干，易生口疮，大便通畅，舌淡红，苔白，脉弦滑。状态病机要素较前变化不大，治疗大致同前。

处方：秦艽 10g，威灵仙 10g，羌活、独活各 10g，松节 10g，姜黄 10g，牛膝 15g，乌梢蛇 6g，白芷 10g，广地龙 15g，全蝎 6g，忍冬藤 15g，石斛 15g，生地黄 15g，玄参 15g，赤芍 15g，丹参 15g。14 剂，水煎服，每日 1 剂。

2000 年 3 月 28 日三诊：患者手指关节、膝关节冷痛明显减轻，颈肩不适，手指胀痛明显，晨僵，口干鼻干，易生口疮，大便通畅，舌淡红，苔白，脉弦滑。状态病机要素较前变化不大，治疗大致同前。

处方：全蝎 6g，威灵仙 10g，银花 15g，生黄芪 20g，党参 15g，玄参 15g，广地龙 15g，松节 10g，秦艽 10g，姜黄 10g，牛膝 15g，白芷 10g，赤芍 15g，丹参 15g，当归 10g，红花 10g，羌活、独活各 15g，葛根 15g。7 剂，水煎服，每日 1 剂。

后随访诸症减轻。

病案二

患者男，66 岁。

2000 年 2 月 25 日初诊：患者患类风湿关节炎 10 余年，全身关节痛，腰腿疼痛，四末凉，畏寒，涎多，痰多，大便偏稀，舌淡苔薄，脉弦大。

中医诊断：痹证。

西医诊断：类风湿关节炎。

状态分析：患者老年男性，脾胃虚寒，脾失健运，故见四末凉，畏寒，涎多，痰多，大便稀；风湿痹阻关节，故见关节、腰腿疼痛。患者虽因痹证腰腿疼痛就诊，但脾胃虚寒占其状态要素的八成，风湿痹阻关节占状态的二成。

治法：温中补虚，健脾利水。

处方：鹿角 9g，桂枝 10g，炒白芍 12g，桑枝 15g，杜仲 15g，益智仁 9g，续断 10g，牛膝 15g，土鳖虫 9g，全蝎 6g，没药 6g，乳香 6g，茯苓 20g，炒白术 15g，白芥子 9g，天山雪莲 10g。14 剂，水煎服，每日 1 剂。

2000 年 3 月 10 日二诊：患者四末凉、畏寒减轻，痰涎较前减少，仍全身关节疼痛，腰腿疼痛，大便偏稀，舌淡，苔薄，脉弦大。

治法：祛风湿，止痹痛，活血通络，兼健脾补中。

处方：黄芪 15g，桂枝 10g，姜黄 10g，威灵仙 10g，赤芍、白芍各 12g，羌活、独活各 15g，鹿角 9g，桑枝 20g，全蝎 6g，土鳖虫 9g，没药、乳香各 6g，茯苓 20g，炒白术 15g，白芥子 9g，天山雪莲 10g，路路通 10g，蕲蛇肉 10g，山药 20g。14 剂，水煎服，每日 1 剂。

2000 年 3 月 18 日三诊：患者全身关节痛、腰腿痛显著减轻，四末凉、畏寒减轻，大便正常，舌淡红，苔薄，脉弦大。治以二诊方减威灵仙、乳香、没药、路路通，加焦麦芽 20g，当归 15g，续断 15g。30 剂，水煎服，每日 1 剂。

后随访关节疼痛显著减轻。

第三节　痛　风

一、概述

痛风性关节炎简称痛风，是由单钠尿酸盐（MSU）沉积所致的晶体相关性关节病，与嘌呤代谢紊乱和（或）尿酸排泄减少所致的高尿酸血症直接相关，特指急性特征性关节炎和慢性痛风石疾病。摄入过多含嘌呤的食物或者长期使用呋噻米等噻嗪类利尿剂等，抑制尿酸排泄使尿酸潴留体内，可造成高尿酸血症引起痛风。其病变主要包括急性发作性关节炎、痛风石形成、痛风石性慢性关节炎、尿酸盐肾病和尿酸性尿路结石，重者可出现关节残疾和肾功能不全。继发性痛风及高尿酸血症作为一种并发症，发生于某些骨髓增生性疾病，如真性红细胞增多症、白血病、多发性骨髓瘤等。本病归属于中医的痹证，可简称为痛风。

1. 流行病学

痛风常伴腹型肥胖、高脂血症、高血压、2型糖尿病及心血管病等疾病。痛风的患病率随着年龄和血清尿酸盐浓度的增加而增加。国外痛风的流行病学调查表明，30岁以上男性和50岁以上的女性患病率大约为2%；80岁以上人群男性痛风患病率为9%，女性为6%。随着我国物质生活水平的提高，高尿酸血症发病率从1998年的10.1%上升到2008年的17.9%，而痛风的发病率从1998年的0.34%上升到2008年的2.0%。目前中国高尿酸血症患者达1.2亿，痛风患者约1700万人。近20年来，南方沿海地区的高尿酸血症患病率呈递增的趋势，从20%上升到约26%。我国高尿酸血症患病率存在地域差异，沿海地区高于内陆地区，南方地区高于北方地区，可能与生活水平、饮食习惯以及环境气候等相关。

2. 疾病特点

痛风多见于男性，女性发病多在绝经后，近年来本病发病有年轻化趋势。痛风的自然病程可分为急性发作期、间歇发作期、慢性痛风石病变期。临床还常见痛风性肾病等。

（1）急性发作期

常于夜间突发关节痛，疼痛进行性加剧，呈撕裂样、刀割样或咬噬样。受累关节及周围组织红、肿、热、痛和功能受限，初次发作可以自行缓解。部分患者伴有发热、寒战、头痛、心悸和恶心等全身症状，实验室检查可见白细胞计数升高、红细胞沉降率增快和C反应蛋白升高等。

（2）间歇发作期

痛风发作后进入无症状的间歇期，常历时数月，越发越频，受累关节越来越多，症状持续时间越来越长。受累关节一般从下肢向上肢、从远端小关节向大关节发展，出现指、腕和肘等关节受累。少数患者无间歇期，初次发病后即呈现慢性关节炎表现。

（3）慢性痛风石病变期

长期显著的高尿酸血症形成皮下痛风石和慢性痛风石，大量单钠尿酸盐晶体沉积于皮下、关节滑膜、软骨、骨质及关节周围软组织。关节内沉积的痛风石可造成关节骨质破坏、关节周围组织纤维化和退行性改变等。皮下痛风石多发生在耳郭、关节周围及鹰嘴、跟腱和髌骨滑囊等部位，外观为皮下隆起的大小不一的黄白色赘生物，皮肤表面菲薄，破溃后排出白色粉状或糊状物，经久不愈，伴有持续关节肿痛、压痛、畸形及功能障碍。

（4）肾脏病变

尿酸盐晶体沉积于肾间质导致间质性肾炎，尿浓缩功能下降，出现夜尿增多、低比重尿、小分子蛋白尿、白细胞尿、轻度血尿及管型尿等。晚期可致肾小球滤过功能下降，出现肾功能不全。尿酸性尿路结石：尿中尿酸浓度升高形成结石，结石较大者可阻塞尿路，引起肾绞痛、血尿、排尿困难、泌尿系感染、肾盂扩张和积水等。急性尿酸性肾病：血及尿中尿酸水平急剧升高，大量尿酸结晶沉积于肾小管、集合管等处，造成急性尿路梗阻。尿中可见大量尿酸晶体，出现少尿、无尿，甚至急性肾功能衰竭。

3. 中医认识

中医认为痛风归属于痹证，有风痹、行痹、痛痹之分。痛风以其疼痛阵作、来去如风的临床特点而得名，但关节疼痛为红肿热痛、疼痛剧烈，不同于一般痹证，故称为历节、白虎历节风等。该病不同于类风湿关节炎的外感风寒湿热等邪，多由于过食膏粱厚味、烟酒等，加劳逸不当，耗伤正气，以致经络阻滞，气血运行不畅而成痹病历节。痹病历节日久不愈，血脉瘀阻，津聚痰凝，由经络及脏腑可导致肾脏病变。治疗以清热化湿活血为主。

二、诊断

痛风的诊断采用 2015 年美国风湿病协会（ACR）/欧洲抗风湿病联盟（EULAR）的分类标准（表 6-2），依据临床症状及血清尿酸水平、高频超声、双能 CT 等影像学检查结果累计赋分，≥8 分可临床诊断为痛风。临床上若见中老年男性肥胖者，突然反复发作的单个跖趾、跗跖、踝等关节红肿剧痛，可自行缓解及间歇期无症状者，应首先考虑到痛风性关节炎，同时合并高尿酸血症及对秋水仙碱治疗有效者可诊断为痛风，滑液或滑膜活检发现尿酸盐结晶者即可确诊。

表 6-2　2015 年美国风湿病协会（ACR）/欧洲抗风湿病联盟（EULAR）的分类标准

项目	分类	评分
临床表现		
症状发作曾累及的关节/滑囊 [a]	踝关节或中足（作为单关节或寡关节的一部分发作而未累及第一跖趾关节）	1
	累及第一跖趾关节（作为单关节或寡关节发作的一部分）	2
关节炎发作特点（包括以往的发作）		
受累关节发红（患者自诉或医生观察到）	符合左栏 1 个特点	1
受累关节不能忍受触摸、按压	符合左栏 2 个特点	2
受累关节严重影响行走或无法活动	符合左栏 3 个特点	3
发作或曾经发作的时序特征（无论是否抗感染治疗，符合下列 2 项或 2 项以上为 1 次典型发作）		

续表

项目	分类	评分
疼痛达峰＜24h	1 次典型的发作	1
症状缓解 ≤ 14d		
发作间期完全缓解（恢复至基线水平）	反复典型症状发作	2
痛风石的临床证据		
皮下粉笔灰样结节，表面皮肤薄，常伴有表面血管覆盖，位于典型部位：关节、耳郭、鹰嘴滑囊、指腹、肌腱（如跟腱）	存在	4
实验室检查		
血尿酸水平：通过尿酸酶方法测定		
理想情况下，应在患者未接受降尿酸治疗和症状发作 4 周后（即在发作间期）进行测定；如果可行，在上述情况下进行复测，以最高的数值为准	＜240μmol/L（＜4 mg/dL）	−4
	240 ～＜360μmol/L（4 ～＜6mg/dL）	0
	360 ～＜480μmol/L（6 ～＜8mg/dL）	2
	480 ～＜600μmol/L（8 ～＜10mg/dL）	3
	≥ 600μmol/L（≥ 4mg/dL）	4
有（曾有）症状的关节或滑囊进行滑液分析（应由有经验的检查者进行检测）	未做检测	0
	单钠尿酸盐阴性	−2
影像学特征		
（曾）有症状的关节或滑囊处尿酸盐晶体的影像学证据：超声显示双轨征[b]，或双能 CT 证实尿酸盐沉积[c]	无影像学证据（两种检查方法）或未做检查	0
	存在（任一方式）	4
痛风相关关节破坏的影像学证据：手和 / 或足在传统影像学表现有至少一处骨侵蚀[d]	无影像学证据或未做检查	0
	存在	4

a 症状发作是指包括外周关节（或滑囊）的肿胀，疼痛和 / 或压痛在内的有症状的时期；b 双轨征指透明软骨表面的不规则回声增强，且与超声探头角度无关（注意事项：假阳性的双轨征可能出现在软骨表面，但改变超声探头角度时该征象会消失）；c 在关节或关节周围的位置存在颜色标记的尿酸盐。使用双能 CT 扫描获取影像，在80 kV 和 140 kV 扫描能量下获取数据，使用痛风特异性软件应用双物质分解算法分析颜色标记的尿酸盐。阳性结果定义为在关节或关节周围的位置存在颜色标记的尿酸盐。需排除甲床、亚毫米波、皮肤、运动、射束硬化和血管伪影造成的假阳性；d 侵蚀定义为骨皮质的破坏伴边界硬化和边缘悬挂突出，不包括远端指间关节侵蚀性改变和鸥翼样表现。

三、病机状态分析

1. 基本病机

正虚禀赋不耐，饮食不节，过食膏粱厚味饮酒等，浊瘀毒之邪阻滞关节为痛风基本病机。血尿酸升高即浊瘀之毒，为该病关键病理因素。本病邪以内生为主，与传统痹证"风寒湿三气杂至，合而为痹"明显不同。其病因为内因，饮食不节而致湿热浊瘀毒蓄积，血尿酸升高，沉积关节，外受风寒湿热等为诱发因素。痛风常多发于下肢踇趾关节，其次为足弓、踝、跟、膝、腕等关节。

素体脾肾亏虚，饮食不节等导致血尿酸升高，湿热痰浊痹阻关节血络；初次发作急性起病，多为湿热郁痹关节，热邪易耗伤津液使湿邪变黏稠化为痰浊；湿热郁痹，郁阻血络，热耗津血使得血黏血滞产生血瘀。痰浊内生黏滞缠绵损耗正气，久则内邪愈盛、正气愈亏，气不行血，气虚血瘀，关节络脉不通则痛。湿热痰浊瘀毒停滞关节，反复发作，迁延难愈，正气亏虚，经络瘀阻，邪聚成积，浊瘀毒阻积聚，化为关节结石，损毁关节出现关节畸形，影响关节活动。日久毒邪可直入血络，损耗肾气，影响肾之功能。

2. 当前病机

急性痛风性关节炎初期急性发作多为湿热停滞关节，络脉郁滞，常于夜间起病，关节肿痛，局部发热，活动受限，湿浊重着下行，故受累关节以下肢跖踝为多见。叶天士于《临证指南医案》中言"湿热入络则为痹"，湿热痹阻、关节血络不通则疼痛挛急、肿胀，关节活动受限。过食膏粱厚味、饮酒过多等酿生湿热痰浊，内阻关节，侵扰血络，血络关节不通发为疼痛，湿热痰浊聚集关节则肿胀，湿热并重热势弛张可有发热。湿热内蕴可见口渴、心烦、溲黄等。如热邪炽盛伤阴，入于营血，则见身热夜甚，烦躁，舌绛红苔黄而干，脉弦数。痛风常因饮食不节或受风寒湿热等而诱发急性发作，外受风寒可伴有恶寒、发热、头痛之症，但恶寒时间很短；若受风湿，关节肿胀疼痛明显，肢体困重；若受风热，风热郁闭表气不利可有发热、头痛、咽痛等。

气虚痰湿浊瘀蕴结：邪交争后痛风发作进入间歇期即慢性迁延期，热减退，但痰湿留存，耗损正气尤其是脾气。痛风患者本就因嗜食肥甘厚味而发病，过食肥甘厚味，饮食不节，耗伤脾气，脾气亏虚，不能运化水谷精微，愈加内生痰湿，脾气虚运化无力可见有腹胀痞满、乏力、便溏黏腻等。痰湿内停，久则遇热则化为痰浊，痰浊黏腻，痹阻关节血络，产生瘀血，浊瘀化毒，蕴结不除，可导致痛风反复发作。若再受外邪，突然摄入大量膏粱厚味或饮酒等可突然引发关节疼痛肿胀。反复发作，正气耗伤，浊瘀毒邪蕴结关节血络，关节肿胀变形，疼痛发作越来越频繁，间歇期缩短。

气血精亏、浊瘀毒积聚：痛风反复发作，正气亏虚，邪入血络，脉络滞涩，气血亏虚，血气运行不畅，瘀血内生，经络瘀阻，浊瘀毒胶结聚而成积，关节出现坚硬结节，可见痛风石形成。浊瘀化毒结聚，成为痛风石沉积在关节，固定难除则痛风发作频繁。浊瘀化毒结聚有形之邪阻滞经络，其气血运行滞涩更甚，日久脉络瘀阻，气血越亏虚，日久则肾精亏虚。气血精不能濡养关节肌肉，失养可见关节疼痛僵硬，关节肌肉萎缩，活动受限，浊瘀毒积聚可见关节周围瘀斑、结节，关节屈伸不利、畸形。气血精亏可见乏力腰酸等。

3. 演变病机

痛风初起属实证，以湿热为主，久则正虚邪实，虚实夹杂。晚期由经络及脏腑，出现脏腑痹。气血精耗损，正虚浊瘀毒邪内入脏腑，脏腑失于润养，累及于肾，肾之精气化生无力，夜尿增多，出现血尿、少尿、排尿困难甚至无尿，日久甚至可见肾脏衰败，精气乃绝，危及生命。

四、状态辨治

1. 治疗原则

痛风由于禀赋不耐，复因饮食不节，而致湿热毒瘀之邪内生，阻滞积聚关节经络而发病。治疗应控制饮食，避免饮酒，摄食膏粱厚味。还要顾护正气，避免过度劳累损耗正气，还要适当运动，增强体质。

禁酒，少饮咖啡、茶等：酒精可诱发痛风发作并加重病情，应绝对禁止痛风患者饮酒；痛风患者也不可喝太浓的茶及咖啡。

禁食含嘌呤高的食物：含嘌呤高的食物有动物内脏、鱼虾、蛤蛎、牛羊肉类及豌豆等，这些食物痛风患者要尽量少吃或不吃。嘌呤含量少的食物有牛奶、鸡蛋、面包、黄瓜、番茄等，痛风患者应多吃，减少外源性嘌呤进入体内，降低血尿酸水平。

急性痛风治疗以清热化湿为主，兼化痰活血。本病慢性迁延期以扶正祛邪为主，健脾益气，加强运化功能，避免食物化为痰湿，祛除痰浊瘀血，解毒通络，排泄浊毒。本病晚期治疗较复杂，治须补益气血肾精兼化痰化浊散结，多用虫类药搜风剔络，减小痛风结石。

2. 西医治疗

原发性痛风较能根治：①迅速控制急性发作；②预防复发；③纠正高尿酸血症，预防尿酸盐沉积造成的关节破坏及肾脏损害；④手术剔除痛风石，对毁损关节进行矫形手术，提高生活质量。

（1）止痛抗感染药

非甾体类抗炎药（NSAIDs）：布洛芬、双氯芬酸钠、阿司匹林、水杨酸制剂等，均可有效缓解急性痛风症状。

糖皮质激素：治疗急性痛风有明显疗效，通常用于不能耐受非甾体类抗炎药和秋水仙碱的患者或肾功能不全的患者。单关节或少关节的急性发作，可行关节腔抽液和注射长效糖皮质激素，以减少药物全身反应，但应除外合并感染。对于多关节或严重急性发作，可口服、肌肉注射、静脉使用中小剂量的糖皮质激素。为避免停药后症状"反跳"，停药时可加用小剂量秋水仙碱或非甾体类抗炎药。

（2）抑制尿酸生成和排出尿酸药

秋水仙碱：治疗急性发作的传统药物，其作用是与中性粒细胞微管蛋白的亚单位结合，改变细胞膜功能，抑制中性粒细胞的趋化、黏附和吞噬作用，抑制磷脂酶 A2 减少单核细胞和中性粒细胞释放前列腺素和白三烯，抑制局部细胞产生 IL-6 等，达到控制关节局部疼痛、肿胀及炎症反应的目的。肾功能不全者应减量使用。

别嘌醇：广泛用于原发性及继发性高尿酸血症，尤其是尿酸产生过多型或不宜使用促尿酸排泄药者。

丙磺舒、磺吡酮、苯溴马隆：促尿酸排泄药。对于 24 小时尿酸排泄 > 3.57mmoL 或已有尿酸性结石者、慢性尿酸盐肾病的患者、急性尿酸性肾病患者不宜使用。

碳酸氢钠（小苏打）：即碱化尿液，痛风患者的尿 pH 值往往低于健康人，故应在降尿酸治疗的同时，特别是在开始服用促尿酸排泄药时，定期监测尿 pH 值，使之保持在 6.5 左右。

3. 分状态治疗

（1）湿热痰浊阻络

临床表现： 下肢小关节卒然红肿热痛、拒按，触之局部灼热，得凉则舒，伴发热口渴，心烦不安，小便黄，舌红苔黄腻，脉弦滑数。如热邪炽盛伤阴入营血，则见舌绛红苔黄，脉弦数。

治法： 清热化湿，宣痹止痛。

常用药物： 黄芩、生石膏、知母、黄柏等清热解毒；忍冬藤、土茯苓、败酱草、漏芦等清热化湿；用滑石、薏苡仁、苍术、萆薢、防己等化湿化痰祛浊；内热伤阴血可加用生地黄、玄参、水牛角、丹皮、赤芍等养阴凉血解毒。

角药举例：

1）黄芩、生石膏、黄柏

黄芩苦寒，能清肺、胃、胆及大肠经之湿热，既清中上二焦湿热，又清肺火及上焦实热，且清少阳郁热，又可泻火解毒，凉血止血；生石膏辛甘性寒，生用善于清泄肺、胃二经实热，又兼除烦止渴，透达经络郁热；黄柏苦寒，能清热燥湿，善清下焦湿热，又可泻火解毒，清相火，退骨蒸。三者同用清湿热，泻火解毒，透达郁热。

2）忍冬藤、土茯苓、败酱草

忍冬藤甘寒，能清热解毒，疏散风热，通经络而止痹痛；土茯苓甘淡性平，能解毒利湿，通利关节，入络搜剔湿热蕴毒；败酱草辛苦性寒，能解毒排脓，活血消痈，又可行滞散瘀，通经止痛。三药合用，清热利湿，通经络之湿热，解湿热蕴毒。

3）漏芦、萆薢、防己

漏芦苦寒，清热解毒，消痈散结，又可通经下乳，舒筋活络通脉；萆薢苦平，善利湿祛浊，又祛风湿舒筋通络除痹；防己苦寒，长于祛风除湿通络，善清湿热，宣壅滞，通经络，利小便，能泻下焦血湿热，疗风水。三者配伍祛风湿，通经络，除痹痛。

4）滑石、薏苡仁、苍术

滑石甘淡性寒，善清膀胱热结以通利水道，又可清热解暑祛湿，外用敛疮；薏苡仁甘淡性凉，能利水渗湿，兼健脾补中，除脾湿益脾土，通利关节，缓和拘挛，渗湿除痹，解毒散结；苍术辛苦性温，其芳香性燥，善燥脾湿，健脾气，能燥湿宣化痰饮，祛秽浊恶气。三药配伍，祛湿浊，健脾化痰。

5）生地黄、水牛角、赤芍

生地黄甘苦性寒，质润入营血分，为清营、凉血、止血要药，能滋阴降火，生津止渴；水牛角苦咸性寒，能清热泻火，入血分清心、肝、胃经之火，凉血解毒，又可消肿止痛；赤芍苦寒，善走血分，能清肝火，除血分郁热而凉血止血，散瘀消斑，又可活血通经，行滞止痛，散瘀消肿。三者同用，入血分而清血分郁热，养阴凉血解毒。

（2）气虚痰湿浊瘀蕴结态

临床表现：关节疼痛肿胀，甚则关节周围漫肿，局部酸麻疼痛，或见硬结不红，伴有乏力，目眩，面浮足肿，胸脘痞闷腹胀，便稀溏或黏腻，舌胖边有齿痕，苔白腻，脉弦细。

治法：健脾益气，化痰除湿，祛浊通络。

常用药物：党参、黄芪、白术、茯苓、豆蔻、砂仁等健脾益气；陈皮、南星、半夏、白芥子、萆薢、蚕沙、猪苓、泽泻、泽兰等化痰化湿浊；王不留行、血竭、红花、鸡血藤、延胡索、姜黄、牛膝、乳香、没药、路路通、川芎等活血通络宣痹；白芍、羌活、独活、威灵仙、防风、土茯苓、穿山龙等祛湿通络止痛。

角药举例：

1）党参、黄芪、白术、砂仁

党参甘平，补而不燥，能补脾养胃，健运中气，鼓舞清阳，补肺益气，又有补气生津、生血之效；黄芪甘温，善补中益气，升阳举陷，又补益肺气，生津养血，固表止汗，利水消肿，托毒排脓，敛疮生肌；白术苦甘性温，能补气健脾，燥湿利水，固表止汗，安胎；砂仁辛温，长于化湿行气，醒脾和胃，又温中健脾止泻，和胃调中止呕，安胎，且和五脏。诸药配伍，益气健脾祛湿。

2）陈皮、天南星、半夏

陈皮苦辛性温，其芳香醒脾，能理气燥湿，健脾和中，宣肺止咳，行气止痛；天南星苦辛性温，能燥湿化痰，祛湿、寒、顽痰，走经络祛风止痉，外用散结消肿，胆南星苦辛性凉，能清热化痰，息风定惊；半夏苦辛性温，燥湿化痰，降逆和胃止呕，散结消痞。三者合用，燥湿化痰，理气和中。

3）萆薢、蚕沙、泽泻、泽兰

萆薢苦平，善利湿祛浊，又祛风湿舒筋通络除痹；蚕沙甘辛性温，能祛风除湿，和胃化浊，为风湿专药；泽泻甘淡性寒，能利水渗湿，行痰饮，清利膀胱湿热，泻肾经虚火；泽兰苦辛性温，走血分，善活血调经，化瘀消肿，利水。诸药合用，祛风湿，化湿浊，利水活血消肿。

4）王不留行、血竭、红花、鸡血藤

王不留行苦平，善通利血脉，走而不守，活血通经，消肿止痛，又可利尿通淋；血竭甘咸性平，入血分能散瘀止痛，外用收敛止血，敛疮生肌；红花辛温，入肝经血分，善活血祛瘀，通调经脉，消癥止痛，化滞消斑；鸡血藤苦甘性温，既活血又补血，能舒筋活络，通经止痛。四药合用，走血分以活血通络，通经止痛。

5）延胡索、姜黄、乳香、没药

延胡索辛苦性温，能行血中气滞，气中血滞，治一身诸痛，同时能宣通郁滞，利气通络；姜黄辛苦性温，入血分以活血化瘀，入气分以行气散滞，行气血通经止痛；乳香辛苦性温，既活血化瘀又行气化滞，能消肿止痛，祛腐生肌；没药辛苦性平，能活血止痛，消肿生肌敛疮。诸药同用，行气活血，通痹止痛。

6）独活、威灵仙、土茯苓

独活辛苦性温，气香温通，能祛风除湿，通痹止痛，散除下身寒湿；威灵仙辛咸性温，走而不守，既走表祛风湿，又通行十二经络，通络止痛；土茯苓甘淡性平，能解毒利湿，通利关节，能入络搜剔湿热蕴毒。三者同用，祛风除湿，通络止痛。

（3）气血精亏，浊瘀毒积聚态

临床表现： 痹证日久不愈，反复发作，关节疼痛时轻时重，关节皮下有硬结，局部肿胀变形，屈伸不利，肌肤萎缩或麻木不仁，步履艰难，活动不利，头晕耳鸣，乏力腰酸，舌淡体胖或舌有瘀斑，舌苔白腻，脉细涩。

治法： 扶正解毒，化浊祛瘀，搜风剔络散结。

常用药物： 人参、黄芪、党参、杜仲、巴戟天、桑寄生、狗脊、黄精、石斛、熟地黄、山萸肉、龟甲、当归、川芎、芍药等补益扶正以补气养血填精；天麻、秦艽、羌活、威灵仙、白芥子、乌梢蛇、白芷、鸡血藤等祛湿化浊通络；全蝎、蜈蚣、水蛭、芒硝等搜风剔络散结；金钱草、海金沙、郁金化石通淋。

角药举例：

1）党参、杜仲、巴戟天、桑寄生

党参甘平，补而不燥，能补脾养胃，健运中气，鼓舞清阳，补肺益气，又有补气生津、生血之效；杜仲甘温，能补益肝肾，助火壮阳，强筋健骨，调理冲任，固经安胎；巴戟天甘辛性温，温润不燥，能补肾助阳，强筋健骨，祛风除湿；桑寄生苦甘性平，长于补肝肾，强筋骨，祛风湿，安胎元。诸药共用，调补肝肾，益气养血，强筋健骨。

2）黄精、石斛、山萸肉、龟甲

黄精甘平，既补肺阴、润肺燥，又滋肾阴、益肾气，填精髓，且补脾阴、益脾气；石斛甘寒，善养胃阴、生津液、止烦渴，能滋阴清热，补益肝肾，益精明目；山萸肉酸涩性温，善补益肝肾，涩精缩尿，固经止血，敛汗固脱；龟甲甘咸性寒，能滋阴液，入血分，清解血分邪热，能滋阴潜阳，强筋健骨，培补先天，补心安神。诸药配伍，补益肝肾，益精填髓。

3）天麻、秦艽、羌活

天麻甘平，功善息风止痉，平抑肝阳，祛风通络止痛；秦艽辛苦性平，善祛风湿，通经络，止痹痛，能清热除蒸，清利湿热；羌活辛苦性温，善行气分，能解表散寒，祛风除湿，条达肢体止痛。三药共伍，祛风除湿，通经活络。

4）全蝎、蜈蚣、芒硝

全蝎辛平，善走窜，能息风止痉，通络止痛，攻毒散结；蜈蚣辛温，性通达内外，能息风止痉，搜风通络止痛，攻毒散结；芒硝咸苦性寒，性降泄，泻热通便，润燥软坚，荡涤胃肠，外用能清热消肿。三者合用，搜风剔络，祛经络痰瘀。

5）金钱草、海金沙、郁金

金钱草甘咸性寒，能利湿退黄，利尿通淋，解毒消肿；海金沙甘咸性寒，清利湿热，通淋止痛；郁金辛苦性寒，既活血散瘀，又行气解郁，调经止痛，兼清心凉血，利胆退黄。三者化石通淋，用于关节腔及泌尿系结石者。

其他疗法

痛风的发病部位多发生在足趾关节，可采用中医传统外洗方法，选用活血化瘀、通络止痛、辛香走窜之药外洗，常用雷公藤 20～30g，豨莶草 20～30g，臭梧桐 20～30g，生艾叶 10～20g，羌活 10～20g，红花 10～20g，川芎 10～20g，芒硝 10～20g 等外洗。

五、病案举例

病案一

患者男，53 岁。

2003 年 9 月 13 日初诊：患者四肢关节间断性疼痛 14 年，加重 4 天。患者于 1989 年开始无明显诱因出现左侧腕关节红肿疼痛，查血尿酸升高，经医院诊为痛风，服用痛风利仙、别嘌呤醇后症状有所缓解，其间间断发作。近 4 天出现双足踝关节肿痛，疼痛夜甚，影响睡眠，无周身关节痛，轻咳无痰，无发热，纳差，二便可，舌暗红，舌下有瘀点，苔黄腻，脉弦。既往有十二指肠溃疡、高血压、高血脂、慢性咽炎史。查体：双足踝关节肿痛，右足第一跖趾关节肿，左腕以下关节疼痛，双足不能行走，触痛，局部皮肤发热，肤色暗红。查血尿酸 23.2mg/dL，甘油三脂 95.9mg/dL。2000 年双足 X 线检查：双足第一跖趾关节可见痛风性关节炎改变。

中医诊断：风湿热痹。

西医诊断：痛风性关节炎；高尿酸血症。

状态分析：患者中年男性，平素嗜食肥甘，湿热内蕴，热入营血，迫血外溢，故见局部皮肤发热，肤色暗红；湿热内蕴日久，煎灼阴血而成瘀，瘀与湿热之邪互结，痹阻于经络关节，故见经络关节处红肿疼痛；湿邪困脾，脾失健运，故见纳差；舌暗红，舌下瘀点，苔黄腻，脉弦为其征象。本病湿热内蕴，热入营血占状态的六成，瘀血与湿热之邪痹阻经络关节占状态的四成。

治法：清热利湿，活血通络，祛风止痛。

处方：

①萆薢 15g，蚕沙（包煎）15g，制乳香、没药各 6g，白芷 10g，延胡索 10g，姜黄 10g，猪苓 30g，赤芍 12g，桑枝 30g，路路通 10g，忍冬藤 30g，丹皮 10g，水牛角片 30g，生地黄 20g，土茯苓 30g，白蔻（打）6g，薏苡仁 15g。6 剂，水煎服，每日 1 剂。

②苦参 30g，芒硝 30g，苏木 15g，红花 15g，细辛 10g，羌活、独活各 20g，制乳香、没药各 20g。6 剂，水煎外洗，每日 1 剂。

2003 年 9 月 19 日二诊：患者药后痛止，双足踝以下关节痛、右足第一跖趾关节肿痛及腕以下关节疼痛均消失，无发烧，无咳嗽、咳痰，查体未见阳性体征。

状态病机要素较前变化不大，继用前法，汤药方去桑枝，加生黄芪 6g，4 剂。外洗方如前续用。加减化裁，调治旬余，关节肿痛消失，查血尿酸正常。

病案二

患者男，32 岁。

2001 年 3 月 16 日初诊：患者双足蹋趾疼痛，局部红肿热痛 1 个月。1 年前经某医院诊为痛风。化验检查血尿酸升高。舌暗，苔薄腻，脉弦滑。

中医诊断：着痹。

西医诊断：痛风性关节炎。

状态分析：患者青年男性，平素嗜食肥甘，湿热内蕴，湿重于热，风湿热之邪痹阻于经络关节，故发作足趾疼痛；风湿热之邪痹阻，久而有瘀，可见局部红肿；舌暗，苔薄腻，脉弦滑为之征象。本病为湿热内蕴兼风湿热邪痹阻于经络关节，湿热内蕴占状态要素的七成，风湿热邪痹阻占状态要素的三成。病位在脾、肾、经络、关节。

治法：利湿清热，祛风除痹，兼化瘀活血。

处方：萆薢 10g，蚕沙（包煎）12g，五味子 10g，瓜蒌 30g，猪苓 30g，川断 15g，三七粉（冲）3g，车前草 15g，丝瓜络 10g，苍术、白术各 12g，黄柏 10g，黄芪 15g，薏苡仁 15g，赤小豆 15g，知母 10g，羌活、独活各 15g，赤芍、白芍各 12g。14 剂，水煎服，每日 1 剂。

2001 年 3 月 30 日二诊：患者足趾疼痛红肿明显好转。B 超检查发现左肾多发结石，左肾盂轻度扩张。舌淡红，苔薄，脉弦细。状态病机要素较前变化不大，因发现肾结石，故稍加利尿通淋之品。

处方：萆薢 10g，蚕沙（包煎）12g，五味子 10g，夏枯草 12g，金钱草 15g，瓜蒌 30g，猪苓 30g，川断 15g，三七粉（冲）3g，丝瓜络 10g，苍术、白术各 12g，黄柏 10g，黄芪 15g，赤小豆 15g，知母 10g，羌活、独活各 15g，赤芍、白芍各 12g。14 剂，水煎服，每日 1 剂。

2001 年 5 月 15 日三诊：患者药后诸症好转，已无明显不适，舌淡红，苔薄白，中部淡黄，脉和缓。状态病机要素较前变化不大，继用前法。

处方：萆薢 10g，蚕沙（包煎）12g，五味子 10g，瓜蒌 30g，猪苓 30g，川断 15g，三七粉（冲）3g，车前草 15g，丝瓜络 10g，苍术、白术各 12g，黄柏 10g，黄芪 15g，薏苡仁 15g，赤小豆 15g，知母 10g，羌活、独活各 15g，赤芍、白芍各 12g，夏枯草 12g，金钱草 15g。14 剂，水煎服，每日 1 剂。

第七章 神经系统疾病

第一节 耳鸣耳聋

一、概述

耳鸣是指在没有外界的相应声源或者外界刺激的情况下，主观感受到的声音，它是发生在听觉系统的一种主观错觉，很多疾病都可以引起耳鸣的症状。另外，有患者觉响声来自头颅内部，这种情况称为颅鸣或者脑鸣，它实际上是双侧耳鸣的一种特殊表现形式，也被认为是一种耳鸣。耳鸣在中医古代文献中有聊啾、蝉鸣、暴鸣、渐鸣等名称。

耳聋是听觉传导通路发生器质性或功能性病变导致不同程度听力损害的总称，程度较轻的有时也称重听，显著影响正常社交能力的听力减退称为聋。耳聋在古代文献中有暴聋、猝聋、卒聋、厥聋、久聋、渐聋、劳聋、虚聋、风聋、火聋、气聋、阳聋、阴聋、干聋、湿聋等名称。耳鸣耳聋在临床上经常合并出现，在病机及治疗方面有很多共同点，因此放在一起讨论。

1. 流行病学

目前我国没有大规模的耳鸣流行病学调查结果，有研究者估计，中国有 10% 的人有过耳鸣的体验，美国有超过 5000 万人经历过耳鸣，由此可估计成人的耳鸣发生率约为 10% ～ 15%。1994 年，美国全国卫生访问调查通过询问受访者是否经历过"持续至少 3 个月的耳中铃铃声、咆哮声或嗡嗡声"来估算耳鸣的发生率，18 ～ 44 岁人群中有 1.6% 的人感受过这些耳鸣，45 ～ 64 岁的人群中有 4.6% 的人感受过耳鸣，60 岁及以上的人群中高达 9% 的人感受过耳鸣。根据全国第二次残疾人抽样调查所获得的数据，全国听力残疾（含多重残疾）人共 2780 万，听力残疾现残率为 2.11%。听力残疾（含多重残疾）以 60 岁及以上老年人为主，占 73.58%。听力残疾在老年人中以轻、中度聋居多，在儿童中以重度、极重度聋居多。

我国突聋发病率近年有上升趋势，但目前尚缺乏大样本流行病学数据。美国突聋发病率为 5 ～ 20 人 /10 万，每年新发约 4000 ～ 25000 例。日本突聋发病率为 3.9 人 /10 万（1972 年）、14.2 人 /10 万（1987 年）、19.4 人 /10 万（1993 年）、27.5 人 /10 万（2001 年），呈逐年上升趋势。2004 年德国突聋指南报告中指出突聋发病率为 20 人 /10 万，

2011年新指南中增加到每年 160～400 人 /10 万。我国突聋多中心研究显示，发病年龄中位数为 41 岁，男女比例无明显差异，左侧略多于右侧。双侧突聋发病率较低，约占全部患者的 1.7%～4.9%，我国多中心研究中双侧发病比例为 2.3%。

2. 疾病特点

耳鸣可分为原发性和继发性。继发性耳鸣是指与某种潜在病因（除感音神经性聋外）或可确诊的生理状态相关的耳鸣，是一系列听觉和非听觉系统功能障碍的表现，包括单纯的外耳道耵聍栓塞、中耳疾病如耳硬化症及咽鼓管功能障碍、耳蜗异常如梅尼埃病、前庭蜗神经病变如听神经瘤；能导致耳鸣的非听觉系统功能障碍包括血管异常、肌阵挛、颅内压增高。原发性耳鸣是指伴或不伴感音神经性聋的特发性耳鸣。临床上原发性耳鸣最为常见，其机制有许多假说，早期有学者认为耳鸣源于外周听觉系统损伤，而现在的实验和临床研究证据表明耳鸣起源于中枢，而且与神经系统的可塑性有关，可塑性的改变可能是导致耳鸣发生的共同神经病学机制。目前的研究热点在于各种中枢神经递质及其受体、快反应基因等致中枢神经系统的可塑性变化，从而导致耳鸣。

临床将听力下降称为耳聋。病变部位发生在外耳、中耳和内耳传音装置的为传导性聋；发生在内耳耳蜗螺旋器的为感觉性聋；发生在螺旋神经节至脑干耳蜗核的为神经性聋；发生于耳蜗核至听觉皮层的为中枢性聋（其中也包括一部分癔症性聋）。目前临床上将耳聋分为传导性聋、感音神经性聋（感觉性聋与神经性聋的统称）及混合性聋（兼有传导性聋与感音神经性聋双重成分）三类。感音神经性聋有听觉过敏现象，即对突然出现的过响的声音不能耐受，听力检查有重振现象，其对响度增加的感受大于正常耳，因此感音性聋者配戴助听器常感不适，需要选配适当。此外，耳聋按病变性质可分为器质性聋和功能性聋，按发病的时间特点可分为突发性聋、进行性聋及波动性聋等。

耳聋特征可归纳为以下几个方面：①突发性聋与进行性聋。突然发生的听力障碍多为感音神经性聋、功能性聋或传导性聋，缓慢发生者则可能是传导性聋、感音神经性聋或混合性聋。②器质性聋与功能性聋。器质性聋为听觉器官病理变化引起，而功能性聋则为功能性疾病在听觉器官的表现。③先天性聋与后天性聋。先天性聋包括遗传性因或以孕期因素为病理基础的听力障碍，而后天性聋则指出生以后任何时期、任何原因引起的耳聋。④耳聋与全身疾病。耳聋的病理基础可能是听觉器官的局部病变，亦可能是全身疾病在耳部的特殊表现形式，机体整体因素对耳聋发生与发展的重要作用亦是耳聋的重要特征。

3. 中医认识

耳鸣与耳聋二者经常合并出现，耳内鸣响严重者妨碍正常听觉，日久或可致听力下降。如《医学入门》云："耳鸣乃聋之渐也。"《杂病源流犀烛》曰："耳鸣者，聋之渐也，惟气闭而聋者则不鸣，其余诸般耳聋，未有不先鸣者。"中医以辨证治疗为主，耳鼻喉科名家干祖望老先生将耳鸣分为风邪闭窍、痰浊上蒙、肝胆火旺、瘀滞清窍、气郁窍闭、肾虚精脱、中气下陷、营血不足八种证型。2012 年中华中医药学会发布的《中医耳鼻咽喉科常见病诊疗指南》将耳鸣辨证分为风热侵袭、肝火上扰、痰火郁结、脾胃虚弱、肾精亏损 5 种证型。关于耳聋的中医药研究多集中在暴聋，即突发性聋。总体来说，暴聋的病因病机多为肝、脾、肾气血亏虚，肾精不足或肝火上扰，痰火与气血瘀阻耳窍。2012 年中华中医药学会发布的《中医耳鼻咽喉科常见病诊疗指南》将暴聋分为风邪外犯、气滞血瘀、肝火上扰、痰火郁结、气血亏虚 5 种证型。

二、诊断

1. 耳鸣的诊断
耳鸣的诊断从耳鸣性质、病因、病变部位、定量等 4 个方面进行诊断。

耳鸣性质：耳鸣为第一主诉，区分主观性耳鸣还是客观性耳鸣。

病因：从听觉系统、全身 9 大系统、心理等 3 方面采用排除法寻找耳鸣的可能病因，脑 CT 核磁检查排除听神经瘤、桥小脑角胆脂瘤、颅内外血管畸形。

病变部位：用听力学检查及影像学检查等方法确定耳鸣病变部位。

定量：①耳鸣测试。耳鸣音调和响度匹配、残余抑制、掩蔽曲线、最大不适阈等。②用各种耳鸣量表（如视觉模拟标尺 VAS、耳鸣残疾量表 THQ、焦虑抑郁量表等）进行耳鸣及心理方面的量化评定。

2. 耳聋的诊断
（1）耳聋的分级

1997 年 WHO 耳聋标准，以 500Hz、1000Hz 和 2000Hz 的平均听阈为准，听力损失 26 ～ 40dB 为轻度聋，41 ～ 60dB、61 ～ 80dB 和＞ 80dB 依次为中度聋、重度聋和极重度聋。目前国内外文献普遍采用的耳聋分级仍为 ISO–1964 标准。

（2）耳聋的分类

传导性聋：外耳道耵聍、急慢性中耳炎、鼓室硬化症、外伤导致内耳听骨链断裂或者是鼓膜穿孔等都会引起传导性聋。根据临床表现、听力学、影像学等检查的情况明确诊断。

感音神经性聋：按照病因可将感音神经性聋分为 3 大类，即遗传性聋、非遗传性先天性聋和非遗传性获得性感音神经性聋，其中获得性聋又可进一步分为：药物性聋、突发性聋、噪声性聋、老年性聋、创伤性聋、感染性聋、全身疾病相关性聋等。

混合性聋：传导、感音神经性聋混合，可因不同疾病分别导致中耳和内耳功能障碍。

三、病机状态分析

1. 基本病机

人体的正常听觉有赖于耳窍的功能正常，耳鸣耳聋的基本病机在于耳窍闭塞、耳窍不利。外邪及病理产物侵袭造成耳窍闭塞，外邪湿热、肝火暴盛导致血瘀阻闭耳窍、耳窍不利；脏腑气血不足，耳窍失养，气不行血，瘀血停滞，造成耳窍闭塞、耳窍不利，出现耳鸣耳聋。耳窍与全身脏腑及经络均有一定关联，其中尤以肝火和肾虚最常见。

耳居于头部，为清窍，湿热、风热、火热外邪侵袭清窍，或急性恼怒、郁怒生火，火热上扰清窍，耗伤阴血，热扰营分，则血热血瘀，火热血瘀闭塞耳窍，耳窍不利，则突发耳鸣、耳聋。肝郁日久，气滞血瘀，闭塞耳窍，耳窍不利，也会突发耳鸣、耳聋。

耳之听力功能依赖水谷精微和肾精的充养，脾运化正常气血旺盛，肾精髓充盛，则听觉灵敏。如果脏腑气血不足，脾虚运化无力，则化生痰湿；脾虚气不行血，则气虚血瘀；脾虚清阳不升，痰湿与瘀血闭阻耳窍，耳窍不利则发生耳鸣耳聋。肾主藏精，开窍于耳，《灵枢·脉度》云："肾气通于耳，肾和则耳能闻五音矣。"《医林改错》云："两耳通脑，所听之声归于脑。"肾精生髓，髓聚于脑形成髓海。若肾精不足，髓海失养，则两耳失聪、耳鸣、耳聋。

2. 当前病机

本病主要有耳窍灼伤、耳窍闭塞和耳窍失养三种状态，前两者以邪气实为主，后者以正气虚为主，在临床上也可以出现两种或者两种以上状态相互夹杂的情况。

（1）耳窍灼伤

常由肝胆之火上扰或风热外邪侵袭所致，发病前多有外感或情绪波动、急性暴怒等诱因，通常起病较急，听力骤然下降，耳鸣如闻海潮声。肝胆火热者可伴头痛眩晕，面红目赤，夜寐不安，烦躁不宁，急躁易怒，肋胁胀痛等表现。因火扰心神，神不守舍，故夜寐不安；肝喜条达，郁怒伤肝化火，故头痛、眩晕、面红目赤，烦躁易怒，肋胁胀痛；风热侵袭者常感耳内憋气作胀，阻塞感较明显，也可伴有发热、恶寒、头痛等表证。舌红或红绛、舌苔黄，脉弦滑数。

（2）耳窍闭塞

多由痰浊、气滞、血瘀等因素导致，病情长短不一，新病耳鸣耳聋者多突发，久病者多逐渐加重，全身可无明显其他症状，可有外伤史。痰浊重者耳鸣如闻呼呼之声，听力下降，头昏沉重，耳内闭塞憋气感明显，伴有胸闷、脘胀。因痰浊蒙蔽清窍，湿性重浊，故耳鸣耳聋，耳内闭塞，头昏沉重。气滞血瘀者因气血郁滞，阻滞清窍，故突发耳鸣、耳聋。舌暗，舌下脉络瘀阻，苔厚腻，脉弦涩或弦紧。

（3）耳窍失养

由脏腑气血不足所致，尤以肾和脾胃虚损造成的耳鸣耳聋最为常见。耳鸣耳聋发病多缓，听力逐渐下降，以至于患者就诊时常常不能追溯到明确的发病时间，耳鸣常表现为蝉鸣，并可兼有相应脏腑虚损的表现。脾气亏虚，气血生化不足、肾精不足，精气不能上充于清窍，耳窍失养，故见耳鸣耳聋，髓海不足，头晕目眩。肾主骨生髓，精髓不足，不能充于骨，故腰膝酸软无力。脾胃虚弱者，生化之源不足，故倦怠乏力，纳呆，食后腹胀，大便时溏，面色萎黄。舌暗淡，舌体胖大，苔白，脉沉细弱。

3. 演变病机

一般来说，新病多实，久病多虚，随着病情进展，疾病状态也会随之转化。发病日久，气血精气不能上荣于耳窍，则出现耳窍失养之虚证表现。肾精不足者，阴不能制阳，可兼有虚火上炎，灼伤耳窍。脾胃不足者，久之可兼有湿浊，亦可蒙蔽清窍，兼有耳窍闭塞。此外，临床发现耳痒常常是耳鸣的先兆，耳痒也是虚火上炎的表现。耳鸣日久失治，可继发耳聋。

四、状态辨治

1. 治疗原则

耳鸣耳聋的核心病机在于耳窍不利，当前病机主要包括耳窍灼伤、耳窍闭塞和耳窍失养等状态，内外邪气或虚损从以上三方面损伤耳窍功能。因此，应关注对于疾病状态的干预，治疗上以"通利清窍"作为核心，对应耳窍灼伤、耳窍闭塞和耳窍失养三种状态，分别强化清热降火、行气活血和滋养清窍，结合全身情况进行辨证施治，以达到更佳的治疗效果。

结合现代耳鼻咽喉科学制定耳鸣耳聋治疗方案：如遗传性聋或非遗传性先天性聋，虽然可以有脾肾不足等表现，但往往伴有耳发育不良或畸形，因此药物治疗效果均不佳，往往需要采用助听器、人工耳蜗等手段重建功能；中耳炎、耳肿瘤、胆脂瘤、血管畸形等疾病应以手术治疗为主，部分患者可配合中医药治疗。

2. 西医治疗

（1）继发性耳鸣和传导性聋

通常病因较明确，可根据病因进行针对性治疗。对于传导性聋，经典的鼓室成形术仍是现代耳科临床治疗传导性聋的基本式式，此外，选配适宜的助听器对于增强传导性聋患者的听力功能亦有帮助。

（2）感音神经性聋

一般原则是"早期发现、早期诊治"，适时进行听觉言语训练，适当应用人工听觉。目前尚无特效药物或手术疗法能使感音神经性聋患者完全恢复听力。

药物疗法：发病初期及早正确用药是治疗成功的关键。首先应根据耳聋病因与类型选择适当药物：对已在分子水平查明遗传缺陷的遗传性聋可探索相应的基因疗法；对病毒或细菌感染致聋的早期可试用抗病毒、抗感染药物；对自身免疫性聋可使用皮质激素和免疫抑制剂；对因某些必需元素代谢障碍引起的感音神经性聋可使用补充缺乏元素或纠正代谢障碍的药物。此外，临床较常用的辅助治聋药物有血管扩张剂、降低血液黏稠度和血栓溶解药物、神经营养药物以及能量制剂等，可酌情选用。

高压氧疗法：对早期药物性聋、噪声性聋、突发性聋、创伤性聋等有一定辅助治疗作用。

手术疗法：着眼于改善局部血液循环，使内耳可逆损害部分恢复功能。

助听器选配：凡期望改善言语交流能力的有残余听力的耳聋患者，药物或手术治疗无效，可在病情稳定后选配助听器。一般说来，中度听力损失者使用助听器后获益最大。

人工耳蜗植入：人工耳蜗植入是通过特殊的声－电能转换电子装置帮助极重度及全聋患者获得或恢复部分听觉。

听觉言语训练：对经治疗无效的双侧中重度、重度或极重度聋学龄前儿童，应及早借助助听器或人工耳蜗植入等人工听觉，进行听觉言语训练，使患儿能听懂（或唇读）他人口头语言，建立接受性与表达性语言能力。

（3）混合性聋

混合性聋同时存在中耳和内耳病变，可由同一疾病引起，亦可由不同疾病引起；可能以传导性聋为主或以感音神经性聋为主，也可能以传导性聋和感音神经性聋成分大致相等或相似的形式存在。治疗时应分别处理中耳和内耳病变。

3. 分状态治疗

（1）耳窍灼伤态

临床表现：常由肝胆之火上扰或风热外邪侵袭所致，发病前多有外感或情绪波动等诱因，通常起病较急，听力骤然下降，耳鸣如闻海潮声。肝胆火热者可伴头痛眩晕，面红目赤，夜寐不安，烦躁不宁，急躁易怒，胁肋胀痛等表现；风热侵袭者，耳内憋气作胀和阻塞感较明显，也可伴有发热、恶寒、头痛等表证，舌红或红绛、舌苔黄，脉弦滑数。

治法：清热平肝，降火开窍。

常用药物：羚羊角、生石决明、磁石、珍珠母、熊胆、琥珀粉、天麻等清肝火，平潜肝阳；柴胡、黄芩、蝉蜕、栀子、黄柏清肝火；白菊花、桑叶、薄荷、升麻、蔓荆子等疏散风热。

角药举例：

1）羚羊角、生石决明、珍珠母

羚羊角咸寒，质重善清泄肝热，平肝息风，镇惊解痉，能清热凉血，泻火解毒；生石决明咸寒，质重能镇潜肝阳，清利头目，止眩晕，兼滋养肝阴；天麻甘平，功擅息风止痉，平抑肝阳，祛风通络止痛。三药合用，清泄肝火，潜镇肝阳。

2）白菊花、桑叶、薄荷

白菊花甘苦性寒，体轻达表，气清上浮，长于疏散风热，清肝泻火，益阴明目，平肝息风；桑叶苦甘性寒，轻清疏散，能凉散风热，清肺止咳，凉润肺燥，入肝经能清泄肝火，平肝明目，尚可凉血止血；薄荷辛凉，芳香透窍，善疏散肺卫风热，清头目，利咽喉，理肺气，尚可祛风透疹止痒，疏肝解郁。三药配伍，轻灵上达头面，疏散风热，清泄肝火。

3）熊胆、琥珀粉、磁石

熊胆苦寒，能凉心清肝，息风止痉，清热解毒，明目退翳，利胆退黄；琥珀甘平，质重镇惊安神，定惊止痉，又可活血通经，散瘀消癥，利尿通淋；磁石咸寒，质重沉降，能镇惊安神，清泻心肝之火，平肝潜阳，又益肾补阴，聪耳明目，纳气归肾。三者配伍，清肝火，平肝阳，为中医五官科要药，临床常用于肝胆热盛之耳鸣耳聋。

4）柴胡、黄芩、蝉蜕、天麻

柴胡辛苦性寒，能疏散解表退热，又散少阳之邪，尚可条达肝气，疏肝解郁，调经止痛，升阳举陷；黄芩苦寒，能清肺、胃、胆及大肠经之湿热，善清中上二焦湿热，又清肺火及上焦实热，且清少阳郁热，又可泻火解毒，凉血止血；蝉蜕甘寒，质轻上浮，长于疏散风热，宣肺利咽，开音疗哑，又可宣散透发，透疹止痒，凉肝息风止痉；天麻甘平，功擅息风止痉，平抑肝阳，祛风通络止痛。诸药配伍，清肝经火热，疏散风热。

（2）耳窍闭塞态

临床表现： 新病耳鸣耳聋者多突发，久病耳鸣耳聋者多逐渐加重，病情长短不一，全身可无明显其他症状，可有外伤史。痰浊重者耳鸣如闻呼呼之声，可伴听力下降，头昏沉重，耳内闭塞憋气感明显，胸闷，脘胀，舌暗，舌下脉络瘀阻，苔厚腻，脉弦涩或弦紧。

治法： 化痰行气，活血通窍。

常用药物： 路路通、通草、石菖蒲、法半夏、天麻、苍术、泽泻等化痰浊开窍；川芎、地龙、䗪虫、全蝎、三七、郁金等活血开窍；生蔓荆子、葛根、白蒺藜、白芷等疏风行气清窍；麝香、冰片、薄荷冰（脑）等开窍醒耳。

角药举例：

1）路路通、通草、石菖蒲

路路通苦平，既祛风湿，又通血脉，能通行经络，调理气机，利水消肿，有通十二经穴之效；通草甘淡性寒，淡渗清降，引热下行，能利水消肿，通气下乳；石菖蒲苦辛性温，功效化湿开胃，开窍豁痰，醒神益智，心气不足者宜之。三药配伍，共奏化湿利水，通经开窍之功，除耳窍之闭阻。

2）法半夏、天麻、生蔓荆子

半夏辛温，燥湿化痰，降逆和胃止呕，散结消痞，为治湿痰、寒痰要药；天麻甘平，能平肝息风止痉，既息内风又祛外风，通经络，止痛；蔓荆子辛苦性寒，轻浮上行，能疏散风热，清利头目，祛风止痒。三药配伍，化痰浊，利耳窍。

3）川芎、地龙、䗪虫

川芎辛温，上行头目，中开郁结，下行血海，能活血祛瘀通脉，行气化滞止痛；地龙咸寒，善清热定惊，息风止痉，走窜而通经络，又长于清肺平喘，清热结利水道；川芎味辛，性温，归肝、胆、心包经，活血祛瘀，行气开郁，祛风止痛。䗪虫咸寒软坚，入血分，逐瘀破积，通络理伤。三药配伍，行气活血，祛耳窍瘀阻，通耳窍经络。

4）葛根、白蒺藜、白芷

葛根味辛、甘，性凉，能发表解肌，生津止渴，透疹，升阳止泻，通经活络；白蒺藜辛、苦，能平肝潜阳，疏肝解郁，疏散风热，明目退翳，入血分活血祛风止痒；白芷辛温，能解表散寒，通窍止痛，化湿醒浊，祛风止痒，调和肠胃，辟秽解毒，通经理气而疏其滞，破宿血。三药配伍，疏风行气，清利耳窍。

5）冰片、薄荷冰（脑）、麝香

薄荷冰（脑）辛凉，有疏风清热解毒之效；冰片辛苦性寒，有开窍醒神之效，外用能清热止痛，泻火解毒，明目退翳；麝香辛温，气极香，走窜性烈，能开窍通关，辟秽化浊，可行血中瘀滞，通经止痛，为通关利窍之上药。三者芳香开窍，药性走窜，开窍醒耳。

（3）耳窍失养态

临床表现： 耳鸣耳聋发病多缓，耳鸣细微如蝉鸣，听力逐渐下降，以至于患者就诊时常常不能追溯到明确的发病时间，头昏目眩，腰膝酸软无力，倦怠乏力，纳呆，食后腹胀，大便时溏，舌体暗淡，舌体胖大苔白，脉沉细弱。

治法： 补益脾肾，滋养清窍。

常用药物： 熟地黄、山萸肉、黄精、杜仲、牛膝、紫河车、龟甲、鹿角胶等补肾填精；黄芪、党参、山药、白术、砂仁、升麻等健运脾胃。

角药举例：

1）熟地黄、山萸肉、磁石

熟地黄甘温，质润滋腻，能补血滋阴，益精填髓，为养血补虚要药；山萸肉酸涩性温，能补益肝肾，益精助阳，涩精缩尿，固经止血，敛汗固脱；磁石咸寒，质重沉降，能镇惊安神，清泄心肝之火，平肝潜阳，又益肾补阴，聪耳明目，纳气归肾。三药合用，滋阴益肾，潜阳聪耳。

2）紫河车、龟甲、鹿角胶

紫河车甘、咸，性温，禀受人之精血，为血肉有情之品，善补益肝肾，助阳填精，益气养血，补肺纳气，治五劳五伤；龟甲咸甘性寒，能滋阴潜阳，入血分，清解血分邪热，强筋健骨，培补先天，补心安神，固经止崩；鹿角胶甘咸性温，温补肝肾，益精养血。三者为血肉有情之品，共奏补肾填精、滋养耳窍之效。

3）黄芪、人参（党参）、升麻

黄芪甘温，能补中益气，升阳举陷，生津养血，行滞通痹；人参甘微苦温，能大补元气，复脉固脱，补脾益肺，生津养血，安神益智，党参甘平，补脾益肺，健运中气，能升清阳、布津液、生阴血；升麻辛、甘，性寒，能发表透疹，泻热解毒，善清头面火毒，引清阳上升，升阳举陷，为补益气血之品。三者同用，寓补于升，益气升提，聪耳明目。

4）山药、白术、砂仁

山药甘平，补脾气，益胃阴，又补肺气，养肺阴，能补肾涩精；山萸肉酸涩而温，善补益肝肾，涩精缩尿，固经止血，敛汗固脱；白术苦甘性温，能益气健脾，燥湿利水，止泻，实肌腠，固表止汗；砂仁辛温，能和五脏，长于化湿行气温中，醒脾和胃，止泻止呕。三者配伍，健运脾胃，补气化湿。

其他治疗方法

针刺治疗也是耳鸣耳聋的常用方法，能通过神经途径调节内耳和脑干微循环，改善内耳神经功能，促进内耳毛细胞损伤的修复；并对突发性聋患者血液流变有明显的改善作用，改变其高黏血状态，活血化瘀、改善局部或全身的缺氧状况。

电针、穴位注射、耳穴压豆、头皮针、眼针、项针、腹针、鼻针、揿针、埋线、艾灸、中药雾化、中药熏洗、穴位敷贴、推拿、拔罐、刮痧等方法均可用于耳鸣耳聋的治疗。

五、病案举例

病案一

患者男，57 岁。

2000 年 9 月 1 日初诊：患者右耳耳鸣、心悸 10 月余，多于劳累后出现，其鸣如蝉，心悸乏力，恶心纳差，伴有手足沉重、发麻、酸痛，周身游走痛，口苦，大便干稀不调，舌红，苔黄腻，少津，脉细弦。胃镜检查示：慢性浅表性胃炎，HP（＋）。

中医诊断：耳鸣。

西医诊断：耳鸣。

状态分析：患者耳鸣心悸 10 月余，多于劳累后出现，心悸乏力，恶心纳差，为素有气阴亏虚，舌少津，脉细为气阴亏虚之象；手足沉重、发麻、酸痛，周身游走痛为瘀阻经络不通之态。口苦、大便干稀不调、慢性浅表性胃炎为胃有湿热；舌红苔黄腻、脉弦为阳亢痰湿热内蕴。病属本虚标实，气阴亏虚本虚二成，阳亢痰瘀湿热八成，病位在头、耳及胃。

处方：栀子 10g，丹皮 10g，柴胡 15g，黄芩 15g，制半夏 9g，郁金 10g，赤芍

12g，白芍 12g，石斛 10g，枳壳 15g，沙参 15g，炒杏仁 9g，象贝母 10g，桑叶 15g，羚羊角粉（冲）0.6g，生石决明（先煎）30g，珍珠母（先煎）30g。6 剂，水煎服，每日 1 剂。

2000 年 9 月 8 日二诊：患者药后耳鸣减轻，心悸发作频率减少，时有心烦，关节偶有酸痛，咳嗽少痰，倦怠乏力，眠差，后背有灼热感，舌红苔黄腻，脉弦细。

处方：炒栀子 10g，丹皮 10g，柴胡 12g，菊花 15g，黄芩 15g，制半夏 9g，郁金 10g，赤芍 12g，白芍 12g，石斛 10g，枳壳 15g，沙参 15g，炒杏仁 9g，象贝母 10g，桑叶 15g，羚羊角粉（冲）0.6g，生石决明（先煎）30g，水牛角片（先煎）20g。7 剂，水煎服，每日 1 剂。

病案二

患者男，25 岁。

2012 年 6 月 18 日初诊：患者就诊前 1 周因工作紧张出现左侧听力突然下降，在外院诊为"突发性耳聋"，口服地塞米松，输注巴曲酶、金纳多等药物疗效不明显。初诊症见：左耳听力受损，持续耳鸣，呈低频声，无头晕头痛、腰酸腰痛，纳差，寐可，大便每日 1～2 次，舌红苔薄黄，脉弦滑。查体：双侧外耳道通畅，鼓膜完整。

纯音测听：左侧听力明显受损。

		250Hz	500Hz	1000Hz	2000Hz	4000Hz	8000Hz
听力损失（dB）	右	30	30	20	10	15	10
	左	95	90	85	80	65	60

中医诊断：暴聋。

西医诊断：突发性耳聋。

状态分析：青年男性，急性起病，属于暴聋。患者平素工作压力大，近 1 周出现左侧听力突然下降。病由工作紧张诱发，与肝胆关系密切，工作紧张，情绪焦急，肝胆疏泄不利，郁而化火，火性炎上，蕴于胆经上行于耳，闭阻耳窍，引起耳聋耳鸣。左耳听力受损，持续耳鸣，心烦寐差，舌红苔黄腻，脉弦滑，此为肝胆湿热之态。本病以标实为主，肝火上炎，肝胆湿热，阴亏瘀阻，闭阻耳窍。

治法：清热泻火利湿，升清开窍活血，兼养阴血。

处方：柴胡 10g，炒栀子 10g，车前子 30g，胆草 10g，当归尾 15g，黄芩 10g，生地黄 20g，生甘草 5g，通草 3g，泽泻 10g，地龙 10g，丹参 10g，丹皮 10g，赤芍 10g，天麻 10g，生黄芪 15g，益智仁 10g，蔓荆子 10g，决明子 15g，菊花 20g，川芎 10g。7 剂，水煎服，每日 1 剂。

2012 年 6 月 25 日二诊：患者药后听力改善，耳鸣同前，无头晕头痛，纳寐可，大便每日 2～3 次，不成形，舌红苔黄腻，脉弦滑。因大便次数增多，故加强健脾化湿和中之力，初诊方去生黄芪，加怀山药、薏苡仁、法半夏。7 剂，水煎服，每日 1 剂。

2012 年 7 月 2 日三诊：患者左侧耳鸣减轻，听力较前次变化不明显，无头晕头痛，纳寐可，大便每日 2～4 次，不成形，舌红苔薄黄，脉弦滑。

纯音测听：

		250Hz	500Hz	1000Hz	2000Hz	4000Hz	8000Hz
听力损失（dB）	右	20	15	15	5	10	15
	左	25	45	40	45	30	50

治以二诊方去丹参、法半夏、赤芍、丹皮，加菖蒲、郁金。14 剂，水煎服，每日 1 剂。

2012 年 7 月 16 日四诊：患者左侧耳鸣及听力较上次变化不明显，无头晕头痛，纳寐可，大便每日 1 次，不成形，舌红苔薄黄，脉弦细。

纯音测听：

		250Hz	500Hz	1000Hz	2000Hz	4000Hz	8000Hz
听力损失（dB）	右	20	20	20	10	5	15
	左	20	35	30	35	25	30

治以三诊方去益智仁、怀山药、炒薏苡仁，加薄荷、白术、赤芍、茯苓。7 剂，水煎服，每日 1 剂。

2012 年 7 月 24 日五诊：患者耳鸣耳聋减，左耳听力接近正常水平，无头晕头痛，纳寐可，大便每日 2 次，有时不成形，舌红苔薄黄，脉弦细。

纯音测听：

		250Hz	500Hz	1000Hz	2000Hz	4000Hz	8000Hz
听力损失（dB）	右	20	15	15	5	10	10
	左	20	30	25	35	20	25

治以四诊方去生甘草、薄荷、赤芍；加生黄芪、夜交藤、炒枣仁、知母、红花。7 剂，水煎服，每日 1 剂。

病案三

患者男，65 岁。

2012 年 7 月 3 日初诊：患者近 3 年无明显诱因出现双耳渐进性听力下降，未予系统诊治。入院前 6 天情绪波动后出现左侧耳鸣，继而出现听力下降。为求系统诊治收入院，入院症见：左侧听力下降，伴耳鸣，呈持续性蝉鸣音，无头晕头痛、恶心呕吐、肢体运动障碍，纳寐可，二便调。查体：BP 130/70mmHg，神清，精神可，双肺呼吸音清，HR 72 次 /min，律齐，腹平软，无压痛，双下肢不肿，生理反射存在，病理反射未引出。双侧外耳道通畅，鼓膜完整。患者面红，舌红，苔薄黄腻，脉弦滑。

辅助检查：

纯音测听：双耳听力受损，以左耳为甚，左耳听力曲线呈全聋型。

		250Hz	500Hz	1000Hz	2000Hz	4000Hz	8000Hz
听力损失	右	20	20	20	10	35	60
（dB）	左	90	95	95	100	105	100

内耳 MRI：右侧乙状窦较对侧增粗，余未见异常。

脑血管 CTV：右侧横窦、乙状窦、颈内静脉较左侧粗大，考虑发育不对称所致；右侧椎动脉细，考虑为先天性变异可能性大；右侧颈内动脉前床突段、海绵窦段动脉粥样硬化（轻度）。

中医诊断：耳聋。

西医诊断：突发性耳聋。

入院后给予 2 级护理，口服醋酸泼尼松冲击治疗，并逐步减量；巴曲酶及前列地尔抗凝，促进纤溶，降低血黏度；银杏叶提取物（金纳多）扩张血管，降低血黏度，改善微循环；甲钴胺保护神经细胞，促进修复。中医治疗予针灸通经活络，中药平肝清热、化痰开窍，在经验方平肝通窍汤基础上加减。

处方：生石膏（先煎）30g，钩藤（后下）10g，白蒺藜 10g，石菖蒲 10g，生石决明（先煎）30g，远志 10g，木香 5g，胆草 5g，黄芩 10g，夏枯草 10g，川牛膝 10g，泽泻 10g，郁金 10g，紫花地丁 10g，神曲 10g，公英 10g，琥珀粉（冲）3g，赤芍 10g，荷叶 10g，羚羊粉（冲）1.2g。

经治后患者左侧听力明显改善，耳鸣减轻，受损频率听力平均改善 50.83dB，超过 30dB，达到显效水平，余无明显不适。查体无明显异常，舌红，苔薄黄，脉弦滑。

纯音测听：

		250Hz	500Hz	1000Hz	2000Hz	4000Hz	8000Hz
听力损失	右	30	30	10	10	30	60
（dB）	左	15	30	45	30	80	80

患者于 2012 年 7 月 24 日出院。

第二节　中　风

一、概述

中风，又名卒中，是以猝然昏倒、不省人事，伴口眼㖞斜、言语不利、半身不遂或无昏仆而仅以㖞僻不遂为主症的一类疾病，主要包含脑梗死、脑出血等。中风的病位在脑，主要为脑出血和缺血性脑卒中。因本病起病急骤，症状多端，变化迅速，与风性善行数变的特征相似，故以"中风"名之。中风在中医古代文献中有薄厥、仆击等名称，半身不遂又有偏枯、风痱、身偏等名称。中风后部分患者会有后遗症，如半身不利、语言謇涩、吞咽呛咳等。患者意识清晰为中经络；患者出现意识水平下降如出现嗜睡、昏睡乃至昏迷的话，称为中脏腑。

1. 流行病学

急性缺血性脑卒中是最常见的卒中类型，也称为脑梗死，约占我国脑卒中的69.6% ～ 70.8%。急性期的时间划分尚不统一，一般指发病后 2 周内。研究显示我国住院急性脑梗死患者发病后 1 个月时病死率为 2.3% ～ 3.2%，3 个月时病死率为9% ～ 9.6%、死亡 / 残疾率为 34.5% ～ 37.1%，1 年病死率为 14.4% ～ 15.4%、死亡 /残疾率 33.4% ～ 33.8%。急性缺血性脑卒中的处理应强调早期诊断、早期治疗、早期康复和早期预防再发。

自发性脑出血指非创伤性脑内血管破裂，导致血液在脑实质内聚集，其在脑卒中各亚型中的发病率仅次于缺血性脑卒中，位居第二。脑出血的发病率为 12 ～ 15/10万人 / 年，在西方国家中，脑出血约占所有脑卒中的 15%，占所有住院卒中患者的10% ～ 30%，我国脑出血的比例更高，占脑卒中的 18.8% ～ 47.6%。脑出血发病凶险，发病 30 天的病死率高达 35% ～ 52%，仅有约 20% 的患者在 6 个月后能够恢复生活自理能力，给社会和家庭都带来了沉重的负担。

脑卒中已经成为影响国人健康的重要疾病，世界卫生组织调查结果显示，中国脑卒中发病率排名世界第一。世界卫生组织的脑卒中研究数据显示，脑血管疾病的发病率，几乎以每年 9% 的速度上升。我国第三次国民死因调查结果表明，脑卒中已经上升为中国第 1 位死因。

2. 疾病特点

急性缺血性脑卒中因脑部血液循环障碍，缺血、缺氧导致局限性脑组织坏死。目前得到多数学者支持的病因是微栓子理论，微栓子主要来源于颈内动脉系统动脉硬化性狭窄处的附壁血栓和动脉粥样硬化斑块的脱落、血小板聚集物、胆固醇结晶等，微栓子随血流阻塞小动脉后出现缺血症状，当栓子破碎或溶解移向远端时，血流恢复，症状消失。而栓子不断脱落，随固定流向的血流进入同一动脉，则在临床表现为同一部位急性缺血性脑卒中的反复发作；脑血管痉挛亦可引起发病，表现为脑动脉硬化后使血管腔狭窄，形成血流漩涡，刺激血管壁发生血管痉挛，出现急性缺血性脑卒中的症状；同时血液成分、血流动力学等改变也是危险因素，如真性红细胞增多症、血小板增多症、白血病、异常蛋白血症、贫血、各种原因所致的高凝状态、低血压和心律失常等改变造成脑灌注代偿失调。

自发性脑出血指非创伤性脑内血管破裂，导致血液在脑实质内聚集，大多不是单一因素引起，而是几种综合因素所致。一般认为单纯的血压升高不足以引起脑出血，脑出血常在合并脑血管病变的基础上发生。引起发病的原因有很多，最常见的病因是高血压及动脉粥样硬化，其次为先天性脑血管畸形或动脉瘤，此外可见血液病、抗凝或溶血栓治疗、淀粉样血管病等引起的脑出血。有些其他因素也与脑血管病的发生有一定的关系：①血压波动，如高血压患者近期没有服用降压药物或生气着急等，引起血压尤其是收缩压升高。②脾气急躁或情绪紧张。③不良嗜好，如吸烟、酗酒、食盐过多、体重过高等。④过分疲劳，如体力和脑力劳动过度、排便用力、运动等。

脑卒中临床分期根据病情分为急性期、稳定期、恢复期及后遗症期。

急性期：脑卒中发病初期一般指发病后 2 周内，颅内压、脑水肿较明显，随时有形成脑疝的可能，危及患者生命，急性期治疗以积极抢救患者生命为主。

亚急性期：也称为稳定期或急性后期，指脑卒中发病后 2 周～1 个月内，患者卒中部位脑水肿高峰期过后，治疗应积极维持患者各项指标的稳定，条件许可的可以积极选择康复干预。

恢复期：脑卒中发病后 1 周～6 个月内，神经系统的体征比较稳定，需要积极进行康复功能训练，恢复肢体语言功能及日常生活能力。

后遗症期：脑卒中发病 6 个月后。

3. 中医认识

中风始见于《黄帝内经》，在唐宋以前主要以"外风"学说为主，多以"内虚邪中"立论。治疗上则多采用疏风祛邪，扶助正气的方药。唐宋以后，特别是金元时期，突出以"内风"立论，其中刘河间力主"心火暴甚"，李东垣认为"正气自虚"，朱丹溪主张"湿痰生热"。近代名家丁甘仁先生将中风分为虚实两方面，虚证包括阴虚、阳虚和气血两虚，阳虚包括阳虚夹湿证、阳虚夹风证和阳虚夹痰证，阴虚包括肝肾阴虚证和阴血亏虚证；实证主要包括痰热入络和痰湿上扰证。国家中医药管理局脑病急症协作组发布的《中风病诊断与疗效评定标准（试行）》认为，中风病是在气血内虚的基础上，遇劳倦内伤、忧思恼怒、嗜食厚味、烟酒等诱因，进而引起脏腑阴阳失调，气血逆乱，直冲犯脑，脑脉痹阻或血溢脑脉之外，临床以突然昏仆，半身不遂，口舌歪斜，语言謇涩或失语，偏身麻木为主症，并且具有起病急、变化快，如风邪善行数变的特点，好发于中老年。

二、诊断

1. 急性缺血性脑卒中的诊断

诊断标准：①急性起病；②局灶神经功能缺损（一侧面部或肢体无力或麻木，语言障碍等），少数为全面神经功能缺损；③影像学出现责任病灶或症状 / 体征持续 24h 以上；④排除非血管性病因；⑤脑 CT/MRI 排除脑出血。根据国际疾病分类对缺血性脑卒中的定义，有神经影像学显示责任缺血病灶时，无论症状、体征持续时间长短都可诊断缺血性脑卒中，但在无法得到影像学责任病灶证据时，仍以症状、体征持续超过 24h 为时间界限诊断缺血性脑卒中。

2. 自发性脑出血的诊断

诊断标准：①急性起病；②局灶神经功能缺损症状（少数为全面神经功能缺损），常伴有头痛、呕吐、血压升高及不同程度意识障碍；③头颅 CT 或 MRI 显示出血灶；④排除非血管性脑部病因。

脑出血的诊断与评估包括病史与体征、影像学检查、实验室检查、疾病诊断及病因分型等。应重点询问患者或目击者脑卒中发生的时间、症状、当时患者的活动情况、年龄及下述情况：是否有外伤史、高血压病史、糖尿病史、冠心病史、卒中病史及吸烟饮酒史、用药史（是否服用阿司匹林、氯吡格雷、华法林等抗栓药）、有无药物滥用（如可卡因等）、是否存在凝血功能障碍或其他诱发出血的内科疾病（如肝病等）。可以使用脑出血评分量表协助评估患者状况，按脑出血病因分型，其中 SMASH-U 病因分类可行性强、接受度高，与脑出血后短期、长期生存率和致死率一致相关，按 SMASH-U 病因分为血管结构性损伤（Structural lesion）、药物使用（Medication）、淀粉样血管病（Amyloid angiopathy）、系统性疾病（Systemic/other disease）、高血压（Hypertension）和未知原因（Undetermined）。

三、病机状态分析

1. 基本病机

中风的发病主要因素在于患者年老体衰，阴精日亏，积损正衰，气血亏虚，加之有高血压、高脂血症、糖尿病等基础疾病，或遇忧思恼怒，或饮酒饱食，或房室劳累，导致气血运行受阻，脑窍闭阻而引发肢体筋脉不利。

年老体衰，气血亏虚，肝肾阴虚，加之平日过食油腻等，导致血压升高、血管硬化，痰瘀内阻，肝阳偏亢，烦劳思虑过度、情绪激动、过度饮酒等，易引起气血亏耗，致阴亏于下，阳亢于上，甚则化火，肝阳鸱张，阳化风动，气血上逆，痰瘀阻滞，上蒙元神，突发本病。气血逆乱、肝风狂越、气升、血升、痰升，直冲颠顶，或瘀滞痰阻神明之府，损伤脑络，气闭急证丛生。气血逆乱，血随气逆，肝阳暴张，风动化火，痰瘀阻滞，蒙蔽清窍，横窜筋脉，此为中风基本病机。

2. 当前病机

中风急性期和部分亚急性期多为气血逆乱，阴亏阳亢，上冲脑窍或痰瘀阻闭脑窍；部分亚急性期、恢复期及后遗症期多为气血阴阳亏虚，痰瘀阻滞，筋脉失养。本病急性期邪实逆乱闭阻，恢复期虚实夹杂。

（1）气血逆乱，阳亢化火，上冲脑窍

五志过极，肝气升发太过而上逆，气机逆乱，阳亢化风化火，夹气血上冲于脑；或素体阴虚，水不涵木，复因情志所伤，肝阳暴动，引动心火，风火相扇，气血上逆，心神昏冒，遂至卒倒无知。《素问·生气通天论》云："大怒则形气绝，而血菀于上，使人薄厥。"《素问·调经论》云："血之与气，并走于上，则为大厥，厥则暴死。"《素问·生气通天论》云："阳气者，烦劳则张，精绝，辟积于夏，使人煎厥。"张锡纯云："盖肝为将军之官，不治则易怒，因怒生热，煎耗肝血，遂致肝中所寄之相火，掀然暴发，夹气血而上冲脑部，以致昏厥。"故突然出现头晕、头痛、呕吐、肢体无力、脸歪、偏盲、语言不利、口齿不清、失聪甚至昏厥等。

气机逆乱，肝风暴涨，导致肝气上逆化风，肝阳上亢化火，引动心火，心火亢盛而上炎，火热燔炽，夹气血上冲于脑，扰于神窍，引发中风。《素问·至真要大论》云："诸逆冲上，皆属于火。"火热亢盛，夹气血上冲于脑，扰于神窍，火热内盛，煎熬血液，化生瘀血，灼伤津液，聚而为痰，痰瘀闭（痹）阻脑络，气血运行不畅；火热炽盛亦可灼伤脑络，络破血溢，瘀阻脑内导致中脏腑，出现神志昏蒙、猝倒僵仆、不识人等症。

（2）瘀血痰浊阻闭脑窍

过食膏粱厚味，血糖、血脂升高，血液黏滞，气血运行不畅，瘀血内阻；加之老年气血亏虚，气虚无力行血，血滞为瘀。急性中风，阳亢化风化火，火热内盛可煎熬血液，化生瘀血。脑出血后，离经之血即为瘀血，且出血越多，瘀血也越重。瘀血壅阻脑窍，致脑窍脑络不利，津血流行不畅，血滞留而为瘀，津外渗而为水，成瘀水并存，痰瘀闭阻脑窍。

饮食不节嗜酒肥甘，饥饱失宜，《素问·通评虚实论》云："凡治消瘅、仆击、偏枯……肥贵人则高粱之疾也。"长期嗜食膏粱肥甘厚味，损伤脾胃，脾失健运，聚湿生痰，或形盛气弱，中气亏虚，运化无力，生湿生痰，痰郁化热，阻滞经络，蒙蔽清窍；或肝阳素旺，横逆犯脾，脾运失司，内生痰浊；或肝火内炽，炼液成痰，以致肝风夹杂痰浊，横窜经络，蒙蔽清窍，突然昏仆，歪僻不遂。此即《丹溪心法·中风》所谓："湿土生痰，痰生热，热生风也。"痰热腑实者可见素有头痛眩晕，心烦易怒，突然发病，半身不遂，口舌歪斜，舌强语謇或不语，神识欠清或昏糊，肢体强急，痰多而黏，伴腹胀、便秘，舌质暗红，或有瘀点瘀斑，苔黄腻，脉弦滑或弦涩。痰火郁闭者可见面赤身热，气粗口臭，躁扰不宁，苔黄腻，脉弦滑而数。痰浊瘀闭者可见面白唇暗，静卧不烦，四肢不温，痰涎壅盛，苔白腻，脉沉滑或缓滑。

（3）气血阴阳亏虚

年老体衰，正虚积损，或气血亏损，真气耗伤，或肝肾阴虚，肝阳偏亢，或思虑烦劳过度，致使阴亏于下，或阴亏及阳，气虚阳虚，日久则肾精亏虚。若肝肾阴虚较甚者，可见目涩耳鸣，腰膝酸软，平素头晕头痛，目眩，少寐多梦，舌红少苔，脉弦细数。若气血亏虚甚者，可见少气懒言，面色无华，口唇、眼睑苍白，舌质淡，苔薄白，脉细。若气虚阳虚，则见乏力，气短，纳差，易腹泻，怕风怕冷，手足不温，腰、背、膝部冷痛，舌苔淡白，脉沉细。肾精亏虚可见头晕，耳鸣，健忘，齿松，发脱，腰酸腿软，舌苔淡白，脉沉细无力。

（4）筋脉失养

年老体衰或形盛气衰，痰湿瘀血素盛，中风急性期痰瘀阻闭脑窍后，经过治疗，痰瘀减少，脑窍渐开，但风痰入络，气血痹阻，肌肉筋脉失于濡养则空虚乏力。可见肢体麻木，肌肤不仁，行动不利，舌强语謇，甚则半身不遂，肢软无力，面色萎黄，或兼见手足拘挛，关节酸痛等，舌暗淡有瘀斑，苔白腻，脉弦细。《素问·厥论》云："精气竭则不营其四肢也。"若肾阴亏虚，肾精不足，上不能滋养脑髓（舌），外不能滋养筋脉经络，可致失智失聪、喑痱、语言不利、吞咽呛咳，舌暗淡见瘀斑，苔白腻，脉虚细等。

3. 演变病机

急性卒中中风气血逆乱状态，风阳痰浊蒙蔽神窍，气血逆乱，上冲于脑，见中脏腑证，出现昏迷、高热、半身瘫痪等阴阳互不维系的危急证候，不及时救治则见冷汗淋漓、四肢冷凉、血压下降等阳气虚脱休克之象，危及生命。

急性中风后气血阴阳亏虚、风痰横窜经络，血脉瘀阻，气血不能濡养机体，患者筋脉失养，常见肢体不利、痉挛，语言謇涩，吞咽呛咳等。

四、状态辨治

1. 治疗原则

中风多为急症，尤其中脏腑证的预后较差，应该结合现代医学制定诊疗方案：如急性缺血性脑卒中，往往需要对患者紧急溶栓以及介入治疗；自发性脑出血病情严重者，应当行手术治疗，且需积极控制血压，以防复发。因此使用中、西医疗法前要评估患者状态，联合使用，以求最大力度改善患者预后，减小风险。

中风急性期以邪实为主，应通过平潜肝阳、开窍醒脑、平肝息风、清气降火、潜阳凉血、清热化痰、通腑泻热治其标。急性期采用通腑攻下之法可引血下行，气随血下，釜底抽薪，下其燥结，热即孤立，风即自清。同时配合使用活血化瘀药，即"治风先治血、血行风自灭"之理，临床上脑梗死、脑出血加用活血化瘀药有效，且术后加入活血化瘀药既可减轻脑血肿的形成，加速血肿的吸收消散，防止再出血，又能控制和减轻脑水肿，防止脑疝形成，延缓脑出血急性期病理发展。

稳定恢复期及后遗症期根据标本虚标实的不同，分别施以益气活血、育阴潜阳、活血化痰、祛风通络、濡养筋脉等治法。

2. 西医治疗

（1）急性缺血性脑卒中

急性缺血性脑卒中治疗时间窗窄，及时评估病情和快速诊断至关重要，医院应建立脑卒中诊治快速通道，尽可能优先处理和收治脑卒中患者。一般处理：①必要时吸氧，应维持氧饱和度＞94%；气道功能严重障碍者应给予气道支持（气管插管或切开）及辅助呼吸。②心脏监测。③避免或慎用增加心脏负担的药物。④控制血压。静脉溶栓是目前最主要恢复血流措施，药物包括重组组织型纤溶酶原激活剂、尿激酶和替奈普酶。必要时可以采取介入治疗，包括血管内机械取栓、动脉溶栓、血管成形术。其中血管内机械取栓是近年急性缺血性脑卒中治疗最重要的进展，可显著改善急性大动脉闭塞导致的缺血性脑卒中患者预后。

（2）自发性脑出血

脑出血的治疗包括内科治疗和外科治疗，大多数的患者均以内科治疗为主，如果病情危重或发现有继发原因，且有手术适应证者，则应该进行外科治疗。脑出血患者在发病后的最初数天病情往往不稳定，应常规予以持续生命体征监测、神经系统评估、持续心肺监护，包括袖带血压监测、心电图监测、氧饱和度监测。脑出血患者常常出现血压明显升高，多种因素（应激、疼痛、高颅压等）均可使血压升高，且血压升高与血肿扩大和预后不良相关。其他可针对病因对症治疗，必要时可行外科治疗。外科手术以其快速清除血肿、缓解颅高压、解除机械压迫的优势成为高血压脑出血治疗的重要方法。脑出血患者的复发风险很高，高血压是脑出血复发的重要危险因素，降低血压可降低脑出血复发的风险。

3. 分状态治疗

（1）气血逆乱，阴亏阳亢，阳热炽盛态

临床表现： 突然发生口眼歪斜，舌强语謇，或手足重滞，甚则半身不遂，舌质绛红或苔腻，脉弦细数或弦滑，或伴有烦躁不安，甚至昏迷，舌红，苔黄，脉弦滑。

治法： 镇肝息风，平潜肝阳，清心祛火。

常用药物： 代赭石、珍珠母、龙骨、牡蛎、牛膝、天麻、钩藤、龟甲、菊花、夏枯草、白蒺藜等镇肝息风，平潜肝阳；羚羊角粉、水牛角、生石膏、山栀、黄芩、黄连、丹皮、茵陈等清心祛火；麝香、冰片、菖蒲、苏合香、安息香等开窍。安宫牛黄丸、紫雪丹、猴枣散、片仔癀、醒脑静、清开灵注射液等都可以使用。

角药举例：

1）牛膝、代赭石、牡蛎

牛膝苦、甘、酸，性平，入血分，善下行，能活血祛瘀通经，散血疗伤，又引火下行，降上炎之火，同时能补肝肾，强腰膝，利尿通淋；代赭石苦寒，质重沉降，长于镇潜肝阳，清泄肝火，又可降逆止呕、止呃、止噫，入血分降火解毒，凉血止血；牡蛎咸涩性寒，平肝潜阳，镇惊安神，补益肝肾之阴，咸而软坚散结，煅后收敛固涩，制酸止痛。三药合用，滋阴潜阳，引血下行，使风阳随血而下。

2）天麻、钩藤、龟甲

天麻甘平，功擅息风止痉，平抑肝阳，祛风通络止痛；钩藤甘凉，能清泄肝热，息风止痉，又可平抑肝阳，其有轻清疏泄之性，能清热透邪；龟甲咸甘性寒，其甘能养阴，咸寒清热，善滋阴清热，既补阴液又清血分泻热，同时补肝肾之阴，镇潜浮阳，凉血息风，强筋健骨，补心安神。三药合用，平肝息风，育阴潜阳。

3）羚羊角、菊花、赤芍

羚羊角咸寒，能清泄肝肺之热，以平息肝风，凉血解毒，止咳；菊花甘苦性寒，体轻达表，气清上浮，长于疏散风热，清肝泻火，益阴明目，平肝息风；赤芍苦寒，善走血分，除血分郁热，凉血止血，又能活血通经，散瘀止痛。三药合用，可以清肝息风，清心豁痰，醒脑开窍，但仍应配合安宫牛黄丸或局方至宝丹使用。

4）麝香、冰片、菖蒲

麝香辛温，气极香，走窜性烈，能开窍通关，辟秽化浊，可行血中瘀滞，通经止痛，为通关利窍之上药，常用 0.03～0.1g；冰片辛苦性寒，有开窍醒神之效，外用能清热止痛，泻火解毒，明目退翳，常用 0.15～0.3g；菖蒲味辛微温，化湿开胃，开窍豁痰，醒神益智。三者合用，开窍通关，醒神回苏。

（2）痰浊内盛，瘀血阻闭态

临床表现：痰热腑实者可见素有头痛眩晕，心烦易怒，突然发病，半身不遂，口舌歪斜，舌强语謇或不语，神识欠清或昏糊，肢体强急，痰多而黏，伴腹胀，便秘，舌质暗红或有瘀点瘀斑，苔黄腻，脉弦滑或弦涩。痰火瘀闭者可见面赤身热，气粗口臭，躁扰不宁，苔黄腻，脉弦滑而数。痰浊瘀闭者可见面白唇暗，静卧不烦，四肢不温，痰涎壅盛，苔白腻，脉沉滑或缓滑。

治法：化痰逐瘀，开窍醒神。

常用药物：痰热者可予礞石、瓜蒌、天竺黄；痰浊者可予菖蒲、胆南星、法半夏、皂角、金沸草、苍术等；腑实者可用大黄、芒硝、枳实、厚朴、虎杖等。中风脑梗死可用多种活血化瘀药：丹参、桃仁、红花、三七、血竭、乳香、没药、灯盏细辛、地龙、僵蚕、水蛭、全蝎、蜈蚣等。脑出血时，破血逐瘀药当慎用，因用之不当反可加重出血，可选一些具有活血与止血双重作用之品，或酌加数味性能平和之品，如三七、花蕊石活血止血，丹参、当归养血活血。脑出血血肿扩大一般发生在 24 小时之内，丹参注射液、血塞通、血栓通等静脉用活血化瘀药应在发病后 5～7 天应用。安宫牛黄丸、安脑丸、牛黄清心丸、至宝丹、苏合香丸等可以对症使用。

角药举例：

1）胆南星、天竺黄、礞石

胆南星苦辛性凉，功效清热化痰，息风定惊；天竺黄甘寒，能清心肝之热，豁痰利窍；礞石甘咸平，其咸平入肺，长于下气消痰，入肝而平肝镇惊，攻消痰积，为利痰圣药。三药合用，涤痰开窍，可配合苏合香丸和涤痰汤使用。

2）瓜蒌、大黄、胆南星

胆南星清化痰热，大黄通腑降浊，瓜蒌宽胸化痰清肺，对于痰热阻肺，腑气不通者尤为适合。

（3）气血阴阳亏虚态

临床表现：年老体衰，肝肾阴虚较甚者，可见目涩耳鸣，腰膝酸软，舌红少苔，脉弦细数。若气血亏虚甚者，则可见少气懒言，面色无华，口唇眼睑苍白，舌质淡，苔薄白，脉细。阳虚可见怕风怕冷，手足冷凉，腰背膝冷痛，舌苔淡白，脉沉细无力。肾精亏虚则头晕，耳鸣，健忘，齿松，发脱，腰酸腿软，舌苔淡白，脉沉细无力。

治法：补益扶正。

常用药物：肝肾阴虚可予石斛、黄精、枸杞、山萸肉、女贞子、墨旱莲、龟甲等；气血两虚可予黄芪、党参、熟地黄、当归、白芍、龙眼肉等；阳虚可用生附子、干姜、肉桂、仙茅、杜仲、续断等。补益肾精可用菟丝子、鹿角胶、紫河车、熟地黄、山药、山萸肉、茯苓、枸杞子、杜仲等。

角药举例：

1）枸杞、山萸肉、黄精、龟甲

枸杞子甘平，善补肾益精，养肝明目，又可补血生营，强筋健骨；山萸肉酸涩性温，能补益肝肾，益精助阳，涩精缩尿，固经止血，敛汗固脱；黄精甘平，善补肺阴，润肺燥，健脾气，补脾阴，滋肾阴，益肾气，安五脏；龟甲咸甘性寒，其甘能养阴，咸寒清热，善滋阴清热，既补阴液又清血分泻热，同时补肝肾之阴，镇潜浮阳，凉血息风，强筋健骨，补心安神。四药合用，补益肝肾，滋阴益精。

2）当归、熟地黄、白芍

当归甘辛性温，有补血调经、活血止痛、润肠通便之效，为补血圣药；熟地黄甘温，能补血滋阴，益精填髓，其"安五脏，和血脉……滋补真阴，封填骨髓"；白芍苦酸性寒，善养血补血，滋肝柔肝，敛阴平肝，缓急止痛。三药配伍，补肝肾阴血，调益营卫，以绝虚风内生。

3）肉桂、仙茅、杜仲

肉桂甘辛性热，能温补肝肾，补火助阳，引火归原，益火消阴，温经通脉，散寒止痛；仙茅辛热，善补命门之火，补益肝肾，强筋骨，祛寒湿，温煦脾土以止泻，温助下元以定喘下气；杜仲甘温，善补益肝肾，助火壮阳，强筋壮骨，能调理冲任，固经安胎。三药合用，补命门之火，温肾助阳。

4）菟丝子、鹿角胶、紫河车

菟丝子辛甘性平，能补益肝肾，且平补阴阳，有添精益髓、强筋健骨、益精明目、固精止泻、固冲安胎之效；鹿角胶甘咸性温，有温补肝肾、益精养血之效；紫河车甘咸性温，禀受人之精血，为血肉有情之品，善补益肝肾，助阳填精，益气养血，补肺纳气，治五劳五伤。三者同用，补益肝肾，温阳益精养血。

（4）筋脉失养态

临床表现：风痰入络，筋脉失养者可见肌肤不仁，手足麻木，语言不利，舌强语謇，甚则半身不遂，手足拘挛，舌苔薄白腻，脉弦滑。气虚络瘀者可见肢体偏枯不用，软弱无力，面色萎黄，舌质淡紫或有瘀斑，苔薄白，脉细涩或细弱。

治法：濡养筋脉，活血化痰。

常用药物：风痰入络可予防风、石菖蒲、远志；气虚络瘀可予黄芪、党参、当归、红花、牛膝、鸡血藤、路路通、木瓜、乳香、没药、血竭、地龙、全蝎等。

角药举例：

1）防风、石菖蒲、远志

防风辛甘性温，治风通用，升发而散，能祛风解表，实卫固表，胜湿止痛，息内风而止痉，又可疏肝和脾，升清阳，降浊阴，引血归经；石菖蒲苦辛性温，功效化湿开胃，开窍豁痰，醒神益智，心气不足者宜之；远志苦辛而温，善宣泄通达，开心气利心窍，宁心安神，通肾气强志，交通心肾，益智安神，能燥湿祛痰，消散痈肿。三药合用，祛风化痰利窍。

2）黄芪、当归、红花

黄芪甘温，补中益气，升阳举陷，生津养血，行滞通痹，为甘温益气要药；当归甘辛性温，有补血调经、活血止痛、润肠通便之效，为补血圣药；红花辛温，善活血祛瘀，调经通脉，消癥止痛，为血中气药。三药配伍，补气活血通络。

3）牛膝、鸡血藤、路路通、木瓜

牛膝苦、甘、酸，性平，入血分，善下行，能活血祛瘀通经，散血疗伤，又引火下行，降上炎之火，同时能补肝肾，强腰膝，利尿通淋；鸡血藤苦甘性温，既活血又补血，能舒筋活络，通经止痛；路路通苦平，既祛风湿，又通血脉，能通行经络，调理气机，利水消肿，有通十二经穴之效；木瓜酸温，有舒筋活络、除痹止痛之效，同时能醒脾和中，化中焦之湿，助胃运化。诸药配伍，舒筋活络，通行经脉。

4）乳香、没药、血竭

乳香辛苦性温，既活血化瘀又行气化滞，能消肿止痛，祛腐生肌；没药辛苦性平，能活血止痛，消肿生肌敛疮；血竭甘咸性平，入血分能散瘀止痛，外用有收敛止血、敛疮生肌之效。三药配伍，活血化瘀，行气化滞。

五、病案举例

患者男，57岁。

2017年1月13日初诊：患者于3个月前睡眠时突然出现半身瘫痪不遂、舌强语謇、口眼歪斜等症状，在外院诊断为"急性缺血性脑卒中"，住院行溶栓治疗，出院后口服硫酸氢氯吡格雷片、阿托伐他汀钙片等药物，半身不遂好转。初诊症见：患者语謇，右半身麻木，行走不利，右手不灵活，痰多质黏，无头晕头痛，无腰酸腰痛，纳差，腹胀，寐可，小便可，大便干，质硬，2～3日一行，舌色紫暗，伸舌右偏，舌苔薄黄腻，有裂纹，左手脉弦滑，右手脉沉弦。

中医诊断：中风。

西医诊断：缺血性脑卒中恢复期。

状态分析：患者中老年男性，正气不足，痰浊瘀血阻络。久病体虚，脾胃虚弱，蕴湿生痰，郁久化热，加之肺气虚弱，大肠传导失司，中焦痰热，可见上实下虚的表现。舌色紫暗，舌体右偏提示瘀血阻络，苔薄黄腻，左手脉弦滑提示内有痰热。本病本虚标实，本虚为气虚，占状态要素的三成；标实为痰热腑实、瘀血阻络，占状态的七成。病位在肺、脾、肾、大肠、经络等。

治法：通腑泻热，化痰活血，益气通络。

处方：生黄芪 45g，法半夏 9g，桂枝 15g，当归 30g，葛根 20g，地龙 9g，全蝎 6g，蕲蛇 9g，橘红 10g，桑枝 20g，知母 10g，天麻 20g，枳实 15g，胆南星 6g，瓜蒌 30g，浙贝母 15g，厚朴 15g，生白术 15g，熟大黄 10g，芒硝 10g。14 剂，水煎服，每日 1 剂。

2017 年 1 月 27 日二诊：患者咳痰减轻，痰量减少，半身麻木感减轻，口舌歪斜、语謇、右手不灵活等未见明显改善，纳寐可，腹胀减轻，大便仍干，1～2 日一行。舌色暗，伸舌右偏，舌苔薄黄，有裂纹，左手脉弦滑，右手脉沉弦。状态病机要素较前变化不大，继用前法，患者大便仍干，考虑腑气不通，稍加行滞活血之力，初诊方改为生大黄 9g，丹参 20g，玄参 15g。14 剂，水煎服，每日 1 剂。

2017 年 3 月 10 日三诊：患者半身麻木感显著减轻，行走好转，右手灵活，语謇、口舌歪斜略有改善，纳可，寐差，无腹胀，大便转畅，1～2 日一行。舌色淡暗，苔薄黄，有裂纹，脉弦滑数。

状态分析：患者经络痹阻及腑气不通较前减轻，但仍有郁滞；久病肝肾之阴不足，肝阳上亢，故见头晕；肝火扰动心神，故见眠差。此仍为本虚标实证，本虚为气虚、肝肾阴虚，占状态要素的四成；标实为痰热腑实兼瘀血阻络和肝阳上亢，占状态的六成。病位在肝、肾、大肠、经络、肺、脾等。

治法：通腑导滞，化痰通络，益气活血，平肝潜阳。

处方：生黄芪 30g，法半夏 9g，桂枝 10g，当归 30g，葛根 20g，地龙 9g，全蝎 6g，蕲蛇 9g，桑枝 20g，天麻 20g，丹参 20g，玄参 15g，瓜蒌 30g，浙贝母 15g，厚朴 15g，生大黄 10g，菊花 15g，沙苑子 12g，石决明 3g，郁金 10g。28 剂，水煎服，每日 1 剂。

治疗 3 月余，患者恢复良好。

第三节　梅尼埃病

一、概述

梅尼埃病是一种原因不明的、以膜迷路积水为主要病理特征的内耳病，临床表现为发作性眩晕、波动性听力下降、耳鸣和（或）耳闷胀感。本病多反复发作，可归为中医"眩晕"范畴。

1. 流行病学

流行病学调查研究显示本病发病率约为 10 ～ 157/10 万，其发病率与年龄呈正相关，即随着年龄的增加而逐渐升高，平均患病年龄为 40 ～ 50 岁，高峰发病年龄为 61 ～ 70 岁，约 10% 的患者首次发病年龄 ≥ 65 岁，女性明显高于男性（约 1.3 : 1），儿童梅尼埃病患者约占 3%。部分梅尼埃病患者存在家族聚集倾向。

2. 疾病特点

梅尼埃病病因不明，可能与内淋巴产生和吸收失衡、内耳缺血等有关。梅尼埃病的发病有多种因素参与，如劳累、精神紧张及情绪波动、睡眠障碍、不良生活事件、天气或季节变化等。研究表明各种原因所致的前庭膜扩张、疝入前庭阶、前庭膜破迷路裂等引起的外淋巴高钾是梅尼埃病的主要病理特点，也是产生梅尼埃病临床症状的关键。此外，膜迷路的愈合可终止眩晕发作，改善前庭或听力功能也证明了膜破裂是产生梅尼埃病症状的基础。该病眩晕反复发作、逐渐加重，伴有耳鸣症状，病重则影响听力功能，甚至导致听力下降，可严重影响患者的学习、生活和工作。

3. 中医认识

梅尼埃病属于中医学"眩晕"范畴。眩晕最早记载于《黄帝内经》，称之为"眩""眩冒"。《灵枢·海论》载："髓海不足，则脑转耳鸣，胫酸眩冒，目无所见，懈怠安卧。"眩晕发生与肝、脾、肾失调密切相关，如《素问·至真要大论》所云："诸风掉眩，皆属于肝。"脾虚痰饮内停，上蒙清窍、肾虚髓海失养均可引发眩晕。本病急性期治以平肝息风，涤痰止眩；缓解期治以温运脾阳，温化痰饮。常配合针刺双侧晕听区、太阳、百会、印堂、翳风、内关、足三里、丰隆等穴。

二、诊断

1. 临床诊断

（1）诊断标准

①2 次或 2 次以上眩晕发作，每次持续 20min 至 12h。②病程中至少有一次听力

学检查证实患耳有低到中频的感音神经性听力下降。③患耳有波动性听力下降、耳鸣和（或）耳闷胀感。④排除其他疾病引起的眩晕，如前庭性偏头痛、突发性聋、良性阵发性位置性眩晕、迷路炎、前庭神经炎、药物中毒性眩晕、后循环缺血、颅内占位性病变等，此外，还需要排除继发性膜迷路积水。

（2）临床分期

根据患者最近 6 个月内间歇期听力最差时 0.5、1.0 及 2.0kHz 纯音的平均听阈进行分期。梅尼埃病的临床分期与治疗方法的选择及预后判断有关。双侧梅尼埃病需分别确定两侧的临床分期。

一期：平均听阈 ≤ 25 dBHL。

二期：平均听阈为 26 ～ 40 dBHL。

三期：平均听阈为 41 ～ 70 dBHL。

四期：平均听阈 > 70 dBHL。

注：①梅尼埃病的诊断和鉴别诊断必须依据完整详实的病史调查和必要的听 – 平衡功能检查、影像学检查。②如梅尼埃病患者合并其他不同类型的眩晕疾病，则需分别做出多个眩晕疾病的诊断。③部分患者的耳蜗症状和前庭症状不是同时出现，中间有可能间隔数月至数年。

2. 疑似诊断

① 2 次或 2 次以上眩晕发作，每次持续 20min 至 24h。②患耳有波动性听力下降、耳鸣和（或）耳闷胀感。③排除其他疾病引起的眩晕，如前庭性偏头痛、突发性聋、良性阵发性位置性眩晕、迷路炎、前庭神经炎、药物中毒性眩晕、后循环缺血、颅内占位性病变等；此外，还需要排除继发性膜迷路积水。

3. 检查

（1）基本检查

包括耳镜检查、纯音测听和声导抗检查。

（2）根据情况可以选择的检查项目

听力学检查：包括脱水剂试验、耳蜗电图、耳声发射（OAE）、听性脑干反应（ABR）等。

前庭功能检查：包括自发性眼震、凝视眼震、视动、平稳跟踪、扫视、位置试验、冷热试验、旋转试验、摇头试验、头脉冲试验、前庭自旋转试验、前庭诱发肌源性电位（VEMP）、主观垂直视觉/主观水平视觉等。

平衡功能检查：静态或动态姿势描记、平衡感觉整合能力测试以及步态评价等。

耳鸣检查：耳鸣声调及强度匹配检查。

影像学检查：首选含内听道 – 桥小脑角的颅脑 MRI，有条件者可行钆造影内耳膜迷路 MRI 成像。

病因学检查：包括免疫学检查、变应原检查、遗传学检查、内分泌功能检查等。

三、病机状态分析

1. 基本病机

本病基本病机为清窍失养，阳亢邪阻，病属本虚标实，肝阳上亢，其标为痰湿、瘀血阻络，其本为气血亏虚，髓海不足，清窍失养。

本病病位在头窍，其病变脏腑与肝、脾、肾三脏相关。气血亏虚，肾精不足，水不涵木，无以制约肝阳，肝阳上扰清窍，发为眩晕。肾为肝之母，母病及子，且肝藏血，肾藏精，精血同源，精不足则无以化血，血不足则阴不足，阴虚则阳不潜藏，阳亢于上，发为眩晕。脾胃气虚，则运化输布之功能失常，酿生痰饮，饮停中焦，气机升降失常，痰饮内阻，清阳不升，可发为眩晕。气血亏虚、肾精不足、痰湿内阻、血瘀内生，瘀血与痰湿化为浊邪停滞，与上犯肝阳相合，上冲脑窍，清窍受阻、清窍失养，发为眩晕，久则伴有耳鸣，日积月累，反复发作，则听力下降。痰浊、瘀血阻闭上焦脑窍贯穿本病始终，发作时肝阳上亢、阳热化风之象突出，缓解期则肾精不足和气血亏虚之象突出。

2. 当前病机

（1）肝阳上亢，阳热化风

《素问·至真要大论》有"诸风掉眩，皆属于肝"的论述，若长期忧郁恼怒，气郁化火，肝阴暗耗，阴不制阳，阳气偏亢，风阳升动，上扰清空，则发为眩晕。肾阴素亏，肝失所养，以致肝阳上亢，发为眩晕，可伴有肾阴亏虚、腰膝酸软等。阳热化风可见眩晕伴有头胀、头痛、急躁易怒，甚至行走不稳等，还会出现耳鸣、肢体震颤、手足麻木以及面红目赤、口干口苦口臭、便秘、口腔溃疡等，舌红苔黄，脉弦数。

（2）痰浊中阻，瘀血内阻

痰浊瘀血常相互依附而共生，化为浊邪，停滞上焦脑窍。脾虚健运失司，水谷不化精微，聚湿生痰，痰湿中阻，则清阳不升，浊阴不降，引起眩晕。《金匮要略》曾载"心下有痰饮，胸胁支满，目眩"，《丹溪心法·头眩》亦有"无痰不作眩"的主张。病常由过食肥甘、嗜酒过度导致脾失健运，水湿内停，痰浊中阻，上蒙清窍所致，表现为眩晕，头重昏蒙，或视物旋转，胸闷恶心，呕吐痰涎，食少多寐，舌苔白腻，脉濡滑。若痰湿化热可见黄痰，舌红苔黄腻，脉弦滑。

（3）气血亏虚，阴精不足

或有跌扑坠损，头部外伤，瘀血停留，阻滞经脉，而致气血不能荣于头目；或瘀停胸中，迷闭心窍，心神飘摇不定；或妇人产时感寒，恶露不下，血瘀气逆，并走于上，扰乱心神，干扰清空，皆可发为眩晕。症见眩晕时作，伴有头痛如刺，健忘失眠，心悸，精神不振，耳鸣耳聋，面唇紫暗，舌暗有瘀斑，脉涩或细涩。

（4）肾精不足，气血亏虚

本病机常见于缓解期、慢性期，为体质状态表现。肾为先天之本，主藏精生髓，且脑为髓之海，年老体虚、房事不节、先天不足、劳役过度，肾精损耗亏虚，不能生髓，髓海不足，上下俱虚，则发生眩晕。眩晕日久不愈，精神萎靡，腰膝酸软，少寐多梦，健忘，两目干涩，或遗精滑泄，耳鸣齿摇，或颧红咽干，五心烦热，舌红少苔，脉细数，或面色㿠白，形寒肢冷，舌淡嫩，苔白，尺脉弱。

脾胃为后天之本，气血生化之源，或思虑太过，饮食不节，内伤脾胃，或先天禀赋不足，或年迈体弱，阳气虚衰，脾胃虚弱，水谷运化失司，气血之源匮乏，气虚则清阳不升，血虚则不能上奉于脑，发为眩晕。症见眩晕动则加剧，劳累即发，面色㿠白，神疲乏力，倦怠懒言，唇甲不华，发色不泽，心悸少寐，纳少腹胀，舌淡苔薄白，脉细弱。

3. 演变病机

如脾胃运化功能失常，气血亏虚日久，必致中气不足，清阳不升，临床常见气短乏力，便溏下坠；再如肾精不足，本属阴虚，若阴损及阳，或精不化气，可以转化为肾阳不足，表现为四肢不温，形寒肢冷；或如肝阳上亢者，阳愈亢阴愈亏，而致阴虚风动，阴亏甚则阳化风动，血随气逆，夹痰夹火，蒙蔽清窍，或痰浊偏盛，上壅清窍，蒙蔽心神，发为中风之危证。

四、状态辨治

1. 治疗原则

（1）西医治疗原则

梅尼埃病治疗的目的首先是降低眩晕危象发作频率，其次是降低严重程度，使听觉功能损害最小，改善听力和耳鸣。必须首先考虑保守治疗；破坏性治疗优先用于有听力损失的患者。临床多采用药物治疗、仪器治疗、鼓室内注药治疗，必要时考虑微创或手术治疗。

（2）中医治疗原则

梅尼埃病的核心病机不外虚实两端，虚者为气、血、精不足，髓海失养；实者为阳亢化风火，痰瘀化浊，清窍失宁，应辨标本虚实。凡突然发作，眩晕重，病程短者，多属实证。头重昏蒙，胸闷呕恶，为痰湿所致；痛点固定，唇舌紫暗，舌有瘀斑，为瘀血所致；眩晕耳鸣，失眠多梦，肢麻震颤，为肝阳上亢。眩晕日久不愈，反复发作，病程迁延，伴神疲乏力，两目干涩，脉细或弱者，多属虚证，由精血不足或气血亏虚所致。对于疾病状态的干预，治疗梅尼埃病以"补虚泻实，调整阴阳"作为核心，对应肝阳上亢、痰浊中阻、瘀血阻窍、肾精不足和气血亏虚五种状态，分别予以平肝潜阳、化痰行瘀、活血通窍、滋养肝肾、补益气血之法，结合全身情况进行辨证施治，以达到最佳治疗效果。

2. 西医治疗

（1）内科治疗

内科治疗为首选的一线治疗。药物：利尿剂和倍他司汀或局部压力疗法。利尿剂：氢氯噻嗪、乙酰唑胺和氯沙利酮，可以减少眩晕发作频率。应用利尿剂期间需定期监测血钾浓度。倍他司汀：最小剂量 48mg/ 日，对低剂量效果不佳的严重梅尼埃病患者，倍他司汀的剂量可增加到 288 ～ 488mg/ 日。

改善生活方式：降低压力，避免咖啡因、酒精和烟草摄入，低盐饮食，改善睡眠，关注是否有阻塞性睡眠呼吸暂停综合征。

间歇期可进行前庭康复、心理治疗。

（2）鼓室内注射类固醇激素

二线治疗：选择鼓室内注射类固醇激素：地塞米松 0.3 ～ 0.5mL，5 分钟内缓慢注射，每日 1 次，共 5 ～ 7 次。

（3）外科保守治疗和药物破坏性治疗

三线治疗：根据听力水平，可以选择内淋巴囊手术（ELSS）（当听力值得保留时）或鼓室注射庆大霉素（ITG）（具有较高的听力损失风险）。

（4）外科破坏性治疗

四线治疗：迷路切除术（伴或不伴人工耳蜗植入）、前庭神经切断术（当听力值得保留时）。

3. 分状态治疗

本病根据其本虚标实的状态，以补虚泻实为原则治疗。再根据其病位在肝、在脾、在肾之不同，夹火、夹风、夹痰、夹瘀之所异，虚实之轻重，予以滋养肝肾、补益气血、填精生髓、平肝潜阳、清肝泻火、化痰行瘀等不同治法。

（1）肝阳上亢，阳热化风态

临床表现：眩晕，耳鸣，头目胀痛，口苦，失眠多梦，肢麻震颤，遇烦劳郁怒而加重，颜面潮红，急躁易怒，舌红苔黄，脉弦或数。

治法：平肝潜阳，清火息风。

常用药物：平肝潜阳可予天麻、钩藤、石决明，或羚羊角、生牡蛎、夏枯草，或柴胡、黄芩、枳壳、珍珠母；清火息风可予川牛膝、栀子、黄芩，或龙胆草、夏枯草、川楝子。

角药举例：

1）天麻、钩藤、石决明

天麻味甘性平，为止眩晕之要药，功能息风止痉，平抑肝阳，祛风通络；钩藤味甘，性微寒，息风止痉、清热平肝，既能清肝热，又可平肝阳，降血压；石决明味咸性寒，平肝潜阳，清肝明目。此组角药，钩藤甘凉，清泄上逆之肝火，石决明咸寒，取其潜降之性，平复上冲之肝阳，天麻质厚重坚实，明净光润，富含汁液，能养阴滋液而息内风，三药协同，一清一降一补，增强平肝潜阳之力。

2）羚羊角、生牡蛎、夏枯草

羚羊角咸寒，平肝息风，清肝明目，清热解毒，善治惊风、癫痫所致的手足抽搐及肝阳上亢所致的头晕目眩；生牡蛎咸而微寒，平肝潜阳，软坚散结，收敛固涩，化胸胁痰水，固摄阴阳；夏枯草苦温，清肝胆郁热，消瘰疬，散瘿结气，能降火热，消痰痞。三药配伍，既能平肝潜阳，又能清降火热，共达潜阳镇眩之效。

3）柴胡、黄芩、枳壳、珍珠母

柴胡苦辛，性微寒，疏肝解郁，和解退热，升举阳气，长于疏半表半里之邪，能治目眩；黄芩苦寒，清热燥湿，泻火解毒，止血安胎，与柴胡配伍，为小柴胡汤的主要药对，可解少阳之邪；枳壳味苦酸，性微寒，苦寒降泄，能下胸中至高之气，消心中痞塞之痰，去胃中隔宿之食；珍珠母咸寒，平肝潜阳，清肝明目，能治头眩、耳鸣。四药配伍，既可清肝胆之热，又能疏泄肝胆气郁，从而达到宣通三焦、畅达少阳、明目止眩之效。

4）川牛膝、栀子、黄芩

川牛膝味苦酸，性平，破血通经，祛风湿，能引火下行，以降上炎之火；栀子苦寒，泻火除烦，清热利湿，凉血解毒，通泄三焦，善消火郁；黄芩苦寒，清热燥湿，泻火解毒，能清肝降火，折其亢阳，除少阳之痞热，退厥阴之郁蒸。三药配伍，川牛膝既补肝肾又引火下行，栀子、黄芩清上焦之火，一清一降，共奏清火息风之功。

5）龙胆草、川楝子、夏枯草

龙胆草苦寒，泻肝火，清热燥湿，清泻肝胆实火之力强；川楝子苦寒，能泻肝火，行气止痛，止烦躁狂乱；夏枯草味苦辛，性寒，味辛可散表寒，味苦可以清热，善泻肝火，用于肝火上炎之目赤肿痛、头痛、眩晕等。三药配伍，清泄降火，适用于肝火上炎较甚之眩晕者。

（2）痰浊中阻态

临床表现： 眩晕，头重昏蒙，或伴视物旋转，头胀耳鸣，胸闷恶心，呕吐痰涎，食少多寐，乏力倦怠，舌苔白腻，脉濡滑。若痰湿化热，可见黄痰，舌红苔黄腻，脉弦滑。

治法： 化痰祛湿，清热化浊。

常用药物： 化痰息风可予半夏、天麻、白术；健脾祛湿可予茯苓、苍术、陈皮；清化痰热可予胆南星、黄连、黄芩、竹茹；降气化痰可予旋覆花、代赭石、石菖蒲。

角药举例：

1）半夏、天麻、白术

半夏辛温而燥，具有燥湿化痰、降逆止呕之效，为治湿痰要药；天麻味甘，性平，平肝潜阳，息风止痉，为止眩晕之要药；白术甘温补中，味苦燥湿，能健脾燥湿，前人称之为"补气健脾第一要药"。三味合为典型角药组合，取半夏白术天麻汤之意，共奏燥湿化痰、平肝息风之功。

2）茯苓、苍术、陈皮

茯苓甘淡平，善渗泄水湿，使湿无所聚，痰无由生，《世补斋医书》云："茯苓一味，为治痰主药。痰之本，水也，茯苓可以行水。痰之动，湿也，茯苓又可行湿。"苍术味辛苦，性温，芳香燥烈，具有燥湿健脾之功，为治湿阻中焦之要药。陈皮味辛苦，性温，具有理气健脾、燥湿化痰之功。脾为生痰之源，治疗痰证时，常配健脾燥湿药，以求标本同治。此组角药，茯苓渗湿，苍术燥湿，陈皮理气，三药皆可健脾，共奏理气健脾化痰之功。

3）胆南星、黄连、黄芩、竹茹

胆南星苦酸平，清热化痰，镇惊定痫，可治疗中风痰迷，惊风癫痫，头风眩晕；黄连苦寒，清热燥湿，泻火解毒，寒能清火，苦以泻热；黄芩苦寒直折，能够清热泻火解毒，尤善清泄肺火、胆火，能清气分实热，治疗内热亢盛，血热妄行；竹茹甘而微寒，清热化痰，除烦止呕，治疗痰火内扰。四药配伍，清热化痰解毒，治疗痰郁化火、火热内扰之眩晕。

4）旋覆花、代赭石、石菖蒲

旋覆花苦降辛开，能降气化痰止呕，善治痰阻气逆呕吐证，并能消痰行水而降肺，治疗肺热痰喘；代赭石苦寒，平肝潜阳，降逆止呕，可重镇降逆止呕，增强旋覆花止呕之效；石菖蒲味辛苦，性温，开窍醒神，化湿和胃，宁心益智，《神农本草经》载："主风寒湿痹，咳逆上气，开心孔，补五脏，通九窍，明耳目，出声音。久服轻身，不忘，不迷惑，延年。"三药配伍，降气化痰，治疗眩晕较甚，呕吐频作，视物旋转者。

（3）瘀血阻窍态

临床表现：眩晕时作，头痛如刺，健忘，失眠，心悸，精神不振，耳鸣耳聋，面唇紫暗，舌暗有瘀斑，脉涩或细涩。

治法：祛瘀生新，活血通窍。

常用药物：祛瘀通窍可予川芎、红花、三七，或桃仁、当归、䗪虫；散瘀通窍可予麝香、血竭、泽兰。

角药举例：

1）川芎、红花、三七

川芎辛温，活血祛瘀，行气开郁，祛风止痛，《珍珠囊》云："上行头角，助清阳之气，止痛；下行血海，养新生之血，调经。"红花辛温，活血通经，散瘀止痛，黄元御言其"专行血瘀，最止腹痛"。三七味甘而微苦，性温，化瘀止血，活血定痛，功擅活血且止血而不留瘀。此组角药，均味辛性温，辛能散能行，血得温则通，遂成行气化瘀通窍之有效角药，常用于瘀血阻络之梅尼埃病。

2）桃仁、当归、䗪虫

桃仁味苦甘，性平，活血祛瘀，润肠通便，善泄血滞，有较强的活血祛瘀作用；当归味甘辛，性温，善入血分，能补血活血，又善止痛，性走而能守；䗪虫味咸性寒，逐瘀，破积，通络，理伤，消癥。三药协同，治疗瘀血阻络之梅尼埃病。

3）麝香、血竭、泽兰

麝香辛温，开窍醒神，辟秽通络，活血散结，散瘀止痛，《本草纲目》载："盖麝香走窜，能通诸窍之不利，开经络之壅遏。"《本草述》："麝香之用，其要在能通诸窍一语。"其能散瘀通窍，常用量为 0.03 ～ 0.1g，孕妇禁用。血竭味甘咸，性平，外用止血生肌敛疮，内服活血散瘀止痛，专主血分，破瘀行血，止痛疗伤。泽兰味苦辛，性微温，活血祛瘀，行水消肿，性较温和，行而不峻，祛瘀不伤正。三药配伍，治疗瘀血阻窍之梅尼埃病。

（4）肾精不足态

临床表现： 眩晕日久不愈，精神萎靡，腰膝酸软，少寐多梦，健忘，两目干涩，或遗精滑泄，耳鸣齿摇，或颧红咽干，五心烦热，舌红少苔，脉细数；或面色㿠白，形寒肢冷，舌淡嫩，苔白，尺脉弱。

治法： 滋养肝肾，益精填髓。

常用药物： 滋补肝肾可予熟地黄、山萸肉、山药，或杜仲、桑寄生、山萸肉，或黄精、菟丝子、枸杞子；益精填髓可予龟甲、鹿角胶、紫河车，或生地黄、墨旱莲、女贞子。

角药举例：

1）熟地黄、山萸肉、山药

熟地黄味甘，性微温，补血滋阴、益精填髓，为滋补肾阴之要药，《本草纲目》载："填骨髓，长肌肉，生精血，补五脏内伤不足，通血脉，利耳目，黑须发。"山萸肉味酸而涩，性温而不燥，补而不峻，补益肝肾，既能益精，又可助阳，为平补肝肾之要药；山药甘平，补脾养胃，生津益肺，补肾涩精。三药同用，用于肝肾阴虚之头晕耳鸣，腰膝酸软等。

2）杜仲、桑寄生、山萸肉

杜仲甘温，补肝肾，强筋骨，安胎元，治疗肝肾亏虚，筋骨痿软；桑寄生苦平，祛风湿，补肝肾，强筋骨，安胎元，常与杜仲配伍，二者均为补肝肾、强筋骨之要药；山萸肉味酸而涩，性温而不燥，补而不峻，补益肝肾，既能益精，又可助阳，为平补肝肾之要药。三药共用，达补益肝肾以治本之效。

3）黄精、菟丝子、枸杞子

黄精甘平，补脾益气，润肺滋阴，治疗肾虚精亏之头晕及脾胃气虚之倦怠乏力；菟丝子味辛甘，性平，补阳益阴，固精缩尿，明目止泻，可治肝肾不足，目暗不明；枸杞子甘平，滋补肝肾，益精明目，润肺，治疗肝肾阴虚，头晕目眩，视力减退等。

三药配伍治疗肾精不足之梅尼埃病。

4）龟甲、鹿角胶、紫河车

龟甲味咸甘，性微寒，滋阴潜阳，益肾健骨，养血补心，益气资智；鹿角胶甘平，主伤中劳绝，腰痛羸瘦，补中益气，既补督脉，又补冲脉，冲督盛而肾气强；紫河车味甘咸，性温，补肾益精，益气养血。此组角药均为血肉有情之品，共达滋肾助阳、益精填髓之效，治疗梅尼埃病肾精亏甚者。

5）生地黄、墨旱莲、女贞子

生地黄味甘苦，性寒，甘寒质润，长于养阴生津，清热凉血，能逐血痹，填骨髓，长肌肉；墨旱莲酸甘，滋阴益肾，凉血止血，平补肝肾，有滋补强壮作用，凡肝肾阴虚诸证均可应用，《本草经集注》言其"补益精气，强盛阴道"；女贞子味甘苦，性凉，益肝肾，安五脏，养精神，除百疾。此组角药共用，增强补肝肾滋阴之效，适用于肝肾阴虚较甚者。

（5）气血亏虚态

临床表现：眩晕，动则加剧，劳累即发，面色㿠白，神疲乏力，倦怠懒言，唇甲不华，发色不泽，心悸少寐，纳少腹胀，舌淡苔薄白，脉细弱。

治法：补益气血，调养心脾。

常用药物：补益气血可予人参、黄芪、当归；调养心脾可予茯苓、酸枣仁、远志，或党参、合欢皮、夜交藤。

角药举例：

1）人参、黄芪、当归

人参味甘而微苦，性微温，大补元气，复脉固脱，补脾益肺，生津止渴，安神增智，主补五脏，安精神，定魂魄，止惊悸；黄芪味甘，性微温，补中益气，升阳固表，利水消肿；当归味辛甘，性温，补血养心，活血止痛，补五脏，生肌肉，疗金疮。此组角药，人参、黄芪为君，体现了补脾益气以生血的思想，当归为臣，补血养阴，三药共用以生血。

2）茯神、酸枣仁、远志

茯神甘淡平，宁心安神，开心益智，安魂魄，养精神；酸枣仁甘酸平，养心益肝，安神敛汗，黄元御言其"宁心胆而除烦，敛神魂而就寐"；远志味苦辛，性微温，宁心安神，祛痰开窍，消痈肿，辛散开通，治心窍昏塞，胸膈痹痛，能补不足，除邪气，利九窍，益智慧。三药共用，体现了调心脾安心神以生血的思想，为治疗梅尼埃病有效之角药。

3）党参、合欢皮、夜交藤

党参甘平，补中益气，生津养血，可治血虚萎黄，头晕心慌；合欢皮甘平，安神解郁，活血消肿，《神农本草经》载其"主安五脏，利心志，令人欢乐无忧"；夜交藤甘平，养心安神，祛风通络，善治失眠多梦，血虚身痛，风湿痹痛等，《饮片新参》载其

"养肝肾，止虚汗，安神催眠"。三药配伍，共达益气生津、健脾养血、宁心安神之效。

五、病案举例

患者男，51 岁。

2005 年 4 月 15 日初诊：患者 2 年前突发眩晕，发作时如坐舟船，不敢站立，不敢睁眼，伴有恶心呕吐，耳鸣，听力下降，在外院诊断为"梅尼埃病"，经治疗病情缓解。之后间有发作，病情同前，素有腰膝酸软，痰多耳鸣，记忆力差。近因工作繁忙紧张，思虑过多，夜深难眠，突发眩晕，视物旋转，自诉静卧稍好，如头稍转则屋旋床倾，恶心欲吐，伴口腻，食少无味，舌质红，苔微黄腻，脉弦滑。

中医诊断：眩晕。

西医诊断：梅尼埃病。

状态分析：患者中年男性，近复因操劳过度，思虑伤脾，脾失健运，水谷不化精微，聚湿生痰，痰湿中阻，则清阳不升，浊阴不降，故见恶心欲吐、口腻；加之素有腰膝酸软、耳鸣、健忘、少寐等肾阴虚之象，水不涵木，致肝阴不足，风阳内动，肝风引动痰浊上扰清空，则作眩晕。本病属本虚标实，本虚为脾虚及肝肾阴虚，占状态要素的六成，标实为肝风引动痰浊上扰清窍，占状态的四成。病位在肝、脾、肾、清窍。

治法：调肝健脾，息风化痰。

处方：首乌藤 30g，珍珠母 30g，川芎 9g，香附 9g，刺蒺藜 15g，天麻 6g，白术 9g，清半夏 9g，茯苓 12g，陈皮 9g，枸杞 15g，菊花 9g。3 剂，水煎服，每日 1 剂。

2005 年 4 月 19 日二诊：患者眩晕减轻，呕吐停止，时有恶心，能起床迈步，但转头稍快仍觉眩晕，时有耳鸣，食欲渐增，舌质红，苔转薄，脉同前。状态病机要素较前变化不大，继用前法，初诊方去菊花，加菟丝子 15g，兼顾其肾，继服 3 剂。

2005 年 4 月 23 日三诊：患者眩晕、恶心已止，但仍神疲乏力，腰膝酸软，咽干耳鸣，大便干结，舌红苔薄黄，脉细弦。

状态分析：脾失健运，痰湿中阻好转，但平素肝肾阴虚，仍有肝阳上亢，故耳鸣；肾阴不足，肠道失荣，故大便干结；此时本虚以肝肾阴虚为主，占状态要素的八成，肝阳上亢，占状态二成。病位在肝、肾、脾。

治法：滋养肾阴，平肝潜阳，兼顾中州。

处方：首乌藤 24g，珍珠母 24g，女贞子 20g，墨旱莲 24g，枸杞 18g，菟丝子 15g，太子参 24g，山药 24g，陈皮 9g，桑椹子 15g。3 剂，水煎服，每日 1 剂。